Familiarizándose con las taquicardias de complejo amplio

¡un libro de trabajo para personas electrocardiográficamente confundidas!

Jerry W. Jones, MD FACEP FAAEM

Contents

Foreword

¿Recuerdas tu primera clase de ECG? Probablemente le enseñaron "taquicardia de complejo ancho = taquicardia ventricular". Ahh, la alegría de un alto nivel de confianza. Más tarde aprendiste sobre la conducción aberrante. "Está bien, entonces..." Algún tiempo después, probablemente se enteró de que existe más de un tipo de taquicardia ventricular, ¡y algunas formas son mucho más peligrosas que otras! "¡Oh, no! Siento que mi nivel de confianza está disminuyendo".

Podría describirme como el lector objetivo perfecto para este libro. Soy enfermera del departamento de emergencias, paramédico, instructora clínica, enfermera de procedimientos cardíacos e instructora de ECG. Aunque me considero un practicante de "nivel intermedio", sé que hay mucho más que aprender.

Siento como si el Dr. Jones me hablara directamente y a mi nivel. Pero lo sorprendente, sin embargo, es que también involucra a aquellos que están por encima y por debajo de mi nivel de experiencia. Toma temas complejos de los que sé algo, pero que nunca entendí del todo, y los hace comprensibles. Mejor aún, hace que la información sea práctica y utilizable en un entorno clínico. Ya sea que sólo conozca los conceptos básicos de la interpretación de ECG o sea un experto en la práctica, este libro de trabajo le ayudará a ampliar su caja de herramientas y perfeccionar sus habilidades. Adquirirás más fluidez en la interpretación de ritmos de gran complejidad. La fluidez hace que nuestro trabajo sea más fácil, rápido y divertido. El Dr. Jones comprende que cuanto más precisos seamos, más confianza tendremos y más fácil será nuestro trabajo.

En este formato de libro de trabajo, el Dr. Jones involucra al lector brindándole cuestionarios y preguntas prácticas a lo largo del camino: oportunidades para aplicar y practicar lo aprendido. Le recomiendo que, sin importar cuál sea su nivel de habilidad actual, comience desde el principio de este libro y avance a través de él. Si ya eres un experto, encontrarás perlas y consejos útiles en todas partes. Si es instructor de ECG, incluirá en sus clases los nuevos conocimientos aprendidos en este libro.

Jerry W. Jones, MD FACEP FAAEM es un solicitado instructor de ECG. Imparte su Masterclass en Electrocardiografía Avanzada y Masterclass en Arritmias Avanzadas de forma presencial en todo el mundo. También es muy generoso al compartir sus conocimientos en las redes sociales y en los sitios web de otros instructores de ECG, incluido el mío.

El Dr. Jones tiene una habilidad única: puede tomar temas complejos y hacerlos comprensibles sin simplificarlos demasiado hasta el punto de inexactitud. Nos brinda la ventaja de sus más de cuarenta años de experiencia clínica y docente, lo que nos permite evitar obstáculos que él mismo experimentó. ¡Me atrevería a decir que incluso lo hizo DIVERTIDO!

Dawn B. Altman, enfermera registrada, paramédico EMT
Propietario, ECGGuru.com

Preface

Comencé mi carrera médica sin saber absolutamente nada sobre los ECG. Nadie me enseñó nada. Como residente de primer año de medicina interna, me dijeron que comprara un libro y lo leyera. En la librería de la facultad de medicina sólo había un ejemplar de un libro, "Interpretación rápida de electrocardiógrafos" de Dubin, primera edición. En aquel entonces era muy fino y lo leí en menos de una hora.

"Vaya... ¡eso fue fácil! ¡Ahora puedo leer electrocardiógrafos!"

A la mañana siguiente llegué al piso y una enfermera me entregó un ECG de 12 derivaciones. Lo miré con mucha atención. Y lo miré. Y luego le di la vuelta y lo miré un poco más. ¡Todavía no tenía ni idea de lo que estaba mirando!

Hoy en día hay cientos de libros que le dicen lo "fácil" que es leer los ECG y que puede convertirse en un "experto" en ECG en sólo TRES días, y así sucesivamente.

Lo que he aprendido es que los principios más básicos de la electrocardiografía no son difíciles, pero tampoco son particularmente útiles en situaciones de la vida real. Es como estar muy orgulloso de ti mismo por tu capacidad de deletrear la palabra C-A-T cuando alguien está a punto de hacerte un examen sobre los ensayos literarios y el simbolismo poético del poeta inglés del siglo XVIII, John Donne.

Estoy totalmente de acuerdo en que todo el mundo debe empezar como principiante absoluto; yo ciertamente tenía que hacerlo. ¡Pero debes esforzarte por seguir adelante a partir de ahí! Demasiados libros y cursos en línea simplemente te mantienen dando vueltas en el mismo lugar, ¡siempre alimentándote con el mismo material introductorio al mismo nivel introductorio!

No llamé a este libro Taquicardias de complejo amplio simplificadas porque no hay nada "fácil" en este tema. Sólo espero haberlo hecho más comprensible y accesible para usted.

NO intente cubrir demasiado a la vez. Deje que el conocimiento se asimile y dé tiempo a esas sinapsis para conectarse. Pero PUEDES lograr esto. Como dijo una vez Henry Ford:

"Ya sea que creas que puedes o que no puedas, ¡tienes razón!"

Acknowledgements

Hay dos personas con las que estoy muy en deuda por ponerme a disposición muchos de los ECG y tiras de ritmo:

Dawn Altman, enfermera registrada, EMT-P (ECGGuru.com)

y

Mike Cadogan, MD (LITFL.com)

Gracias a ambos por su amabilidad y generosidad.

También hay alguien muy especial sin el cual este libro no sería posible.

Tu sabes quien eres.

Introduction

Este es un manual de capacitación y un libro de trabajo. No es un texto de referencia académica. Por lo tanto, encontrará muchas repeticiones en este libro: ¡está ahí por una razón!

No contiene ninguna investigación original de mi parte. No contiene una tesis con notas a pie de página que justifiquen afirmaciones nuevas y originales. Contiene información de fuentes académicas y acreditadas (incluidos muchos de los padres fundadores de la electrocardiografía) y también información no probada ni validada, pero para mí (consejos, trucos y perlas muy útiles) que he acumulado durante casi cuarenta años de lectura y Interpretación de ECG.

Presento estas taquiarritmias en el contexto de lo que experimentarás en la vida real. Como en mis dos Masterclasses, utilizo ECG reales y originales. No utilizo trazados generados por computadora ni utilizo trazados que hayan sido "limpiados" o alterados de alguna manera para hacer la interpretación "más fácil" (aparte de ocultar datos de identificación del paciente). No tendría el beneficio de tales alteraciones en una sala de emergencias o en una unidad de cuidados intensivos a las 3 a. m., entonces, ¿por qué entrenarlo con ECG alterados?

Descubrí que al estudiar los algoritmos y métodos para distinguir las taquicardias supraventriculares de las taquicardias ventriculares, lo que puede parecer muy simple en el ejemplo de un libro de texto a menudo puede convertirse en frustración y mayor estrés cuando se enfrenta a un paciente real, o a un ECG de la vida real, y cosas así. ¡No son tan fáciles como el algoritmo implicaba que serían!

En este libro no nos lanzaremos inmediatamente a analizar las taquicardias de complejo amplio. Si hubiera tenido una introducción adecuada a los conocimientos y habilidades necesarios para ser un intérprete de ECG eficaz antes de enfrentarse a taquicardias muy complejas, ¡no estaría hoy aquí leyendo este libro!

Durante casi cuarenta años estuve donde tú estás todos los días y todas las noches. No tenía a nadie que me enseñara y no había libros de fácil acceso sobre interpretación de ECG, y mucho menos sobre taquicardias de complejo amplio. ¿Internet? ¡Ni siquiera teníamos computadoras! Aprendí de la manera más difícil: ¡estudiando por mi cuenta y cometiendo muchos errores! Pero aprendí y me esforcé por mejorar y aumentar mis habilidades. Ahora doy clases de electrocardiografía avanzada y he escrito este libro para que puedas empezar más rápido y más fácilmente y, con suerte, sin tantos errores.

He etiquetado todos los ECG que obtuve (con permiso) de otras fuentes. Si un ECG no está etiquetado, entonces es de mi colección privada.

Una de mis advertencias más fuertes para todos mis alumnos es "¡NUNCA DIAGNOSTICES UNA DISRITMIA – ESPECIALMENTE UNA TACQUICARDIA – CON UNA TIRA DE RITMO! ¡DEBES VER UN ECG DE 12 DERIVACIONES!" ¿Y luego qué hago? ¡Te doy un montón de tiras rítmicas para que las mires! Permítanme asegurarles: todas estas tiras de ritmo se tomaron de un ECG de 12 derivaciones o bien eran de pacientes a los que ya se les habían registrado ECG de 12 derivaciones.

Además de algunos antecedentes sobre anatomía y fisiología en el Capítulo 1, voy a enseñarle a reconocer la sutileza inherente a tantos trazados. ¡HAGA LOS EJERCICIOS de este libro de trabajo! Tienes mi permiso para hacer fotocopias de los ejercicios para tu uso personal para que puedas repasarlos varias veces sin marcar en el libro. Tu práctica más eficiente consistirá en estudiar los mismos ejercicios y tiras de ritmo una y otra vez hasta que te sientas muy cómodo reconociendo todo lo que te he puesto delante. Luego conéctese a Internet y comience a buscar diferentes ECG. No vas a aprender todo esto en un día o una semana. Tienes que seguir así. Sólo sepa que, además de todos los algoritmos y métodos, existe un enfoque para interpretar y diagnosticar una taquicardia de complejo amplio que le permitirá tomar el control de la situación con confianza.

Eso es lo que debería aprender de este libro de trabajo.

Chapter 1

Cosas que debe saber ANTES de comenzar...

Sé que quieres saltar y empezar a analizar las taquicardias de complejo amplio y las taquicardias ventriculares. ¡Pero seguir ese camino es exactamente lo que te trajo AQUÍ! ¡Intentó analizar los WCT acercándose a ellos directamente antes de adquirir las herramientas que necesitaba para tener éxito! Completa o realiza los ejercicios como te he sugerido. Llevo casi cuarenta años enseñando esta materia y antes tuve que aprender todo esto yo mismo. Sé qué habilidades tenía que desarrollar y te las voy a transmitir a ti. Si desea dominar el diagnóstico y tratamiento de taquicardias de complejo amplio, ¡necesitará estas habilidades! Esto no es "¡Taquicardias de gran complejidad simplificadas!" ¡Esto no es fácil!

Bien... ¡comencemos!

La aberrancia

La aberrancia, como término médico, es un bloqueo de rama debido a la llegada de un impulso supraventricular a una rama durante su período refractario relativo o absoluto. ¡Eso es todo! ¡No se refiere a un complejo QRS que aparece anormalmente por cualquier motivo! (Es un término técnico; su significado en electrocardiografía es muy específico y diferente de su uso en la conversación general). La aberración se presenta generalmente como un bloqueo de rama DERECHA. La aberración del bloqueo de rama derecha puede ocurrir en un ventrículo normal o en un ventrículo enfermo. La aberración del bloqueo de rama izquierda ocurre con mucha menos frecuencia y generalmente se asocia con un ventrículo izquierdo enfermo. ¿Por qué es esto?

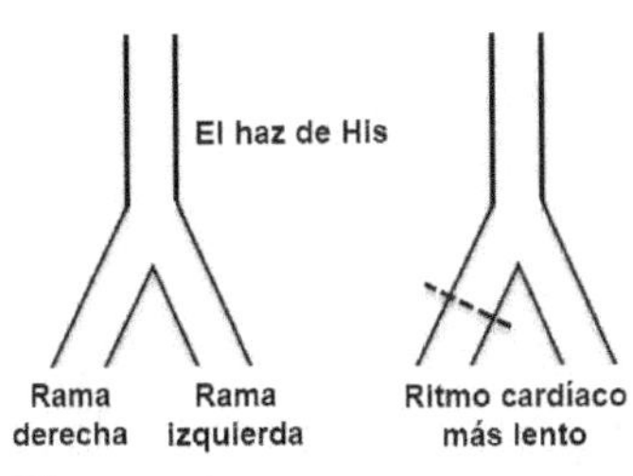

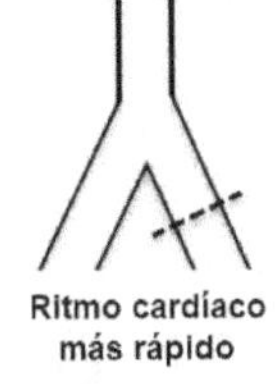

Figura 1-1

En taquicardias más lentas (hasta alrededor de 120 – 130/minuto), incluso en circunstancias normales, la rama derecha tiene un período refractario más largo que la rama izquierda. A ritmos más rápidos, la rama izquierda del haz desarrolla un período refractario más largo. Esto se ve con muy poca frecuencia. Si un impulso llega a la rama derecha demasiado pronto en la mayoría de circunstancias normales, lo encontrará refractario. Si el haz derecho se encuentra en su período refractario absoluto, habrá un bloqueo completo de rama derecha (BRDc). Este período refractario más prolongado de la rama derecha es fisiológico: no implica ningún defecto o enfermedad del sistema de conducción.

Un latido ectópico auricular (P′) que ocurre demasiado pronto después del QRS (intervalo R-P′ corto) es una causa muy común de aberración del bloqueo de rama derecha. Un latido conducido de manera aberrante puede parecerse exactamente a un bloqueo de rama clásico o simplemente puede parecerse a un bloqueo de rama. A continuación se muestra un ejemplo de un bloqueo de rama derecha clásico (Figura 1-2):

Este es un latido conducido del nódulo sinusal. Comienza normalmente y luego aparece la porción aberrante (rectángulo punteado). Todos los bloqueos de rama se ajustan a la definición de conducción aberrante porque eso es exactamente lo que es la conducción aberrante: ¡un bloqueo de rama!

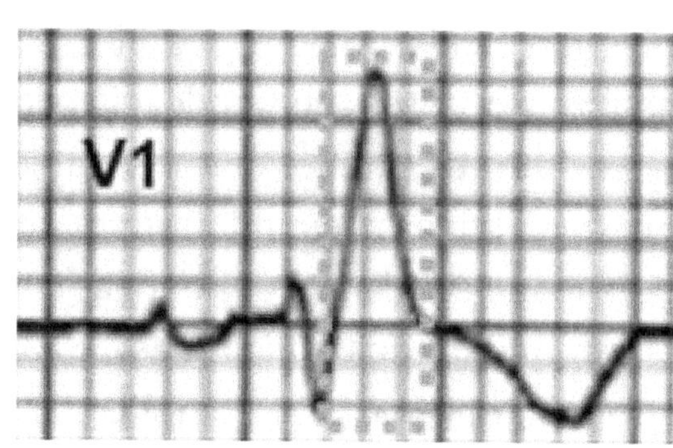

Figura 1-2

Aquí hay un ejemplo de un latido ectópico (Figura 1-3):

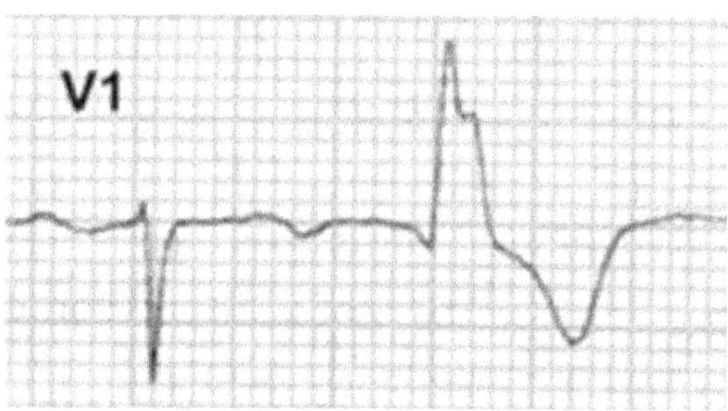

Figura 1-3

Este (Figura 1-3) es un complejo ventricular prematuro: una CVP. Probablemente surgió espontáneamente en el sistema de conducción del ventrículo izquierdo, aunque las CVP pueden originarse en el miocardio en funcionamiento en condiciones específicas.

PERLA | Los latidos con morfología de rama DERECHA en la derivación V1 se originan en el ventrículo IZQUIERDO. Los latidos con morfología de bloqueo de rama IZQUIERDA en la derivación V1 se originan en el ventrículo DERECHO.

Comparemos la aberración con la ectopia:

Como puede ver, lo único que este CVP que representa la ECTOPÍA tiene en común con el bloqueo de rama clásico que representa la ABERRANCIA es el hecho de que ambos son complejos positivos y verticales en la derivación V1. Míralos por un momento. Ambos tienen el mismo tipo de anomalía de repolarización. ¿Porqué es eso? Esto se debe a que tanto la DESPOLARIZACIÓN

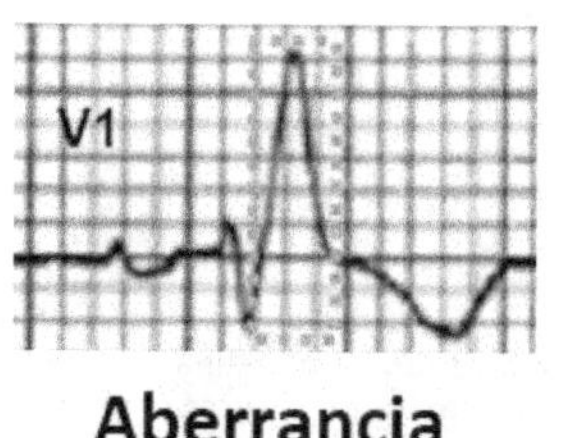

Aberrancia

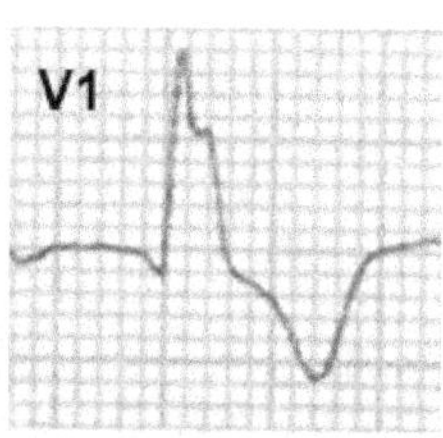

Ectopia

Figura 1-4

(complejo QRS) como la REPOLARIZACIÓN (ST-T) se originaron en el SUBENDOCARDIO. Como regla general, cuando el QRS y la onda T están en el mismo lado de la línea de base, *la despolarización comienza en el endocardio y la repolarización comienza desde el epicardio*, viajando sus vectores en direcciones opuestas. ¡Eso es normal! Cuando están en lados opuestos de la línea de base, la despolarización y la repolarización comenzaron ambas desde el endocardio, ¡y eso es anormal!

Ahora echemos un vistazo a un fragmento de un latido conducido de manera aberrante que apareció demasiado pronto después del latido anterior, encontrando la rama derecha del haz todavía en su período refractario absoluto (las longitudes de las flechas que representan el período refractario de la rama derecha del haz son estimaciones):

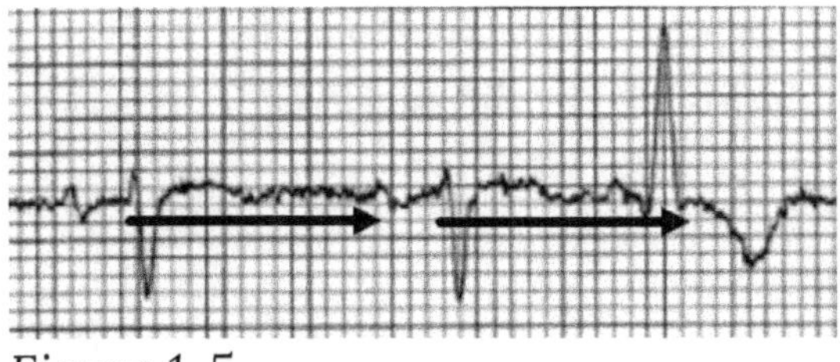

Figura 1-5

Esto (Figura 1-5) es un ejemplo del fenómeno de Ashman durante el ritmo sinusal. Un intervalo R-R largo es seguido inmediatamente por un intervalo R-R más corto que termina con un complejo auricular prematuro (CAP) con un QRS conducido de manera aberrante. ¿Porqué es eso?

PERLA | ¿Cuál es el único requisito absoluto para una conducción aberrante que a menudo olvidamos? El impulso conducido de manera aberrante debe originarse por encima de la división del haz de His en las ramas derecha e izquierda. Y, dado que la división en las dos ramas del haz en realidad ocurre dentro del haz de His, es más probable que el impulso se genere por un foco ectópico auricular o en la porción muy proximal del haz de His. Para obtener la morfología típica del bloqueo de rama, el impulso debe descender a través del sistema His-Purkinje. Un impulso ectópico no hace eso, por lo que lo único que tiene en común con un latido conducido de manera aberrante es que activa un ventrículo antes que el otro. Como siempre en medicina, existen algunas y raras excepciones que conocerá más adelante.

Cada intervalo R-R determina la duración del período refractario para el siguiente intervalo R-R. Cuando un intervalo R-R es largo, el período refractario del siguiente intervalo R-R también será largo (sólo ramas del haz y fibras de Purkinje); cuando el intervalo R-R es corto, el período refractario del siguiente intervalo R-R será corto. El fenómeno de Ashman ocurre cuando aparece un latido prematuro poco después de un QRS, creando un intervalo R-R corto después de un intervalo R-R más largo. El latido prematuro cae dentro del período refractario alargado causado por el intervalo R-R largo anterior y encuentra la rama derecha del haz en su estado refractario; por lo tanto, se realiza de manera aberrante (Figura 1-5). Un QRS que sigue al QRS conducido de manera aberrante probablemente sería normal, pero se habría beneficiado de un período refractario más corto debido al intervalo R-R corto entre el latido conducido de manera aberrante y el latido sinusal anterior.

El QRS con conducción aberrante de la Figura 1-5 tiene una morfología de qR con una anomalía de repolarización clásica. El segmento ST debe comenzar en la línea base o no más de 1 mm (un cuadrado pequeño) por debajo de la línea base (en el caso de morfología BRD). Si está más de 1 mm por debajo de la línea base, entonces se debe considerar la presencia de isquemia. El punto J del QRS con conducción aberrante en la Figura 1-5 no está a más de 1 mm por debajo de la línea base, por lo que está bien.

El latido realizado de manera aberrante generalmente se parecerá a un bloqueo de rama derecha clásico, pero la morfología puede variar un poco, dependiendo de otros factores, como la presencia de isquemia o cicatrización, el estado de los electrolitos o los efectos de los medicamentos, por nombrar algunos.

Ectopia

Los impulsos ectópicos son impulsos que se desarrollan fuera del nódulo SA y pueden surgir en las fibras conductoras o en el miocardio de trabajo (en este caso, el miocardio ventricular).

Dado que todos los impulsos supraventriculares que ingresan a los ventrículos a través del nódulo AV tendrán una desviación inicial normal, así es como basaremos nuestra comparación. Los impulsos ectópicos ventriculares que surgen en el miocardio activo serán amplios desde la primera inscripción del complejo QRS, mientras que la primera porción de latidos conducidos de manera aberrante se conducirán normalmente.

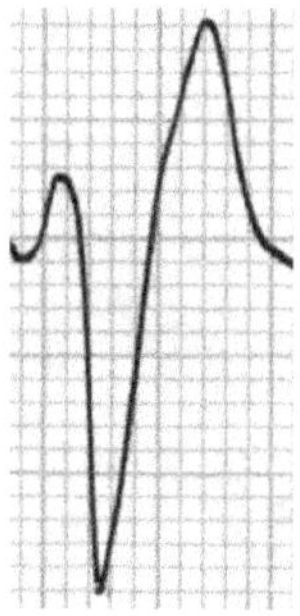

Figura 1-6

En la Figura 1-6 se puede ver la onda "r" ancha inicial seguida de una onda S ancha y luego una onda T alta y vertical. Esto es típico del latido ectópico que se origina en el miocardio en funcionamiento. Será amplio desde el principio. Sin embargo, un impulso ectópico que se origina en el tejido conductor o inmediatamente adyacente a él puede ser más estrecho. Bien... ¡practiquemos!

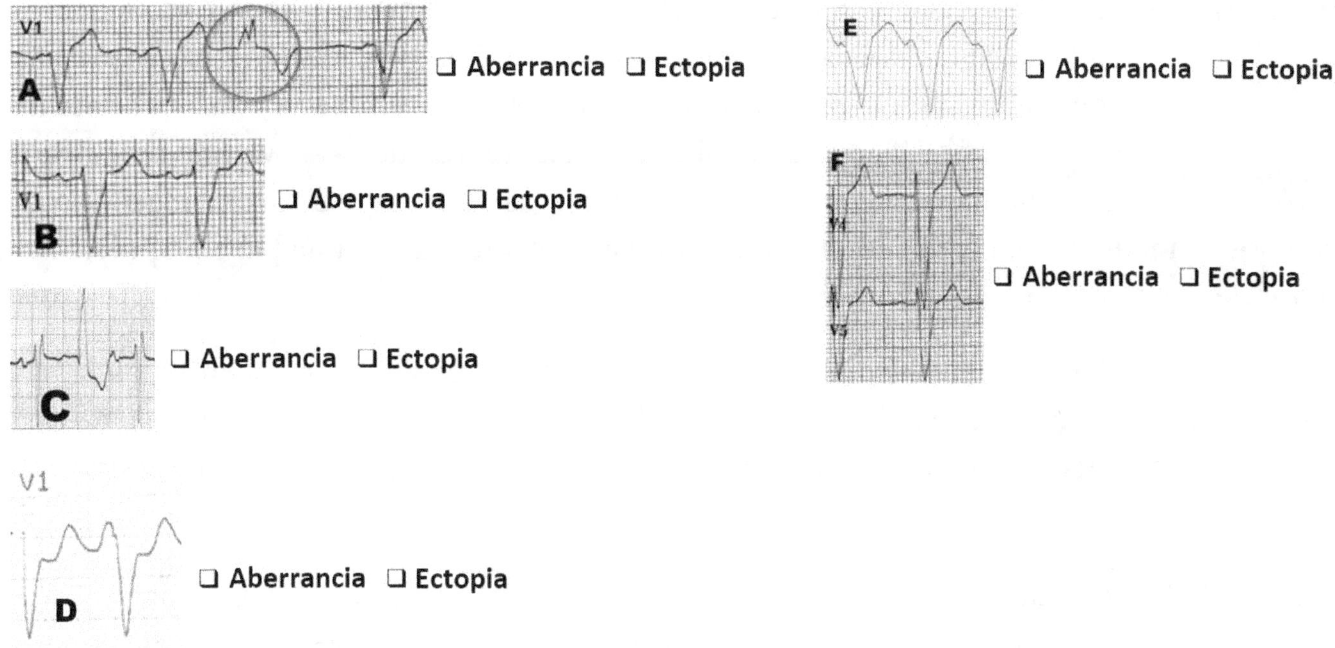

Figura 1-7

Discusión (Figura 1-7):

A – La desviación en cuestión representa una ectopia. Es una CVP del lado izquierdo ya que es principalmente positiva (vertical) en la derivación V1. Si bien se parece mucho a un QRS con RBBB (un poco), no es un ritmo clásico dirigido de manera aberrante. Además, un latido conducido de manera aberrante probablemente tendría una onda P delante (aparte de un latido ectópico de unión que es relativamente infrecuente). Todos los demás latidos representan BRI real y cada uno está precedido por una onda P. Como notará, algunos BRI (aberración) reales pueden parecer ectópicos porque la pendiente descendente de la onda S no siempre es tan elegante, suave y prístina como cabría esperar. Por lo general, es mucho más fácil distinguir el BRD verdadero (aberración) de las CVP del lado izquierdo (ectopia). La morfología de los latidos del BRI conducidos de manera aberrante es probablemente el resultado de una enfermedad en el ventrículo derecho o en el tabique (recuerde: la primera parte de un BRI representa la conducción en el ventrículo DERECHO, ¡no en el IZQUIERDO!

B – Este es un ejemplo de BRI real que es (afortunadamente) más característico con una onda r pequeña y muy estrecha seguida de una suave pendiente descendente de la onda S. Además, cada uno está precedido por una onda P. Recuerde: excepto en el caso de los latidos ectópicos de unión, que son poco frecuentes, siempre debe haber una onda P delante de un latido conducido de forma aberrante. Búscalos; ¡A veces están escondidos en ondas T!

C – Este es un CVP del lado izquierdo. ¡Es ectópico! Recuerde: si la CVP está vertical en la derivación V1, proviene del ventrículo IZQUIERDO; si es negativo (invertido) en la derivación V1, se originó en el ventrículo DERECHO. Pero sólo la derivación V1 puede distinguir de forma fiable entre derecha e izquierda.

D – Se trata de un ritmo ectópico, es decir, taquicardia ventricular. Observe cuán increíblemente anchas son las ondas r en la derivación V1. Compáralas con las ondas r en B. Siempre que empieces a ver "luz del día" entre las ramas ascendente y descendente de las ondas r en la derivación V1, debes considerar seriamente que estás viendo un ritmo ectópico (aunque la hiperpotasemia y los antiarrítmicos de Clase I la toxicidad son otras dos posibilidades). A menudo, las pequeñas ondas r en V1 tendrán una parte superior' redondeada cuando estén ectópicas.

E – ¡Mira las ondas r en este fragmento! También tienen mucha luz natural entre las ramas ascendentes y descendentes. Y observe la pendiente descendente de la onda S. Tiene una pendiente muy disminuida lo que indica una conducción lenta a través del miocardio.

> **PERLA |** Aquí hay dos cosas para recordar: a medida que aumenta una pendiente, se vuelve más vertical, ya sea que la deflexión sea positiva o negativa. Y a medida que la pendiente disminuye, se vuelve menos vertical y más horizontal. El ECG es sólo una gráfica del voltaje frente al tiempo, y el tiempo está en el eje horizontal. Entonces... cuanto más vertical sea una línea, menos tiempo tardará y por tanto, ¡más rápida será la conducción! Cuanto más "inclinada" sea la línea (es decir, menos pendiente), más tiempo llevará y más lenta será la conducción.

> **TRUCO |** Solía tener problemas para recordar qué eje era "X" y cuál era "Y". Sabía que el TIEMPO estaba en el eje horizontal pero nunca pude recordar si ese era el eje "X" o "Y". Un día un colega me preguntó: "¿Está familiarizado con los relojes TIMEX?" "¡Por supuesto!" "Entonces recuerda TIME-X. ¡"TIEMPO" está en el eje "X"!

¡No confundas las ondas r anchas con las ondas P! Recuerde: si las ondas P producen esos complejos QRS anchos, aún deben cruzar el nódulo AV y el intervalo PR permanecerá relativamente constante. ¡Una onda P que toca directamente el inicio de un complejo QRS no produce ese complejo QRS (o esa porción del QRS si está preexcitado)! Un ritmo disociado puede presentarse con ondas P que invaden los complejos QRS y ocasionalmente aparecerá durante taquicardias de complejos anchos más lentas.

F – Esta es una conducción aberrante. Mire las ondas r: son muy estrechas y no hay luz entre los pendientes. Y observe la pendiente descendente de las ondas S: suave, elegante y casi vertical. Lo único que conducirá ese ayuno en el corazón es el sistema His-Purkinje.

PERLA | La primera mitad de un ritmo dirigido de forma aberrante se realiza normalmente: ¡es la segunda mitad la que es aberrante!

Mire los inicios de los complejos QRS. ¿Las líneas son rectas y casi verticales o tienen ángulos, son irregulares o tienen muescas? Las líneas rectas, casi verticales hacia arriba o hacia abajo, sin muescas ni ligaduras, indican una conducción rápida que es más probable que ocurra en las fibras conductoras de Purkinje. Esto sugeriría una aberración porque la activación inicial durante la conducción aberrante siempre indica entrada ventricular a través del nódulo AV y el sistema His-Purkinje. Si el inicio del QRS incluye líneas con menos pendiente, líneas más inclinadas y líneas que tienen algunas curvas o irregularidades o incluso muescas, entonces es probable que esté viendo despolarizaciones que se originaron en los ventrículos y probablemente fuera del sistema de conducción.

CONSEJO | La aberración BRD suele ser mucho más fácil de reconocer porque la parte inicial de la desviación (a menudo denominada "primeros 0,04 segundos) sigue la morfología característica más de cerca que la aberración BRD. La aberración del BRI a menudo puede parecerse a una ectopia del ventrículo derecho (y viceversa), por lo que a veces no es tan fácil distinguirlas.

Dirección vectorial y complejo QRS

Probablemente ya lo sepas, pero solo para refrescar tu memoria: cuando un vector viaja HACIA el polo POSITIVO de una derivación (es decir, el electrodo de registro en la superficie de la piel), esa derivación inscribirá una desviación. Si ese impulso representa *despolarización*, entonces el vector tendrá una CABEZA POSITIVA y una COLA NEGATIVA y habrá un QRS positivo en esa derivación. Y, dado que la única desviación positiva en un QRS es la onda R, esa derivación manifestará una onda R dominante. Sin embargo, por el contrario, si un impulso de despolarización se aleja del polo POSI-TIVO de una derivación, esa derivación verá la COLA NEGATIVA e inscribirá una desviación negativa. Aquí hay dos posibilidades para una desviación negativa: onda Q y onda S; normalmente se tratará

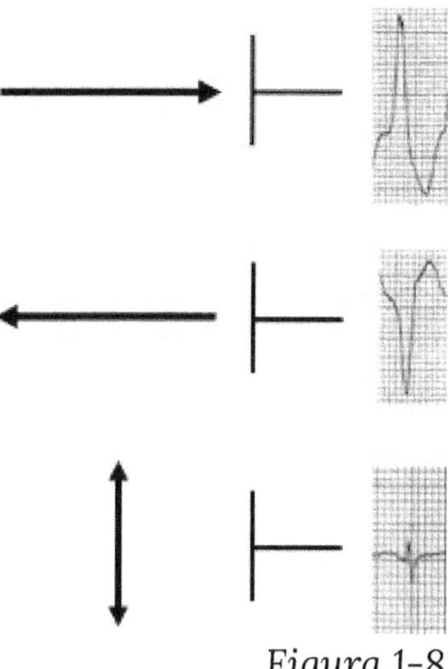

Figura 1-8

de una onda S (o QS). Un vector de despolarización que viaja en una trayectoria perpendicular al electrodo de registro inscribirá una deflexión isoeléctrica (una que tiene menos de 1 mm de amplitud, esencialmente plana) o una deflexión equifásica (la onda R y la onda S tienen la misma magnitud).

Un vector de *repolarización*, por otro lado, tiene una CABEZA NEGATIVA y una COLA POSI-
TIVA y, en circunstancias normales, viaja desde el epicardio hasta el endocardio. Eso significa
que durante la repolarización, el electrodo de registro verá la cola positiva e inscribirá una
desviación positiva: una onda T vertical.

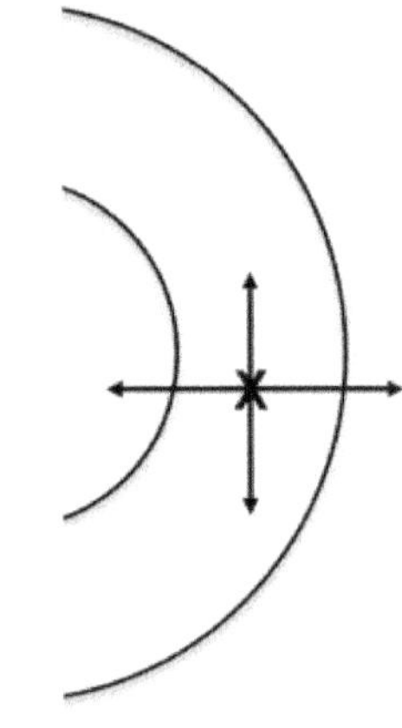

Es muy importante recordar que un impulso ectópico ("X" en la Figura
1-9) no viaja en una sola dirección. Crea vectores en muchas direcciones
diferentes, aunque la mayoría de ellos nunca aparecen en el ECG debido
a *la cancelación de fuerzas* (sus direcciones opuestas se cancelan entre
sí). ¡Se ha estimado que la gran mayoría de la actividad eléctrica en el
corazón nunca se registra en el ECG debido a la cancelación de fuerzas!
Sólo recuerde que cuando el foco ectópico envía un vector que viaja hacia
la izquierda, generalmente hay un vector que viaja hacia la derecha. Estos
vectores opuestos no son necesariamente iguales en magnitud porque uno

Figura 1-9

puede viajar a través de una mayor cantidad de miocardio, aumentando así
su voltaje, mientras que el otro puede extinguirse rápidamente debido a
la falta de miocardio conductor que lo sostenga. Lo que vemos en el ECG es el valor medio
(promedio) de todos estos vectores. Este es un punto muy importante que debemos recordar
cuando lleguemos más adelante a la "Transición Precordial".

Por lo tanto, es muy fácil conocer la dirección de un impulso de despolarización simplemente
observando el voltaje neto del complejo QRS en una derivación particular. Y sólo nos preocupan los polos POSITIVOS de una derivación. No te preocupes por los polos negativos. Una
onda R significa que el vector (impulso) viaja HACIA el polo positivo de una derivación y una
onda Q o S (u onda QS) significa que el vector se aleja DEL polo positivo de una derivación.
Nuevamente, no debes preocuparte por los polos negativos.

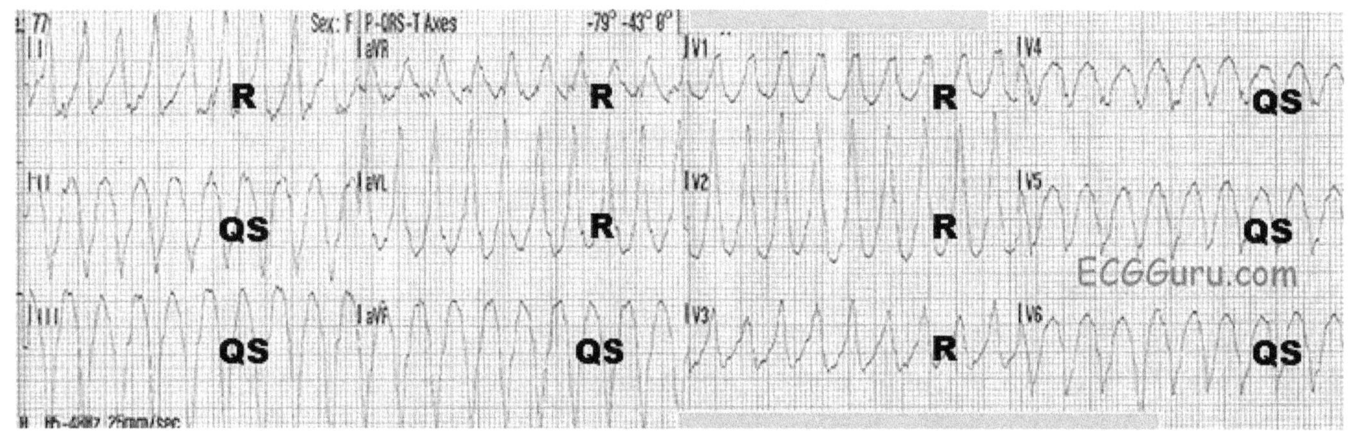

Figura 1-10

Observe cada una de las 12 derivaciones de este ECG (Figura 1-10) y decida si el impulso
de despolarización viaja hacia el polo positivo de la derivación o se aleja de él. Como no ha
completado el Capítulo 4 y puede tener dificultades con algunas de las morfologías del QRS,

le he dado una pequeña "pista" en cada derivación. ¡Pero aún NO has terminado! Si deseas mejorar aún más tu habilidad, quiero que decidas dónde se originó cada impulso. No dude en consultar las cuadrículas de referencia hexaxiales en la siguiente sección. Por ejemplo, hay un QS en la derivación III. Eso indica un impulso que se aleja del electrodo del pie izquierdo; por lo tanto, debe originarse en la zona inferior (apical) del ventrículo izquierdo.

> **CONSEJO |** Nos interesa más de dónde viene el impulso (su origen) que hacia dónde se dirige. Se le recordará esto una y otra vez en este libro de trabajo.

La máquina de ECG (electrocardiógrafo) no detecta, registra ni inscribe CADA vector creado por las corrientes despolarizantes y repolarizantes que viajan alrededor del corazón. Registra vectores medios o promediados. Registra el eje QRS medio (ÂQRS) en el plano frontal, no TODOS los ejes QRS.

Como verá en un momento, la derivación I es una derivación del lado izquierdo. Si tiene una onda R alta entonces ya conoces dos datos muy importantes: el impulso viaja HACIA la derivación I y, en ese caso, debe originarse más a la DERECHA de la derivación I. Un impulso de despolarización no puede viajar. ¡hacia la izquierda a menos que venga (al menos un poco) desde la derecha!

La cuadrícula de referencia hexaxial (CRH)

¡Este es un requisito absoluto! No se puede dominar la interpretación de ECG sin un conocimiento profundo de la cuadrícula de referencia hexaxial (CRH).

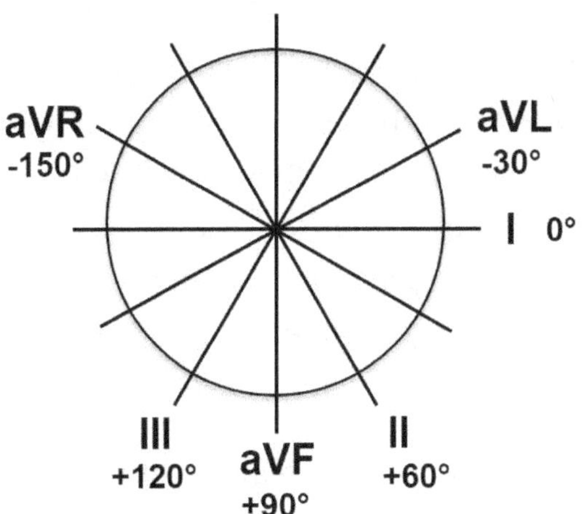

Hay mucho que entender sobre la CRH (Figura 1-11), pero por ahora, sólo necesitamos concentrarnos en la ubicación de las derivaciónes del plano frontal (NOTA: solo hay derivaciónes del plano frontal en una CRH).

Hay seis derivaciónes representados en la cuadrícula de referencia hexaxial y están etiquetados en sus polos positivos. Una vez más, no es necesario que te preocupes por los polos negativos en este momento.

La CRH también está dividido en secciones SUPERIOR e INFERIOR por el EJE de la derivación I (línea horizontal).

Figura 1-11

Las derivaciones aVR y aVL son derivaciones superiores. Las derivaciones II, aVF y III son derivaciones inferiores. La derivación I no es ni superior ni inferior. Para designar que un vector está por encima del eje de la derivación I, colocamos un signo menos (-) delante del número de grados. Eso es todo lo que significa: no hay significado matemático, algebraico o geométrico. Del mismo modo, para todos los vectores por debajo del eje de la derivación I, colocamos un signo más (+) delante del número de grados. Una vez más, no hay significado matemático, algebraico o geométrico. Si sumáramos +30° a -30°, la respuesta sería 60°, no 0°.

El eje principal aVF (línea vertical) divide la CRH en DERECHA e IZQUIERDA. Las derivaciones aVL, I y II son todas del LADO IZQUIERDO. Las derivaciones aVR y III son derivaciones DEL LADO DERECHO. La derivación aVF no es del lado derecho ni del izquierdo.

¡Bienvenidos de nuevo al sexto párrafo! Una derivación puede tener dos orientaciones: la derivación aVR no es sólo una derivación superior, sino también una derivación del lado derecho. La derivación aVL tampoco es sólo una derivación superior, sino también una derivación del lado izquierdo.

Lo mismo se aplica a las derivaciones II y III.

Esto es lo que necesita aprender de la CRH...

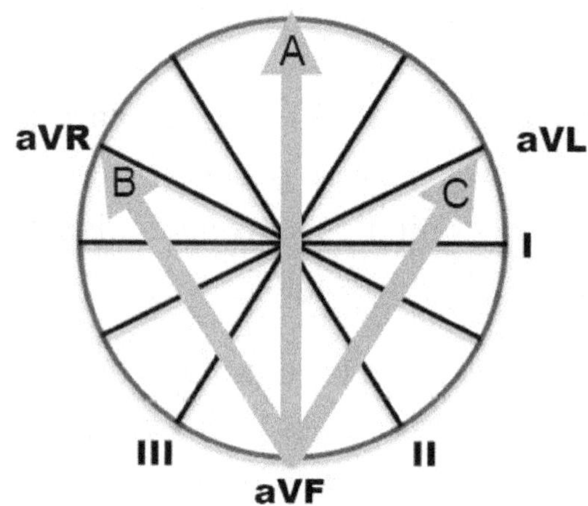

Figura 1-12

Los impulsos que se originan en la región apical viajan hacia arriba (Figura 1-12, Vector A). Debido a que los polos positivos de las derivaciones aVR y aVL están ubicados en la porción superior de la CRH, ambos registrarán desviaciones positivas (ondas R) en sus derivaciones. Pero, ¿qué pasa si el vector, aunque viaja hacia arriba, se dirige más hacia la derivación aVR que hacia la derivación aVL (Figura 1-12, Vector B)? Tanto la derivación aVR como aVL registrarán ondas R, pero la onda R en la derivación aVR será más alta (tendrá una mayor amplitud) que la onda R en la derivación aVL. Si el vector se dirige más hacia la derivación

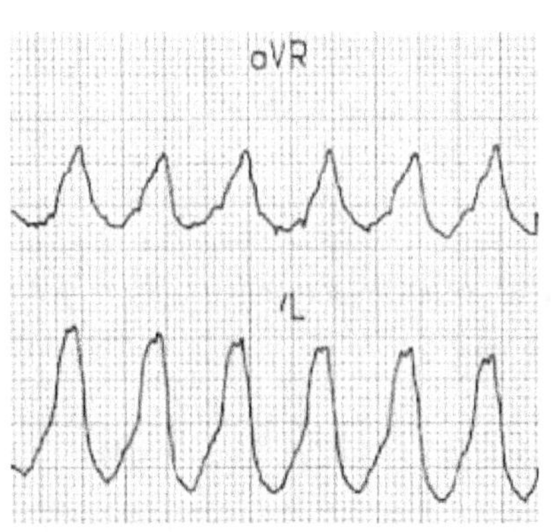

Figura 1-13 Cortesía de LI TFL.com

aVL, la onda R en aVL será mayor que la onda R en la derivación aVR (Figura 1-12, Vector C). Pero no vas a mirar cuadrículas de referencia hexaxiales cuando te enfrentes a un paciente que tiene palpitaciones. Se le realizará un ECG de 12 derivaciones (¡con suerte, serán todas de 12 derivaciones y no solo una tira de ritmo!). ¿Cómo se ve todo esto en un ECG?

En este fragmento (Figura 1-13), ¿en qué dirección viaja el impulso de despolarización? (Impulso de despolarización significa complejo QRS). Aquí estamos analizando las derivaciones aVR y aVL. Ambos tienen despolarizaciones positivas y verticales (complejos QRS que se manifiestan como ondas R monofásicas). Sabemos, desde hace apenas unos párrafos, que las derivaciónes aVR y aVL son derivaciónes superiores. Ambos están ubicados a 30° por encima del eje horizontal de la derivación I. ¿El impulso de despolarización viaja hacia ARRIBA... o hacia ABAJO? Un impulso de despolarización que viaja en la dirección general del polo positivo de una derivación creará un QRS positivo y vertical en esa derivación. Por otro lado, cuando un impulso de despolarización se aleja del polo positivo de una derivación, esa derivación registrará un complejo QRS negativo. Cuanto más viaja directamente hacia el electrodo de registro, mayor es la amplitud del QRS. Dado que ambas derivaciones aVR y aVL están ubicadas superiormente y ambas tienen complejos QRS positivos, entonces el impulso debe viajar HACIA ARRIBA y generalmente hacia ambas. Cuando pensamos en términos de CRH y también en términos de vectores medios o ejes medios, sólo estamos considerando líneas rectas. Por supuesto, los impulsos dentro del corazón no pueden viajar en líneas perfectamente rectas: deambulan, evitando obstáculos aleatorios y no conductores y optando por el camino de menor resistencia.

> **CONSEJO |** Aquí hay un dato muy importante (¡una vez más!): no nos importa en qué dirección va el impulso, ¡sólo nos interesa de dónde viene! El origen del impulso es lo que importa aquí.

Mirando el fragmento de la Figura 1-13, ¿puede agregar alguna información sobre el impulso de despolarización aparte del hecho de que se originó en la parte baja del ventrículo (presumiblemente en el área apical) y se desplaza hacia arriba? ¿Tiene uno de las derivaciónes una onda R de mayor amplitud? La derivación aVL tiene una onda R más grande, lo que significa que, aunque el impulso viaja hacia arriba, viaja más en la dirección del electrodo de registro de la derivación aVL, es decir, hacia su polo positivo.

Consideremos otro:

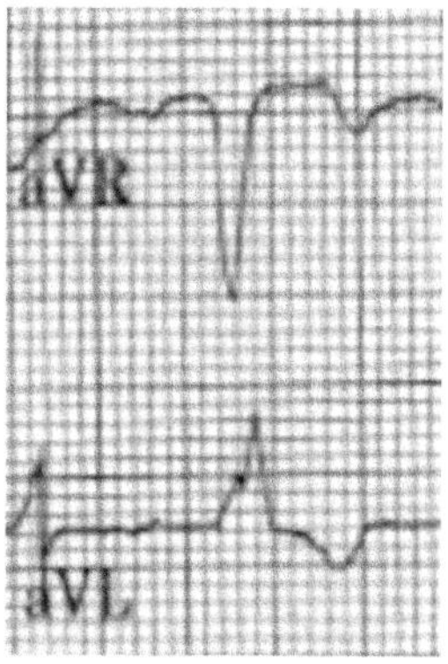

Aquí (Figura 1-14) tenemos una situación muy diferente. Las derivaciones aVR y aVL tienen polaridades opuestas. ¿Cómo podemos decidir si el impulso se dirige más hacia una derivación que hacia la otra, o si el impulso viaja verticalmente ARRIBA o ABAJO?

Bien... vamos a tener que utilizar nuestro conocimiento de la CRH aquí. Primero, ¿el impulso viaja verticalmente, ya sea ARRIBA o ABAJO? La respuesta es "probablemente no", ya que los dos conductores tienen polaridades opuestas. Sin embargo, la CRH puede ayudarnos a encontrar una solución a esta situación confusa. La respuesta a esto se encuentra en el sexto párrafo de esta sección. Léelo nuevamente y ve si puedes resolver este problema (¡ahora sabes lo que significa esa oración!).

Figura 1-14

La respuesta radica en el hecho de que tanto la derivación aVR como la derivación aVL tienen DOS orientaciones. Ambas son derivaciones superiores porque están ubicadas por encima del eje horizontal de la derivación I, pero... la derivación aVR también es una derivación del lado DERECHO y la derivación aVL también es una derivación del lado IZQUIERDO.

CONSEJO | Cuando un impulso de despolarización se aleja del polo positivo de una derivación, esa derivación registrará un complejo QRS negativo (de ahí el QRS negativo en la derivación aVR). Si ese mismo impulso de despolarización viaja HACIA el polo positivo de otra derivación, esa derivación registrará un complejo QRS vertical (de ahí el QRS positivo en la derivación aVL). Ahora mire esos dos vectores nuevamente en la CRH. Este impulso viaja de DERECHA a IZQUIERDA, de la derivación aVR a la derivación aVL, ¡no de abajo hacia arriba! (¿Tiene problemas? Consulte la Figura 1-8.)

Qué recordar de todo esto:

1. Sepa dónde están ubicados los polos positivos de las derivaciónes en la CRH. Su posición corresponde aproximadamente a su ubicación física real con respecto al corazón.

2. Las desviaciones positivas le indican hacia dónde va el impulso: va HACIA aquellas derivaciónes con complejos QRS positivos y ALEJADO DE aquellas derivaciónes con complejos QRS negativos. Sólo nos interesa de dónde viene: su ORIGEN... ¡su FUENTE!

PERLA | Un ECG no puede hablar y decirle dónde está el problema... ¡pero ciertamente puede señalarlo!

Ejes Inferior y Superior

Frecuentemente hablamos del eje QRS medio en el plano frontal ($\hat{A}$QRS) y se utiliza con bastante frecuencia en el diagnóstico de taquicardias de complejos anchos. Pero muy a menudo escucharás o leerás sobre un eje SUPERIOR o un eje INFERIOR. Usamos esos términos para denotar la dirección (hacia arriba o hacia abajo) en la que viaja un impulso.

PERLA | Generalmente estamos mucho más interesados en de dónde viene un impulso – su ORIGEN – que hacia dónde se dirige (su destino). La información importante dentro de una taquicardia de complejo amplio reside en el ORIGEN del impulso, ¡NO en su DESTINO!

Entonces, ¿por qué nos preocupamos por la dirección en la que viaja el impulso cuando lo que realmente queremos saber es su origen?

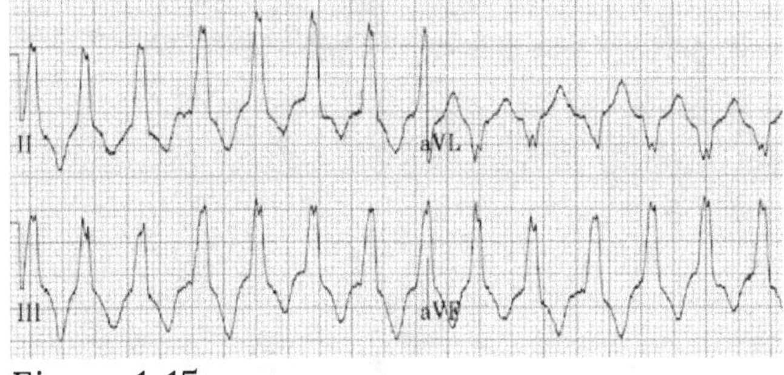

Figura 1-15

Origen en el tracto de salida

No tengo una buena respuesta para esa pregunta. Me parece ridículo que estemos usando términos engañosos (es decir, un eje inferior para el origen superior de un impulso ectópico). Sólo miro los complejos QRS en las derivaciones inferiores e inmediatamente sé en qué parte del ventrículo (superior o inferior) se encuentra el origen.

He aquí una manera fácil de evitar confundirse:

> **TRUCO |** Cuando intente decidir si está presente un eje superior o un eje inferior, simplemente piense en los complejos QRS en las derivaciones inferiores como si apuntaran al ORIGEN del impulso. Recuerde: ¡el ECG no puede hablar pero sí puede señalar!

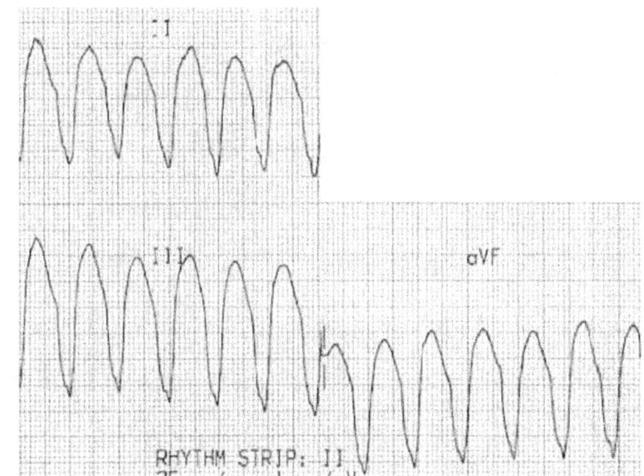

Figura 1-16

Origen en el ápice

Si todas las derivaciones inferiores tienen ondas R altas (Figura 1-15), están apuntando hacia el ORIGEN del impulso. Un impulso que se desarrolla en el ventrículo derecho superior sólo puede viajar hacia abajo con un eje inferior (un eje representa la dirección de un impulso). Si todas las derivaciones inferiores tienen complejos rS o QS (apuntando hacia abajo), entonces el origen del impulso está en el ventrículo inferior o ápice (Figura 1-16). Como el impulso surge en el ápice, sólo puede viajar hacia arriba, por lo que representa un eje superior. Si hay algún desacuerdo o inconsistencia entre las tres derivaciones inferiores, siga la dirección a la que apunta la derivación aVF.

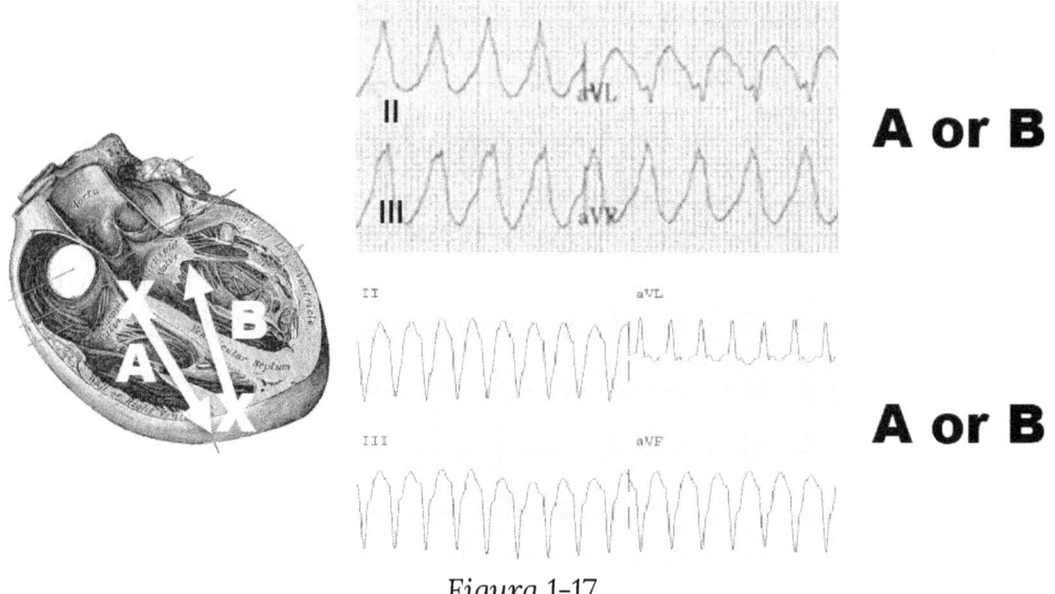

Figura 1-17

Determinar si existe un eje superior o inferior para una taquicardia ventricular con origen en el ventrículo derecho puede significar distinguir entre una arritmia muy benigna (tracto de salida del ventrículo derecho) o una muy peligrosa y letal (ápex). Es una característica muy importante y con la que debes estar muy familiarizado. Ahora haga coincidir las flechas blancas (A y B) con el fragmento correcto de las derivaciones II, III y aVF (Figura 1-17). Y recuerda: es el origen de la taquicardia el que nos dice lo que queremos saber. [Respuesta: el fragmento superior es (**A**) y el fragmento inferior es (**B**).]

Anatomía coronaria esencial

Comencemos con algunos términos que quizás haya escuchado pero que nunca estuvo seguro de lo que significaban exactamente.

Base y Ápice

La base del corazón es el área que divide las aurículas de los ventrículos. Las cuatro válvulas están básicamente en el mismo plano. Cuando escuchas una referencia al tabique basilar, entonces sabes que esa persona se refiere a la parte del tabique que se encuentra en la entrada de los ventrículos cerca de la base. ¿Qué tal la pared basolateral? Esa es el área de la pared del ventrículo izquierdo que está cerca del anillo de la válvula mitral, anteriormente la pared "lateral alta." Y puedes ver dónde se encuentra el ápice.

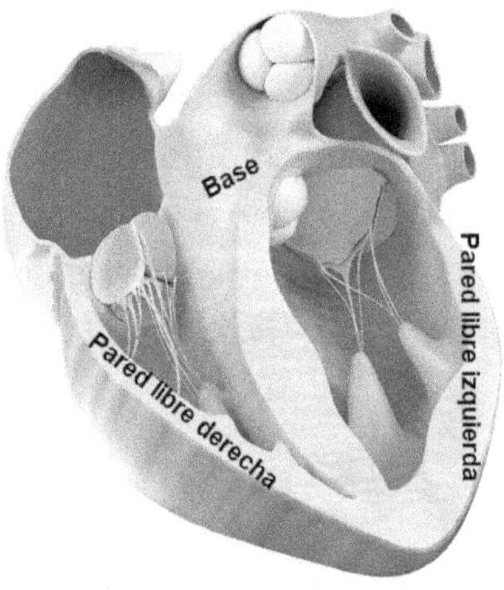

Figura 1-18

A menudo hablamos de pared libre derecha o pared libre izquierda. Ahora ves dónde están ubicados.

El tabique y los tractos de salida

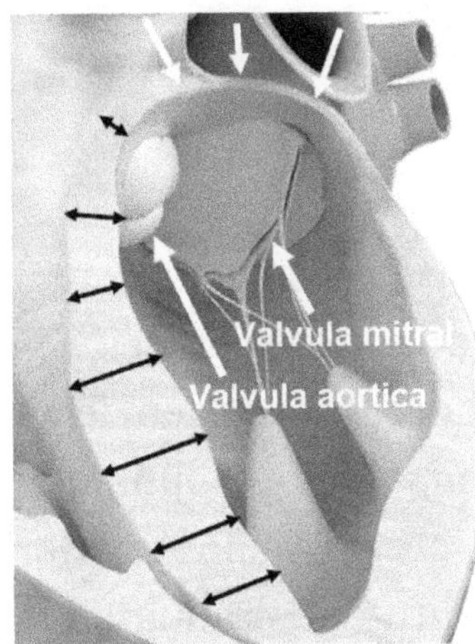

El tracto de salida del ventrículo derecho es el área justo debajo de la válvula pulmonar y el tracto de salida del ventrículo izquierdo es el área justo debajo de la válvula aórtica (e incluso alrededor de la válvula misma).

Aquí hay un poco de curiosidad anatómica peculiar. Si observa la Figura 1-19, verá que si comenzamos en el ápice y seguimos el tabique hacia arriba, comienza a adelgazarse a medida que llegamos a la base y también se curva hacia la izquierda. Básicamente, el tracto de salida del ventrículo derecho se envuelve alrededor de la aorta y el tracto de salida del ventrículo izquierdo. El tabique pasa de ser una pared muscular gruesa a una estructura membranosa mucho

Figura 1-19

más delgada. El tabique interventricular (el "tabique") no es grueso en toda su longitud.

PERLA | Es probable que una taquicardia de complejo ancho con un patrón BRI en la derivación V1 (pero con una transición precordial temprana) se origine en la parte superior del tracto de salida del ventrículo derecho (TSVD), que está ligeramente a la izquierda del TSVI.

En la Figura 1-20, también observará que los "VD" que indican el tracto de salida del ventrículo derecho se curvan hacia la izquierda hasta que el tracto de salida del ventrículo derecho está a la izquierda del tracto de salida del ventrículo izquierdo, indicado por la flecha blanca. Esto resulta en algunas incongruencias con respecto a la transición precordial. Normalmente pensamos que los orígenes de los impulsos del lado izquierdo tienen transiciones precordiales tempranas y que los orígenes de los impulsos del lado derecho tienen transiciones precordiales tardías. Sin embargo, en esa porción izquierda del tracto de salida del ventrículo derecho superior, una CVP o ritmo del lado derecho podría tener una transición precordial muy similar a un origen del lado izquierdo.

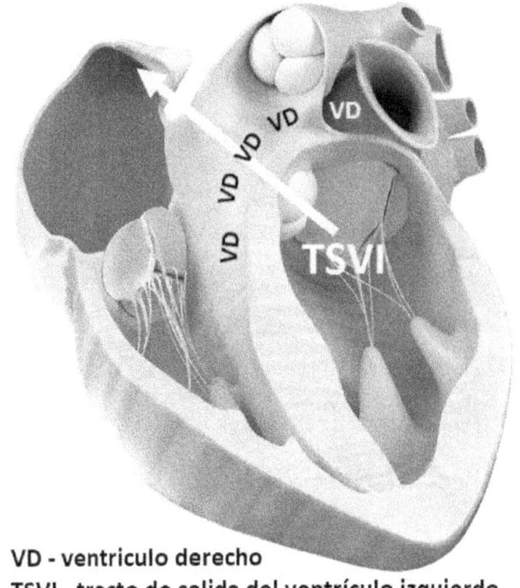

VD - ventriculo derecho
TSVI - tracto de salida del ventrículo izquierdo

Figura 1-20

Además, un impulso que se origina en el lado izquierdo del tabique en esa área en realidad puede descargarse en el ventrículo derecho creando un patrón BRI causado por un impulso del lado izquierdo.

Echemos un vistazo a las transiciones precordiales. Los usaremos mucho para diagnosticar TCA.

Transición Precordial

Ha aprendido a determinar dentro de qué ventrículo se origina el impulso ectópico observando la morfología del QRS en la derivación V1. Ha aprendido a utilizar las derivaciones inferiores en el plano frontal (II, III, aVF) para determinar la ubicación vertical del origen de un impulso dentro de un ventrículo: si las derivaciones inferiores tienen ondas R altas apuntando hacia arriba, el origen del impulso está en el tracto de salida ubicado en el ventrículo superior (derecho o izquierdo). Si las derivaciones inferiores manifiestan ondas S profundas apuntando hacia abajo, el impulso se origina en la región apical.

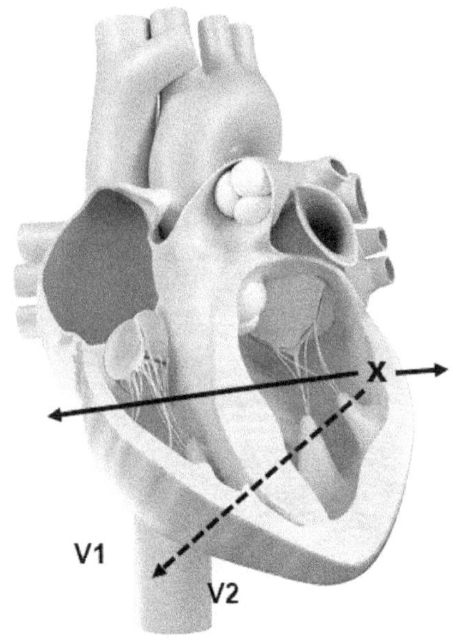

Figura 1-21

Pero ¿qué pasa si queremos localizar el origen del impulso aún más específicamente a lo largo de un eje horizontal (lateral-medial-lateral) que corre de derecha a izquierda y de izquierda a derecha? Luego debemos mirar la transición precordial. Finalmente... después de todos estos años recién ahora estás aprendiendo a utilizar la transición precordial. Ha sido información bastante inútil hasta ahora, ¿no?

La transición precordial es un concepto utilizado con mucha frecuencia en la discusión de las taquicardias ventriculares, especialmente las TV idiopáticas. Cuando un impulso se origina en la pared ventricular extrema izquierda (que ahora sabemos que está ubicada posteriormente) tendrá una transición precordial temprana, generalmente antes de la derivación V3 (Figura 1-21). Como recordará, un impulso ectópico envía vectores en todas direcciones, aunque la mayoría de ellos se anulan entre sí. En la figura 1-21, el impulso ("X") se localiza en la superficie endocárdica de la pared lateral del ventrículo izquierdo. Envía vectores transmuralmente hacia la IZQUIERDA (hacia la superficie epicárdica) creando una pequeña onda r y hacia la DERECHA, sobre todo hacia el ventrículo derecho, creando una onda S más profunda.

Así como el eje QRS en el plano frontal es un vector medio, también lo es el vector que determina la transición precordial. La transición precordial es equivalente al eje QRS medio en el plano horizontal. Mide la rotación de manera un poco más específica que "en el sentido de las agujas del reloj" o "en sentido anti-horario". Un vector medio (Figura 1-21) apunta entre las derivaciones V1 y V2. Se deriva de los vectores izquierdo y derecho mencionados anteriormente. Ahí es donde aparecerá el QRS con una onda R igual a una onda S; en otras palabras, donde la relación R/S = 1,0. Éste es el punto de transición, pero sólo hay un problema: el ECG no lo registró. Sólo registra lo que hay debajo de cada electrodo. Lo que vería en el ECG sería un complejo rS en la derivación V1 y un complejo Rs en la derivación V2, lo que indica que la transición se produjo DESPUÉS de la derivación V1 pero ANTES de la derivación V2. También puede encontrar definiciones de transición precordial como la derivación con el primer complejo R/S en el que R > S. Aunque esta definición no es técnicamente correcta (la transición ocurre en el punto en que R = S), es razonable para propósitos prácticos porque la mayoría de los criterios que requieren el uso de la transición precordial requieren la designación de una derivación específica en la que se produce la transición. Desafortunadamente, esto no siempre es posible ya que con frecuencia ocurren verdaderas transiciones precordiales (R = S) entre derivaciones.

CONSEJO | Cuando un impulso se origina en la pared ventricular izquierda tendrá una transición precordial temprana, generalmente antes de la derivación V3.

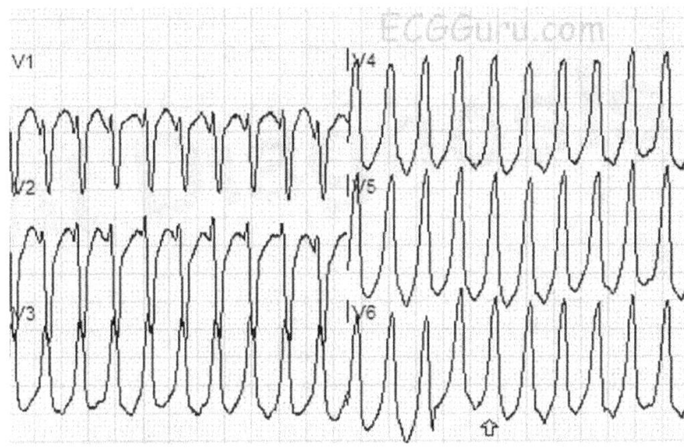

Figura 1-22

Aquí se muestra un ECG con una transición precordial temprana (Figura 1-22). La transición se ha producido entre las derivaciones V2 y V3. Esto a veces crea confusión en algunas personas. ¿Dónde está exactamente la transición precordial? ¿Cómo sé que ocurrió entre esos sitios potenciales? Lo sé porque la verdadera transición precordial ocurre cuando la amplitud de la onda R es igual a la amplitud de la onda S: una ratio R/S = 1,0. Debido a que el QRS en la derivación V2 es un complejo rS y el QRS en la derivación V3 es una onda R dominante monofásica, la transición solo podría ocurrir entre esas dos derivaciones, lo cual no es registrable. Por lo tanto, por razones prácticas, normalmente decimos que la derivación de transición es la primera derivación con una onda R dominante o un QRS que tiene una ratio R/S = 1,0.

PERLA | ¡Solo recuerde que *la derivación de la transición* no es necesariamente *el punto de transición!*

PERLA | La transición precordial no es solo un cambio en la polaridad del complejo QRS: debe cambiar *de* un QRS con una onda S dominante (rS) *a* un QRS con una onda R dominante (Rs). Cuando la transición ocurre en o antes de la derivación V1, no es inusual que los complejos QRS vuelvan a una morfología rS antes de la derivación V6, ¡pero esa no es una transición precordial!

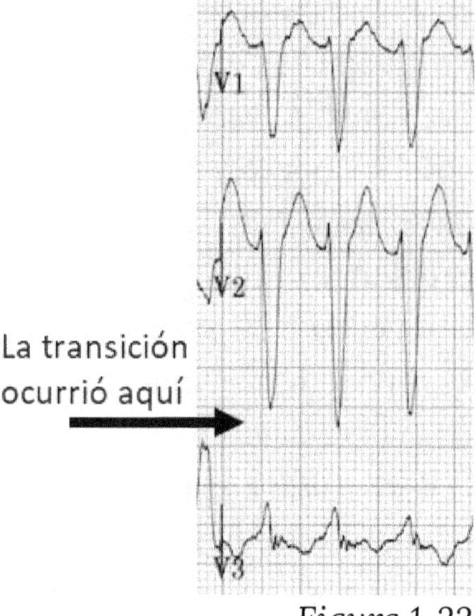

Figura 1-23

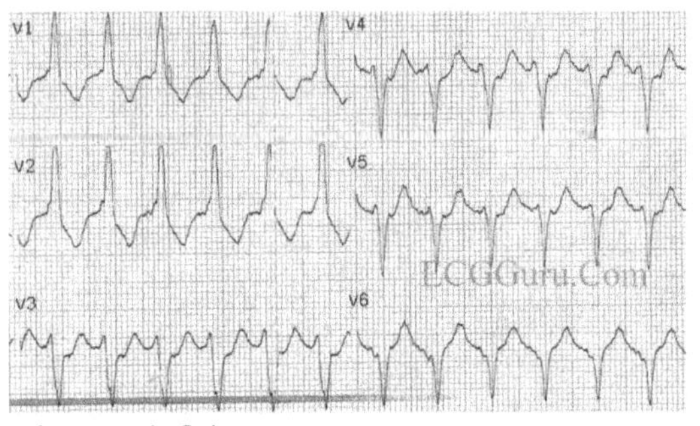

Figura 1-24

La transición precordial en este ECG (Figura 1-24) ocurrió *antes* de la derivación V1. No es inusual que las derivaciones precordiales comiencen con una onda R dominante en la derivación V1 y luego vuelvan a ondas rS antes de la derivación V6. La transición en este ECG no ocurre en la derivación V3 con el cambio a una morfología rS. La transición precordial ocurre sólo cuando la morfología cambia de un complejo rS a un complejo QRS con una relación R/S ≥ 1,0. Las derivaciones con ondas R dominantes no están obligadas a extenderse hasta la derivación V6 y más allá. Ciertamente pueden, pero no es obligatorio que lo hagan.

Ahora muevamos el foco ectópico más hacia la derecha, pero aún en el lado izquierdo del tabique interventricular (Figura 1-25). ¿Cómo afecta eso a la transición precordial? El foco ectópico se encuentra casi a mitad de camino en el corazón. Por lo tanto, su vector medio apunta hacia V3 en este caso. El mayor espesor de las paredes del ventrículo izquierdo podría agregar algo de voltaje y atraer el vector medio más hacia la derivación V4 (recuerde: a medida que un impulso viaja a través de más y más miocardio, aumenta su voltaje). ¿Algo te parece familiar aquí? ¡Esto es exactamente lo que sucede durante una transición precordial normal! Mire nuevamente dónde se encuentra el foco ectópico: ¡es exactamente donde un impulso sinusal normal inicia la activación ventricular!

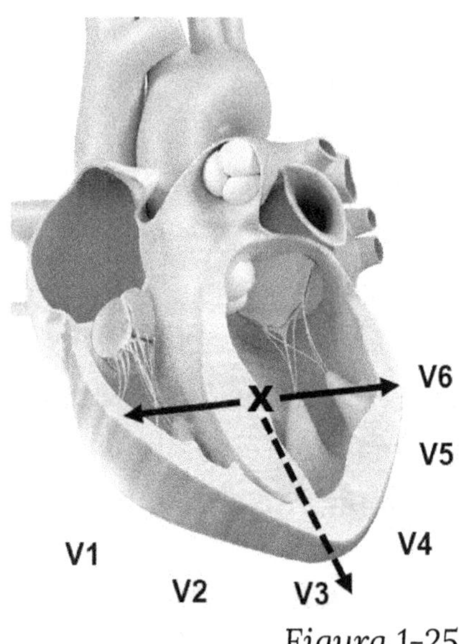

Figura 1-25

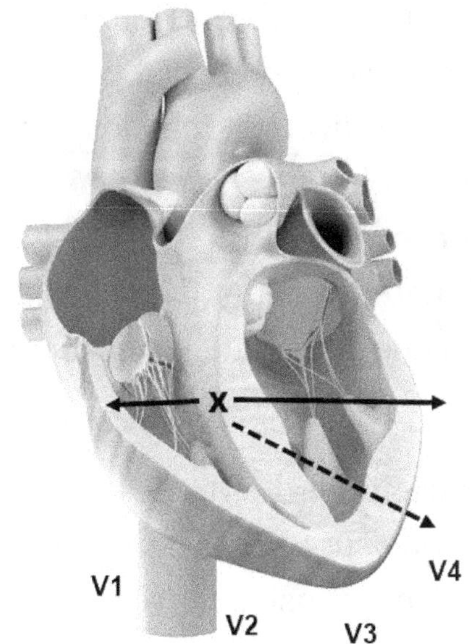

Figura 1-26

Sigamos moviéndonos más hacia la derecha, hacia el lado derecho del tabique interventricular (Figura 1-26). Ahora observe los vectores opuestos creados por el foco ectópico:

Hay mucha menos masa miocárdica a la derecha, por lo que el vector medio estará más sesgado hacia la izquierda. En este ejemplo, apunta ligeramente más allá de la derivación V4, definitivamente una transición precordial tardía. Sin embargo, si hubiera un poco más de masa miocárdica en el ventrículo derecho, el vector medio podría apuntar más hacia la derivación V3.

¿Ves que el problema se desarrolla aquí? Tanto los focos ectópicos del ventrículo DERECHO como del IZQUIERDO pueden manifestarse como una transición precordial en la derivación V3. ¡Solo ten cuidado con eso!

En este ECG (Figura 1-27, derivaciones precordiales únicamente), la transición precordial ocurre entre las derivaciones V4 y V5. Esa es *una transición precordial tardía.*

La transición precordial no se manifiesta en este ECG hasta la derivación V5, la primera derivación con una onda R dominante (sí, es pequeña, ¡pero sigue siendo dominante!). ¿Qué te sugiere eso?

En primer lugar, debería sugerir que el origen de la taquicardia está en el ventrículo DERECHO.

En segundo lugar, debería sugerir que el foco ectópico puede estar en el lado derecho del tabique interventricular, lo que típicamente resulta en una transición precordial en la derivación V4 o incluso en la derivación V3.

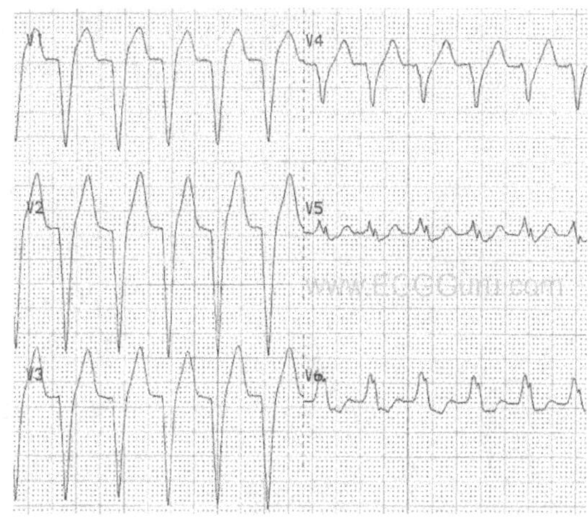

Figura 1-27

TRUCO | Durante una taquicardia ventricular podemos utilizar la transición precordial para localizar mejor el origen del impulso a lo largo de un plano horizontal (derecha-izquierda). Los conductores inferiores nos dan una orientación vertical; la transición precordial puede darnos una orientación horizontal más específica en lugar de solo el ventrículo derecho o el ventrículo izquierdo.

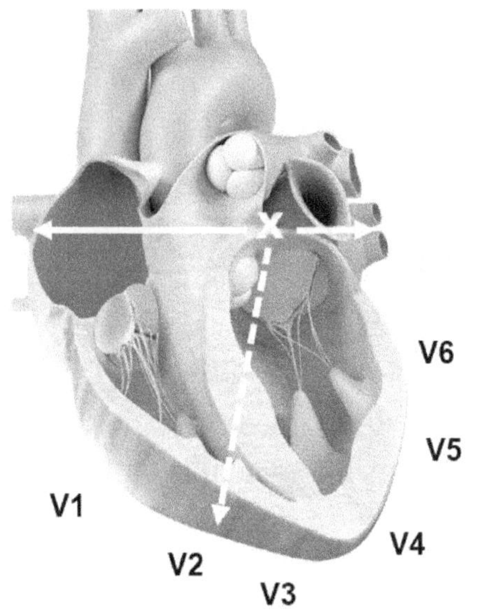

Figura 1-28

Un impulso que se origina en la pared libre del ventrículo derecho (Figura 1-28) tendrá una transición precordial tardía, probablemente alrededor de V5 o V6. Utilizamos transiciones precordiales para ayudar a validar si un impulso se originó en el ventrículo derecho o en el izquierdo. "¿No nos dice eso el complejo QRS en la derivación V1?" usted pregunta. Lo hace, pero la transición precordial a veces puede añadir clarificación y mayor especificidad.

Se puede utilizar para distinguir ubicaciones dentro de un solo ventrículo. Por ejemplo, un impulso que surge en la pared libre del ventrículo derecho puede tener una transición precordial en la derivación V6, mientras que un impulso que surge en el lado derecho del tabique puede tener una transición precordial en la derivación V4.

PERLA | La transición precordial en el plano transversal tiene el mismo propósito que el eje QRS medio en el plano frontal. Sólo recuerde que la transición ocurre sólo cuando el complejo QRS cambia de rS a Rs, no al revés.

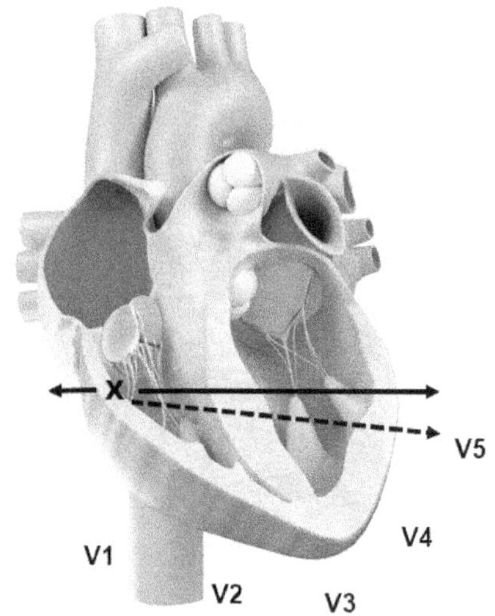

Figura 1-29

Un impulso que surge en la parte superior del tracto de salida del ventrículo derecho (TSVD) se ubica físicamente mucho más a la izquierda que el resto del ventrículo derecho (Figura 1-29). Por lo tanto, un impulso que se origina en esa área se presentará paradójicamente con una transición precordial mucho más hacia la izquierda que la mayoría de los impulsos de origen ventricular derecho. Cuando se ve una taquicardia de complejo amplio con una morfología similar al BRI en la derivación V1 (lo que indica un origen ventricular derecho) pero la transición precordial ocurre antes de la derivación V3 (como se esperaría con un origen ventricular izquierdo), entonces se sospecha que el impulso está surgiendo. ¡en la parte superior del TSVD ubicado a la izquierda del tracto de salida del ventrículo izquierdo (TSVI)!

PERLA | Los focos en la porción superior del TSVD pueden tener transiciones precordiales en la derivación V3 o incluso ligeramente antes.

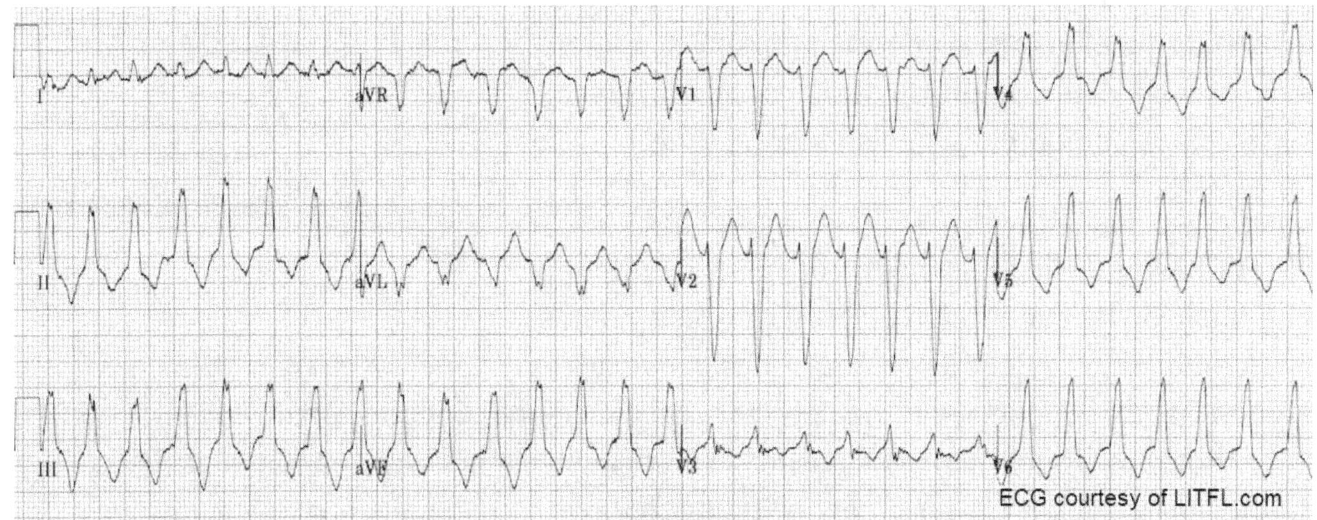

Transiciones precordiales y orígenes de los impulsos

Figura 1-30

Al conocer en qué ventrículo se localiza el origen del impulso (basado en la morfología QRS en la derivación V1), el estado de los complejos QRS en las derivaciones del plano frontal inferior (II, III, aVF) y la transición precordial, podemos determinar con razonable precisión la ubicación del sitio de origen (SoO) de un impulso ectópico. Vamos a intentarlo...

Este es el procedimiento a seguir...

1. Mire la derivación V1 y determine en qué ventrículo se originó el impulso.

2. A continuación, observe las derivaciones II, III y aVF y determine si el impulso se originó en el tracto de salida o en el ápice.

3. Finalmente, observe las seis derivaciones precordiales y determine dónde ocurrió la transición precordial.

Veamos qué tan bien y qué tan rápido podemos evaluar este ECG de 12 derivaciones... usted va primero (Figura 1-31):

Figura 1-31

OK... me tomó alrededor de 5 segundos determinar que el impulso se originó en la región septal superior del tracto de salida del ventrículo derecho (¡y me tomó ese tiempo solo porque necesito lentes nuevos!).

El QRS negativo (morfología similar a BRI) en la derivación V1 me dijo que el impulso provenía del ventrículo *derecho*. Los complejos QRS en las derivaciones inferiores eran todos ondas R altas que apuntaban hacia arriba, hacia el origen del impulso, por lo que supe que provenía del tracto de salida del ventrículo derecho. La transición precordial ocurrió antes de la derivación V3, que es muy, muy temprana para un impulso que se origina en el ventrículo derecho, por lo que tenía que venir de la región septal superior del tracto de salida, que, como recordarán, en realidad está a la izquierda del tracto de salida del ventrículo izquierdo.

PERLA | Cuanto más específicamente pueda localizar el origen de una taquicardia de complejo ancho o TV, más específicamente podrá evaluar el pronóstico.

Si desea leer más sobre las taquicardias ventriculares, deberá comprender a fondo la transición precordial porque se menciona mucho.

Transmisión epicárdica a endocárdica

La mayoría de los ritmos ectópicos, incluidas las taquicardias ventriculares, se originan en la capa subendocárdica. Sin embargo, algunos pueden originarse en el epicardio (Figura 1-32). Los focos ectópicos epicárdicos se conducirán muy lentamente porque la transmisión será de célula a célula. Las fibras de Purkinje de conducción rápida generalmente no se extienden más allá del tercio interno de la pared ventricular. Esa es, esencialmente, la capa subendocárdica.

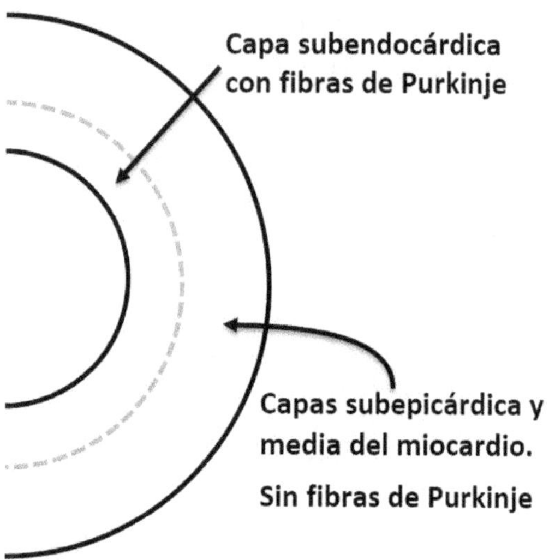

Figura 1-32

PERLA | Muchos impulsos ectópicos son una combinación de conducción de célula a célula y fibras conductoras. Mientras que los latidos conducidos de manera aberrante comienzan en vías de conducción normales y terminan mediante conducción de célula a célula, los latidos ectópicos pueden comenzar en el miocardio en funcionamiento (célula a célula) pero terminar en fibras conductoras. (Ejemplo: una TSV antidrómica ingresará al ventrículo a través de la vía accesoria seguida de transmisión de célula a célula, pero finalmente debe ingresar al sistema His-Purkinje para atravesar el nódulo AV y llegar a la aurícula derecha).

Diferencia entre rS y QS durante un ritmo ectópico

Durante un ritmo sinusal regular, los complejos rS y QS tienen un significado muy diferente que cuando esas morfologías aparecen durante un ritmo ectópico. Durante el ritmo sinusal, un complejo rS puede representar un retraso o bloqueo de la conducción y un complejo QS puede indicar un área de infarto previo. Sin embargo, la conducción durante una taquicardia ectópica no ocurre de la misma manera que durante el ritmo sinusal. Estas morfologías representan el origen de un foco ectópico y no un retraso o desviación de la conducción o necesariamente un área de infarto.

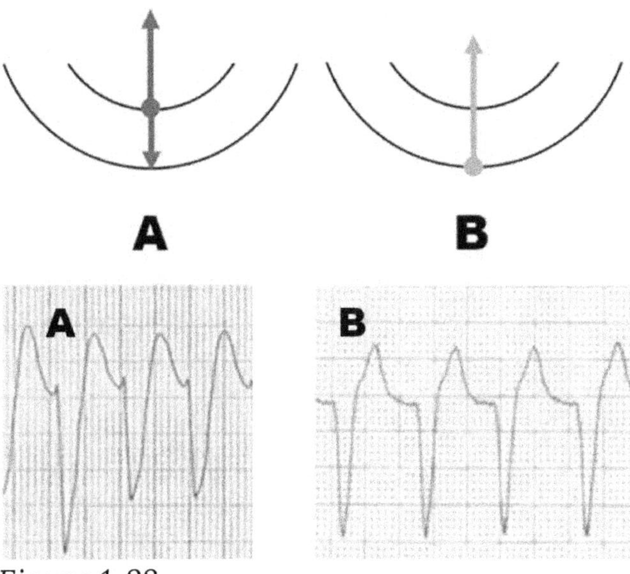

Figura 1-33

Estos dos diagramas (Figura 1-33) representan la pared del ventrículo izquierdo (pero el ventrículo derecho actúa de la misma manera). Si un foco ectópico se localiza sobre o muy cerca de la superficie endocárdica (**A**), puede transmitirse en dos direcciones: hacia el epicardio (una distancia relativamente corta) y hacia el interior del corazón (una distancia más larga). Un electrodo positivo superpuesto a esa área registrará un complejo rS: r pequeña debido a la corta distancia que recorrió el impulso hacia él y una S mayúscula debido a la distancia más larga que recorrió el impulso en la dirección opuesta. Si un foco ectópico se localiza en la capa epicárdica (**B**), puede viajar en una sola dirección: hacia el interior del corazón y alejándose del electrodo de registro, lo que resulta en un complejo QS.

PERLA | A medida que un impulso viaja a través de un miocardio cada vez más funcional, su voltaje aumentará en proporción a la distancia recorrida y producirá una onda R proporcionalmente mayor (u onda S, según el electrodo de registro y la dirección de viaje).

CONSEJO | Muchos autores sobre este tema creen firmemente que para que una onda Q indique un infarto de miocardio previo durante una taquicardia ectópica, debe ir seguida de una onda R. Durante la taquicardia ventricular, un complejo QS simplemente representa un impulso que se aleja directamente del epicardio debajo del polo positivo de una derivación y no un infarto previo.

Algunos ejercicios para utilizar lo que ha aprendido

Para cada fragmento, indique:

1. Si el origen de la taquicardia está en el ápice o en el tracto de salida (no te preocupes por qué ventrículo)

2. Si hay un eje inferior o un eje superior

Fragmento #1

___Ápice

___Tracto de salida

___Eje superior

___Eje inferior

ECG courtesy of LITFL.com

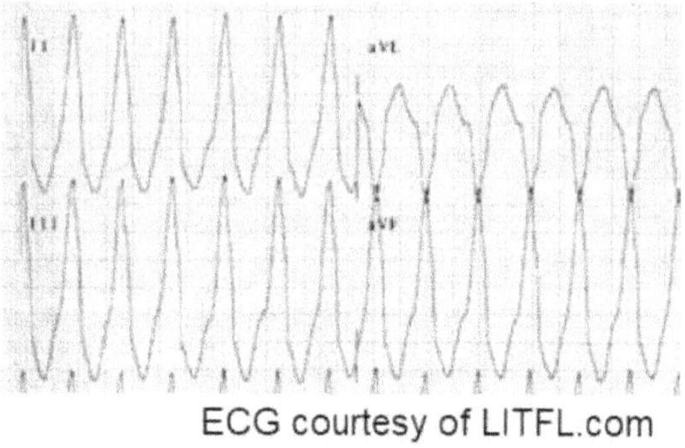

Figura 1-34

Fragmento #2

___Ápice

___Tracto de salida

___Eje superior

___Eje inferior

ECG courtesy of LITFL.com

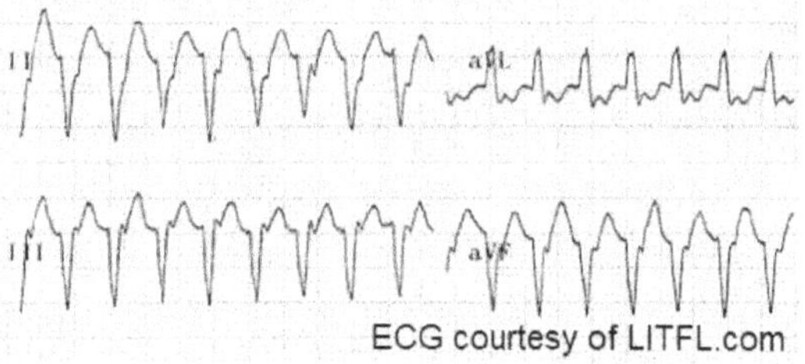

Figura 1-35

Fragmento #3

___Ápice

___Tracto de salida

___Eje superior

___Eje inferior

ECG courtesy of LITFL.com

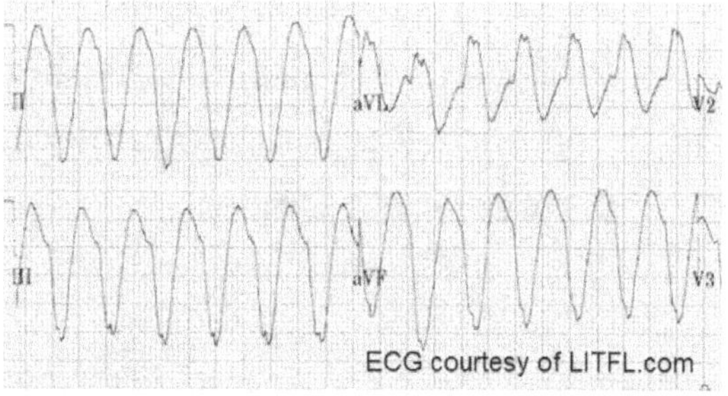

Figura 1-36

Fragmento #4

___Ápice

___Tracto de salida

___Eje superior

___Eje inferior

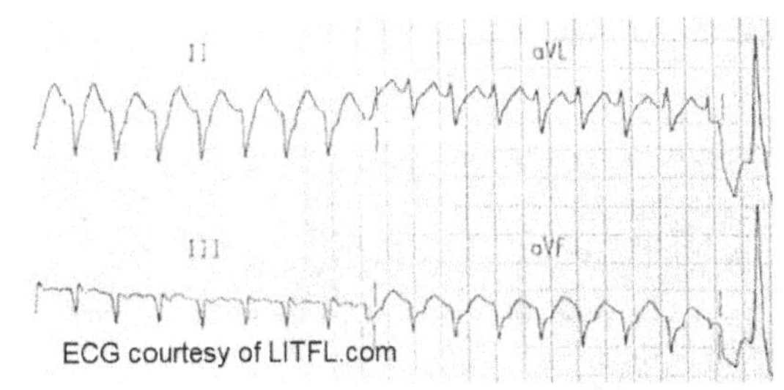

Figura 1-37

Seleccione qué ubicación(es) en el corazón podrían producir la transición precordial que se muestra en cada fragmento.

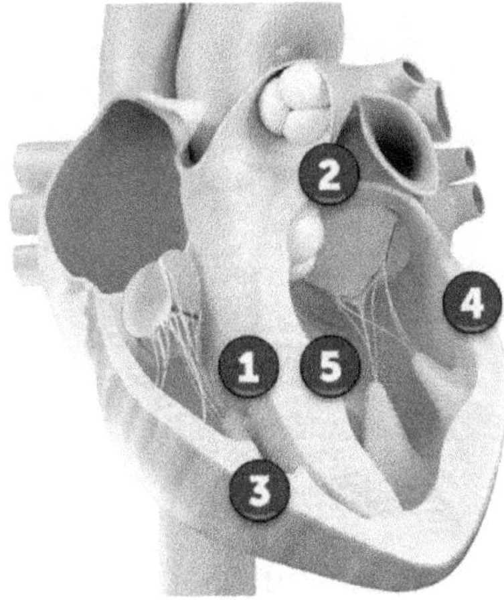

Figura 1-38

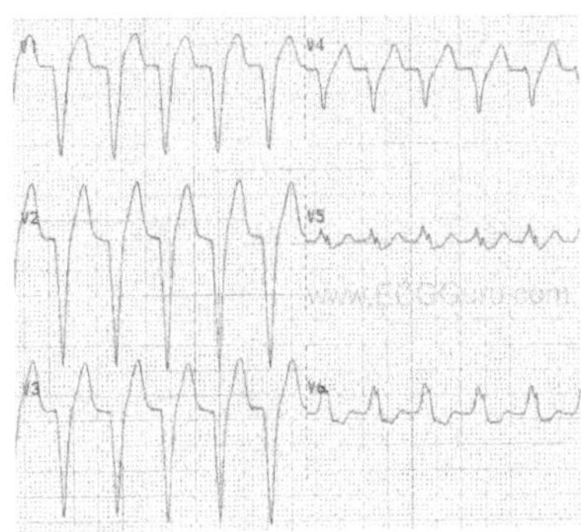

Figura 1-39

Circule los sitios que podrían resultar en esta transición precordial

1   2   3   4   5

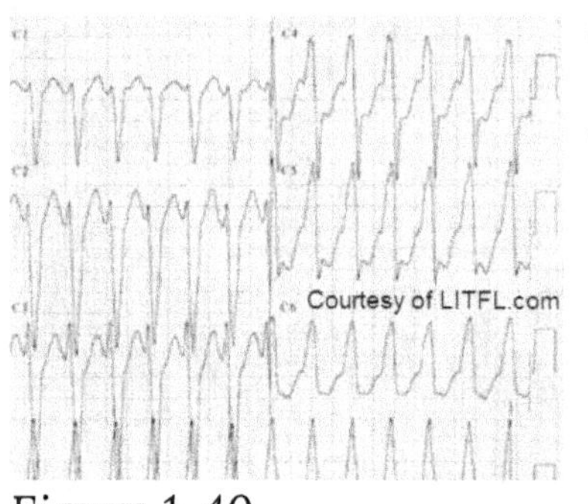

Figura 1-40

Circule los sitios que podrían resultar en esta transición precordial

1   **2**   **3**   **4**   **5**

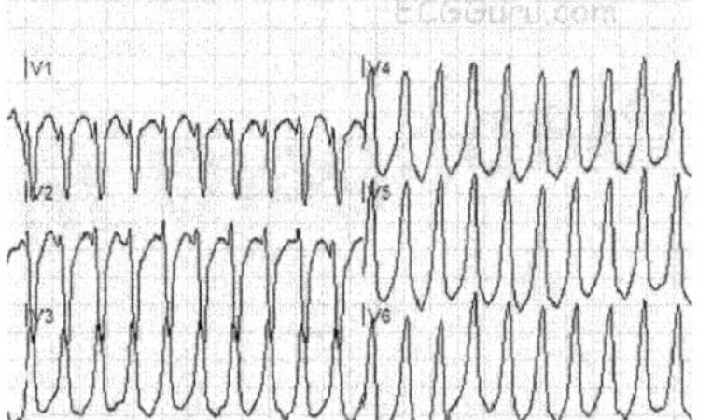

Figura 1-41

Circule los sitios que podrían resultar en esta transición precordial

1   **2**   **3**   **4**   **5**

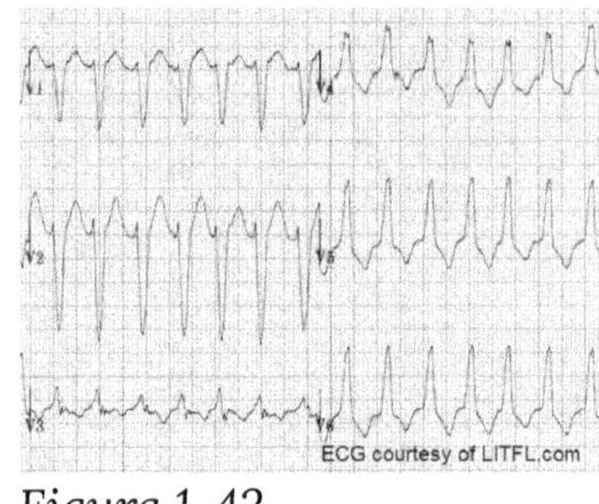

Figura 1-42

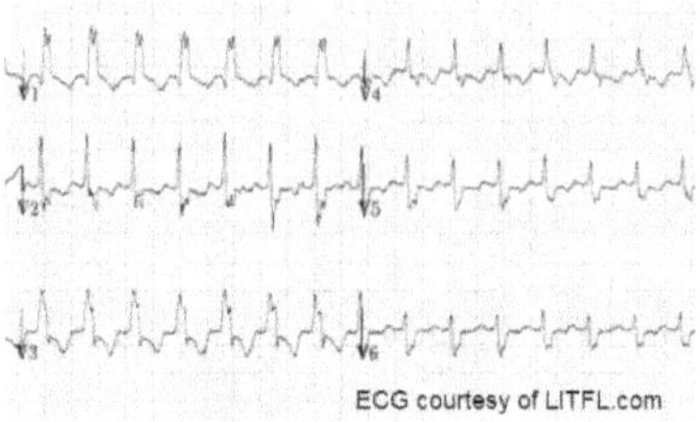

Circule los sitios que podrían resultar en esta transición precordial

1   **2**   **3**   **4**   **5**

Figura 1-43

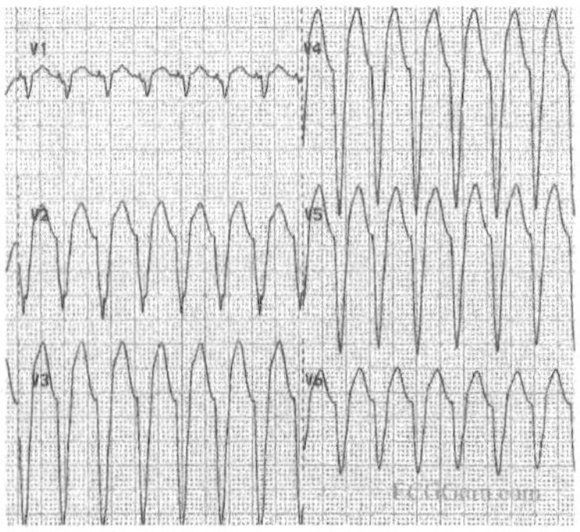

Circule los sitios que podrían resultar en esta transición precordial

1   **2**   **3**   **4**   **5**

Figura 1-44

Circule los sitios que podrían resultar en esta transición precordial

1   **2**   **3**   **4**   **5**

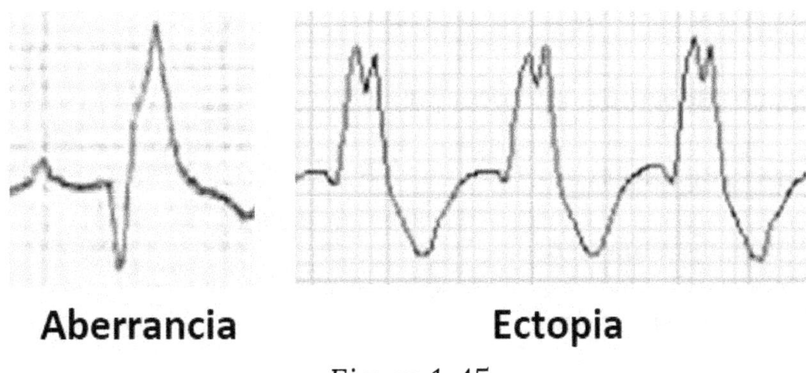

Figura 1-45

Aquí tienes una última pregunta para que reflexiones (ya deberías poder responderla):

Ambos fragmentos de la Figura 1-45 son de la derivación V1. A la izquierda se ve una despolarización ventricular con morfología QR que se ha producido durante un ritmo supraventricular, probablemente sinusal. Representa una conducción aberrante: un bloqueo completo de la rama derecha (BRDc). A la derecha hay una despolarización ventricular con una morfología qR que es un ritmo ectópico con una morfología similar a un bloqueo de rama derecha. La diferencia de amplitud entre las ondas "Q" y "q" no es un factor aquí.

PREGUNTA | ¿Por qué un complejo qR en la derivación V1 durante el ritmo sinusal representa una conducción aberrante, mientras que es mucho más probable que la misma morfología en la derivación V1 durante una taquicardia de complejo ancho represente una ectopia?

Responda en la página siguiente.

Respuestas:

Fragmento n.º 1 | Tracto de salida, eje inferior

Fragmento n.º 2 | Ápice, eje superior

Fragmento n.º 3 | Ápice, eje superior

Fragmento n.º 4 | Ápice, eje superior

Transiciones precordiales

Figura 1-39 | 1

Figura 1-40 | 1

Figura 1-41 | 2, 4

Figura 1-42 | 4

Figura 1-43 | 3

Figura 1-44 | 3

RESPUESTA (Figura 1-45) | El QR de la conducción aberrante (izquierda) es el resultado de los estados refractarios de las ramas del haz en el momento de la activación, que se produjo a través del sistema His-Purkinje. La onda Q más profunda puede deberse o no a un infarto anteroapical antiguo. El qR de la taquicardia ventricular (ectopia, derecha) simplemente refleja el sitio de origen del impulso ventricular ectópico, ya que no afectó al sistema de His-Purkinje.

Lectura recomendada:

Tenga en cuenta que todas las lecturas recomendadas están en inglés.

Cohen SI, MD, Lau SH, MD, Stein E, MD, Young MW, MD, Damato AN, MD. Variations of Aberrant Ventricular Conduction in Man: Evidence of Isolated and Combined Block Within the Specialized Conduction System. *Circulation*. Volume 38, November, 1968; pp. 899-916.

Fisch C, Zipes DP, McHenry PL. Rate Dependent Aberrancy. *Circulation*. 1973;48:714-724.

Puede encontrar la versión en línea de este artículo en: http://circ.ahajournals.org/conten t/48/4/714. Este es uno de los clásicos de la literatura electrocardiográfica. El Dr. Fisch fue un verdadero pionero en arritmias. Escribió varios libros (ahora agotados) que todavía están disponibles en librerías en línea.

Marriott HJL, Schwartz NL, Bix HH. Ventricular Fusion Beats. *Circulation*. 1962;26:880-884.

Otro periódico clásico. Creo que deberías concentrarte en poder reconocer los ritmos de fusión. Los ritmos capturados son mucho más fáciles de ver porque siempre crean una interrupción en el ritmo y la diferencia en su morfología suele ser muy evidente. Muchas personas no reconocen la disociación AV porque puede haber sólo unos pocos latidos de fusión y ningún latido de captura.

Mazur, A, MD, Kusniec J, MD, Strasberg B, MD. Bundle Branch Reentrant Tachycardia. *Indian Pacing and Electrophysiology Journal*. 5(2); 86-95; (2005).

Nelson W, MD. Abnormalities of Impulse Formation and Conduction. *Card Electrophysiol Clin*. 4 (2012) 469–478.

Puede encontrar la versión en línea de este artículo en: http://dx.doi.org/10.1016/j.ccep.20 12.08.035.

Pollack ML, MD, Chan TC, MD, Brady WJ, MD. Electrocardiographic Manifestations: Aberrant Ventricular Conduction. *The Journal of Emergency Medicine*. Vol. 19, No. 4, pp. 363–367, 2000.

A continuación se muestran algunas revistas médicas en línea de las que puede descargar todos los artículos, excepto los más recientes, sin costo alguno:

Arrhythmia and Electrophysiology Review (Requires that you register with Radcliffe Cardiology *for free*)
Circulation
Circulation Research
Circulation: Arrhythmia and Electrophysiology

Europace
Indian Pacing and Electrophysiology Journal
Clinical Electrophysiology
Journal of Arrhythmia
Journal of the American College of Cardiology (JACC)
Journal of the American Heart Association
Portuguese Review of Cardiology
Revista Española de Cardiología
Texas Heart Institute Journal

Hay muchas otras revistas excelentes, pero le sugiero que comience con éstas.

Chapter 2

El potencial de acción

Muchas arritmias se relacionan con problemas en el potencial de acción, pero ¿qué es el potencial de acción? ¡El potencial de acción es básicamente un ECG de solo UNA célula! Utiliza el mismo gráfico que un ECG normal – voltaje en mV en el eje vertical (Y) y tiempo en mseg en el eje horizontal (X). Así como un ECG de 12 derivaciones mide la despolarización y repolarización de las aurículas y los ventrículos (millones de células), el potencial de acción mide la despolarización y repolarización de una sola célula.

La despolarización y la repolarización están controladas por la apertura y el cierre de canales iónicos en la membrana celular (sarcolema). Estos "poros" en la membrana celular permiten que los iones cargados positivamente entren y salgan... ¡o no!

PERLA | Los únicos iones que nos interesan son Na^+, K^+ y Ca^{++}. Otros iones (Cl^-, Mg^{++}) intervienen en diferentes puntos, pero no es necesario tenerlos en cuenta.

El miocito en reposo (entre despolarizaciones y repolarizaciones) tiene una carga interior de aproximadamente -90 mV en relación con el exterior. Todo esto es relativo: decimos que el interior es -90 mV porque arbitrariamente establecemos el exterior en 0 mV.

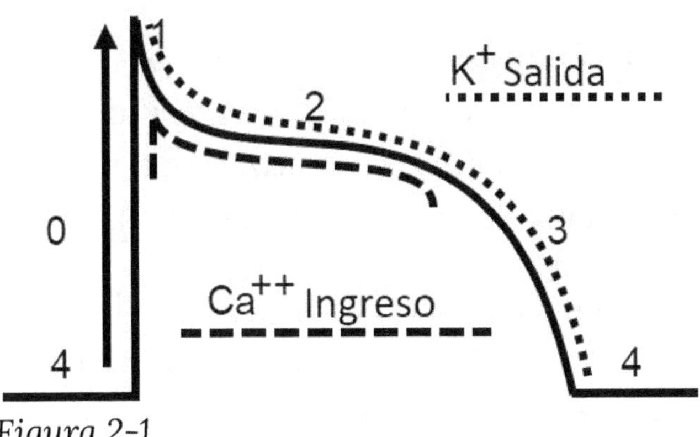

Figura 2-1

La mayoría de las taquiarritmias que abordaremos en este libro de trabajo tienen su origen en anomalías del potencial de acción, en particular durante la repolarización. La repolarización del miocito es una lucha entre los iones Ca^{++} entrantes y los iones K^+ salientes. (¿Ves? ¡Solo tienes DOS iones en los que pensar!)

Los iones Ca^{++} que ingresan a la célula a través de los canales de Ca^{++} tipo L (la principal entrada de calcio a la célula) tienden a hacer que el interior sea más POSITIVO porque cada ion calcio lleva una carga de +2. Mantener el interior celular positivo cerca o justo por encima de

0 mV actúa para prolongar la Fase 2. En otras palabras, *la entrada de Ca^{++} mantiene la célula despolarizada.*

El K^+, por otro lado, sale de la célula en un intento de llevar el potencial de membrana en reposo a -90 mV y es la fuerza principal en la repolarización del miocito. *Los canales de K^+ intentan acortar las fases 2 y 3 y repolarizar el miocito.*

PERLA | Las corrientes despolarizantes (entrantes) trabajan para alargar el potencial de acción. Las corrientes repolarizantes (salientes) actúan para acortar el potencial de acción.

CONSEJO | Hay tres tipos de potenciales de acción: nodales, de Purkinje y de miocitos de trabajo. Nos ocuparemos únicamente del potencial de acción de los miocitos de trabajo.

La figura 2-1 es un potencial de acción de miocitos de trabajo normal. La entrada de Ca^{++} a través de los canales de Ca^{++} tipo L comienza durante la Fase 0 alrededor de -30 a -40 mV y termina al final de la Fase 2. También es evidente que la salida de K^+ comienza con la Fase 1 y continúa durante las Fases 2 y 3 y se detiene al comienzo de la Fase 4. En ese punto, en circunstancias normales, el potencial de membrana en reposo (RMP) vuelve a -90 mV.

Juguemos un poco con esto alterando la efectividad de los canales iónicos Ca^{++} y K^+ y veamos qué sucede con el intervalo QT y la forma de la onda T. Muchas taquicardias tienen su origen en anomalías de la repolarización, por lo que es muy importante que entiendas bien qué está pasando durante ese tiempo. Repasemos algunos datos antes de comenzar para hacer esto mucho más fácil y comprensible...

1. Los canales de K^+ están abiertos y conducen K^+ fuera de la célula durante las fases 1 a 3. Por lo tanto, un cambio en la eficacia de la salida de K^+ afectará el segmento ST y la onda T. Los canales de K^+ que más nos preocupan durante la repolarización tardía son los canales de K^+ de rectificación retardada (en caso de que alguien pregunte).

2. Los canales de Ca^{++} tipo L están abiertos y conducen Ca^{++} hacia el interior de la célula durante las Fases 1 y 2, pero lo que nos interesa principalmente es la Fase 2. Los canales de Ca^{++} recién comienzan a abrirse a medida que los canales de Na^+ se cierran, por lo que Ca^{++} no afectan la Fase 0 (el complejo QRS). Y no se conduce Ca^{++} durante la Fase 3 (la onda T), por lo que *la onda T no debería mostrar ningún efecto por ningún cambio en la corriente de Ca^{++}* (Figura 2-1).

Bien... trabajemos con algunos ejemplos para tener una idea de esto...

Ejercicio:

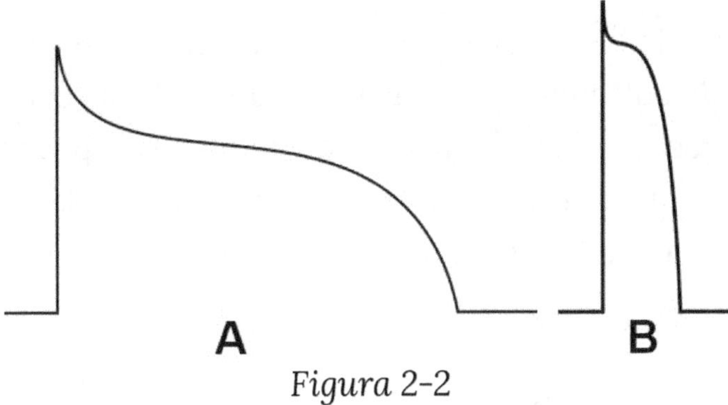

Figura 2-2

Cada condición (1-3) describe uno de los dos potenciales de acción. Haga coincidir el potencial de acción correcto (A o B) con las condiciones 1, 2 y 3.

1. Aumenta la entrada de Ca^{++} y disminuye la salida de K^+.

2. La entrada de Ca^{++} es normal y la salida de K^+ aumenta.

3. La entrada de Ca^{++} es normal y la salida de K^+ disminuye

RESPUESTAS | 1: **A**   2: **B**   3: **A**

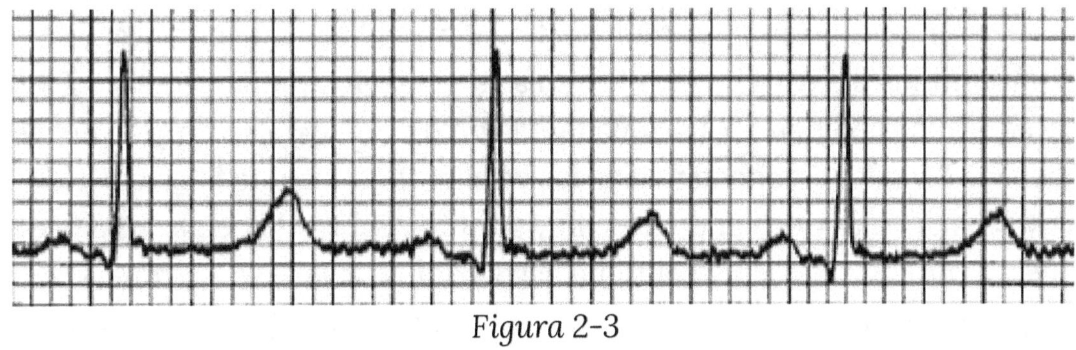

Figura 2-3

La figura 2-3 es un fragmento de la derivación II de un ECG. El QTc es 471. ¿Qué piensa sobre por qué se prolonga el intervalo QT? Supongamos que no hay ningún efecto de la medicación y que no hay anomalías electrolíticas. Hay un problema con los canales de Ca^{++} o un problema con los canales de K+.

1. Un aumento en la conductancia del Ca^{++} (más Ca^{++} entra a la célula) o una disminución en la conductancia del K^+ (menos K^+ sale de la célula) podría causar esto. O una combinación de ambos.

2. Sólo uno de los canales iónicos tendrá efecto sobre la onda T. ¿Cuál? ¿Ha tenido
realmente algún efecto?

Discusión | Sólo uno de los canales iónicos (K^+) afectaría tanto al segmento ST
como a la onda T. Una disminución en la salida de K^+ de las células prolongaría
el segmento ST retrasando la repolarización y también ampliaría la onda T. Las
ondas T, sin embargo, no parecen especialmente ensanchadas. Sería inusual que
una disminución en la conductancia del K^+ tuviera tal efecto en el segmento ST
pero no en la onda T.

Una prolongación de la entrada de Ca^{++} podría extender el segmento ST sin ningún efecto sobre la onda T, aparte de retrasarla y alejarla del complejo QRS. Esto probablemente representa
un aumento en la conductancia del Ca^{++} con poca o ninguna alteración en la conductancia
del K^+.

CONSEJO | Los iones K^+ no pueden competir con los iones Ca^{++} en una proporción
1:1 porque la carga del Ca^{++} es el doble de la carga de los iones K^+. Los iones K^+
tendrían que salir al menos dos veces más que los iones Ca^{++} para neutralizar la
entrada de Ca^{++}.

¡Esto es divertido! Hagamos uno más (¡prometo sólo UNO! ¡Pero va a ser muy interesante!):
digamos que hay una mutación de pérdida de función en el gen que codifica los canales de
Ca^{++} tipo L y la entrada de iones Ca^{++} en la célula es reducido dramáticamente. Piense en eso
por un segundo. Al mismo tiempo, hay una mutación de ganancia de función en los genes
que codifican los diversos componentes de los canales de K^+, lo que hace que el K^+ salga del
miocito muy rápidamente y en cantidades muy grandes. Sabiendo que la salida de K^+ de la
célula comienza durante la Fase 1 y continúa hasta el final de la Fase 3, ¿cómo crees que será
el ECG? Simplemente visualice muy poco Ca^{++} entrando a la célula pero al mismo tiempo
enormes cantidades de K^+ saliendo de la célula – ¡y saliendo muy rápidamente! El potencial
de acción debería parecerse a la figura 2-2B.

Dado que no hay salida de K^+ (en tales cantidades) durante la Fase 0 (despolarización), el
complejo QRS no debería verse afectado significativamente por el aumento de la salida de
K^+, en todo caso. Pero el K+ sale de la célula durante la repolarización (desde el comienzo de
la Fase 1 hasta el final de la Fase 3), por lo que tanto el segmento ST (Fase 2) como la onda T
(Fase 3) se verán notablemente afectados. Quiero que pienses en estas preguntas:

1. ¿Qué efecto tendrá esto en la Fase 2 y el segmento ST del ECG?

2. ¿Qué efecto tendrá esto en la Fase 3 y la onda T en el ECG?

3. ¿Crees que esto realmente sucede? ¿Podría haber un nombre para esta condición?

Aquí está el potencial de acción de esta situación exacta (Figura 2-4)...

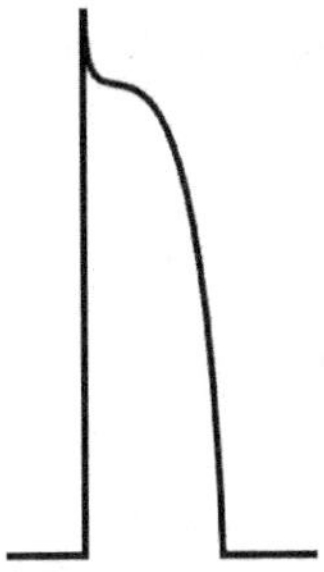

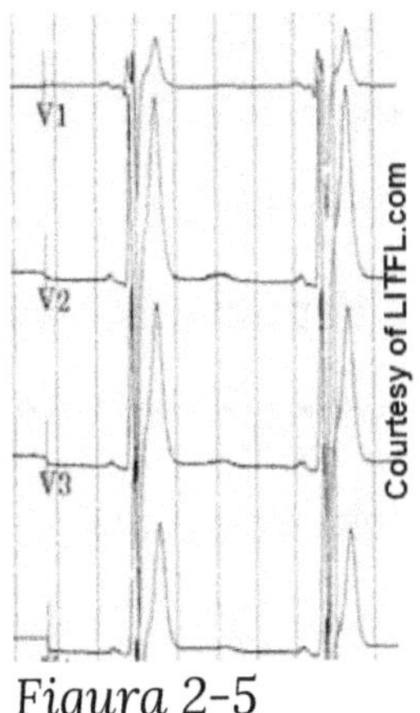

La fase 0 parece normal, pero hay cambios dramáticos en las fases 1 a 3, ¡especialmente en las fases 2 y 3! La fase 2 se acorta bastante. ¿Qué efecto tendría esto en el segmento ST del ECG? También acortaría el segmento ST – ¡bastante! ¡Prácticamente podría desaparecer del rastreo! ¿Qué efecto tuvo esto en la Fase 3? La Fase 3 ha desarrollado una pendiente descendente dramáticamente mayor, y toda la Fase 3 ocurrió durante un período de tiempo mucho, mucho más corto. ¿Cómo aparecería esto en un ECG?

Figura 2-4

Echemos un vistazo (Figura 2-5)...

PERLA | Un estrechamiento en un ECG significa una conducción rápida: un complejo estrecho se realizó rápidamente. El ensanchamiento indica una desaceleración de la conducción. Ejemplo: la primera mitad de un BRD en la derivación V1 es estrecha porque la conducción se produce en fibras de Purkinje de conducción rápida en el ventrículo izquierdo, mientras que la segunda mitad del QRS es ancha debido a una conducción más lenta de célula a célula en el ventrículo derecho.

Figura 2-5

Esto (Figura 2-5) es lo que sucede durante un síndrome de QT corto que puede conducir a una TV polimórfica no torsada. ¿Qué otra condición puede resultar en ondas T como éstas? ¡Hiperpotasemia! "Pero", protesta, "estas ondas T son estrechas porque el K^+ sale de la célula a un ritmo muy rápido y en cantidades mayores. ¡Eso no sucedería cuando el nivel extracelular de K^+ ya está aumentado!" En realidad... ¡sí, lo sería!

CONSEJO | Contrariamente al pensamiento intuitivo, el K^+ sale de la célula en mayores cantidades durante la HIPERpotasemia, no durante la HIPOpotasemia. Lo sé... es completamente contrario al sentido común, pero eso es exactamente lo que sucede, y HAY una buena razón para ello (aunque demasiado avanzada para este libro). La mayor salida de K^+ de la célula durante la hiperpotasemia puede acortar el segmento ST (¡aunque no hasta este punto!) y también da como resultado un potencial de acción con una pendiente vertical descendente mucho mayor en la Fase 3. Cualquier cosa que cree más verticalidad durante la Fase 3 de el potencial de acción (Figura 2-4) dará como resultado una onda T alta, estrecha y puntiaguda en el ECG.

PERLA | La hipocalcemia también puede causar una prolongación significativa del segmento ST, pero la onda T al final de ese segmento será normal. La hipercalcemia puede causar un acortamiento dramático del segmento ST, pero nuevamente, ningún efecto sobre la onda T. ¿Por qué? Porque el Ca^{++} no tiene ningún efecto real en la Fase 3. El cierre de los canales de Ca^{++} tipo L marca el final de la Fase 2. Los canales de K^+ son los únicos canales activos durante la Fase 3 (la onda T) en condiciones normales. Si desea saber qué sucede en condiciones anormales, esto se analiza en el Capítulo 3, "Posdespolarizaciones y actividad desencadenada".

Cuando ves un ECG con un segmento ST prolongado, debes pensar...

1. ¿Los canales de K^+ están defectuosos y no funcionan correctamente para sacar el K^+ de las células, o

2. ¿Los canales de Ca^{++} son extraactivos y contribuyen más de lo normal a mover Ca^{++} hacia las células?

Cuando vea un ECG con una onda T alta, estrecha, simétrica y puntiaguda, debería pensar...

1. ¡K^+ sale de la célula más rápido y en mayor cantidad de lo habitual!

2. ¿Hay hiperpotasemia?

3. ¿Existe una mutación con ganancia de función? ¿Podría ser un síndrome de QT corto?

Ejercicios de Potenciales de Acción y Anormalidades de la Repolarización

Revise la Figura 2-1 y observe específicamente:

1. Durante qué fases están activos los canales de Ca^{++}. Recuerde que sólo durante esas fases cualquier cambio en la entrada de Ca^{++} tendrá algún efecto en el ECG. La salida de Ca^{++} normalmente no se observa en el ECG.

2. Durante qué fases están activos los canales de K^+. Dado que tanto Ca++ como K^+ están activos durante la Fase 2, cualquiera de los iones puede causar cambios en el segmento ST. Como no hay actividad de los canales de Ca^{++} durante la fase 3, cualquier cambio

en las ondas T se debe a cambios en la salida de K^+. La entrada de K^+ normalmente no es visible en el ECG.

3. La entrada de Ca^{++} sirve para LARGAR la fase en la que está activo – Fase 2 (el segmento ST).

4. La salida de K^+ sirve para ACORTAR las fases en las que está activo – Fases 1, 2 y 3 (el segmento ST y la onda T).

Seleccione los posibles procesos electrolíticos para cada potencial de acción...

Potencial de acción n.° 1

1. Mayor actividad de los canales de Ca^{++}

2. Mayor actividad de los canales de K^+

3. Disminución de la actividad de los canales de Ca^{++}

4. Disminución de la actividad de los canales de K^+

5. Actividad normal de los canales de Ca^{++}

6. Actividad normal de los canales de K^+

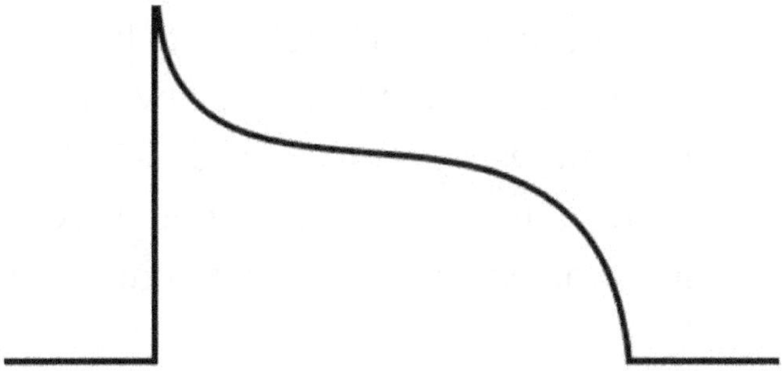

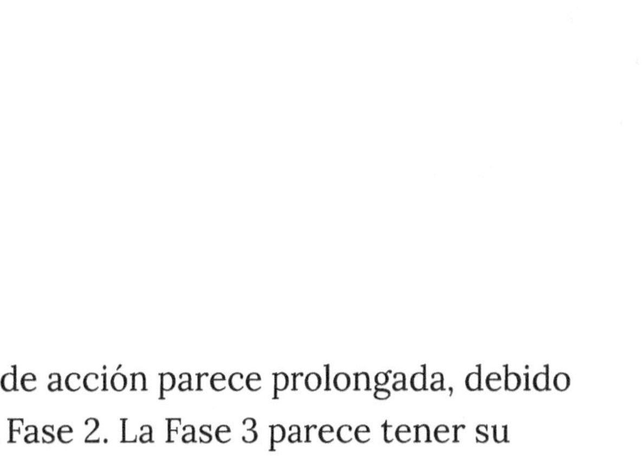

Figura 2-6

Discusión | La duración total del potencial de acción parece prolongada, debido principalmente a la leve prolongación de la Fase 2. La Fase 3 parece tener su pendiente habitual, por lo que es esencialmente normal. Tanto Ca^{++} como K^+ están activos durante la Fase 2 y K^+ permanece activo durante la Fase 3. Basado en una Fase 3 normal, diría que hay actividad normal de los canales de K^+ y que la prolongación de la Fase 2 debe deberse al aumento del canal de Ca^{++} actividad.

Potencial de acción n.° 2

1. Mayor actividad de los canales de Ca^{++}

2. Mayor actividad de los canales de K^+

3. Disminución de la actividad de los canales de Ca^{++}

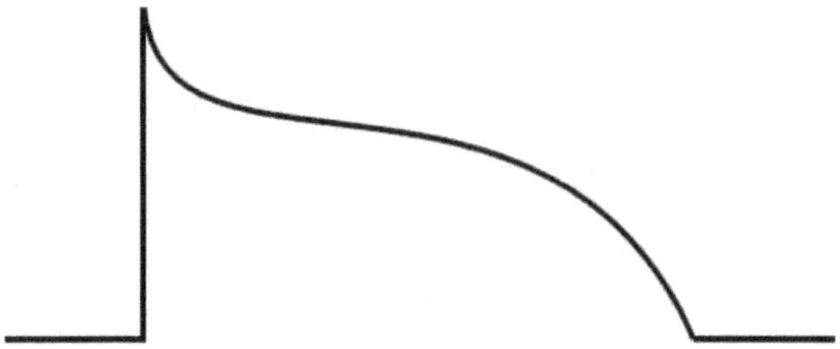

Figura 2-7

4. Disminución de la actividad de los canales de K^+.

5. Actividad normal de los canales de Ca^{++}

6. Actividad normal de los canales de K^+

Discusión | En este potencial de acción vemos una prolongación tanto de la Fase 2 como de la Fase 3. Sabemos que, dado que los canales de Ca^{++} no están activos durante la Fase 3, cualquier cambio en la Fase 3 (la onda T) se deberá a la actividad del canal de K^+, ya sea que aumente o aumente. o disminuido. Dado que un cambio en la actividad de los canales de K^+ tendrá el mismo efecto en las fases 1, 2 y 3 (y la fase 3 es obviamente prolongada), debe haber una actividad disminuida de los canales de K^+. ¿Los canales de Ca^{++} manifiestan una mayor actividad? Tal vez... tal vez no. En este caso, la disminución de la actividad de los canales de K^+ sería suficiente para explicar la prolongación de las Fases 2 y 3.

Mire este fragmento (Figura 2-8) y descríbase cómo debería ser el potencial de acción. Primero, piensa en lo que observas; luego considere las posibles alteraciones del canal iónico que pueden estar produciendo el fragmento. Incluiré una discusión a continuación, pero inténtelo antes de ver mi respuesta.

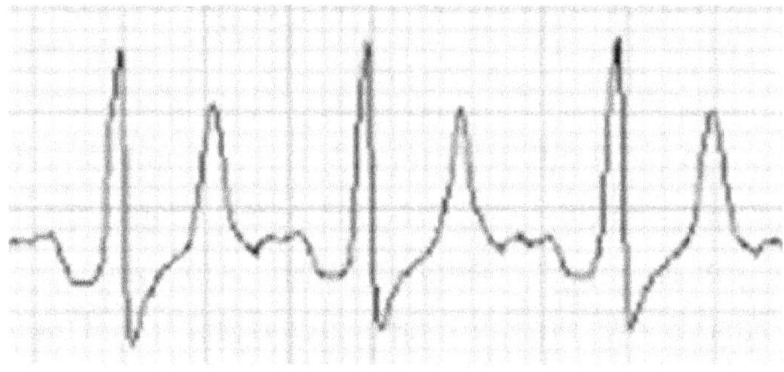

Figura 2-8

Discusión | El segmento ST es muy corto, pero sigue presente. Las ondas T son muy puntiagudas y de base estrecha. Esta parece ser una situación con canales de K^+ muy activos. Los canales de Ca^{++} deben estar deprimidos porque no debería ser difícil para Ca^{++} con una carga de 2+ por ion compensar el aumento de la actividad de los canales de K^+. Los canales de Ca^{++} no son muy activos pero los canales de K^+ sí lo son, lo que explica este patrón QRS-T. Hay dos causas principales para el aumento de la actividad del canal de K^+: mutaciones de ganancia de función en el gen del canal y la hiperpotasemia. Sí... contrariamente al sentido común, la hiperpotasemia provoca un aumento del flujo de salida de K⁺ del miocito. Entonces este fue un caso de hiperpotasemia.

Chapter 3

Posdespolarizaciones y actividad desencadenada

El potencial de acción y las posdespolarizaciones

Hay mucho que decir sobre el potencial de acción, pero su papel en las taquicardias de complejo ancho (más concretamente, en la taquicardia ventricular) puede resumirse un poco. Voy a concentrarme en el rol del Ca^{++} en la producción de algo llamado posdespolarizaciones y actividad desencadenada. Comencemos con hechos conocidos:

El potencial de membrana en reposo del miocito es de -90 mV, pero no queremos que descanse, queremos que haga cosas, como contraerse y transmitir impulsos. Para que eso suceda, debe salir de su estado polarizado de reposo: debe *despolarizarse*.

> **PERLA |** Las posdespolarizaciones y la actividad desencadenada son responsables de taquicardias en el tracto de salida, torsades de pointes y la mayoría de las TV polimórficas. Si quiere sentirse más cómodo manejando taquicardias de complejo amplio, ¡debe saber esto!

Ahora echemos un vistazo al potencial de acción de un miocito en funcionamiento (Figura 3-1):

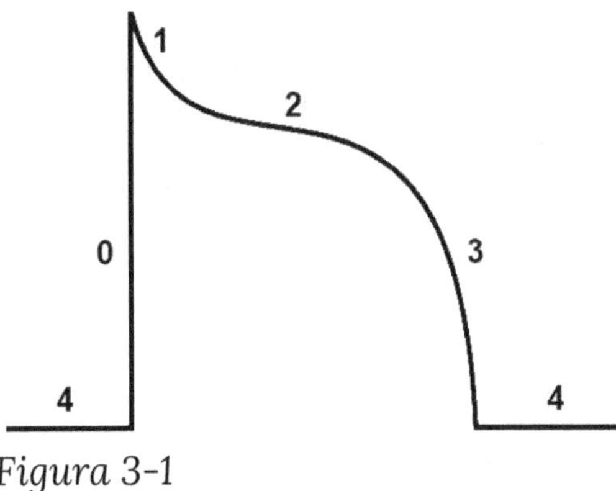

Figura 3-1

En cuanto al potencial de acción, tenemos las Fases 0, 1, 2, 3 y 4.

En el ECG tenemos el QRS (Fase 0), el primer inicio de repolarización en el punto "J" (Fase 1), el segmento ST (Fase 2), la onda T (Fase 3) y el segmento T-P. o diástole (Fase 4).

Cada fase del potencial de acción tiene un evento correspondiente en el ECG (Figura 3-2).

Y, para terminar, el potencial de acción en el ECG se llama *el intervalo QT*.

Uno de los métodos de formación de arritmias son las posdespolarizaciones que conducen a una actividad desencadenada. Es un tema complicado, pero no es necesario preocuparse por todas las cosas complicadas para tratar adecuada y eficazmente a un paciente. Comencemos con una descripción general simple del tema...

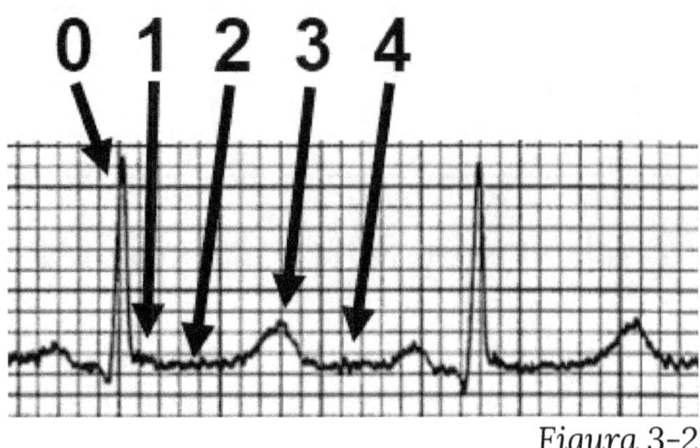

Figura 3-2

1. Hay ocasiones en las que hay demasiada acumulación de Ca^{++} intracelular.

    a. No necesita preocuparse por cómo llegó allí el Ca^{++}... todavía.

    b. ¡Su única preocupación en este momento es en qué momento la célula comienza a deshacerse de todo ese Ca^{++} extra y qué sucede después!

2. La célula puede comenzar a deshacerse del Ca^{++} durante el potencial de acción, ya sea durante la Fase 2 o la Fase 3 (es decir, durante el segmento ST o la onda T en el ECG, Figura 3-2), o

3. La célula puede comenzar a deshacerse del Ca^{++} adicional durante la Fase 4, después de que se haya producido la repolarización (después del final de la onda T).

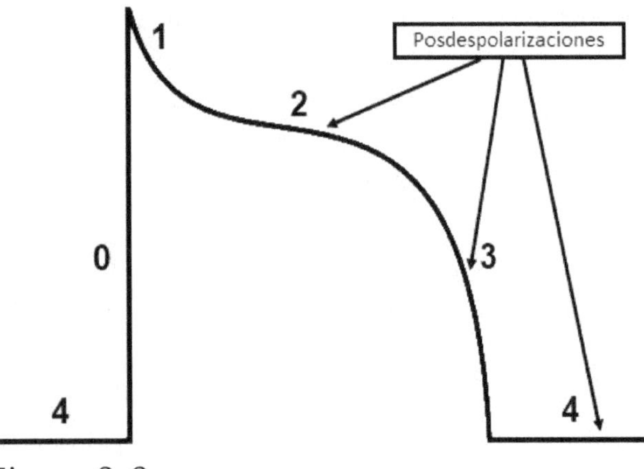

Figura 3-3

Mire la Figura 3-3 y vea dónde la célula puede comenzar a descargar el Ca^{++} extra intracelular: Fases 2, 3 y 4.

Posdespolarizaciones tempranas

Las posdespolarizaciones que ocurren durante la Fase 2 o la Fase 3 se denominan *posdespolarizaciones tempranas* (EAD, o PT en español). Las posdespolarizaciones que ocurren durante la Fase 4 se denominan *posdespolarizaciones retardadas* (DAD, o PR en español).

CONSEJO | Las posdespolarizaciones no son potenciales de acción separados: todas son parte de un único potencial de acción. El potencial de acción durará hasta que una posdespolarización no alcance el potencial umbral y las células finalmente puedan volver a su potencial de membrana en reposo inicial. ¡Ese sí que es un intervalo QT muy largo!

Tenga en cuenta que hay una gran cantidad de Ca^{++} para descargar y la salida principal será a través del intercambiador de sodio-calcio (NCX) (Figura 3-4). El NCX es un mecanismo de transporte que intercambia tres iones Na^+ por un ion Ca^{++}. El NCX eliminará el excedente de Ca^{++}, pero eso creará una fuerte corriente despolarizante positiva hacia adentro a medida que todo el Na+ extracelular ingrese a la célula a cambio del Ca^{++} intracelular.

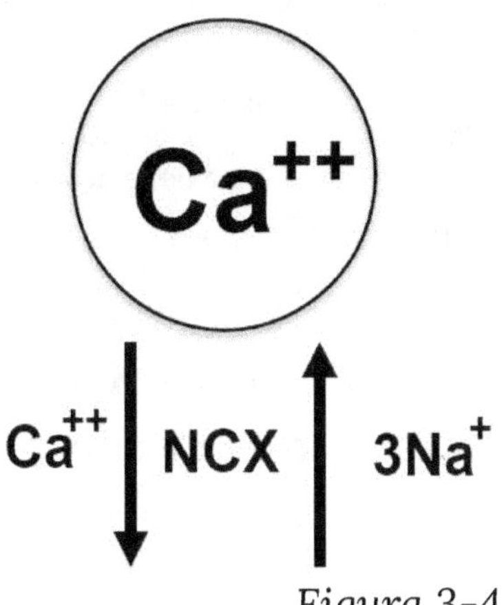

Figura 3-4

PERLA | El Na^+ siempre se intercambia en una proporción de 3:2: $3Na^+$ por $2K^+$ o $3Na^+$ por $1Ca^{++}$. Se dice que estos intercambios son electrogénicos, lo que significa que se transportan más iones en una dirección que en la otra. Esto dará como resultado una corriente, a veces hacia adentro (despolarizante), a veces hacia afuera (repolarizante).

Una corriente entrante tan fuerte puede contrarrestar momentáneamente la corriente repolarizante de K^+ saliente y hacer que la célula comience a despolarizarse una vez más, incluso antes de que las corrientes salientes de K^+ hayan tenido la oportunidad de repolarizar la célula. Estas inversiones momentáneas de la repolarización (a veces llamadas "oscilaciones") causadas por la corriente entrante de Na^+ resultante de la actividad NCX se denominan posdespolarizaciones: *ocurren después de la despolarización de la célula pero antes de que la célula haya tenido la oportunidad de repolarizarse.* Si la posdespolarización es lo suficientemente fuerte, alcanzará el umbral de potencial y producirá una única despolarización: ¡uno complejo ventricular prematuro (CVP)! El CVP fue "desencadenado" por la despolarización inicial, ¡por eso lo llamamos actividad desencadenada!

Mire la Fase 2 sobre el potencial de acción (Figura 3-5). Las posdespolarizaciones que ocurren durante la Fase 2 normalmente no alcanzan el umbral; por lo tanto, las posdespolarizaciones durante la fase 2 no suelen provocar ninguna actividad desencadenante.

La fase 3, sin embargo, es un asunto diferente. Las posdespolarizaciones que ocurren durante la Fase 3 definitivamente pueden alcanzar el umbral de potencial y producir una CVP.

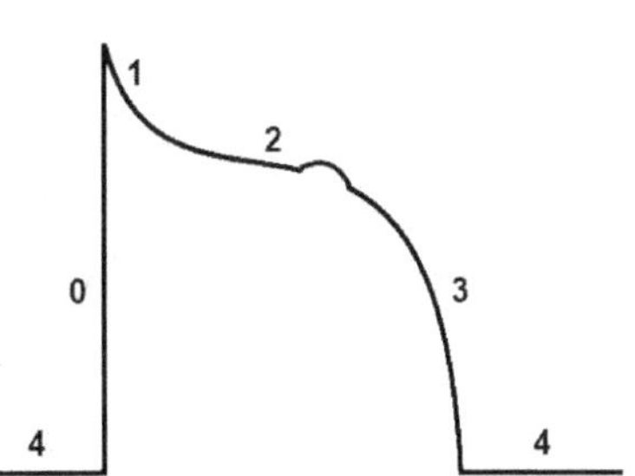

Figura 3-5 Posdepolarización temprana de Fase 2

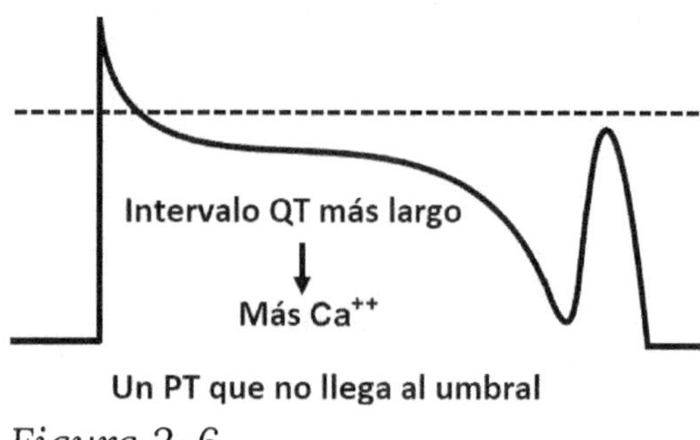

Figura 3-6

Un CVP... durante la Fase 3. ¿Eso significa algo para ti? ¿Recuerdas qué desviación representa la fase 3 del ECG? ¡La onda T! La actividad desencadenada que se produce durante la Fase 3 producirá un fenómeno "R-sobre-T".

A lo largo de las fases 1, 2 y 3 del potencial de acción (pero especialmente en la última parte de la fase 3) hay una variabilidad significativa en la duración de la refractariedad de las células de las paredes ventriculares. Esta afección proporciona un sustrato excelente para las peligrosas taquicardias reentrantes. Por eso la pendiente descendente de la onda T recibe el sobrenombre de "período vulnerable".

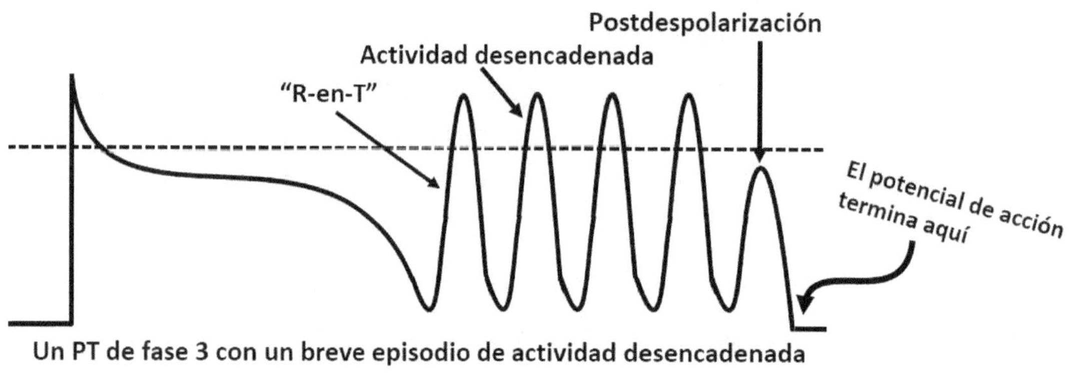

Figura 3-7

En la Figura 3-7 vemos una posdespolarización de Fase 3 que logró alcanzar el potencial umbral y produjo un PVC, un fenómeno "R-sobre-T". Luego, cada CVP provocó otra posdespolarización que produjo otro CVP hasta que uno de ellos falló y el potencial de acción finalmente pudo volver a su potencial de membrana en reposo inicial. Todo este diagrama es solo UN potencial de acción. La actividad desencadenada ocurre antes de que el potencial de acción tenga la posibilidad de repolarizarse completamente hasta -90 mV. Por tanto, puede haber múltiples despolarizaciones desencadenadas por una sola despolarización espontánea. Ninguna de las CVP en este "tren" de despolarizaciones fue espontánea: cada una fue "desencadenada" por la despolarización anterior.

¿Notaste algo más sobre el potencial de acción, específicamente la Fase 2? Hay una prolongación de la duración del potencial de acción y, en consecuencia, un intervalo QT prolongado. La prolongación del potencial de acción permite que entre mucho más Ca⁺⁺ a la célula. Esto potencia las posdespolarizaciones tempranas y la actividad desencadenada. La prolongación del potencial de acción es la base de la prolongación del intervalo QT en el ECG. Este es el mecanismo y origen de la torsade de pointes. Escucharás más sobre eso más adelante.

Todavía tenemos posdespolarizaciones retrasadas para discutir, pero ya sabes aproximadamente el 90% de lo que voy a decir sobre ese tema. Antes de continuar, repasemos lo que acaba de aprender...

1. En algunas condiciones patológicas, se acumula un marcado exceso de Ca^{++} dentro del citosol (citoplasma) del miocito.

2. Al eliminar el exceso de Ca^{++}, el intercambiador de sodio-calcio (NCX) entra en acción intercambiando tres (3) iones de Na^+ extracelulares por cada ion de Ca^{++} intracelular.

3. Durante el intercambio, entra más Na^+ a la célula que la cantidad de Ca^{++} que sale, por lo que hay una corriente despolarizante de entrada.

4. Esta corriente, si es lo suficientemente fuerte, puede revertir la actividad repolarizante de los canales de K^+ durante la Fase 3 y alcanzar el potencial umbral. Esto da como resultado otra despolarización antes de que la célula haya tenido la oportunidad de repolarizarse y alcanzar el potencial de membrana en reposo normal de -90 mV.

5. Un intervalo QT prolongado es muy propicio para el aumento de Ca^{++} intracelular porque permite más tiempo para que los canales de Ca^{++} tipo L continúen moviendo Ca^{++} hacia el interior de la célula.

6. Las corrientes entrantes – al igual que la corriente Na+ resultante, también ayudan a prolongar la duración del potencial de acción, es decir, el intervalo QT... lo que promueve más actividad desencadenada... lo que promueve más corriente entrante... lo que promueve más prolongación QT... lo que promueve más actividad desencadenada, etc. ¿Ahora ves hacia dónde va esto?

Es hora de pasar a...

Posdespolarizaciones tardías

Las posdespolarizaciones tardías actúan de manera muy similar a las posdespolarizaciones tempranas con TRES excepciones importantes:

1. La causa de la sobrecarga de Ca++ intracelular es diferente.

2. No hay una prolongación inherente del potencial de acción (no hay prolongación del QT).

3. Y ocurren durante la Fase 4 – diástole. En diástole no pasa nada. Específicamente, no hay dispersión de los períodos refractarios que crean el sustrato para peligrosas

taquicardias reentrantes (Figura 3-8). Aunque *algunas* taquicardias ventriculares derivadas de posdespolarizaciones retardadas son benignas, ¡la mayoría son muy peligrosas y letales!

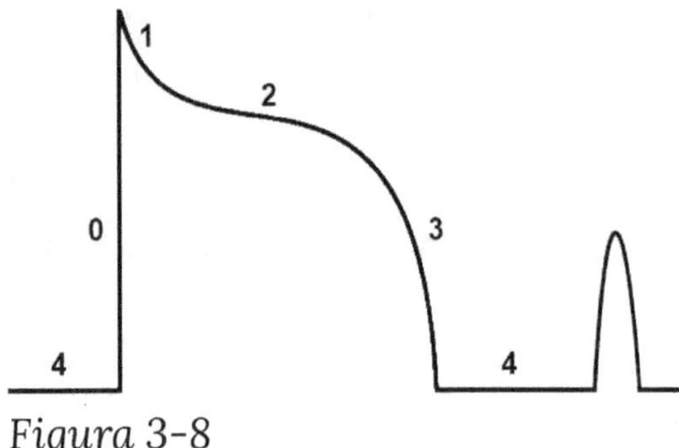

Figura 3-8

Sin embargo, existe el mismo problema con una acumulación excesiva de Ca^{++} citosólico y el mismo mecanismo para eliminar el exceso de Ca^{++} de la célula. Se desarrolla la misma corriente de entrada de Na^+ y hace lo mismo que en las posdespolarizaciones tempranas.

El principal factor que contribuye al exceso de Ca^{++} en el caso de posdespolarizaciones retardadas es el aumento de la frecuencia cardíaca. Debido al aumento de la frecuencia cardíaca, el Ca^{++} comienza a acumularse en el citosol. Esto no debería ser un problema porque la mayoría de nosotros tenemos episodios todos los días en los que nuestro corazón se acelera un poco y no desarrollamos taquicardias patológicas. Obviamente, hay más cosas que suceden en el corazón en las que esto puede ocurrir. Pero para el manejo de taquicardias de complejo amplio y taquicardias ventriculares, esa no es su preocupación en este momento.

PERLA | Una corriente positiva hacia adentro es despolarizante y contribuirá a la prolongación del potencial de acción. Una corriente positiva hacia afuera es repolarizante y contribuirá a acortar el potencial de acción.

CONSEJO | Todas las corrientes que hemos comentado (Ca^{++}, Na^+, K^+) son corrientes positivas.

Entonces... ahora tiene una buena comprensión práctica de las posdespolarizaciones tempranas y tardías. No, todavía no eres un experto en el tema, pero ahora conoces a más del 99% de tus colegas (¡o al menos a aquellos que aún no han leído este libro!) y... sabes lo suficiente como para darte la confianza para manejar...

1. Torsade de pointes (posdespolarizaciones tempranas)

2. Taquicardias del tracto de salida del ventrículo derecho (posdespolarizaciones tardías)

3. Taquicardias en el tracto de salida del ventrículo izquierdo (posdespolarizaciones tardías)

4. TV polimórfica del síndrome de Brugada (posdespolarizaciones tardías)

5. Síndrome de QT corto TV polimórfica (posdespolarizaciones tardías)

6. TV polimórfica catecolaminérgica (posdespolarizaciones tardías)

7. TV por toxicidad digitálica (posdespolarizaciones tardías)

Información que necesitará más adelante...

Las posdespolarizaciones tempranas se asocian con un intervalo QT prolongado. Los intervalos QT más prolongados ocurren en presencia de frecuencia cardíaca lenta o alteraciones del ritmo con muchas pausas. En consecuencia, cuando un latido conducido del nódulo sinusal resulta en una actividad desencadenada, el intervalo de acoplamiento entre el último latido sinusal y el primer CVP "activado" será algo largo: más de 400 mseg (dos cuadrados grandes) y generalmente mucho más largo que eso (500 -700+ mseg).

Las posdespolarizaciones retardadas se asocian con aumentos de la frecuencia cardíaca. La frecuencia más rápida dará como resultado un intervalo de acoplamiento más corto entre el latido conducido del nódulo sinusal y el CVP desencadenado que inicia la taquicardia. El intervalo de acoplamiento será casi invariablemente inferior a 400 mseg (dos cuadrados grandes).

Postdespolarizaciones tempranas – Torsade de pointes

Posdespolarizaciones tardías: TV polimórficas sin torsada

Este es un tema muy avanzado y hay mucho más de lo que he mencionado: ¡MUCHO MÁS! Pero les he expuesto todo lo que cualquier persona que esté en la primera línea de la atención médica necesitará saber para tratar con conocimiento y eficacia a un paciente con una de estas afecciones.

Chapter 4

Morfologías del QRS durante taquicardias de complejo ancho

Observar los complejos QRS perfectamente formados durante el ritmo sinusal es completamente diferente a observar las desviaciones extrañas y casi indescifrables durante una taquicardia de complejo ancho. Los libros de texto le enseñan la causa de las taquicardias de complejo amplio y proporcionan algoritmos para ayudarlo a distinguir entre ritmos supraventriculares y ritmos ectópicos ventriculares, pero faltaba entrenamiento en el reconocimiento real de las desviaciones que está tratando de analizar hasta la aparición de mi Masterclass en vivo en Electrocardiografía Avanzada. y Masterclass en Arritmias Avanzadas. Ahora he incluido gran parte de mi enseñanza en este libro de trabajo.

¡Empecemos!

¡Reconociendo con confianza lo NORMAL!

No hay posibilidad de diagnosticar o controlar una taquicardia de complejo ancho sin un conocimiento profundo y seguro de cómo se ve un bloqueo de rama clásico en las derivaciones V1 y V6. En mis clases descubrí que, si bien la mayoría, si no todos, los participantes están muy familiarizados con cómo se ven BRD y BRI en la derivación V1, la mayoría no tiene idea de cómo deberían aparecer en la derivación V6. Sin embargo, es necesario conocer a fondo su apariencia para diagnosticar con seguridad taquicardias de complejo amplio. Aquí están las morfologías clásicas. ¡Estudiadlos y aprendedlos bien!

BRD clásico: derivaciones V1 y V6

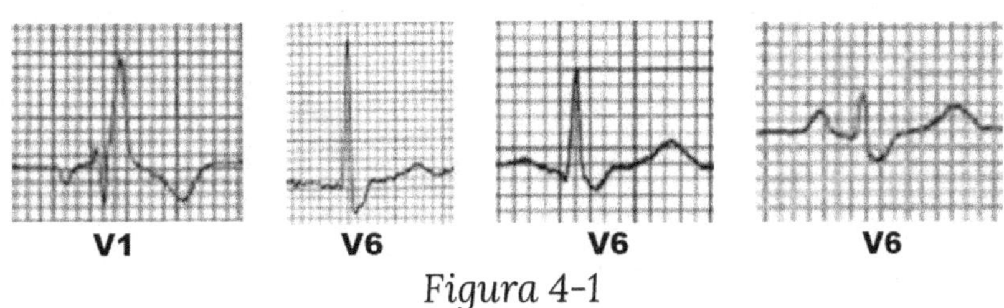

Figura 4-1

He incluido tres versiones de la morfología del BRD en la derivación V6 (Figura 4-1). A menudo se enseña como una onda R alta con una onda S ancha ("arrastrada"). Lo que quiero decir aquí es que la onda S es la característica más importante porque, al igual que la R′ en la derivación V1, indica la despolarización del ventrículo derecho después del ventrículo izquierdo. La onda R puede ser particularmente grande o no, pero la relación R/S debe ser > 1,0.

BRI clásico: derivaciones V1 y V6

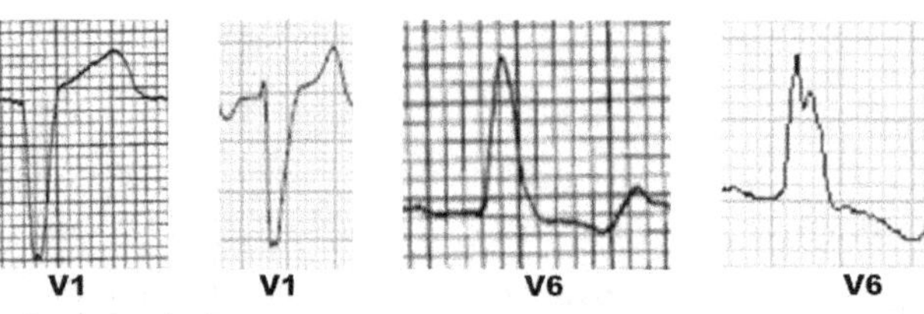

Figura 4-2

He incluido dos versiones de cada una de las derivaciones V1 y V6 (Figura 4-2). Para la derivación V1, el primero es un QS y el segundo es un rS. Ambas se aceptan como morfología clásica del BRI para esa derivación. Sólo hay UNA versión de la derivación V6 que es aceptable como clásica: ¡una R monofásica con una ligadura o muesca cerca del pico (he incluido un fragmento de cada una, respectivamente)!

Debes aprender estas morfologías antes de continuar. Todo lo que aprenda a partir de este momento se basará en un conocimiento profundo de estas morfologías clásicas del bloqueo de rama.

Morfología del QRS en la derivación V1

Es muy importante saber de qué ventrículo se origina el latido ectópico o aberrante, y la derivación V1 es la única derivación que distinguirá de manera consistente y confiable entre los ventrículos DERECHO e IZQUIERDO.

Algunos algoritmos utilizados en el diagnóstico de taquicardias de complejo ancho se basan en si la morfología de la derivación QRS en V1 es similar a un bloqueo de rama DERECHA o a un bloqueo de rama IZQUIERDA.

Cuando utilizamos el término similar a un bloqueo de rama DERECHA, no nos referimos a un bloqueo de rama derecha clásico. Simplemente estamos indicando que el QRS en la derivación V1 es más positivo que negativo, que tiene más onda R que onda S. Tampoco tiene por qué ser trifásico. Esa onda R no tiene que ser una R′, simplemente más positiva que negativa.

Un QRS similar a un bloqueo de rama IZQUIERDA sería un QRS que es más negativo que positivo en la derivación V1: más onda S que onda R.

Aquí hay algunos ejemplos (todos son de la derivación V1):

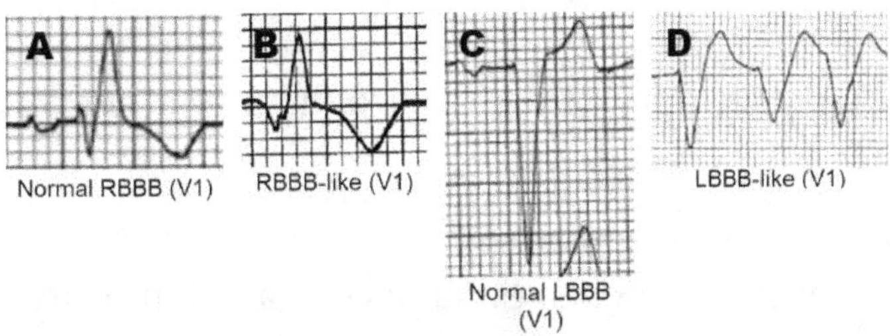

Figura 4-3

El BRD clásico en la derivación V1 (Figura 4-3A) tiene una onda r pequeña, una onda S más profunda y una segunda onda R alta llamada R'. Nunca debe comenzar con una onda Q ni terminar con una onda S. Una onda terminal S o "s" en la derivación V1 excluye automáticamente el BRD. Como puede ver, el complejo tipo BRD (Figura 4-3B) comienza con una onda Q. El BRI clásico es una onda QS u ocasionalmente un complejo rS. El complejo tipo BRI es muy similar. Si hay una onda r inicial, tendrá una duración > 40 mseg; de lo contrario, la pendiente descendente de la onda S tendrá una pendiente menor. Desafortunadamente, a veces el complejo tipo BRI ectópico puede parecerse mucho a un complejo BRI normal.

Practiquemos para determinar si los siguientes complejos QRS (Figura 4-4) tienen forma de rama DERECHA o de rama IZQUIERDA (todos los fragmentos son de la derivación V1):

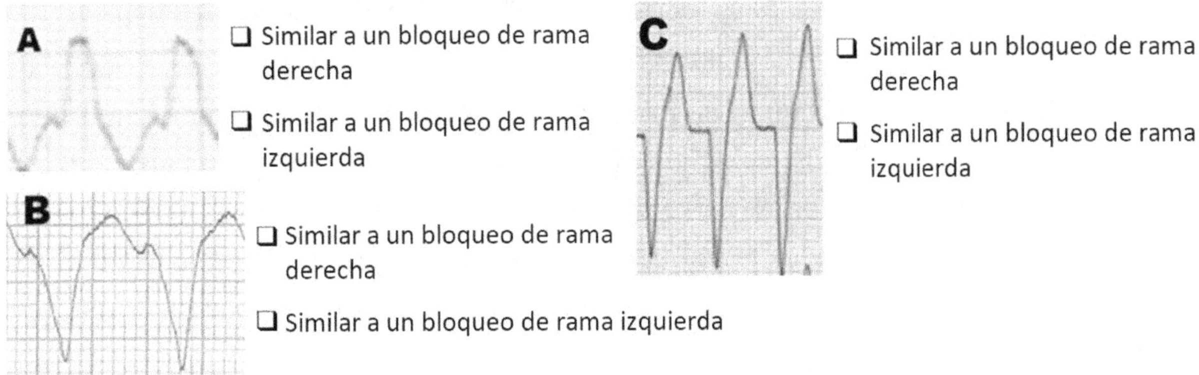

Figura 4-4

Sólo aquellos impulsos que se originan por encima de la división del haz de His en las ramas derecha e izquierda, o aquellos que se originan dentro del sistema de conducción de los ventrículos (taquicardia de rama del haz y taquicardia fascicular) pueden producir un patrón clásico de bloqueo de rama. Como aprenderá más adelante, un patrón clásico de bloqueo de rama no descarta automáticamente la taquicardia ventricular. Afortunadamente, respecto a las dos taquicardias ventriculares que no se descartan, ambas son muy infrecuentes y una es benigna. Puede que la regla no sea perfecta, pero, como regla general, está bien.

Respuestas al cuestionario de la Figura 4-4 | Fragmento **A-BRD**; Fragmento **B-BRI**; Fragmento **C-BRI**.

PERLA | ¡Utilice siempre la derivación V1 para distinguir entre DERECHA e IZQUIERDA!

Si una despolarización ectópica comienza en la periferia del miocardio ventricular, normalmente se propagará a través del miocardio, de célula a célula. Ocasionalmente puede ingresar a una fibra de Purkinje, pero a menudo no podrá realizar una conducción anterógrada porque simplemente despolarizó el área donde va la fibra y la conducción retrógrada puede o no ser posible.

Como dije antes, la derivación V1 es la única derivación que distingue de manera confiable entre derecha e izquierda. Mucha gente siente que la derivación II tiene las mejores ondas P y también es muy buena para distinguir entre derecha e izquierda. ¿Crees eso? Vamos a ver...

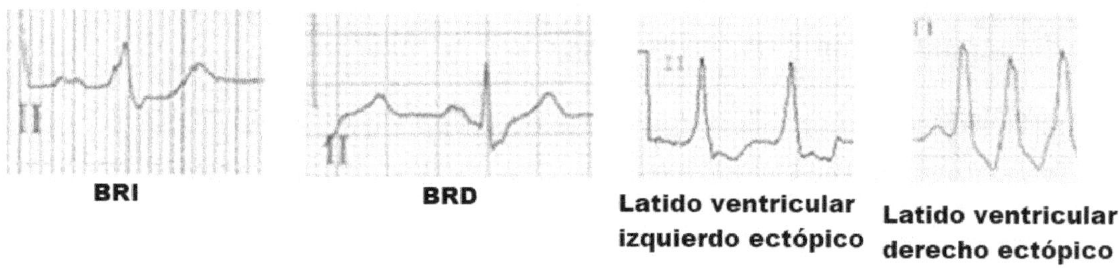

Figura 4-5

Aquí (Figura 4-5) tenemos un bloqueo de rama izquierda (BRI), un bloqueo de rama derecha (BRD), una CVP del lado izquierdo (ectópica, de corta duración de TV) y una CVP del lado derecho (ectópica, tirada corta de VT) – todos tomados de la derivación II. Todos parecen iguales, ¿no? De los cuatro, sólo los ectópicos manifiestan una anomalía de la repolarización. ¿Sigues pensando que la derivación II es bueno para diferenciar entre los ventrículos derecho e izquierdo?

La propagación de la despolarización

Cuanto más viaja la onda de despolarización en el miocardio (célula a célula), más ancho y extraño es el complejo QRS, especialmente si se encuentra alguna enfermedad cardíaca estructural (cicatrices, fibrosis, etc.) en su camino.

PERLA | Las fibras de Purkinje no se extienden hasta el epicardio. Generalmente se encuentran en el tercio interno de la pared ventricular, en el subendocardio. No hay fibras de Purkinje que discurran transversalmente a través del tabique interventricular. La transmisión septal de izquierda a derecha es de célula a célula, al igual que la conducción de derecha a izquierda.

RECORDATORIO | La tasa de despolarización (es decir, la frecuencia cardíaca) se basa en la activación de un marcapasos ectópico o circuito de reentrada. No tiene nada que ver con la velocidad de conducción. La velocidad de conducción se mide por el ancho del complejo QRS, no por la frecuencia de los complejos QRS.

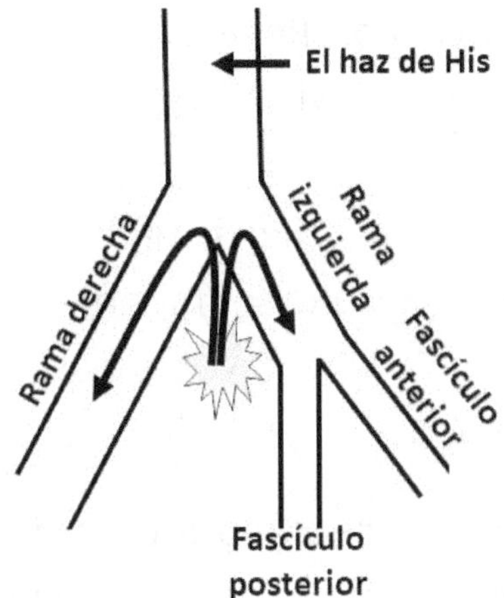

Figura 4-6

Si el foco ectópico está ubicado en lo alto de la porción basilar del tabique ventricular y cerca del haz de His o de sus ramas, como en la figura 4-6, puede ingresar a esas fibras casi simultáneamente y luego conducirá normalmente a través de ambos ventrículos, inscribiendo un complejo QRS estrecho a pesar de que se trata de un latido ectópico ventricular.

Cualquier impulso que entre en los ventrículos a través del sistema His-Purkinje tendrá un complejo QRS cuyas fuerzas iniciales se parecerán a los complejos QRS regulares.

La conducción aberrante es causada por un retraso o bloqueo en el sistema His-Purkinje, típicamente una de las ramas del haz. Por lo tanto, la conducción aberrante debería parecerse más a un bloqueo de rama normal. Pero no siempre es así y he aquí el motivo: el bloqueo de rama no siempre es un bloqueo verdadero; generalmente es simplemente un retraso debido a la disminución de la velocidad de conducción a través de un área de la fibra conductora. El pequeño retraso que provocó un BRD "incompleto" puede convertirse en un retraso mayor debido a un período refractario más prolongado o quizás a algunos problemas causados por una isquemia localizada que resulta en un complejo más amplio y de apariencia más extraña. Pero la conclusión es que el comienzo del complejo QRS aún debería mostrar evidencia de conducción normal.

La onda R de la figura 4-7A tiene una duración de aproximadamente 0,02 segundos. Proviene de un ECG normal y representa la activación ventricular a través del sistema His-Purkinje. La onda R en la figura 4-7B es mucho más amplia (alrededor de 0,06 segundos) y proviene de un paciente con taquicardia ventricular; por lo tanto, se originó en el miocardio y viajó de célula en célula.

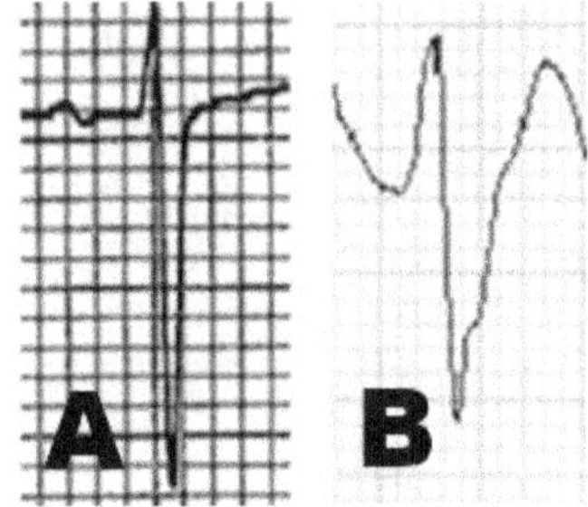

Figura 4-7

Ahora vamos a desarrollar su experiencia y habilidad para reconocer diferentes morfologías de QRS-T durante taquicardias de complejo ancho. Veamos algunos ejemplos mientras dejo algunas PERLAS aquí y allá...

Determinación de la morfología del complejo QRS

CONSEJO | Aunque una morfología similar a uno bloqueo de rama NO es uno bloqueo de rama verdadera, nos ayudará a identificar qué ventrículo es el origen de la taquiarritmia. Su morfología no se basa en la presencia de retraso o bloqueo de rama; es porque un ventrículo se activa antes que el otro ventrículo. ¿Recuerdas cómo reconocer morfologías similares a BRD y BRI? Si no, regresa y revísalos.

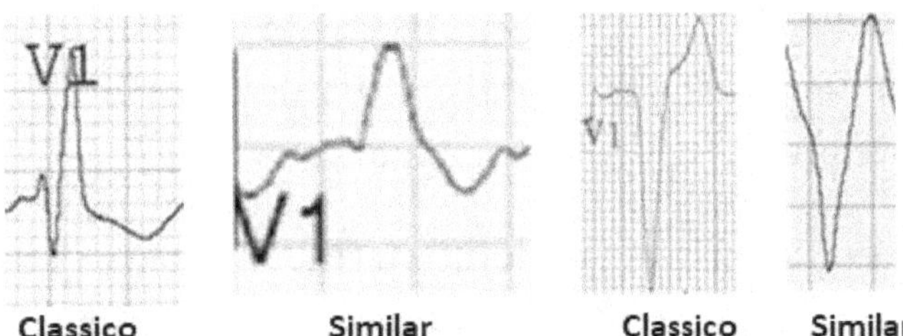

Figura 4-8

Los complejos QRS similares a los de un bloqueo de rama no tienen por qué ser monofásicos. Sólo tienen que ser "en su mayoría" positivos o negativos.

La razón de la similitud entre la morfología de un BRD clásico y uno similar es el hecho de que en ambos casos el ventrículo izquierdo se despolariza primero (Figura 4-8). De manera similar, la semejanza entre un BRI verdadero y una morfología similar a un BRI es el hecho de que, en ambas situaciones, el ventrículo derecho se activa primero.

Reconocimiento de las diversas desviaciones en una taquicardia de complejo amplio

Cuando se estudia la taquicardia ventricular en un libro de texto, normalmente se le presenta un ECG que parece engañosamente sencillo de interpretar.

Sin embargo, esto es lo que probablemente enfrentará a las 3 a.m. en la CCU, ICU o ER (Figura 4-9):

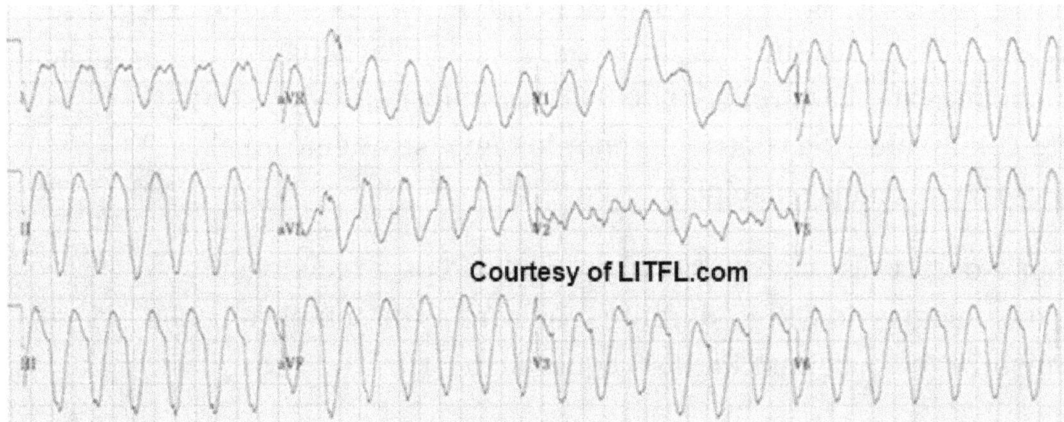

Figura 4-9

¿Qué complejos son positivos y cuáles negativos? ¿Y cuál es la morfología del QRS en la derivación V1 en este ECG? ¿Se origina en el ventrículo derecho o izquierdo? ¿El impulso proviene del tracto de salida o del ápice del ventrículo? Estudiemos un poco y practiquemos un poco, y entonces estas preguntas no parecerán tan intimidantes.

PERLA | Durante la taquicardia ventricular, las derivaciones II, III y aVF tenderán a tener la misma morfología y polaridad. Sin embargo, pueden diferir tanto durante los ritmos normales como durante los ectópicos, pero esa conducción sigue vías de conducción y está sujeta a un bloqueo ocasional. Un ritmo ectópico generalmente no sigue vías, por lo que su relación con las derivaciones inferiores refleja su sitio de origen y dirección de propagación.

Las siguientes morfologías son ejemplos de la vida real y no generados por máquinas.

Morfología n.º 1: Complejo rS

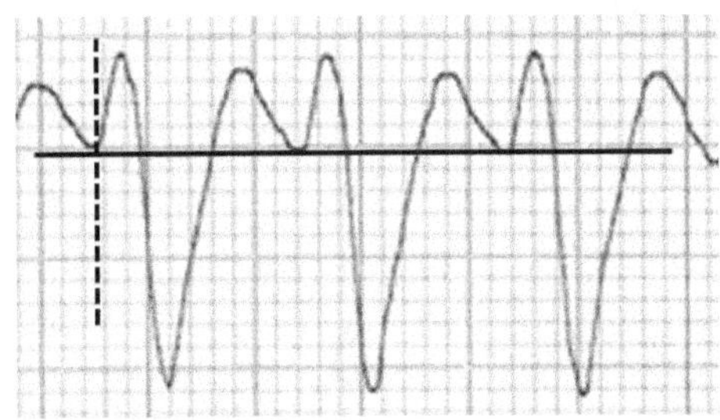

Figura 4-10

Este complejo representa una onda r pequeña y una onda S grande y ancha (Figura 4-10). La línea vertical punteada marca el comienzo de la onda r y la línea horizontal representa la línea de base que de otro modo no existiría. Todo lo que está por encima de la "línea de base" horizontal es una onda R o una onda T; todo lo que está debajo es una onda S. Recuerde que durante una taquicardia de complejo ancho, una onda rS representa un impulso que se encuentra en la capa endocárdica: se transmite hacia afuera a la superficie (r) y hacia adentro, hacia la cavidad del ventrículo (S).

Morfología n.º 2: Complejo R monofásico

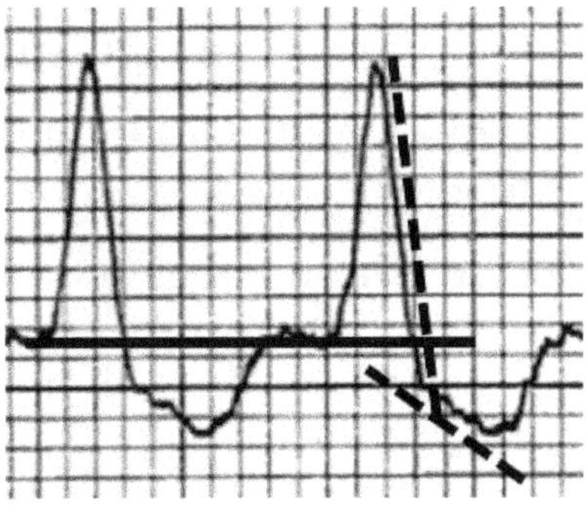

Se trata de una onda R monofásica con una morfología QRS-T muy común y muy confusa (Figura 4-11). Recuerde que la primera parte de una onda S suele ser la continuación de la onda R por debajo de la línea de base; es parte de la misma línea (Figura 4-12, página siguiente). En la Figura 4-11, la línea negra gruesa horizontal indica la línea de base; todo lo que está encima es una onda R... pero ¿hay una onda S debajo? Cualquier onda S debe ser continua con la pendiente descendente de la onda R (representada aquí por la línea discontinua casi vertical). La línea discontinua en ángulo muestra muy claramente que no hay una continuación recta con la

Figura 4-11

pendiente descendente de la onda R. Las líneas debajo de la línea de base representan el segmento ST y la onda T invertida. Recuerde: no todos los complejos QRS tienen que tener una onda S, ¡pero cada complejo QRS debe tener una onda T! A continuación se muestran algunos ejemplos de ondas RS reales de un trazado normal y dos taquicardias de complejo ancho (Figura 4-12):

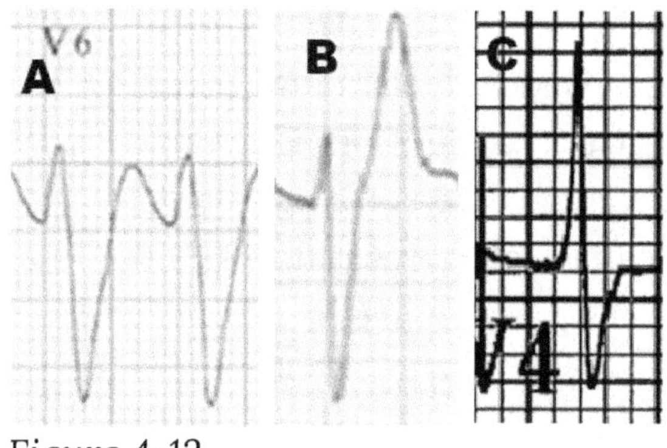

¿Ves cómo la onda S es una continuación de la pendiente descendente de la onda R? (La Figura 4-12B es normal.) Estudie las diferencias entre estos dos conjuntos de complejos (Figuras 4-11 y 4-12) para que la distinción quede muy clara en su mente. Estos ejemplos de ondas r y S son clásicos y muy obvios. En la siguiente sección, veamos algunos que no son tan obvios...

Figura 4-12

PERLA | Si crees que ves una onda S, entonces debes identificar claramente la onda T que la sigue. Si no puedes, entonces no es una onda S.

Morfología n.º 3: Complejo QS

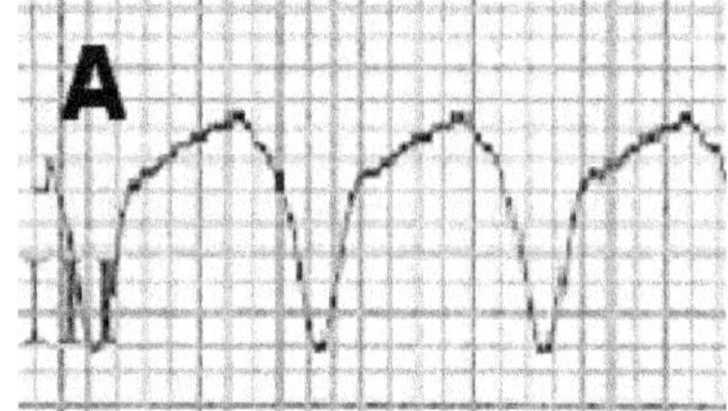
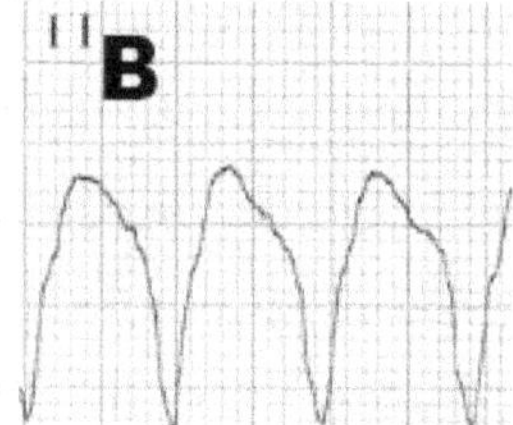
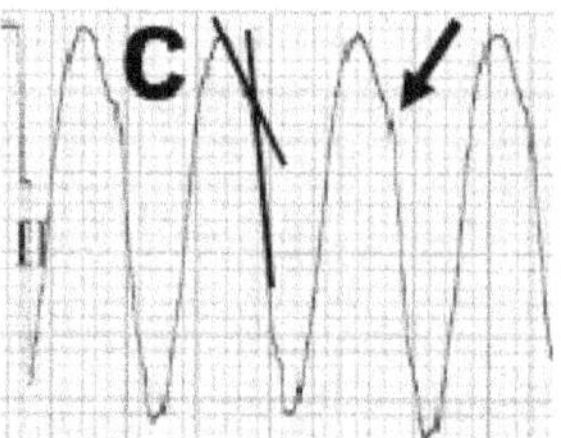
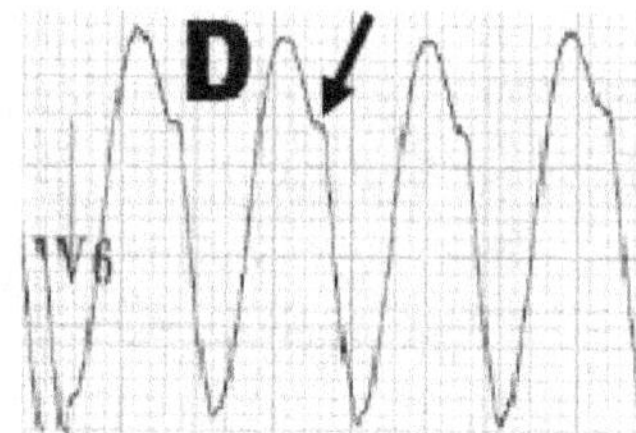

Figura 4-13

Los complejos QS se encuentran entre los más confusos (Figura 4-13). A veces parecen casi una onda sinusoidal y otras veces piensas que podría haber una pequeña onda r al principio. A veces, la distinción entre un complejo QS y otras desviaciones es simplemente un cambio en la pendiente de las líneas, como en la Figura 4-13C (flecha). A veces hay una pequeña muesca al comienzo del complejo QS que le indica dónde está la línea base y dónde comienza el QS, como en la Figura 4-13D (flecha).

La morfología de la figura 4-13D ha generado algunas discusiones acaloradas sobre si representa un complejo QS o un complejo rS. Miremos otro complejo rS real con una r muy pequeña y compárelos (figura 4-14).

PERLA | Cuando vea que un QRS consta sólo de dos desviaciones (una deflexión vertical y una deflexión negativa), automáticamente debería saber que una de ellas es una onda T. ¡Siempre debe haber una onda T!

La figura 4-14A es un verdadero complejo rS. En este ejemplo, puedes ver tanto la pendiente ascendente como la descendente de la pequeña onda r. En la Figura 4-14B, no hay ninguna pendiente ascendente. Recuerde siempre que cada deflexión del complejo QRS (Q, R y S) es un vector cuyo eje se puede determinar fácilmente por separado. Un vector está definido por amplitud y dirección. Su posición por encima o por debajo de la línea de base indica su dirección (hacia o lejos del electrodo de registro). Su amplitud es el área encerrada dentro de la deflexión, es decir, una deflexión debe abarcar un área mensurable. Por lo tanto, debe tener tres lados: una pendiente ascendente, una pendiente descendente y la línea de base si es positiva o una pendiente descendente, una pendiente ascendente y la línea de base si es negativa. La figura 4-14B debería considerarse un complejo QS (los Brugadas incluso lo insinuaron en su artículo clásico en el que introdujeron su algoritmo).

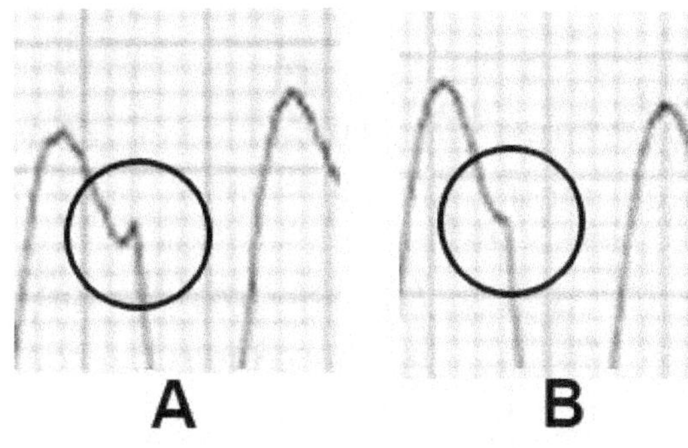

Figura 4-14

La morfología de QS puede ser la más confusa. Estudia bien este apartado. El error más común es suponer que cualquier cambio en la pendiente al inicio de la onda QS representa una onda r. Debe contener un área para ser un vector y, por tanto, una deflexión.

Morfología n.º 4: Las preguntas problemáticas

A veces, las ondas Q pueden ser muy pequeñas y difíciles de ver y, a veces, pueden ir acompañadas de otras muescas y perturbaciones del complejo QRS que crean confusión sobre exactamente qué deflexiones están presentes o no. Aquí hay unos ejemplos:

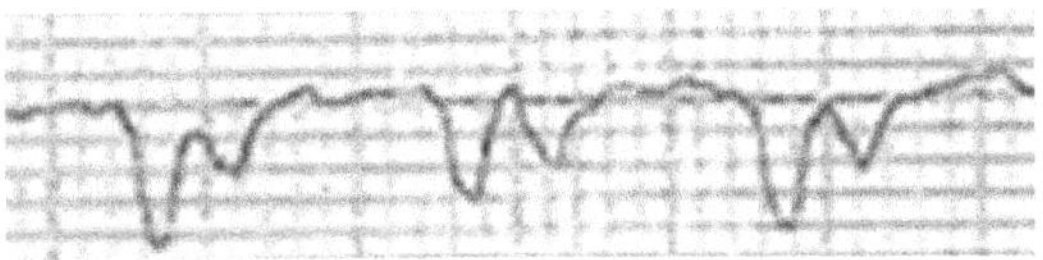

Figura 4-15

La figura 4-15 es una onda QS. Sé que parece un QRS trifásico, pero la desviación media nunca supera la línea de base. Una onda R debe estar por encima de la línea de base. No existe nada parecido a una onda R negativa.

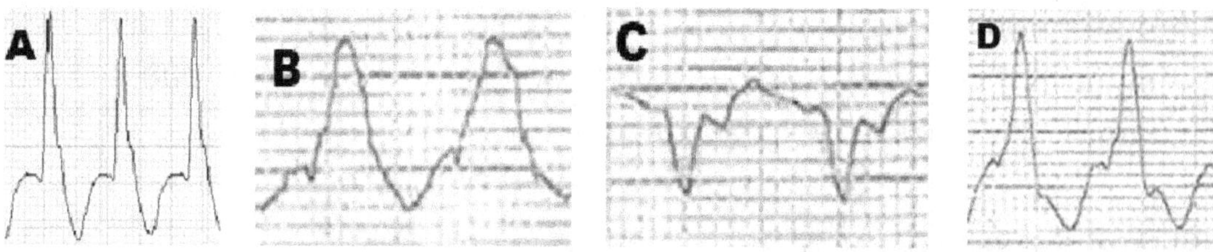

Figura 4-16 Ejemplos de ondas q.

La figura 4-16A es una onda qR. La q es muy pequeña, pero está ahí. Esto no debe considerarse un R monofásico.

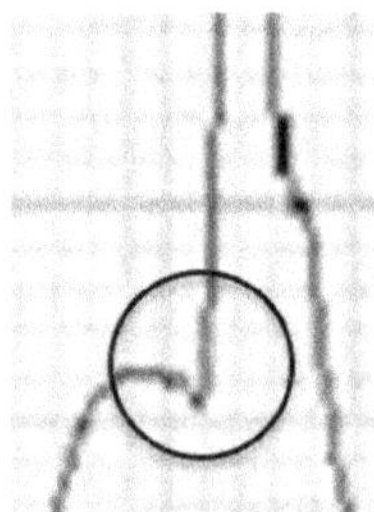

Aquí hay una sección de la Figura 4-16A ampliada (Figura 4-17). El área del círculo siempre me recuerda a un "espacio potencial". Estudie la Figura 4-16 para ver más ejemplos:

Cuando no esté seguro de si una pequeña desviación inicial al comienzo del complejo QRS representa una onda q, observe las derivaciones que siguen para ver si hay un desarrollo progresivo de q o Q.

Figura 4-17

PERLA | Alrededor del 80% de las taquicardias de complejo ancho son TV, lo que significa que alrededor del 70% de las taquicardias de complejo ancho se deben a TV relacionadas con cicatrices. La mayoría de las TV relacionadas con cicatrices se deben a antiguas cicatrices de infarto de miocardio (IM) y la mayoría de los IM ocurren en el ventrículo izquierdo. Lo que esto significa es: que la mayoría de las taquicardias ventriculares que verá tendrán una morfología similar a la del BRD en la derivación V1. Dado que la mayoría de las TV idiopáticas ocurren en el ventrículo derecho, si observa una morfología similar a un BRD en la derivación V1, piense en una TV relacionada con una cicatriz. Si observa una morfología similar al BRI en la derivación V1, piense en dos posibilidades: TV idiopática benigna o miocardiopatía arritmogénica letal.

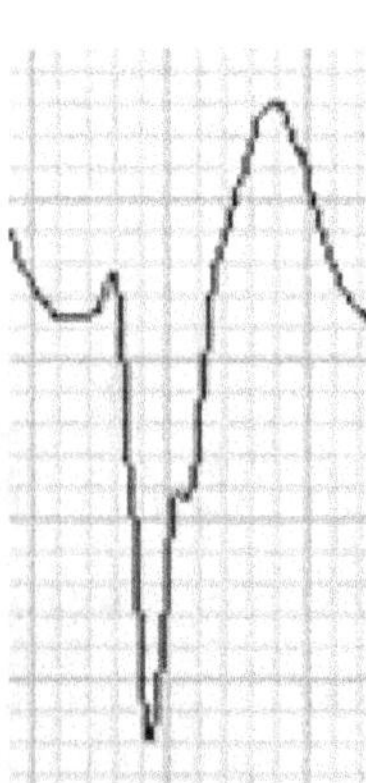

Observemos dos desviaciones de taquicardias de complejo ancho y determinemos la morfología del QRS en la derivación V1. Utilice una lupa si es necesario.

La figura 4-18 es un complejo rS de la derivación V1 con una muesca en la pendiente ascendente de la onda S. Es importante observar cualquier muesca en las ondas R o S porque sugiere un infarto de miocardio previo y, por lo tanto, una indicación adicional de un origen ectópico (es decir, taquicardia ventricular). Las cicatrices dejadas por un infarto proporcionan un sustrato excelente para una taquicardia de reentrada.

Figura 4-18

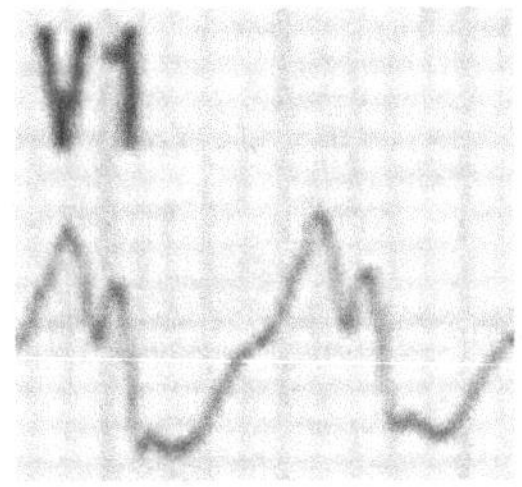

Figura 4-19

La Figura 4-19 es una R monofásica con un pico con muesca de la onda R. Dado que esto es de la derivación V1, estamos muy interesados en qué pico es más alto: el *derecho* o el *izquierdo*. En este caso, el pico izquierdo es más alto, lo que sugiere mucho una ectopia ventricular, ya que sería extremadamente inusual (si no imposible) que esto ocurriera durante un ritmo supraventricular con bloqueo de rama derecha. Si el pico derecho fuera más alto no nos diría nada porque la ectopia ventricular (es decir, taquicardia ventricular) también puede presentarse con un pico derecho más alto ("oreja de conejo").

CONSEJO | Una oreja de conejo IZQUIERDA más alta determina la taquicardia ventricular, ¡pero una oreja de conejo DERECHA más alta no la descarta!

¿No me crees? Mire a continuación... todos estos provienen de taquicardias ventriculares (Figura 4-20):

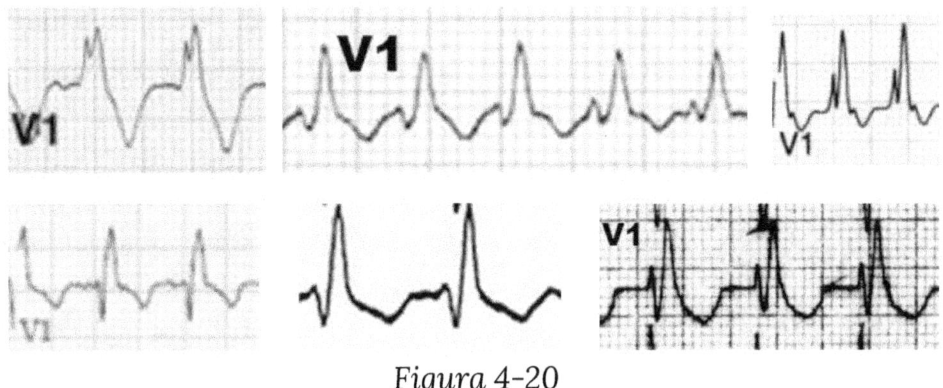

Figura 4-20

PERLA | El Dr. Henry Marriott fue el primero en hablar sobre los picos de la onda R de morfologías similares al BRD en la derivación V1 durante las taquicardias de complejo amplio. La leyenda dice que una enfermera de la UCI se dio cuenta y le llamó la atención, llamando a los picos "orejas de conejo". Si bien el Dr. Marriott fue el primero en discutir la importancia de un pico izquierdo más alto, también fue el primero en señalar que las taquicardias ventriculares eran igualmente propensas a tener un pico derecho más alto, al igual que la conducción aberrante. Sin embargo, sus palabras fueron rápidamente malinterpretadas, dando a entender que una "oreja de conejo" derecha más alta indicaba una conducción aberrante y descartaba una ectopia. ¡El Dr. Marriott nunca dijo eso!

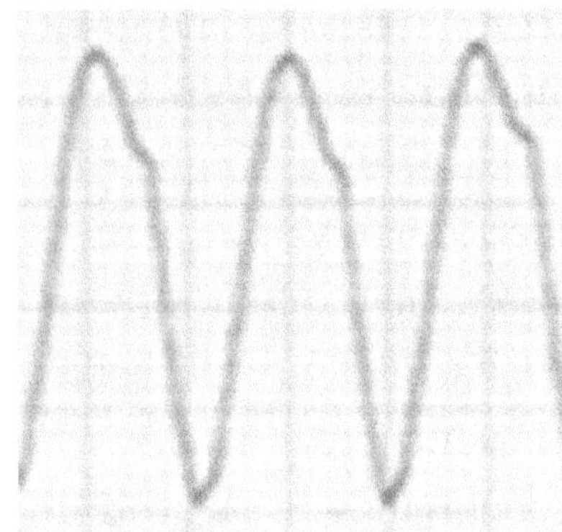

Figura 4-21

La figura 4-21 no es tan fácil, ¿verdad? Este es un complejo monofásico (no, ¡no es una pequeña onda r antes de la deflexión negativa!), pero ¿es una onda R monofásica con una onda T invertida, o es una onda QS monofásica con una onda T vertical? He aquí una perla muy importante:

PERLA | La repolarización normalmente es mucho más prolongada que la despolarización, pero eso no siempre es evidente durante los ritmos ventriculares ectópicos como la TV, en los que *un QRS puede oscurecer la pendiente descendente de una onda T.*

Este complejo (Figura 4-21, arriba) es un QS con una onda T vertical.

CONSEJO | Es una regla general en electrocardiografía que "la repolarización es proporcional a la despolarización". El área encerrada por el QRS debe aproximarse al área encerrada por la onda T. Esto se basa en la idea de que la cantidad de miocardio que se despolariza sería la misma cantidad que se repolariza. No es exactamente así, ¡pero está cerca!

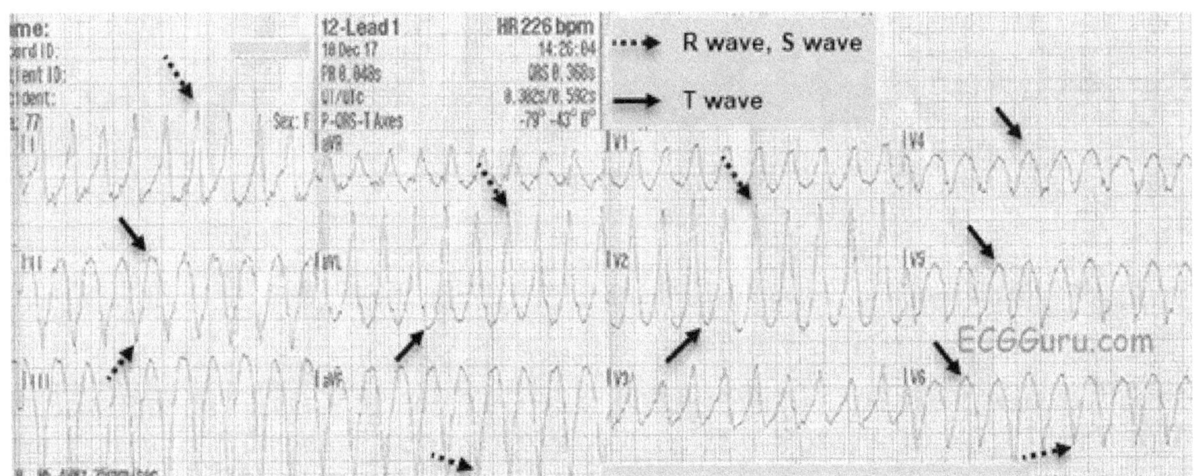

Figura 4-22

Aquí (Figura 4-22) hay un excelente ejemplo de la diferencia entre las ondas T (redondeadas, romas) y las ondas R y S (más agudas, más puntiagudas). Las flechas punteadas indican ondas R y S puntiagudas y las flechas continuas indican ondas T (verticales e invertidas). Esto también demuestra el hallazgo de que a veces el pico "roma" (onda T) puede ser un poco "más nítido" y los picos "agudos" (ondas R y S) pueden ser un poco más "romas". La variación es sutil pero no inusual.

Estas morfologías son extremadamente comunes en las taquicardias de complejo amplio, ¡así que apréndelas bien y familiarízate con ellas! Este libro fue escrito para mejorar sus habilidades de ECG al nivel en que podrá reconocer inmediatamente estas desviaciones y no perder el tiempo tratando de determinar qué representan.

PERLA | Un tema recurrente en este libro es que al estudiar los mismos ejemplos una y otra vez desarrollarás una mayor familiaridad con las morfologías con mayor rapidez. Un pianista no aprende un concierto tocando una pieza musical diferente cada vez que se sienta a practicar. No vas a desarrollar un reconocimiento rápido de estas desviaciones mirando constantemente otras nuevas antes de desarrollar tu experiencia.

Chapter 5

Práctica de reconocimiento de morfología QRS

Determinación de morfologías QRS individuales

ECG n.º 1

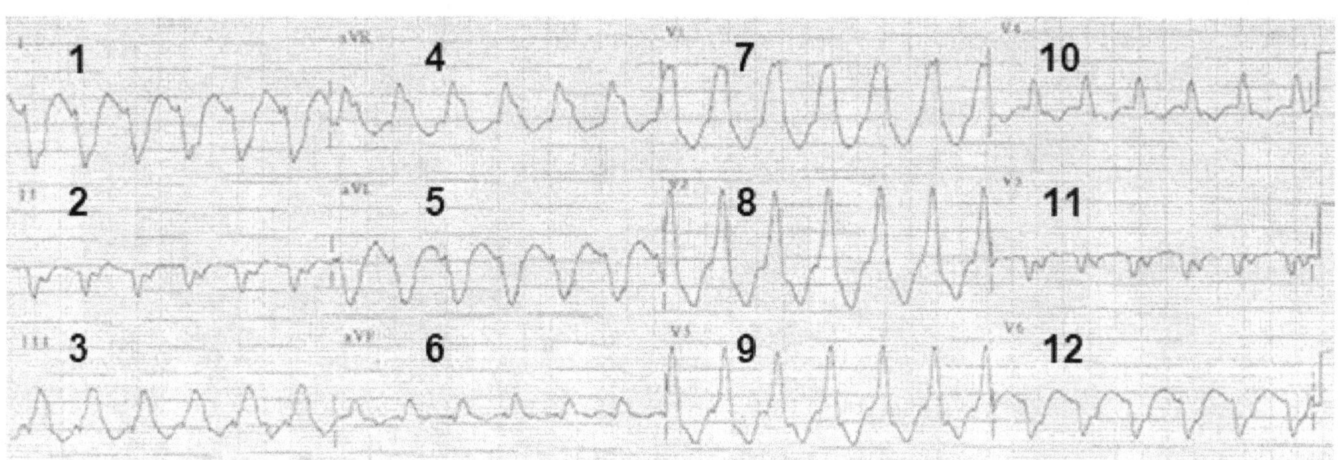

Indique la morfología del QRS para cada derivación (numeradas del 1 al 12). Indique la morfología de la rama del haz en la derivación V1 (similar a BRD o BRI).

❏ BRD (semejante)   ❏ BRI (semejante)

1 ____	4 ____	7 ____	10 ____
2 ____	5 ____	8 ____	11 ____
3 ____	6 ____	9 ____	12 ____

MR = R Monofásica

1 – rS	4 – qR	7 – MR	10 – MR
2 – QS	5 – rS	8 – MR	11 – QS
3 – qR	6 – qR	9 – MR	12 - QS

RESPUESTAS

ECG n.º 2

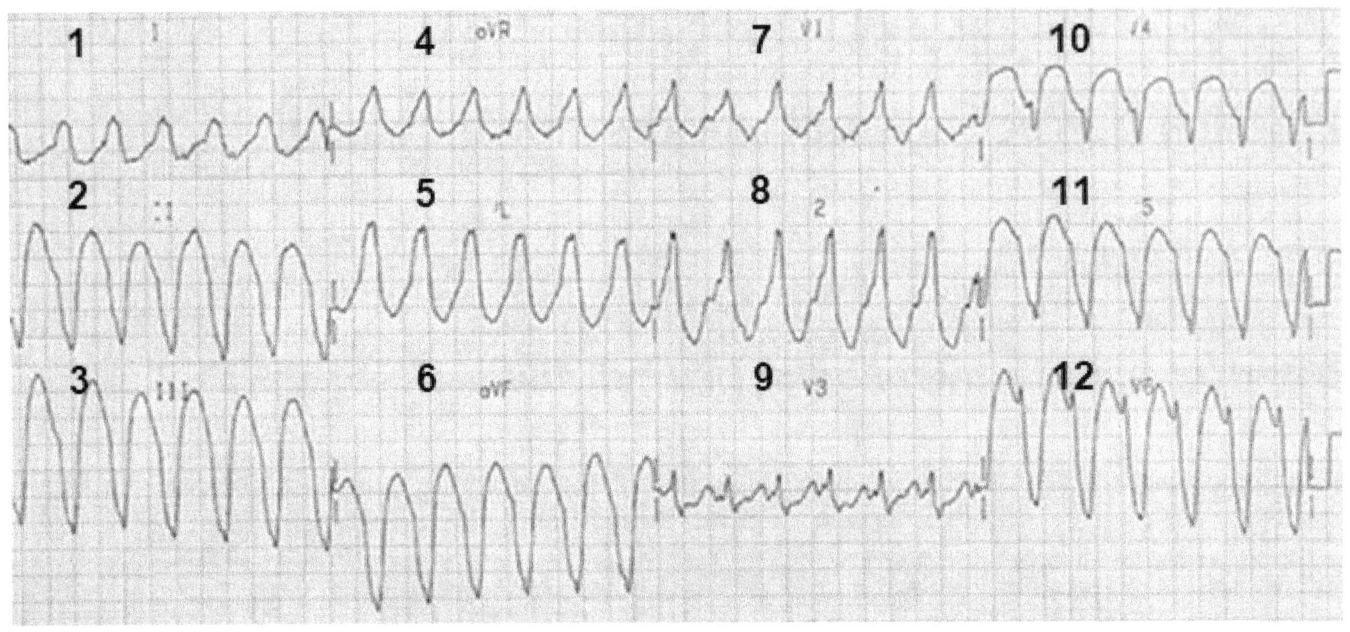

Indique la morfología del QRS para cada derivación (numeradas del 1 al 12). Indique la morfología de la rama del haz en la derivación V1 (similar a BRD o BRI).

❑ **BRD (semejante)** ❑ **BRI (semejante)**

1 _____   4 _____   7 _____   10 _____

2 _____   5 _____   8 _____   11 _____

3 _____   6 _____   9 _____   12 _____

MR = R Monofásica

1 – MR	4 – MR	7 – MR	10 – QS
2 – QS	5 – MR	8 – MR	11 – QS
3 – QS	6 – QS	9 – Rs	12 - rS

RESPUESTAS

ECG n.º 3

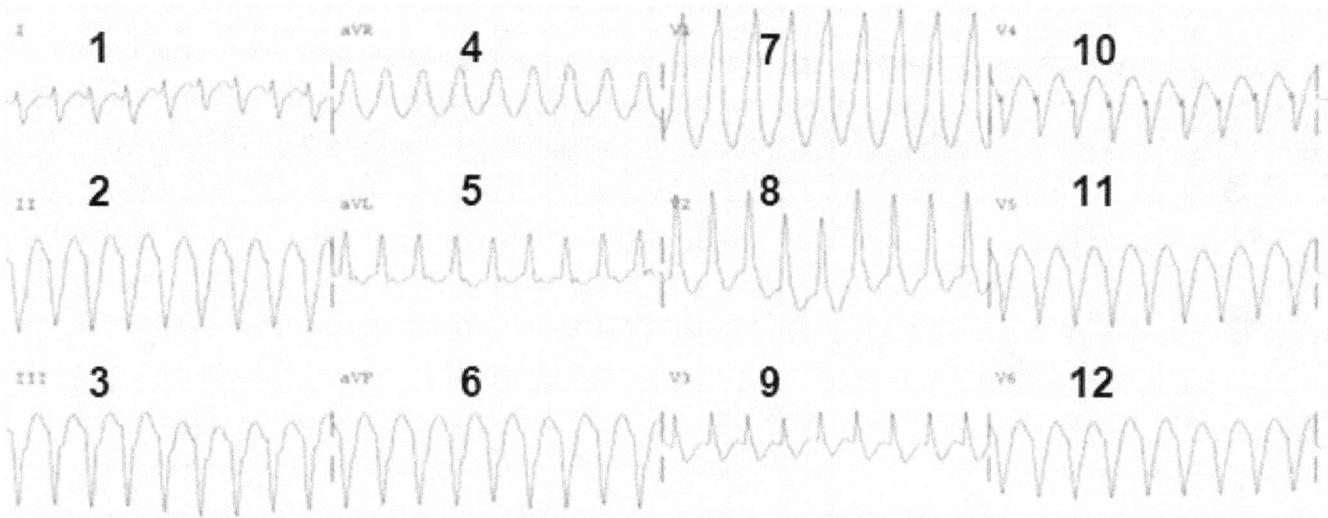

Indique la morfología del QRS para cada derivación (numeradas del 1 al 12). Indique la morfología de la rama del haz en la derivación V1 (similar a BRD o BRI).

❑ BRD (semejante)   ❑ BRI (semejante)

1 _____   4 _____   7 _____   10 _____

2 _____   5 _____   8 _____   11 _____

3 _____   6 _____   9 _____   12 _____

MR = R Monofásica

1 – rS	4 – MR	7 – MR	10 – rS
2 – QS	5 – MR	8 – MR	11 – QS
3 – QS	6 – QS	9 – MR	12 - QS

RESPUESTAS

ECG n.º 4

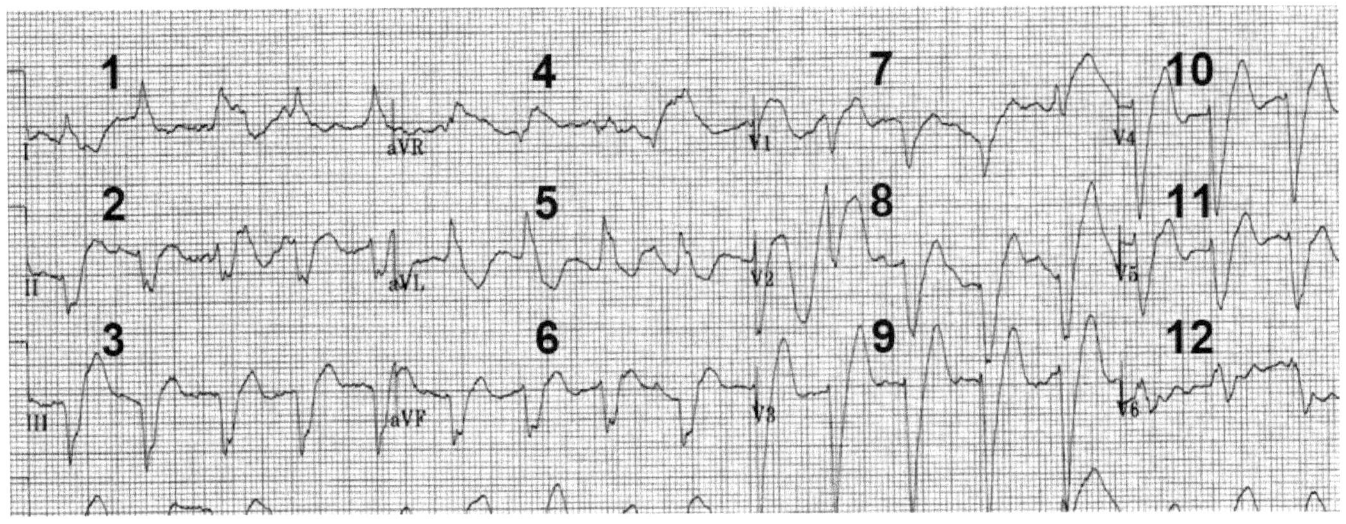

Indique la morfología del QRS para cada derivación (numcradas del 1 al 12). Indique la morfología de la rama del haz en la derivación V1 (similar a BRD o BRI).

❑ BRD (semejante)   ❑ BRI (semejante)

1 _____   4 _____   7 _____   10 _____

2 _____   5 _____   8 _____   11 _____

3 _____   6 _____   9 _____   12 _____

MR = R Monofásica

1 - MR	4 - ¿	7 - QS	10 - rS
2 - rS	5 - MR	8 - rS	11 - rS
3 - QS	6 - QS*	9 - rS	12 - rS

RESPUESTAS

ECG n.º 5

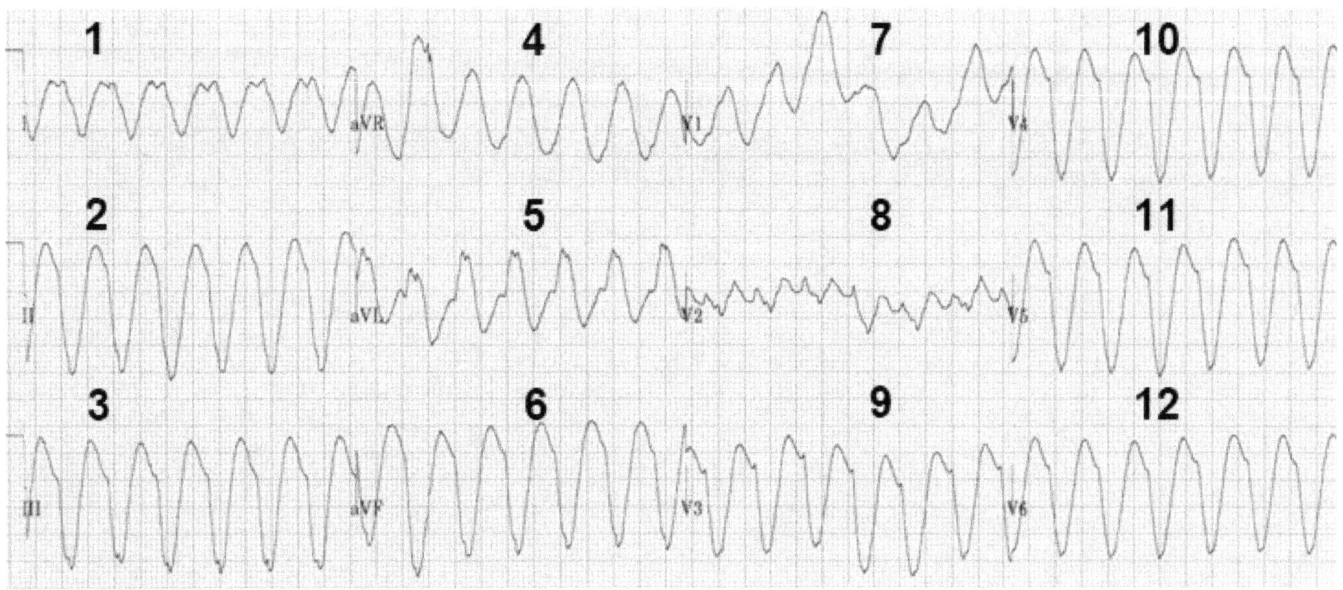

Indique la morfología del QRS para cada derivación (numeradas del 1 al 12). Indique la morfología de la rama del haz en la derivación V1 (similar a BRD o BRI).

☐ **BRD (semejante)**   ☐ **BRI (semejante)**

1 _____   4 _____   7 _____   10 _____

2 _____   5 _____   8 _____   11 _____

3 _____   6 _____   9 _____   12 _____

MR = R Monofásica

1 – rS	4 – MR	7 – MR	10 – QS
2 – QS	5 – MR	8 – rS	11 – QS
3 – QS	6 – rS	9 – rS	12 - QS

RESPUESTAS

Chapter 6

Localizando el origen de un ritmo ventricular

Vamos a evaluar cuatro ECG con taquicardias de complejo ancho y ver cuánto podemos aprender sobre ellos en cuestión de segundos. Si todavía tiene dificultades para reconocer las distintas morfologías, vuelva a los Capítulos 4 y 5 y revíselos. No puedo dejar de insistir en que la práctica y la familiaridad harán que esto sea mucho, mucho más fácil para usted.

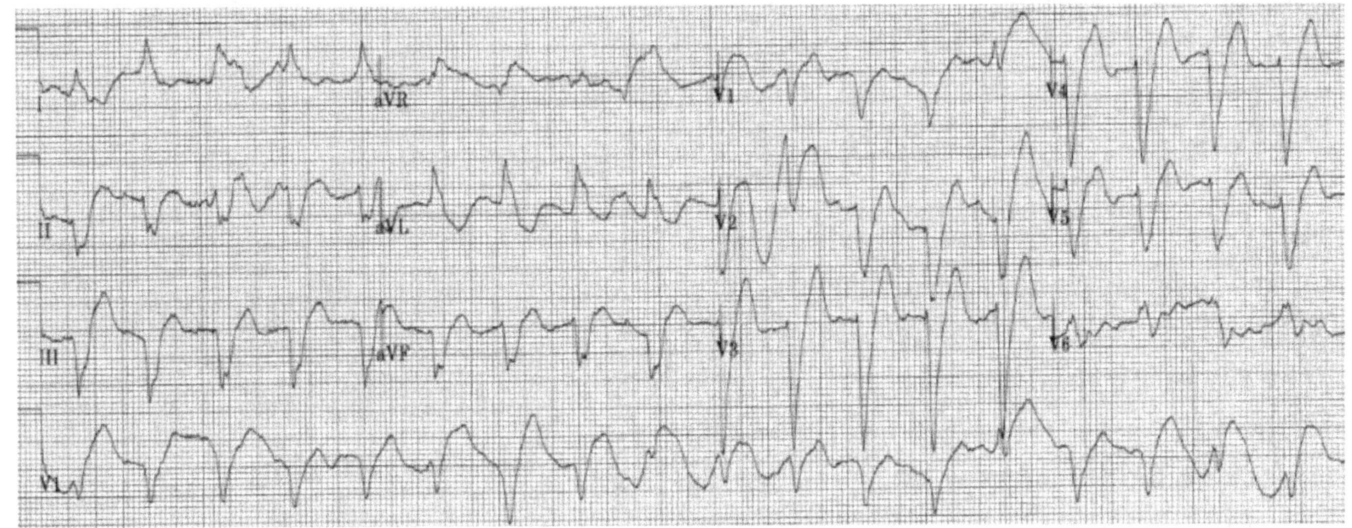

Figura 6-1

PERLA | Revisar las mismas morfologías anormales una y otra vez mejorará su reconocimiento de ellas. Crea una familiaridad con las formas que quizás no se logre observando muchas morfologías diferentes. Sin embargo, observar diferentes morfologías eventualmente ampliará su conocimiento y experiencia.

Mi enfoque en cada taquicardia de complejo amplio (y en un paciente estable) es muy metódico. Vayamos paso a paso...

1

Mire siempre primero la derivación V1 para determinar qué ventrículo es el origen del ritmo, ya sea aberrante o ectópico. Si el QRS es POSITIVO, el origen está en el ventrículo IZQUIER-

DO; si NEGATIVO, el origen es en el ventrículo DERECHO. BRI (similar) significa ventrículo DERECHO; BRD (similar) significa ventrículo IZQUIERDO. Este QRS (Figura 6-1), por extraño que sea, es NEGATIVO, por lo que el sitio de origen de la taquicardia es el ventrículo derecho. Si el QRS es similar al BRD, observe la altura de los picos de la onda R: ¿hay un pico izquierdo más alto ("oreja de conejo" izquierda)? Si es así, piense "¡TV!"

2

A continuación, queremos saber en qué parte del ventrículo se encuentra el origen: la parte superior (tracto de salida) o la parte inferior (ápice). Recuerda siempre DOS cosas:

TRACTO DE SALIDA – ¡BIEN!

ÁPICE – ¡MALO!

No sabía cómo dejarlo más claro.

PERLA | ¡Nada bueno sale del ápice!

Pero ¿cómo sabemos si el origen está en el tracto de salida o en el ápice? Usamos las derivaciones inferiores (derivaciones II, III y aVF). En este punto, la mayoría de los artículos de revistas y libros de texto comienzan a hablar de los ejes inferior y superior que nos dicen (de la manera más indirecta) dónde está ubicado el marcapasos ectópico.

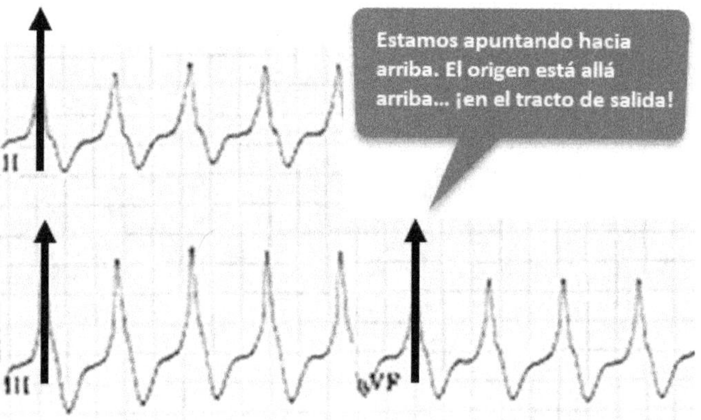

Figura 6-2

Hay una manera mucho más fácil de utilizar las derivaciones inferiores y no requiere ningún pensamiento: simplemente deje que los complejos QRS en las derivaciones inferiores apunten al origen de la taquicardia. Si hay ondas R altas en las derivaciones inferiores, apuntan hacia ARRIBA, a la parte superior del ventrículo: el tracto de salida. Por el contrario, si hay ondas S profundas en las derivaciones inferiores, apuntan ABAJO al ventrículo inferior, es decir, al ápice. Este concepto es igualmente aplicable tanto al ventrículo derecho como al izquierdo.

Ahora bien, no malinterpretes lo que estoy diciendo. Las ondas R altas en las derivaciones inferiores indican un impulso que viaja hacia abajo HACIA el electrodo aVF en el pie izquierdo. Pero si el impulso viaja HACIA ABAJO, entonces su origen debe estar ubicado HACIA ARRIBA... y lo que nos interesa es la ubicación del ORIGEN del impulso, ¡no su destino!

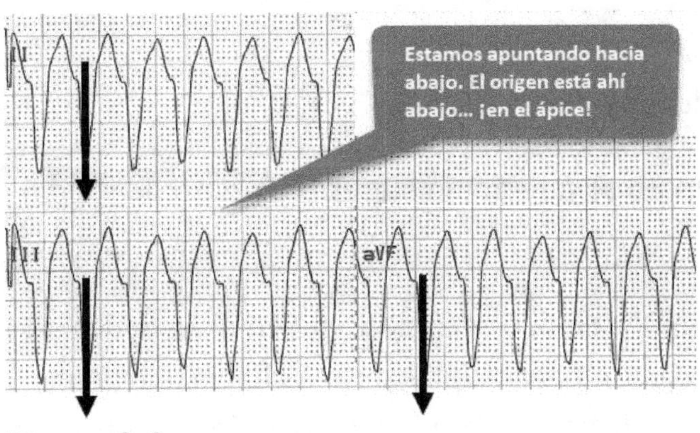

Figura 6-3

Si los complejos QRS en las derivaciones inferiores son todos ondas S profundas que apuntan HACIA ABAJO, el marcapasos ectópico está ubicado en el vértice del ventrículo. Esta NO es una buena noticia para el paciente.

3

Todavía podemos ir un poco más allá con esto. Es posible que podamos determinar dónde – dentro del ápice - se ubica el foco ectópico: ¿pared libre o tabique? Aquí es donde nos ayuda la transición precordial. Los impulsos que se originan en la parte media e inferior del ventrículo derecho tendrán transiciones precordiales tardías, generalmente desde la derivación V4 hasta la V6 y, a veces, más allá.

¿Dónde está la transición en este ECG (Figura 6-1)? El QRS en la derivación V6 parece aproximadamente equifásico, por lo que en este caso, *¡el punto de transición y la derivación de transición son aproximadamente iguales!* El punto de transición es aquel en el que la relación R/S = 1,0, es decir, la altura de la onda R es igual a la profundidad de la onda S. La derivación de transición es la primera derivación con una relación R/S ≥ 1,0. En la mayoría de los casos, el punto de transición cae entre derivaciones, por lo que, por razones prácticas, utilizamos el concepto de derivación de transición. La transición precordial en este ECG indica un origen en la pared libre del ventrículo derecho.

PERLA | Los orígenes en el tabique o alrededor de él están más cerca de las fibras conductoras, por lo que los complejos QRS tienden a ser más delgados. Los orígenes en o cerca de la pared libre de cualquiera de los ventrículos están mucho más alejados de las fibras conductoras, por lo que los complejos QRS tenderán a ser más anchos.

Otra PERLA | Cuanto más a la derecha está el foco ectópico, más a la izquierda está la transición precordial (y viceversa). Un foco ectópico ubicado en o muy cerca del lado derecho del tabique tendrá una transición precordial alrededor de V4. Un foco ectópico ubicado más a la derecha en la pared libre del ventrículo derecho tendrá una transición alrededor de V6 o más allá. (¿Necesita repasar? Vuelva a visitar el Capítulo 1, Figura 1-30.)

Revisemos...

1. Localizar el ventrículo con el foco ectópico.

2. Determinar si el origen de la arritmia está en el ventrículo superior (tracto de salida) o en el ventrículo inferior (ápice).

3. Si la transición precordial está alrededor de V4, el foco ectópico está en o cerca del lado derecho del tabique ventricular. Si la transición precordial está más hacia la izquierda (es decir, más tarde), el foco ectópico está en la pared libre del ventrículo derecho. (¡La transición precordial nos dará una pequeña sorpresa en el próximo ECG!)

Bien... mire el ECG de 12 derivaciones una vez más (Figura 6-1). Debería poder ver que el foco ectópico está ubicado en o cerca de la pared libre del vértice del ventrículo derecho. Esto suele ser el origen de una afección muy peligrosa conocida como miocardiopatía arritmogénica (anteriormente: miocardiopatía arritmogénica del ventrículo derecho). En esta condición, el miocardio ventricular es reemplazado gradualmente por islas de tejido adiposo y fibroso, el sustrato perfecto para las peligrosas taquicardias ventriculares relacionadas con cicatrices.

Veamos otro ECG (Figura 6-4)...

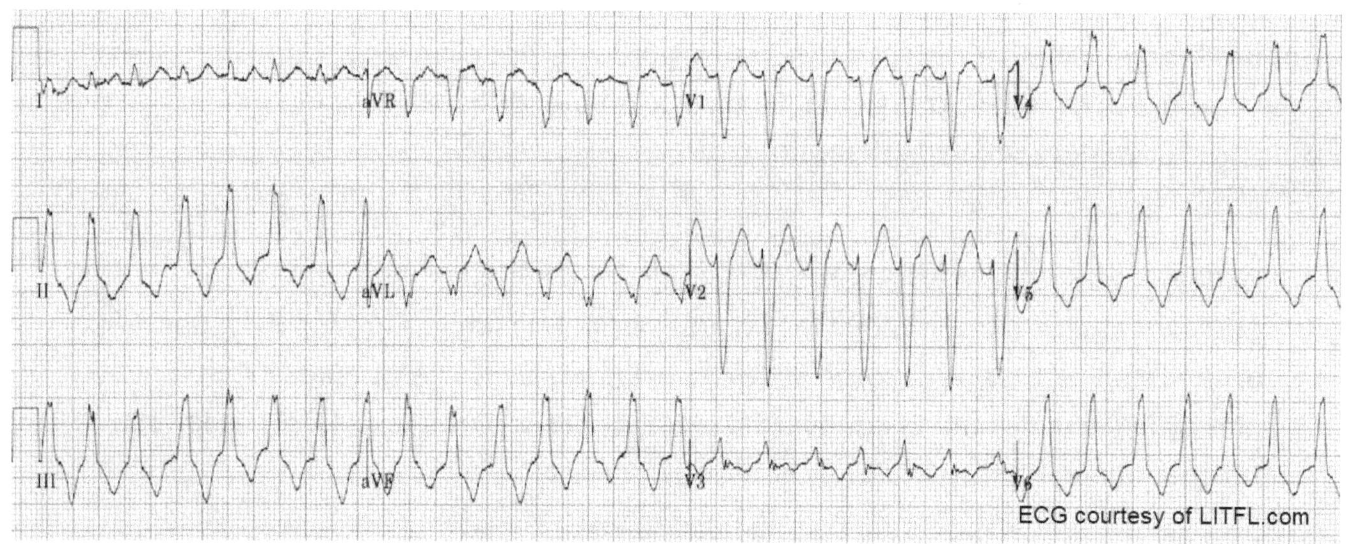

Figura 6-4

1. ¿En qué ventrículo se sitúa el origen?

2. ¿En qué parte del ventrículo: superior (tracto de salida) o inferior (ápice)?

3. ¿El foco ectópico está cerca del tabique o más lateralmente en la pared libre?

Esta taquiarritmia es una taquicardia ventricular. ¿Pero no se parece más a un bloqueo de rama izquierda normal (BRI)? Obsérvese la morfología de la primera parte del QRS: líneas rectas y suaves. Además, tenga en cuenta la anchura (duración) de los complejos QRS: ¡120 mseg! ¡Eso no es amplio para la taquicardia ventricular! Esta taquicardia se desarrolló en el tejido conductor o muy, muy cerca de él. ¡Más bien clásico!

Discusión...

1. Hay un patrón de bloqueo de rama IZQUIERDA – bastante clásico – por lo que el foco ectópico está en el ventrículo derecho.

2. Todos los complejos QRS en las derivaciones inferiores son ondas R altas que apuntan hacia ARRIBA, a la parte superior del ventrículo derecho: el tracto de salida. El foco ectópico está en el tracto de salida (¡y eso es una buena noticia para el paciente!).

3. Se ha producido la transición precordial entre las derivaciones V2 y V3. ¡Guau! ¡Qué sorpresa! Esto es muy temprano para un impulso que se origina en el ventrículo derecho. La mayoría de las transiciones precordiales que implican un foco en el ventrículo derecho comienzan alrededor de la derivación V4 y apuntan más hacia la izquierda. Pero recuerde la lección de anatomía del Capítulo 1: la parte superior del tracto de salida del ventrículo derecho ya no está separada del tracto de salida del ventrículo izquierdo por el tabique muscular grueso. En la porción superior de ambos tractos de salida, el tabique se reduce a una pared membranosa relativamente delgada (Figura 6-5). Es en esta parte del tracto de salida donde el tracto de salida del ventrículo derecho envuelve la base de la aorta y se vuelve más hacia la izquierda que el tracto de salida del ventrículo izquierdo. ¡Así es! En este punto, el TSVD está a la izquierda y el TSVI a la derecha. Ahora es un poco más comprensible por qué la transición precordial de un foco ectópico en el TSVD superior ("X" blanca, Figura 6-5) puede parecer más como si se originara en el ventrículo izquierdo según la transición precordial.

Las flechas negras (Figura 6-5) demuestran el adelgazamiento del tabique interventricular a medida que se curva hacia la izquierda con la extensión hacia la izquierda del tracto de salida del ventrículo derecho. La parte superior del TSVD está a la izquierda del TSVD inferior (y también de gran parte del TSVI), lo que probablemente contribuye a la transición precordial inusualmente temprana para un foco ectópico del lado derecho.

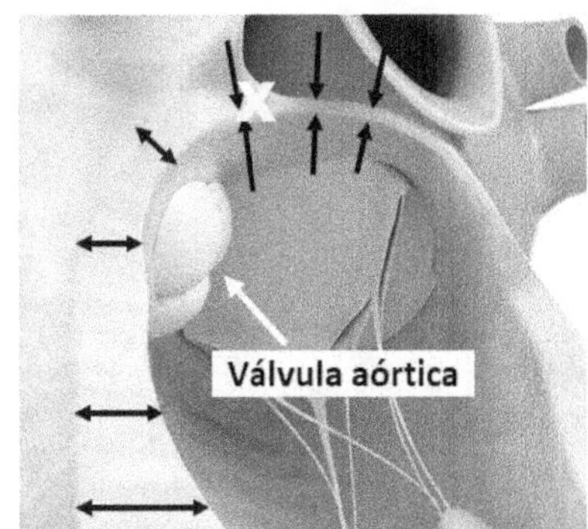

Figura 6-5

PERLA | Siempre ayuda conocer la anatomía del corazón.
¿Recuerdas qué estructuras está cerca de la zona basilar superior del tabique? ¿Qué tal el final del haz de His justo antes de dividirse en las ramas derecha e izquierda del haz? Un impulso allí puede entrar inmediatamente en una o ambas

ramas del haz, provocando una activación casi simultánea y dando como resultado un complejo QRS más estrecho. ¿Qué más hay muy cerca? El anillo de la válvula aórtica. Las calcificaciones de la válvula aórtica o los abscesos paraaórticos pueden alterar fácilmente la conducción AV en este punto al causar presión sobre el haz de His.

Aquí hay dos ECG de 12 derivaciones más que puede utilizar para practicar...

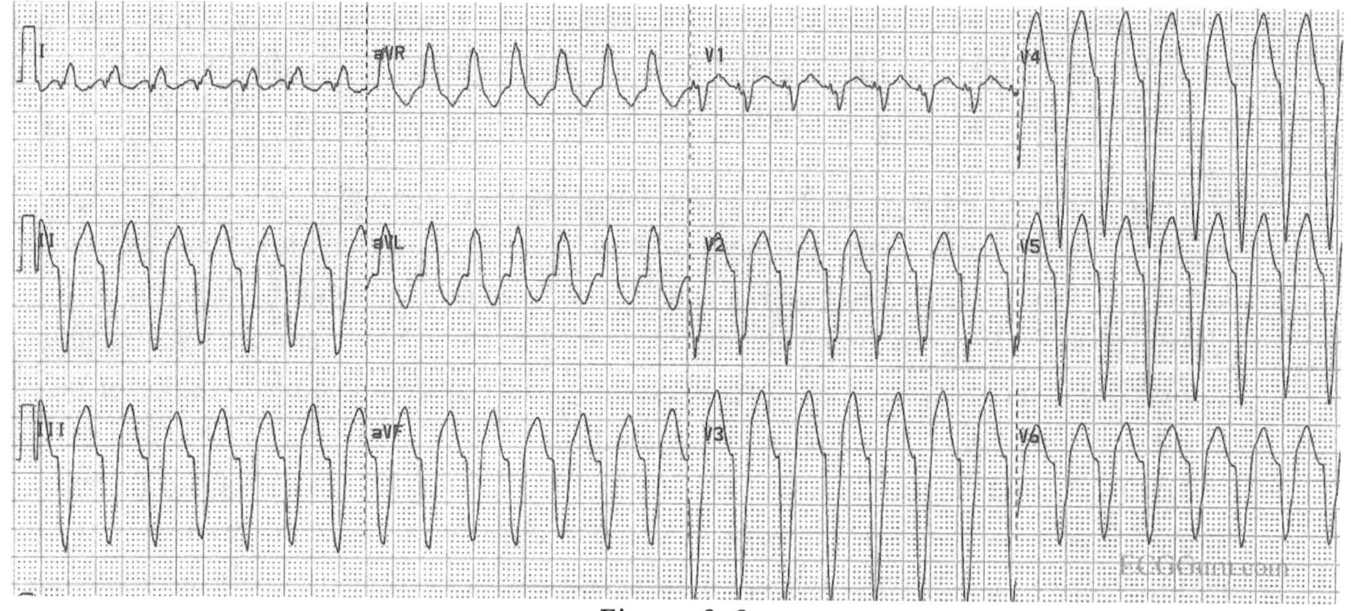

Figura 6-6

1. ¿En qué ventrículo se sitúa el origen?

2. ¿En qué parte del ventrículo: superior (tracto de salida) o inferior (ápice)?

3. ¿El foco ectópico está cerca del tabique o más lateralmente en la pared libre?

Utilice el espacio a continuación para anotar cualquier nota.

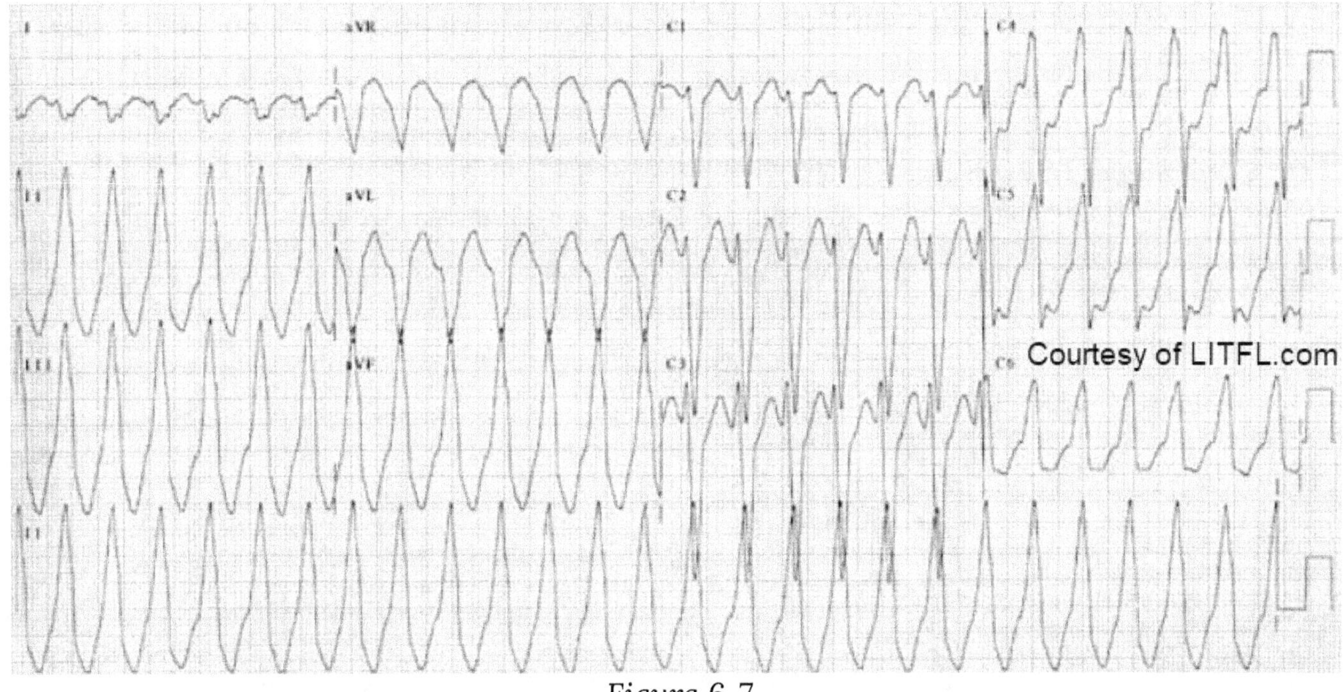

Figura 6-7

1. ¿En qué ventrículo se sitúa el origen?

2. ¿En qué parte del ventrículo: superior (tracto de salida) o inferior (ápice)?

3. ¿El foco ectópico está cerca del tabique o más lateralmente en la pared libre?

Utilice el espacio a continuación para anotar cualquier nota.

Chapter 7

Demuestre su conocimiento y progreso

Aquí hay algunas preguntas y tareas para ver cuánto ha aprendido hasta ahora.

Para cada uno de los fragmentos, designe si la flecha apunta a **una onda R, una onda S o una onda T** (las ondas T pueden estar invertidas o verticales).

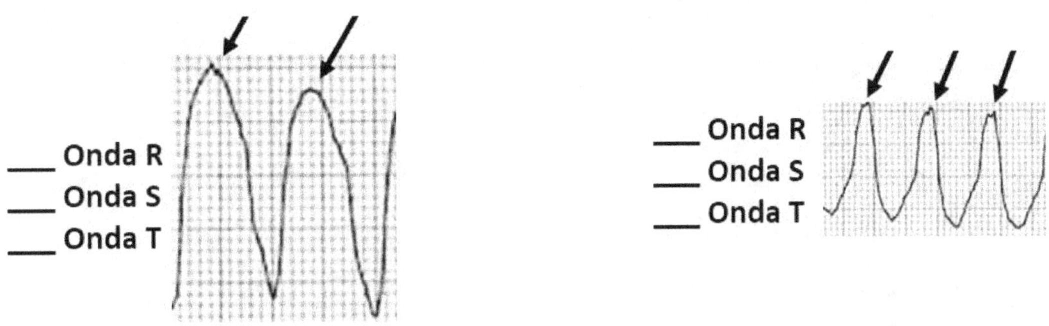

Figuras 7-1 y 7-2

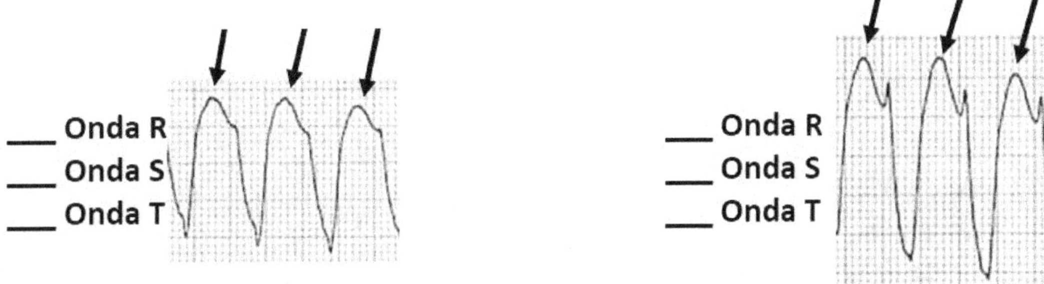

Figuras 7-3 y 7-4

Figuras 7-5 y 7-6

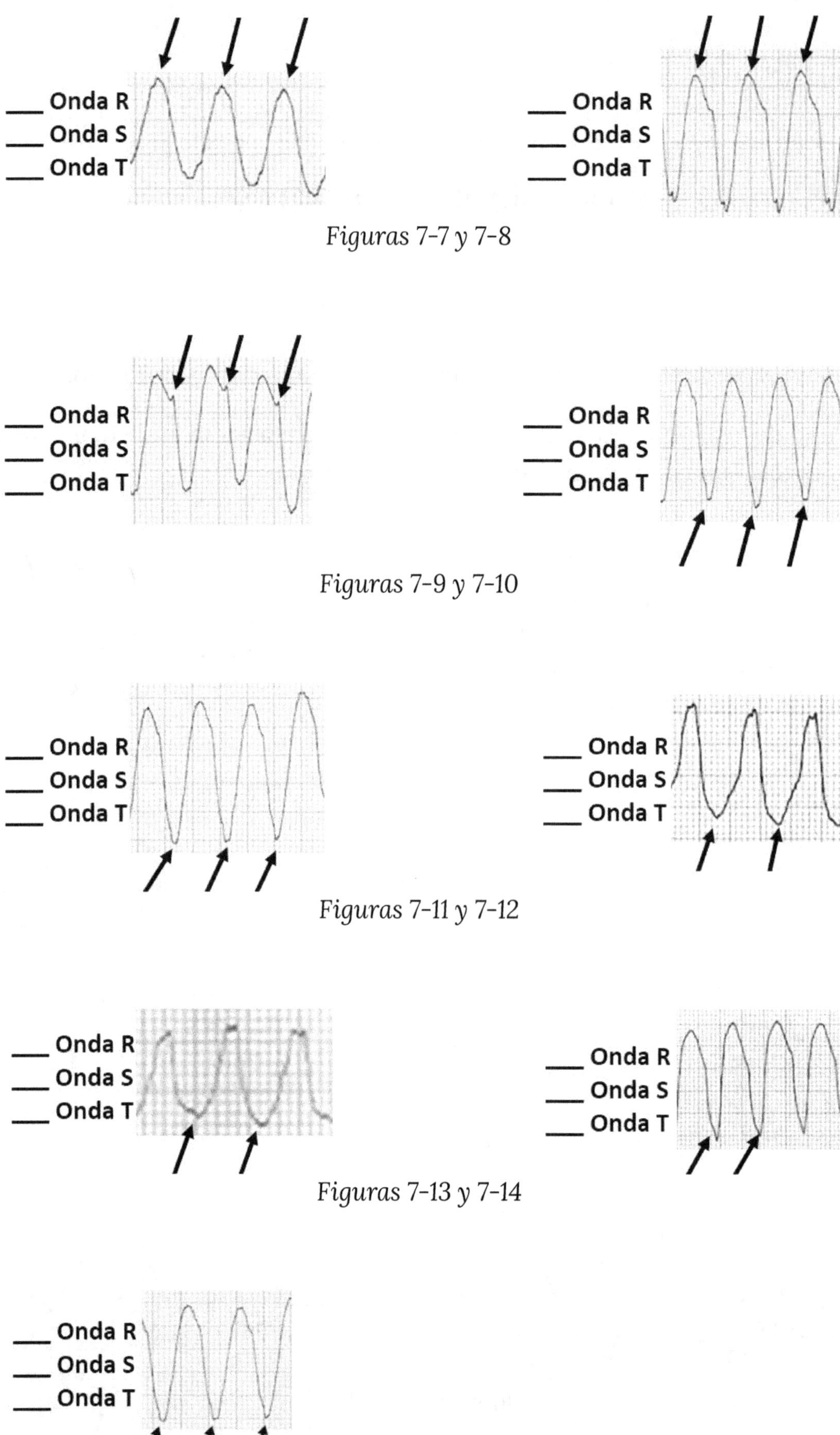

Figuras 7-7 y 7-8

Figuras 7-9 y 7-10

Figuras 7-11 y 7-12

Figuras 7-13 y 7-14

Figura 15

¿Hay una onda S presente en este fragmento (Figura 7-16)?

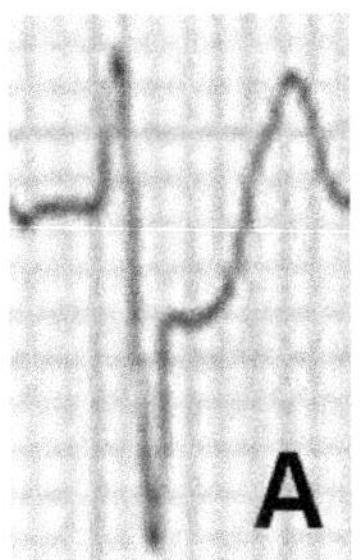 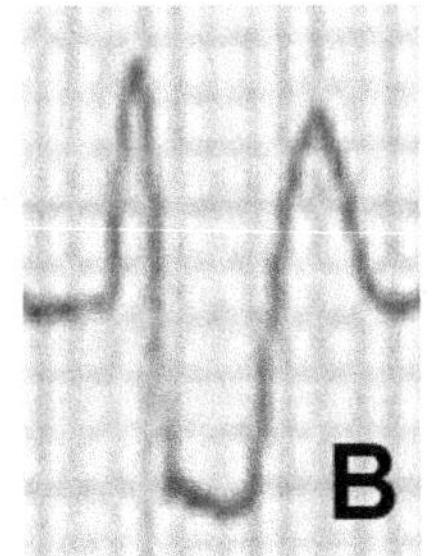 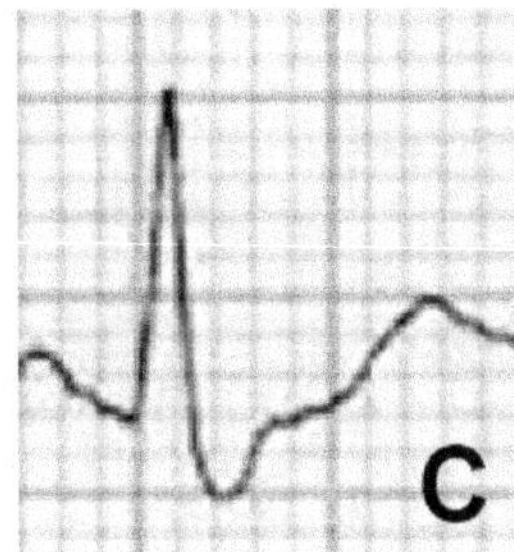

Figura 7-16

A. SÍ   NO

B. SÍ   NO

C. SÍ   NO

¿La flecha indica una onda S o una onda T (Figura 7-17)?

Esta es la derivación V1 y proviene de una taquicardia ventricular. ¿Notas algo más inusual en este fragmento?

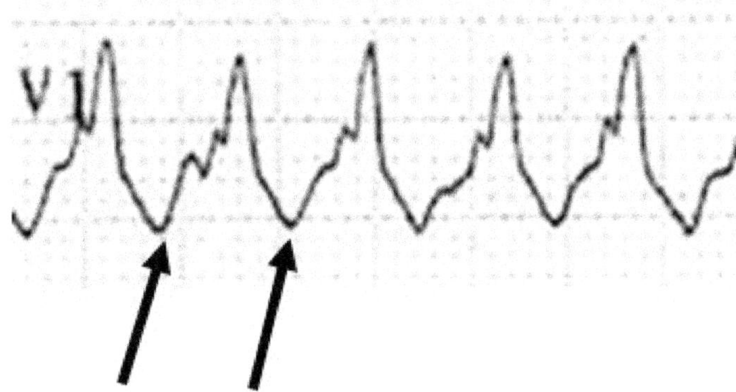

Figura 7-17

Seleccione la morfología QRS correcta.

A. Monofásico R
B. Monofásico QS
C. rS
D. rSR'

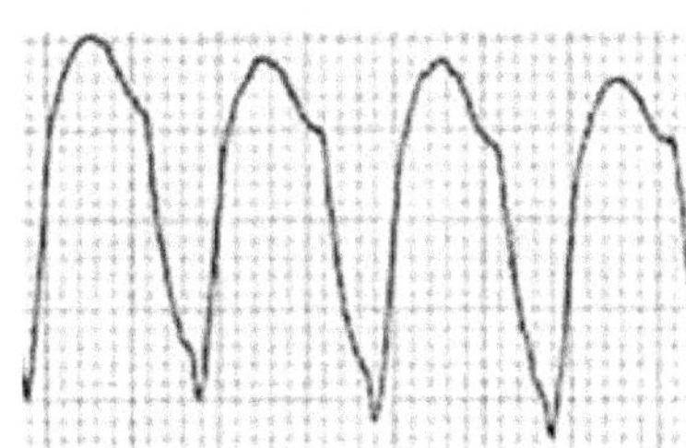

Figura 7-18

A. Monofásico R

B. Monofásico QS

C. rS

D. rSR'

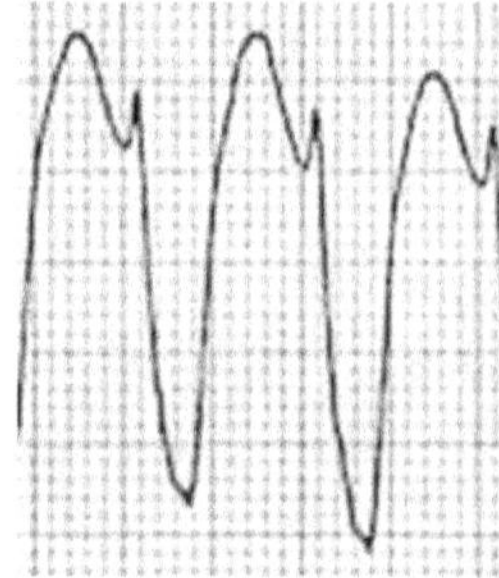

Figura 7-19

A. Monofásico R

B. Monofásico QS

C. RS

D. rSR'

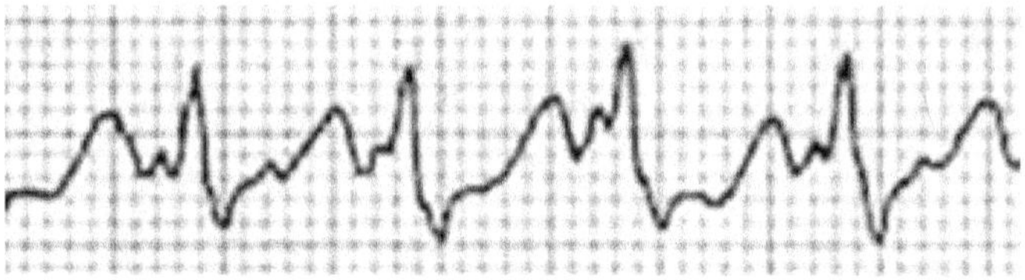

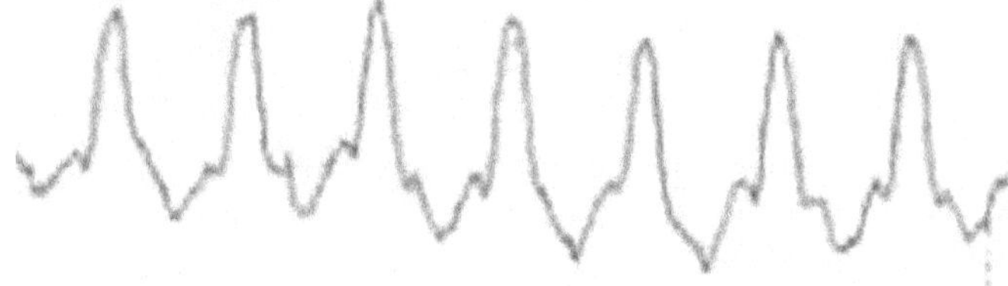

Figura 7-20

A. Monofásico R

B. qR

C. RS

D. RsR'

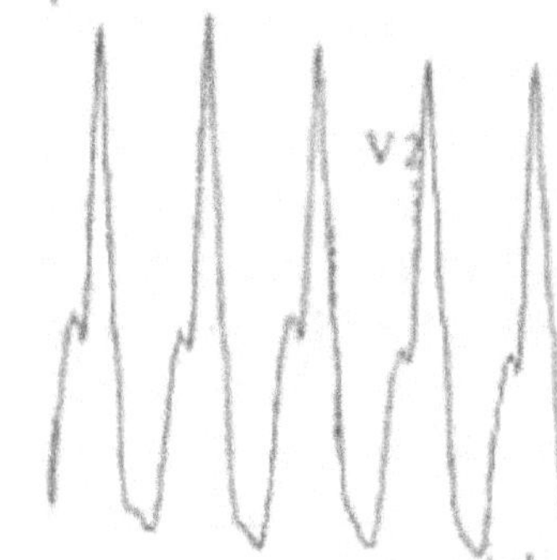

Figura 7-21

A. Monofásico R

B. Rs

C. qRS

D. qR

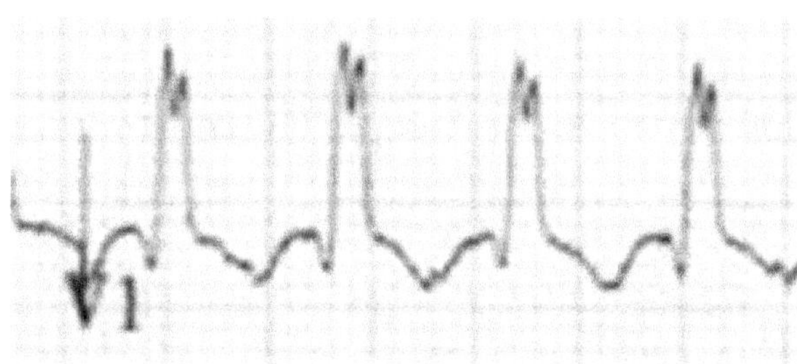

Figura 7-22

¿Cuál es la morfología de este QRS (Figura 7-23)?
¿Qué otra información valiosa proporciona?

A. Monofásico R

B. rS

C. Rs

D. qR

Figura 7-23

¿Cuál es la morfología de los complejos QRS en los
siguientes fragmentos?

A. Monofásico R

B. Monofásico QS

C. RS

D. Rs

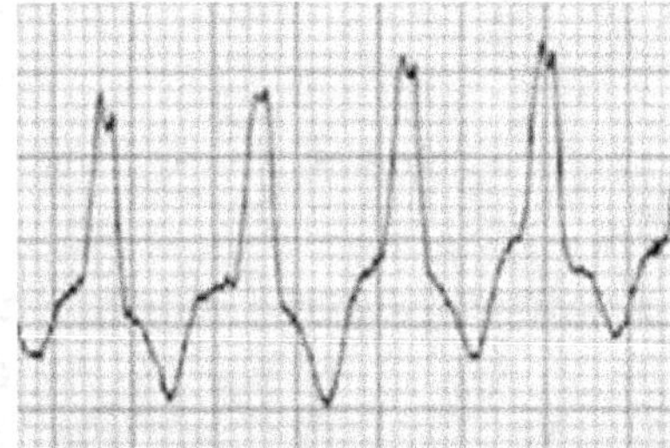

Figura 7-24

A. Monofásico R

B. Monofásico QS

C. RS

D. Rs

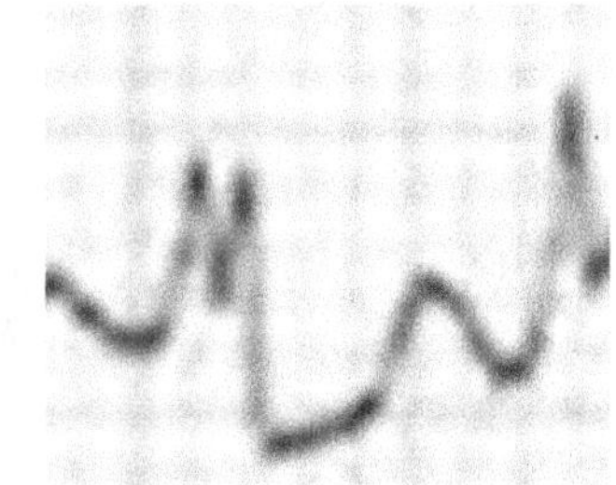

Figura 7-25

A. Monofásico R

B. Monofásico QS

C. RS

D. Rs

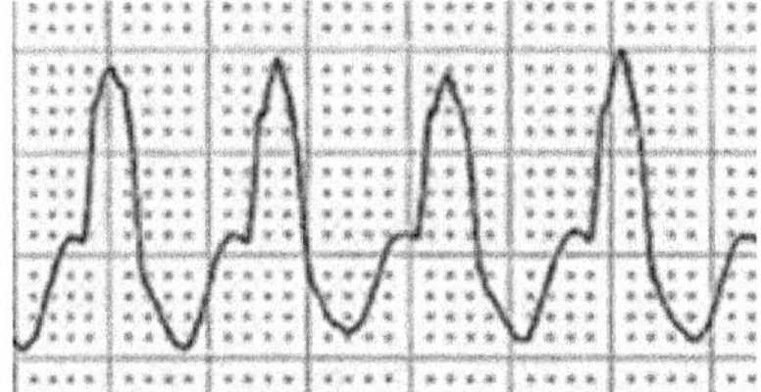

Figura 7-26

Respuestas

7-1: T	7-14: T
7-2: R	7-15: S (QS)
7-3: T	7-16: A – SÍ; B – NO; C – SÍ
7-4: T	7-17: T (Probable onda P en la primera flecha; VT con pico derecho más alto en V1)
7-5: R	7-18: B
7-6: r	7-19: C
7-7: R	7-20: C
7-8: T	7-21: B
7-9: r	7-22: D
7-10: S (QS)	7-23: D (Pico izquierdo más alto)
7-11: S (QS)	7-24: A
7-12: T	7-25: A*
7-13: T	7-26: A (La evidencia para q pequeña no es consistente.)

*La presencia de una muesca profunda en una onda R no crea una segunda onda R. Aunque algunos autores pueden referirse al segundo pico como R', sigue siendo una onda R monomórfica con muescas.

La muesca entre los dos picos debe volver completamente a la línea base para que el segundo pico se considere una verdadera onda R'. Sin embargo, la muesca no tiene que extenderse por debajo de la línea de base; no se requiere una onda S entre las dos desviaciones.

Un poco más sobre la morfología del QRS

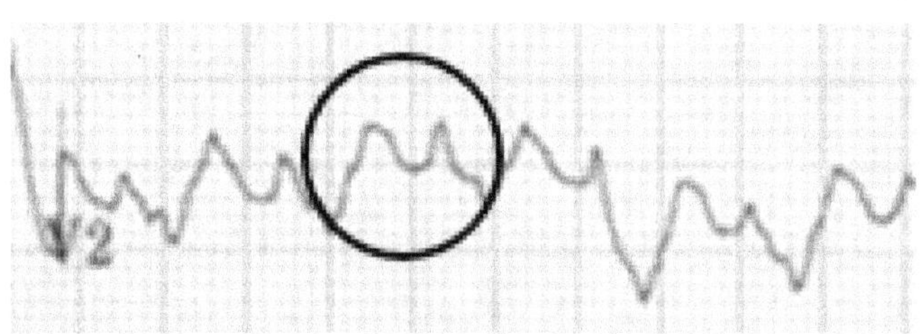

Figura 7-27

Veamos la derivación V2 (Figura 7-27). ¿Cuáles son algunas pistas sobre esta pista que nos ayudarían a descifrarla más fácilmente? Generalmente, sólo hay dos desviaciones positivas importantes en el trazado de una taquicardia de complejo ancho: la onda R y una onda T vertical. Por supuesto, ocasionalmente verá ondas P, pero serán muy pequeñas y muy poco frecuentes.

PERLA | La onda T suele ser más ancha a nivel de la línea de base que la onda R o la onda QS.

Si ve desviaciones positivas de dos anchos diferentes, intente interpretar con la idea de que la deflexión positiva más estrecha es la onda R. En este cable, vemos deflexiones positivas de dos anchos diferentes: uno es ancho y el otro es más estrecho y puntiagudo. Supongamos que la más estrecha es la onda R y la más ancha es la onda T. Vamos a controlarnos usando nuestra regla y un poco de sentido común. A estas alturas debería poder ver fácilmente la pequeña onda r en la derivación V3 de la Figura 7-2 (a continuación).

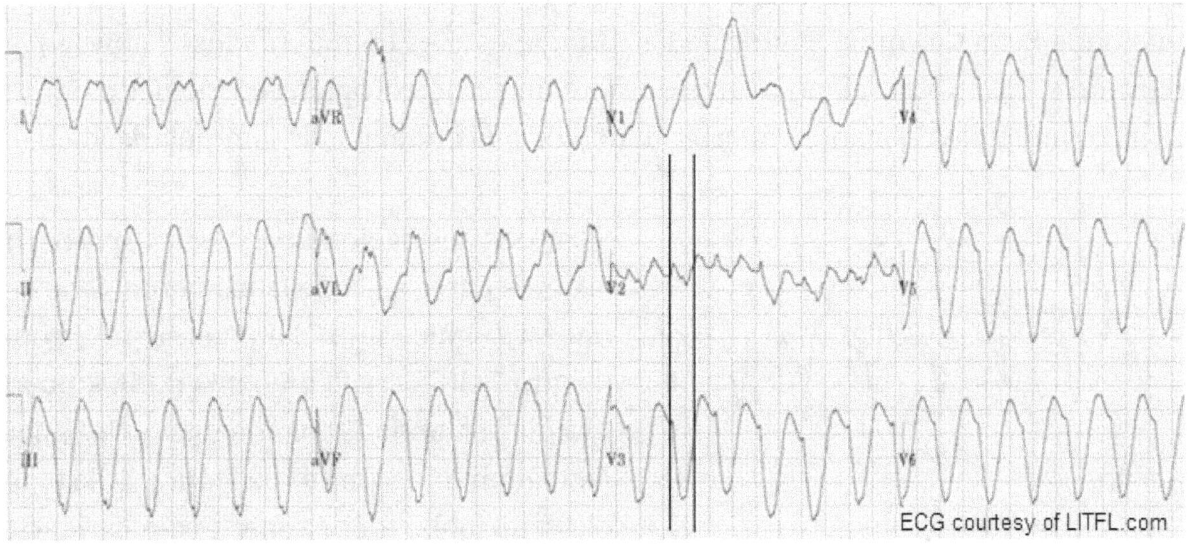

Figura 7-28

Alinee su regla con el comienzo de esa onda r y sígala hasta la derivación V2 para ver dónde comienza el complejo QRS. Ahora nos queda determinar dónde termina el complejo QRS. Para hacer esto, haremos una suposición general de que el final del complejo QRS en la derivación V3 está directamente cruzando la línea base de esa pequeña onda r. La razón por la que digo suposición "general" es que esto se hace sin considerar la posibilidad de elevación o depresión del ST. Marque ese punto cerca del final de la pendiente ascendente de la onda S, luego mueva la regla hacia allí para encontrar el final del complejo QRS en la derivación V2. ¿Estábamos en lo cierto al suponer que la desviación más estrecha era en realidad una onda R? Elegimos correctamente y las líneas incluso indican un complejo RS.

También hay una forma intuitiva de determinar esto...

Hay DOS desviaciones positivas (verticales) en este fragmento (Figura 7-3): una es ANCHA y la otra es visiblemente MÁS ESTRECHA. Cuando las dos desviaciones verticales aparecen una al lado de la otra, la ANCHA siempre precede a la deflexión MÁS ESTRECHA sin que intervenga ninguna deflexión negativa. Pero cuando la de-

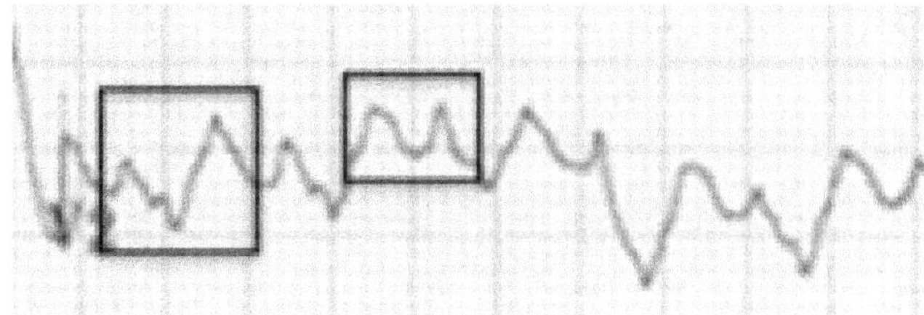

Figura 7-29

flexión MÁS ESTRECHA precede a la deflexión ANCHA, siempre está separada de la deflexión ANCHA por una deflexión negativa. La deflexión AMPLIA es una onda T y la deflexión MÁS ESTRECHA es una onda R.

PERLA | Durante una taquicardia de complejo ancho, tanto la taquicardia supraventricular con aberrancia como la taquicardia ventricular tienen anomalías de la repolarización. Por lo tanto, no puede haber dos ondas R inmediatamente adyacentes entre sí (excepto una rara RR') y no puede haber una onda T vertical después de una onda R sin una onda S intermedia. Aunque esto es común (incluso habitual) durante el ritmo sinusal, no ocurre durante un ritmo ectópico ventricular o un ritmo conducido de manera aberrante debido a la anomalía de la repolarización.

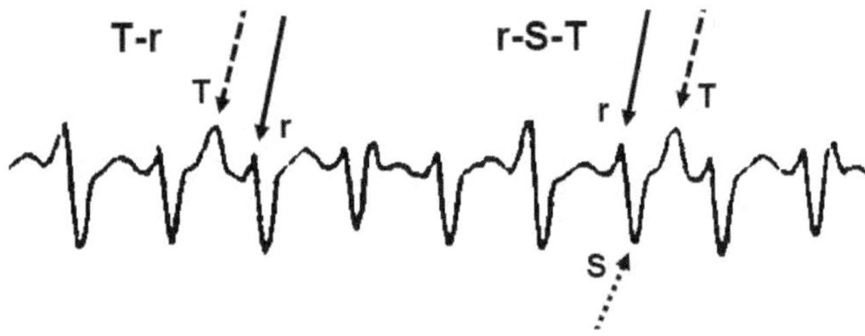

Figura 7-30

Si las dos desviaciones verticales aparecen adyacentes entre sí, la de la izquierda debe ser la onda T seguida inmediatamente por la onda R (Figura 7-30, T-r). Si bien una onda R puede invadir una onda T, cuando una onda T sigue inmediatamente a una onda R durante la taquicardia ventricular, debe tener una polaridad opuesta debido a la anomalía de repolarización requerida. En caso contrario, debe haber una onda S intermedia (Figura 7-30, r-S-T). Excepción: la isquemia aguda puede provocar una anomalía de la repolarización primaria en la que la onda T tendrá la misma polaridad que la última desviación del complejo QRS.

PERLA | En la mayoría de las circunstancias, cuanto más temprana es la transición precordial, más hacia la izquierda se ubica el foco ectópico. Los focos ectópicos en la parte superior del tracto de salida del ventrículo derecho pueden tener transiciones precordiales inusualmente tempranas (derivación V3 o entre las derivaciones V2 y V3).

Chapter 8

Morfologías confusas y problemáticas del QRS-T

Los "Doce Diablos"

Los "Doce Diablos" son doce de las morfologías de QRS más comunes y, a veces, más problemáticas que encontrará en las taquicardias de complejo amplio. Estúdielos detenidamente para que cuando los encuentre en un ECG no tenga que detenerse e intentar descifrar qué son. Cuanto más se familiarice con estas morfologías icónicas, más rápidamente se resolverán las taquicardias complejas y amplias de lo que inicialmente parece ser nada más que caos y confusión.

1. (Figura 8-1) Esta morfología parece casi una onda sinusoidal. Pero es una onda R monofásica con una onda T invertida o una onda QS monofásica con una onda T vertical.

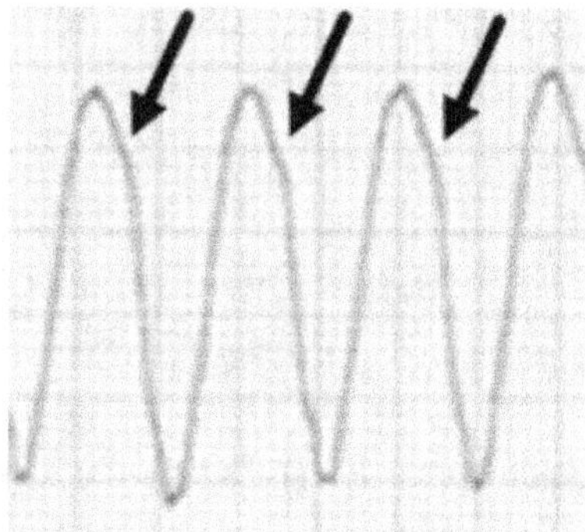

Figura 8-1

> **PERLA |** Los latidos ventriculares ectópicos y los latidos con conducción aberrante siempre tienen anomalías de repolarización, por lo que la onda T siempre está opuesta a la última desviación importante del QRS.

> **TRUCO |** Lo mejor es intentar definir primero la onda T. Recuerda: un complejo QRS no tiene por qué tener una onda R o una onda S, pero sí debe ir seguido de una onda T. SIEMPRE habrá una onda T.

> **PERLA |** Las ondas T tienden a tener picos (o nadires) más redondeados que las ondas R o las ondas QS.

Las desviaciones en la parte inferior de este fragmento de ECG (Figura 8-1) parecen tener un nadir sutil pero más agudo que el pico de las desviaciones verticales. Entonces estas son ondas QS monofásicas con ondas T verticales. Mira de cerca… ¿ves cómo la parte superior de estas desviaciones es un poco más redondeada que la parte inferior?

¿Dónde está ahora la línea de base? A unos 4 o 5 cuadrados pequeños de la parte superior deberías ver un cambio sutil en la pendiente en cada línea descendente (flechas). Conecte estas áreas y habrá encontrado la (presunta) línea de base.

2. (Figura 8-2) Te diré que este QRS consta de una onda q pequeña y una onda R muy ancha. La onda T está invertida. Para encontrar la línea de base, simplemente conecta las partes superiores de todas las pequeñas ondas q. Esa porción debajo de la línea de base no es una

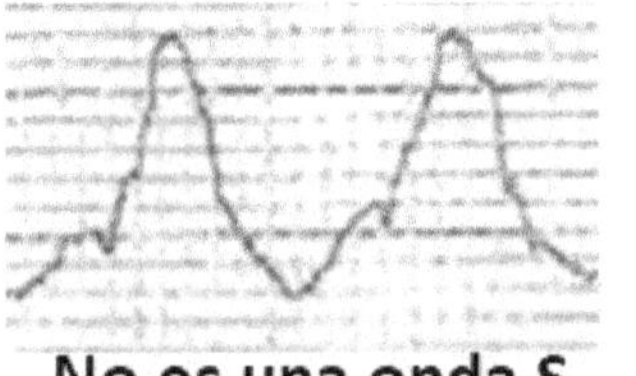

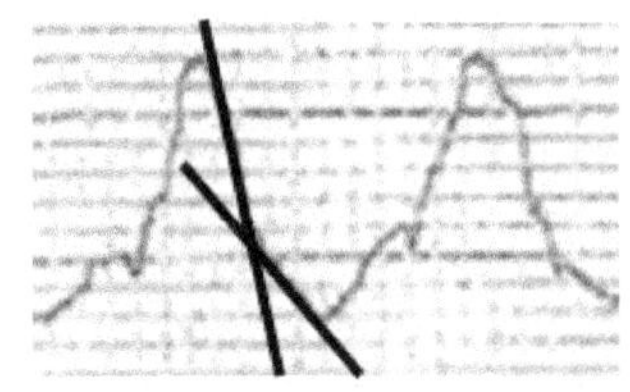

Figura 8-2

onda S, es una onda T invertida. Sólo hay dos desviaciones principales de este complejo QRS (sin incluir la onda q pequeña) y una de ellas debe ser una onda T. Cuando la ectopia se origina fuera del sistema de conducción, al QRS le seguirá una anomalía de la repolarización. Eso significa que si el QRS es una onda R monofásica, entonces la onda T estará invertida; por el contrario, si el QRS es una onda QS monofásica, entonces la onda T será vertical. Si bien esto es ciertamente característico de la taquicardia ventricular, también lo es de la conducción antidrómica a través de una vía accesoria y de las TSV con aberrancia. Por tanto, la presencia de una anomalía de la repolarización no ayuda a distinguir la TV de la TSV con aberrancia.

Además, observe cuán anchas y extrañas aparecen estas ondas R monofásicas en la Figura 8-2. Esos impulsos se originaron muy lejos del sistema de conducción.

3. (Figura 8-3) Esta morfología causa mucha confusión para algunos. ¿Qué es? Déjame decirte lo que no es: no es una onda QS seguida de una onda T invertida. Es simplemente un QS con muescas. Lo que hace esto aún más confuso es una onda T que es casi isoeléctrica. Si

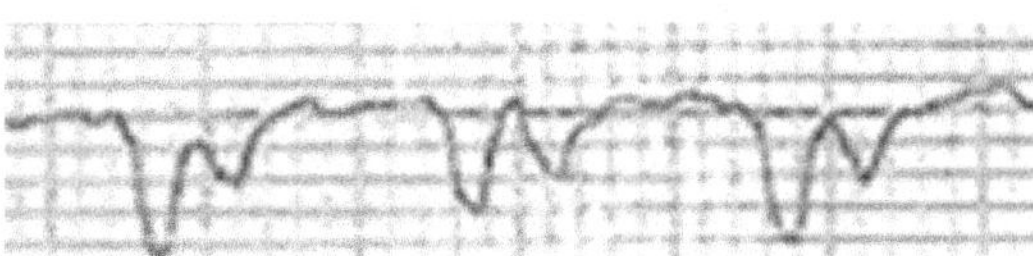

Figura 8-3

observa la línea de base después del tercer QS, verá una pequeña onda T. Hay un poco de desviación en la línea de base en este fragmento, pero la muesca en realidad nunca traspasa la línea de base.

CONSEJO | Una onda S no es una desviación separada de una onda R; ambas son registros del mismo impulso de despolarización. La diferencia no está en las desviaciones, sino en la perspectiva de los electrodos de registro.

4. (Figura 8-4) Esta morfología causa la mayor parte de su confusión durante el primer paso del Algoritmo de Brugada. ¿Es este un complejo rS o QS? La respuesta al primer paso ("¿Faltan complejos RS en todas las derivaciones precordiales?") depende de cómo se identifique este complejo. Así es como se determina la respuesta: recuerde que cada desviación en un ECG (incluida cada desviación dentro de un complejo QRS), cada Q, cada R y cada S, es un vector. Un vector debe tener *dirección*, en este caso su *polaridad*: positiva (hacia arriba) o negativa (invertida). También debe

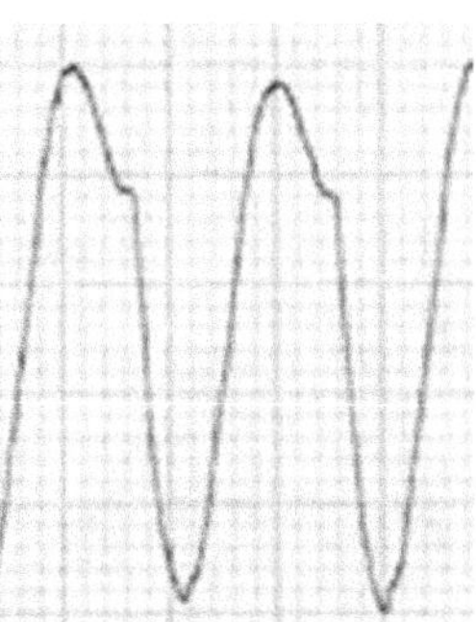

Figura 8-4

tener *magnitud*: el "área dentro de la deflexión" que consta de su pendiente ascendente, su pendiente descendente y la línea de base. En este fragmento, si encerramos la gran deflexión negativa utilizando la línea de base, vemos una cantidad considerable de área dentro de esa deflexión. Bien... ahora intenta hacer eso con lo que parece ser una onda r justo antes de la desviación negativa. No puedes. No hay pendiente ascendente hasta ese trozo de irregularidad cerca de la línea de base. Por tanto, no es un vector y, en consecuencia, no es una onda r. Lo que estás viendo en este fragmento es una onda QS. ¡Pero mucho cuidado aquí! Echemos un vistazo a una morfología de QRS similar:

5. (Figura 8-5) Esto puede parecerle muy similar a usted, ¡pero a mí me parece muy diferente! Este es un verdadero complejo rS. Mire las pequeñas ondas r justo antes de las profundas ondas S. Todos ellos tienen una subida y una bajada aunque son muy pequeños. Si la línea de base actuara como el tercer lado (base), entonces habría un área definida encerrada allí. Eso significa que es un vector y, en consecuencia, una verdadera desviación.

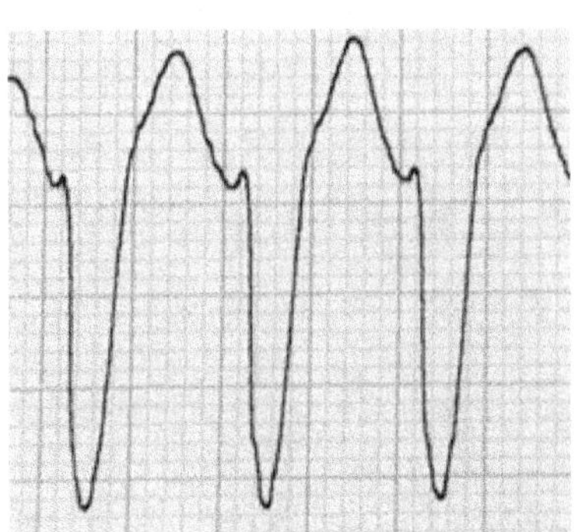

Figura 8-5

Aquí están las diferencias ampliadas (Figura 8-6)...

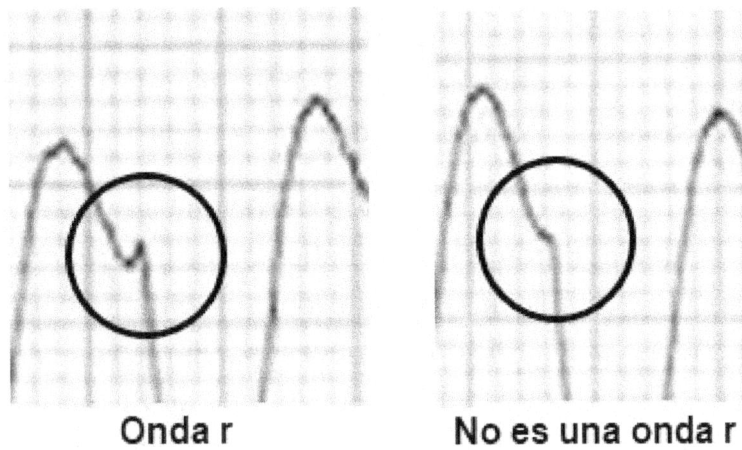

Figura 8-6

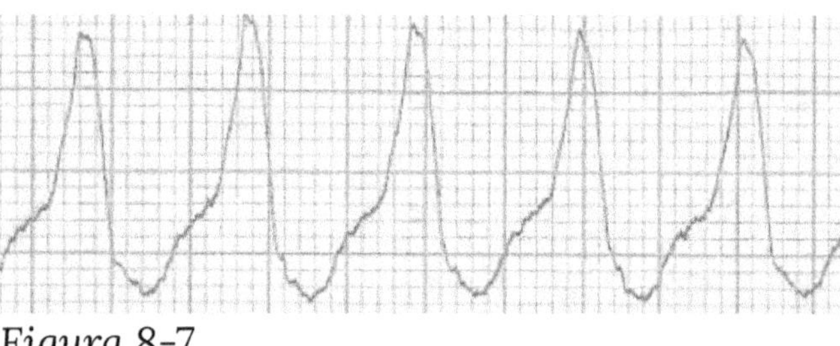

Figura 8-7

6. (Figura 8-7) Esta morfología del QRS ya debería resultarle muy obvia, pero mucha gente todavía no logra reconocerla. Esta es una onda R monofásica con una onda T invertida. Esa desviación negativa no es una onda S. Si fuera una onda R y una onda S, ¿cuántas deflexiones estarían presentes? Habría DOS deflexiones presentes: la onda R y la onda S. ¿Pero no nos estamos olvidando de algo? ¿Dónde está la onda T? Recuerda: no es necesario que tengas una onda R ni una onda S, pero siempre debes tener una onda T.

CONSEJO | La onda S suele ser la última desviación de un complejo QRS. Si crees que ves una "onda S", entonces debes identificar la onda T que la sigue.

PERLA | Si bien una onda T no puede interrumpir una onda R, una onda R puede interrumpir una onda T dejándola solo parcialmente visible. Es por eso que algunas ondas QS parecen enormes mientras que las ondas T parecen desproporcionadamente pequeñas: ¡es porque no se ven todas las ondas T!

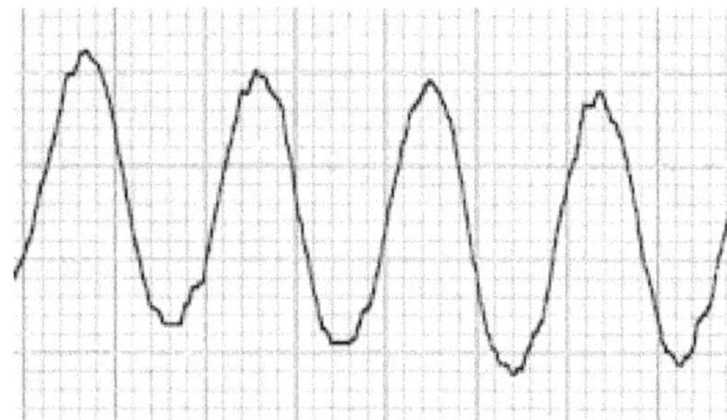

Figura 8-8

7. (Figura 8-8) OK... ¿qué es lo primero que buscamos al descifrar estas difíciles morfologías del QRS? ¡Ondas T! ¿Y dónde está la onda T en este fragmento? Lo primero que debería haberte llamado la atención aquí es que solo hay DOS desviaciones, por lo que una de ellas DEBE ser una onda T. Eso solo deja dos opciones: una onda R monofásica con una onda T invertida o una onda QS monofásica con una onda T vertical.

Ahora veamos de cerca estas dos desviaciones. Recuerde que las ondas T suelen ser más redondeadas en su pico o nadir. Entonces, ¿qué deflexión es más redondeada? Está muy cerca, pero la desviación negativa es más redondeada; por lo tanto, consideraría que se trata de una onda R monofásica con una onda T invertida. El pico de la desviación vertical es bífido (dos picos pequeños). No puedo decirles qué representa eso, aparte de que el pico de una onda R monofásica con una morfología similar al BRI con frecuencia tiene una muesca. Las ondas T no manifiestan picos bífidos consistentemente durante las taquicardias de complejo ancho. Sin embargo, pueden presentarse con picos bífidos ocasionales cuando la disociación AV es visible y hay una onda P escondida allí. El SQTL 1 y la hipopotasemia también pueden presentarse con ondas T bífidas, pero sólo durante el ritmo sinusal, no durante una taquicardia ventricular polimórfica (más sobre esto más adelante).

TRUCO | "La Regla de los 4 mm" | Aquí hay un truco que ideé hace años. Nunca ha sido validado, pero ciertamente me ha ayudado a determinar la morfología de un QRS bifásico de complejo ancho. Yo la llamo la "Regla de los 4 mm". Cuente hacia atrás 4 mm (es decir, 4 cuadrados pequeños) desde el pico de la deflexión vertical y 4 mm hacia arriba desde el nadir de la deflexión invertida. Evaluar los anchos de las deflexiones en ese punto. Es más probable que el más ancho provenga de la onda T.

Para algunos de estos ritmos, es obvio que el paciente estará muy inestable. Por supuesto, la cardioversión eléctrica será el primer paso tras una muy breve valoración del paciente. Sin embargo, si ya se ha registrado un ECG de 12 derivaciones, debería poder interpretarlo bastante bien.

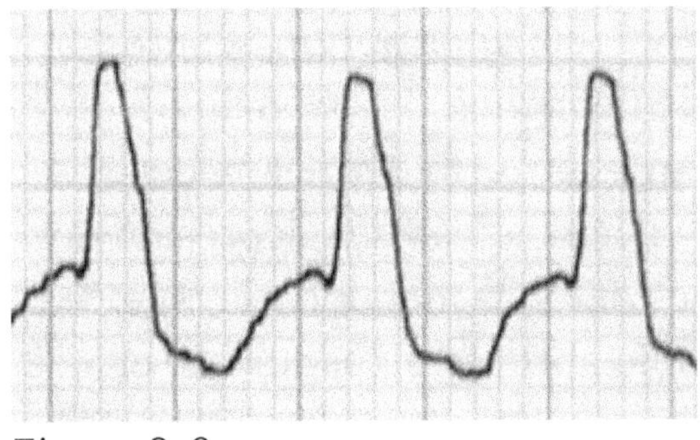

Figura 8-9

8. (Figura 8-9) Esta no es una onda R monofásica: es un *complejo qR* con un *segmento ST deprimido* y una *onda T invertida*. Una onda q es una onda Q sin importar su tamaño. Si bien el tamaño de una onda Q se utiliza para distinguir las ondas q septales de las ondas Q patológicas (durante el ritmo sinusal), el tamaño nunca descalifica a una onda q para ser designada como onda q. Y nunca está "bien" pasar por alto intencionalmente una onda q pequeña con el fin de considerar un complejo QRS como una onda R monofásica. En ritmo sinusal, un complejo qR en la derivación V1 puede indicar una tensión crítica del ventrículo derecho. Sin embargo, durante una taquicardia de complejo ancho, un complejo qR en la derivación V1 puede indicar un tipo específico de taquicardia en el tracto de salida del ventrículo izquierdo. Aquí hay otro ejemplo de un complejo qR:

Éste (Figura 8-10) es un poco más obvio pero a menudo se ignora o se pasa por alto debido a la irregularidad en el rastreo registrado. Estos son complejos qR. ¡Conócelos cuando los encuentres! No deberías tener que perder tiempo analizándolos.

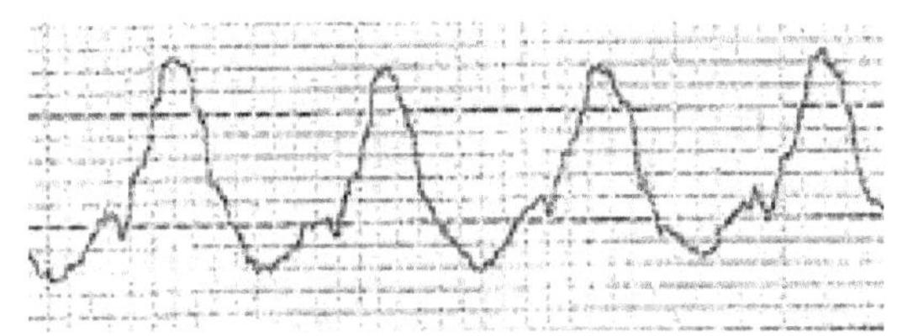

Figura 8-10 *(igual que la Figura 8-2)*

CONSEJO | Aunque durante el ritmo sinusal una pequeña onda q en las derivaciones I, aVL, V5 y V6 puede indicar una conducción inicial normal en el ventrículo izquierdo, eso no se aplica a los ritmos ventriculares ectópicos. Cualquier onda Q es anormal.

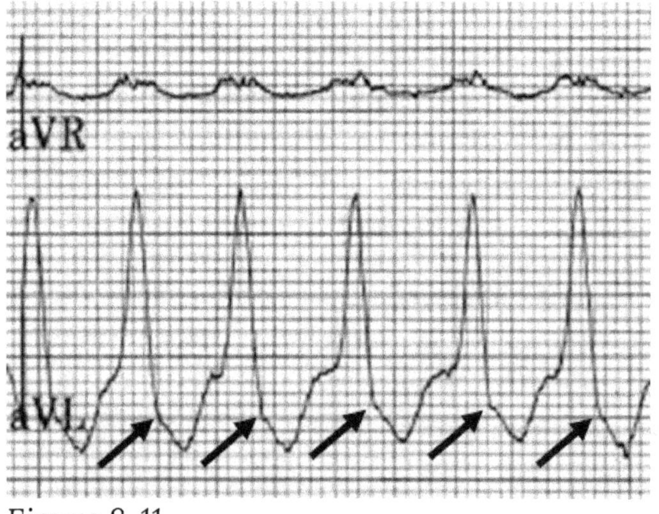

Figura 8-11

9. (Figura 8-11) Una vez más, hay una morfología QRS imposible de identificar en la derivación aVR, por lo que tendremos que depender de los complejos QRS en la derivación aVL para ayudarnos. El inicio del QRS en la derivación aVL es evidente. Pero esta vez también es claramente visible el final del QRS en la derivación aVL. Este fragmento de aVL representa una morfología que puede resultar muy confusa si no se sabe qué buscar y cómo interpretarla. Esta es una onda R seguida de una onda T invertida.

Las flechas indican el final del QRS y el comienzo de la onda T, por debajo de la línea de base. Si se tratara de ritmo sinusal, estaríamos muy preocupados por una depresión del ST de 3 mm (normalmente, sólo permitimos 1 mm de depresión del ST al inicio de una anomalía de la repolarización secundaria). Sin embargo, esta depresión del ST ocurrió durante una taquicardia y nunca es aconsejable diagnosticar una depresión del ST isquémica *durante* una taquicardia. Estas depresiones del ST a menudo se resuelven en el instante en que cesa la taquicardia. Nótese el cambio abrupto de pendiente en ese punto.

Esta es una morfología muy compleja (aVL) con muchos puntos de enseñanza.

Primero, a veces parece haber una pequeña onda q adyacente a la onda R; pero esto no se encuentra consistentemente porque en algunos complejos, en la misma derivación, la onda "q" no está presente en absoluto y su morfología no se reproduce en otros. Sospecho que es sólo un artefacto y no lo consideraría una desviación.

En segundo lugar, el hecho de que la pendiente descendente de la onda R vaya por debajo de la línea de base no la convierte automáticamente en una onda S. Recuerde: todas las desviaciones (incluidas las ondas S) son vectores. Para que una onda S califique como una deflexión verdadera, debe satisfacer las reglas para los vectores:

    1. debe tener dirección (su polaridad) y

    2. debe tener magnitud (un área dentro de la deflexión).

Para que una desviación se considere una onda S, al menos debe comenzar su ascenso hasta la línea de base antes del inicio de la onda T (Figura 8-12). Esto proporcionará un área dentro de la deflexión que satisfará la segunda regla para los vectores. No es necesario que alcance la línea de base antes de fusionarse con el recorrido ascendente de la onda T (que puede comenzar por debajo de la línea de base).

A veces, las ondas S pueden verse arrastradas y verse muy similares a la onda T invertida en este fragmento de la derivación aVL (Figura 8-11).

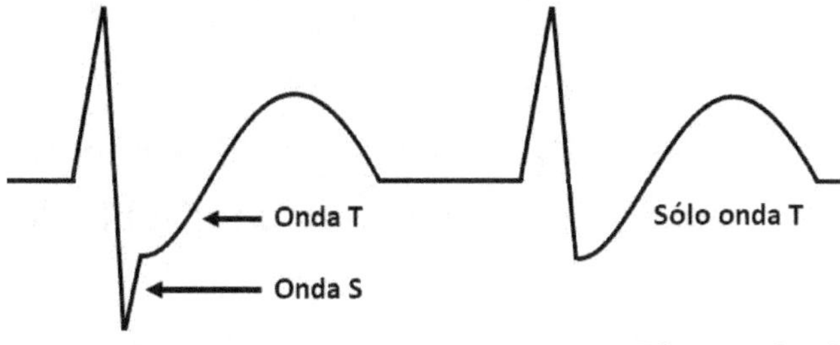

Figura 8-12

PERLA | Para que una desviación se considere una onda S, al menos debe comenzar su ascenso hasta la línea de base antes del inicio de la onda T. Esto proporcionará un área dentro de la desviación.

Aquí hay un ejemplo:

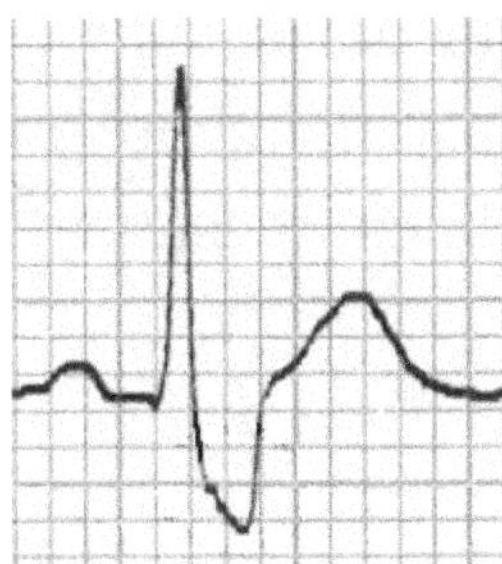

Figura 8-13

10. (Figura 8-13) En este fragmento, que se parece mucho a los del fragmento de la derivación aVL anterior, observe cómo el cambio de pendiente no es abrupto sino gradual: una curva suave. Esto es típico de una onda S arrastrada. Y, por supuesto, le sigue una onda T obvia. La presencia de una onda P nos dice que no se trata de un ritmo ventricular ectópico, ¡sino que lo importante aquí es la morfología del QRS!

PERLA | No confundas las ondas S con el segmento ST. El segmento ST comienza al final del QRS, ya sea una onda R o una onda S. La onda S nunca forma parte del segmento ST. El segmento ST representa la Fase 2 del potencial de acción que es la repolarización; una onda S representa la Fase 0: ¡despolarización!

Compare la Figura 8-13 anterior con el fragmento de la Figura 8-14. Debería poder identificar el inicio del QRS así como su final (ya ha visto este fragmento antes, ¡pero ahora lo veremos mucho más de cerca!). Aquí está la diferencia: la onda T invertida se parece mucho a la onda S arrastrada de arriba. ¿Cómo sabemos que no es una onda S? Porque no hay una indicación clara de que una onda S gire hacia arriba hacia la línea de base. Sólo hay una desviación invertida que gira hacia arriba

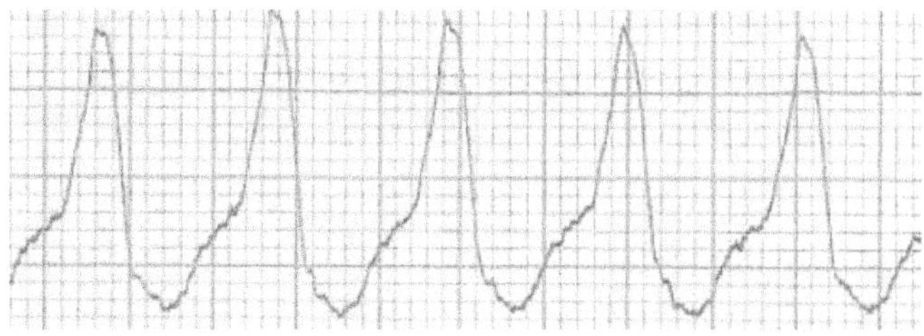

Figura 8-14

hasta la línea de base. Una vez más, pregúntese: "¿Cuántas desviaciones hay?" Sólo hay dos desviaciones presentes, por lo que una de ellas debe ser una onda T. ¿Cuál es: la desviación invertida con el nadir redondeado o la desviación vertical con el pico puntiagudo? Es más probable que las ondas T sean redondeadas en sus picos o nadires, por lo que la deflexión invertida es la onda T y la deflexión vertical con el pico puntiagudo es una onda R monofásica. (Recuerde la regla de los 4 mm).

PERLA | Dado que la onda S es generalmente la última desviación del QRS, si cree que está viendo una onda S, ¡DEBE identificar la onda T que la sigue!

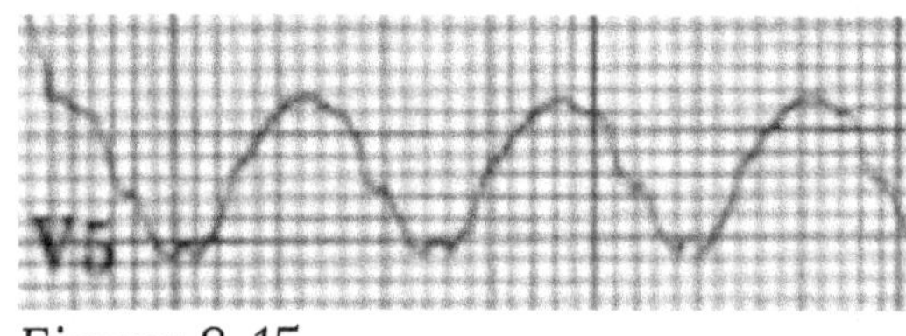

Figura 8-15

11. (Figura 8-15) ¡Otra morfología de onda sinusoidal que se parece más a una onda sinusoidal verdadera que cualquier cosa que hayamos visto hasta ahora! Nuevamente, buscará ayuda de los clientes potenciales impresos arriba y debajo de V5. Pero hay un mensaje especial que nos envía este fragmento, y mientras buscamos la línea de base en la parte superior o inferior de una desviación, ¡a veces se encuentra en el medio! Si miras en el medio de la pendiente descendente de cada QRS, verás una pequeña muesca que aparece constantemente en el mismo lugar. Nuestra mejor opción sería conectar esas muescas con una línea y designar esa línea como línea base, al menos inicialmente.

PERLA | No diagnostique el aleteo ventricular con una tira de ritmo de una sola derivación a menos que la frecuencia ventricular sea superior a 250 latidos/minuto y preferiblemente cerca de 300/minuto. Algunas de las desviaciones que aparecen en "ondas sinusoidales" provienen de ECG en los que otras derivaciones tenían complejos QRS relativamente bien formados. El aleteo ventricular se verá más o menos igual en todas las derivaciones. El ritmo en la Figura 8-15 puede parecer muy siniestro... pero la frecuencia cardíaca es sólo 130. Es posible que otras derivaciones tengan complejos QRS bien formados (Sí, estoy de acuerdo... ¡probablemente no!); pero siempre es mejor ver el ECG de 12 derivaciones antes de tomar una decisión.

¡RECORDAR! | ¡Una frecuencia cardíaca de 130 no descarta la hiperpotasemia como causa de la taquicardia de complejo ancho!

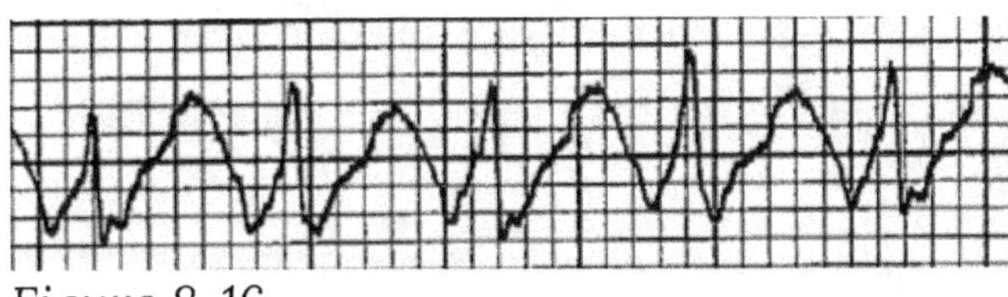

Figura 8-16

12. (Figura 8-16) Esta morfología del QRS la verás de vez en cuando y no hace falta perder el tiempo intentando decidir si se trata de un QRS seguido de una onda T vertical o de un RS con apariencia de onda Q provocado por el hecho de que el complejo QRS comienza al final de la onda T. Ninguna de las pistas nos da una pista sólida sobre la ubicación de la línea de base. Afortunadamente tengo otro ECG con la misma morfología en el que hay una pausa momentánea en la taquicardia (Figura 8-17) que nos da una respuesta:

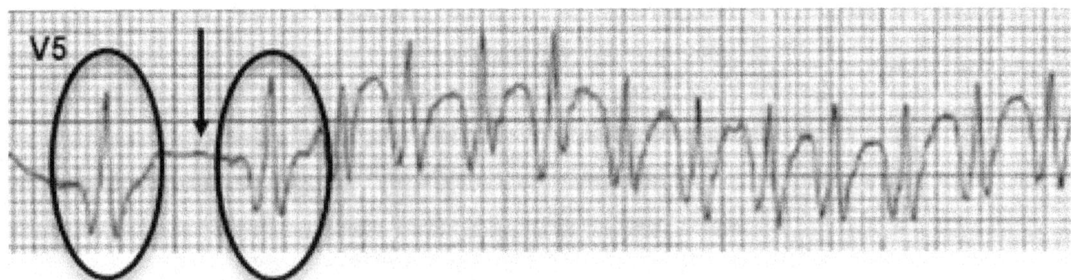

Figura 8-17

Esta pausa tiene múltiples puntos de enseñanza:

Primero, estos no son ritmos de captura. Debe aparecer un latido de captura ANTES del siguiente QRS esperado según la frecuencia de taquicardia. En otras palabras, el QRS del latido de captura debe terminar en un intervalo R-R MÁS CORTO que el intervalo R-R del ritmo predominante, es decir, la taquicardia.

En segundo lugar, la flecha apunta a una onda P sinusal que ha conducido.

En tercer lugar, podemos ver que los complejos QRS durante la pausa de la taquicardia son los mismos que los complejos QRS durante la taquicardia misma.

Cuarto, la morfología es de hecho un verdadero qRs, y

Quinto, ahora debería ser evidente que la línea base puede cambiar durante una taquicardia (como ESTA, Figura 8-18). Miremos más de cerca:

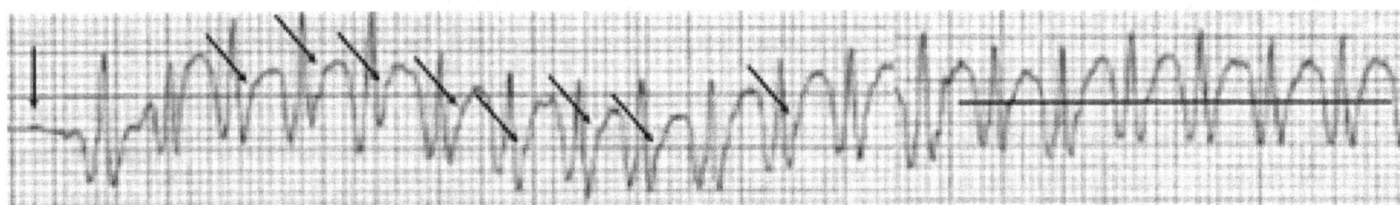

Figura 8-18

Los complejos QRS que tienen el mismo aspecto durante la taquicardia que en el ritmo sinusal son muy favorables para una TSV con aberrancia, pero también pueden ocurrir durante una taquicardia de rama del haz (Capítulo 18). Pero hay una última cosa en la que pensar: las pequeñas muescas a las que apuntan las flechas en la Figura 8-18, ¿podrían representar también ondas P′ retrógradas? ¡Muy posiblemente!

PERLA | Las ondas P u ondas P' que se observan durante una taquicardia de complejo ancho suelen ser mucho, mucho más pequeñas de lo que cabría esperar. ¡Agudiza tus ojos y búscalos con mucha atención!

Echemos un vistazo más de cerca:

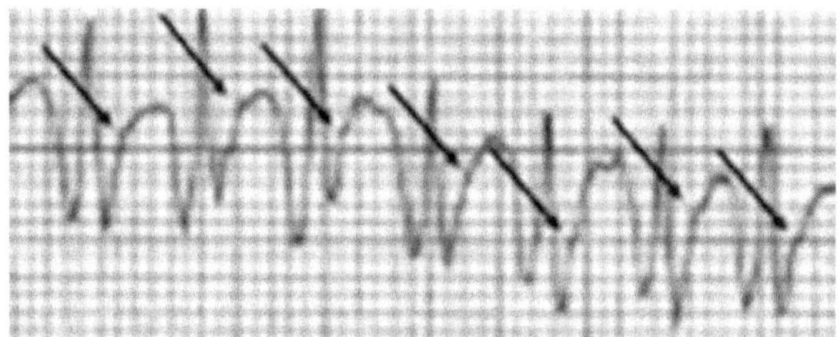

Figura 8-18 ampliada

CONSEJO | La taquicardia de rama es la única taquicardia ventricular que puede presentarse con la misma morfología de bloqueo de rama que en el ritmo sinusal.

Los gemelos falsos

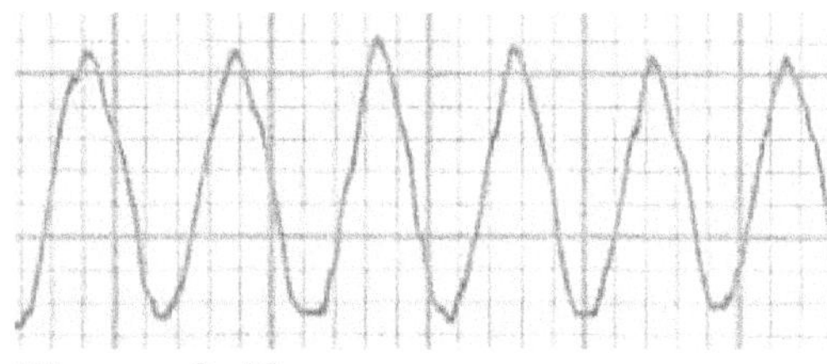

Figura 8-19

Mire este fragmento a la izquierda (Figura 8-19). ¿Qué tan rápido puedes determinar la morfología aquí? ¿Es un complejo QS con una onda T vertical o una onda R monofásica con una onda T invertida? Si ahora te cuesta un poco, no te preocupes. Creo que será más fácil cuando termines esta sección: ¡Los gemelos falsos! Dos morfologías de QRS-T necesitarán algo de práctica adicional. Parecen iguales, ¡pero son bastante opuestos! Y cuando nos enfrentamos a una taquicardia de complejo amplio, no deberíamos tener que dedicar mucho tiempo a intentar descifrar y etiquetar estas desviaciones.

Algunos de estos fragmentos son... ¡lo admito! – de casos que probablemente requerirían cardioversión inmediata. ¡NO TE LOS SALTES! Utilízalos para agudizar tu vista ante estas morfologías.

Gemelo falso n.° 1

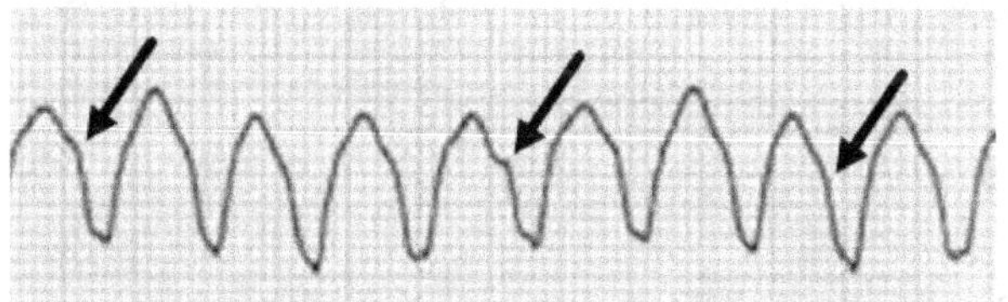

Figura 8-20

(Figura 8-20) ¿Es este un R monofásico con una onda T invertida o un QS con una onda T vertical? En una inspección minuciosa, verá algunas "muescas" o un ligero cambio en la pendiente de la línea (flechas) justo antes del inicio de la deflexión negativa; más obviamente, justo antes de la primera y quinta deflexión negativa (pero está en todos los demás, también). Empiece por asumir que esa es la base. Parece deambular un poco, ¿no? Esto no es inusual y es algo a lo que deberías acostumbrarte a ver. Veamos otra vista de este mismo fragmento (Figura 8-21) en la que invoqué la regla de los 4 mm:

Como puede ver, la deflexión vertical a 4 mm del vértice es visiblemente más ancha que la deflexión invertida a 4 mm de su nadir. Según la regla de los 4 mm, la onda T es más ancha que una R monofásica o un complejo QS en el nivel de 4 mm. Esto se debe a que la repolarización lleva mucho más tiempo que la despolarización, incluso en circunstancias normales.

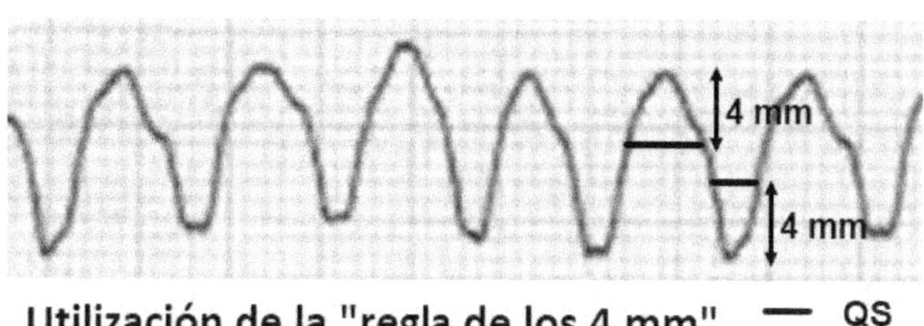

Figura 8-21

Considere la regla de los 4 mm como una sugerencia mía: nunca ha sido validada formalmente.

PERLA | Según mi experiencia, mejorará sus habilidades más rápidamente si estudia los mismos ECG y tiras de ritmo una y otra vez. Eso crea una familiaridad con el tema más rápido.

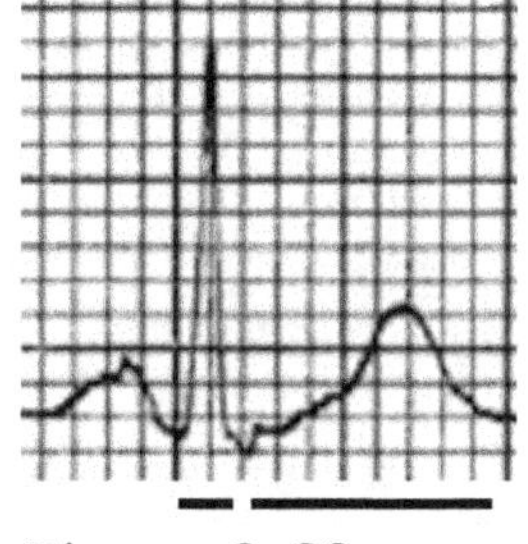

Figura 8-22

Aquí (Figura 8-22) se muestra un QRS-T de un ECG normal. Observe la diferencia de ancho entre la despolarización y la repolarización demostrada por las dos líneas. La diferencia es menor durante una taquicardia ectópica, ¡pero sigue ahí! La despolarización se produce sobre fibras de conducción rápida; la repolarización se produce por conducción de célula a célula.

Volviendo a nuestra tira rítmica (Figura 8-20 u 8-21), también deberías haber notado que el nadir de la deflexión invertida es un poco más agudo que el vértice de la deflexión vertical. Esto se debe a que las ondas R y S tienen un cambio de polaridad más abrupto que las ondas T.

(Figura 8-20) Estos son complejos QS seguidos de ondas T verticales. Mire estos ejemplos muy de cerca. Tenga la seguridad de que puede localizar rápidamente la base de cada desviación y luego compararlas mentalmente. Es de gran ayuda si puede identificar rápidamente cualquier línea de base. ¿Puedes ver el sutil cambio de pendiente al comienzo de cada QS?

PERLA | A menudo se puede ver la diferencia entre la despolarización y la repolarización observando el ángulo formado en el pico o nadir. La desviación con el ángulo más amplio suele ser la onda T. A menudo uso esto para validar mi impresión.

Gemelo falso n.º 2

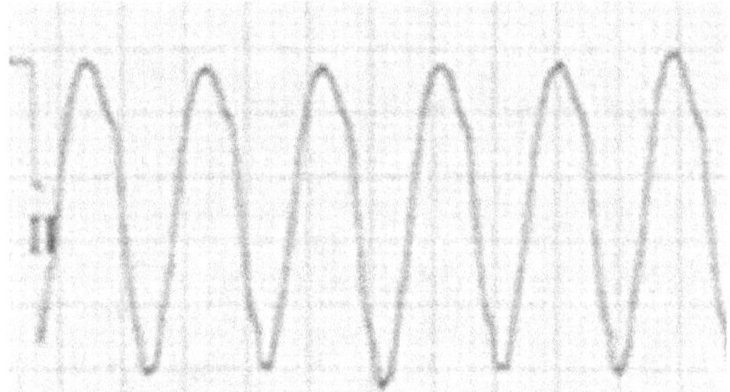

Figura 8-23

(Figura 8-23) Primero, tenga en cuenta que se trata de una taquicardia ventricular monomórfica (eso será importante en un momento). ¡También es monofásico porque solo hay dos desviaciones presentes y ya sabes que una de ellas debe ser una onda T! Ahora intente localizar una línea de base "presunta". La línea de base es mucho más sutil aquí, pero de eso se trata este libro de trabajo: ¡entrenarte para ver las sutilezas! Si localizas la línea de base, verás inmediatamente una contradicción muy obvia con lo que dije en capítulos anteriores. Las ondas T son mucho más pequeñas y parecen tener una base más estrecha que las ondas QS. (Debería haber podido notar el nadir más agudo de las desviaciones QS a diferencia del vértice más redondeado de las ondas T (Figura 8-24, a continuación). ¿Son las ondas T realmente tan pequeñas (círculo), o es una ¿Ilusión causada por algo más?

Existe un enfoque aún más rápido con este tipo de desviación. Las flechas en la Figura 8-24 indican un cambio en la pendiente que sugiere fuertemente el inicio de una deflexión. Como puede ver, sólo hay dos desviaciones presentes: una deflexión positiva y una deflexión negativa. Las posibilidades aquí son una onda R monomórfica que está parcialmente oscurecida por una onda T invertida, o una onda QS que está oscureciendo

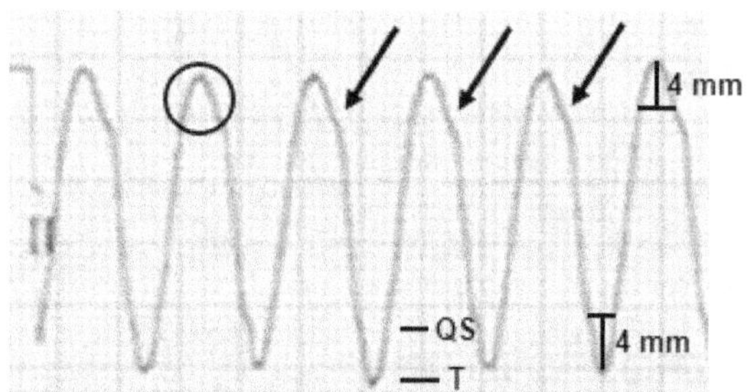

Figura 8-24

parcialmente una onda T vertical. Al invocar la regla de los 4 mm, se puede ver que la deflexión invertida es una onda QS y la desviación vertical es una onda T.

PERLA | ¡Las ondas T no cubren ni oscurecen ninguna parte de un complejo QRS! ¡Nunca!

Entonces, Faux Twin n.º 2 demuestra complejos QS con ondas T verticales.

Gemelo falso n.º 3

Aquí tenemos dos gemelos falsos en la misma tira rítmica (Figura 8-25). Este es un breve fragmento de una taquicardia ventricular polimórfica que degeneró en fibrilación ventricular (más sobre esto más adelante).

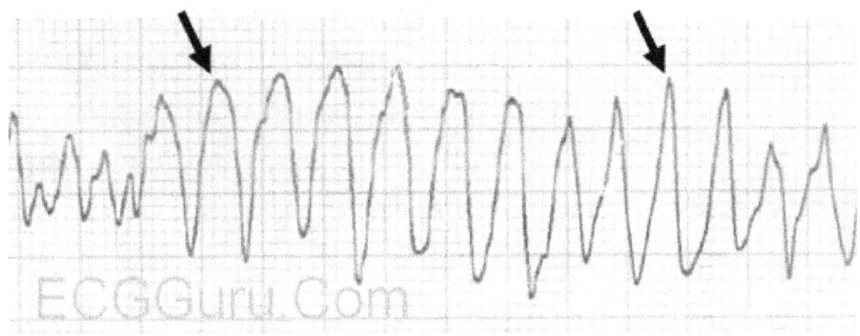

Figura 8-25

La primera flecha (izquierda) indica la onda T de un complejo QS monofásico, mientras que la segunda flecha (derecha) indica el pico de una onda R monofásica. El eje se ha desplazado tanto que la polaridad al final del episodio es opuesta a la polaridad al principio. Como puede ver, la morfología en forma de huso de este episodio se vuelve menos organizada a medida que el ritmo pasa a la fibrilación ventricular (que no se ve en este fragmento). Aquí hay otro ejemplo de apariencia similar (Figura 8-26):

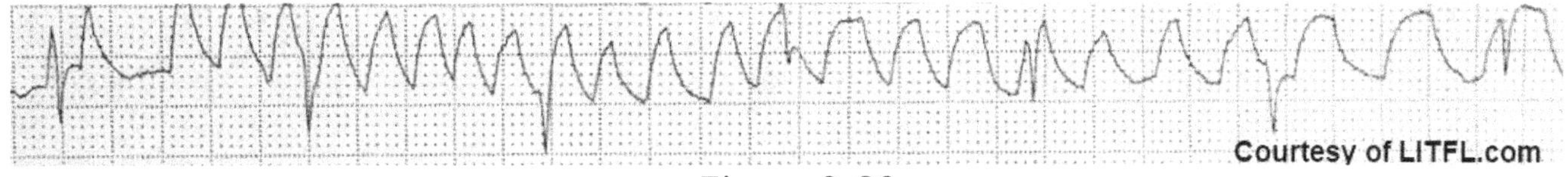

Figura 8-26

Si miras de cerca, verás que aparecen complejos muy estrechos a intervalos muy regulares. Los indicios de que esta "taquicardia" es un artefacto incluyen: 1) el paciente se ve bien a pesar de un ritmo horrible, 2) la "taquicardia" no está presente en todas las derivaciones y 3) el ritmo del complejo estrecho no se ve afectado por las otras actividad "ventricular". Esto es sólo un artefacto de movimiento. ¡Mantén esto en mente!

CONSEJO | Durante una taquicardia de complejo ancho, las ondas q (en la derivación V6 con morfología similar al BRI) y las muescas de las ondas R o S pueden indicar infartos previos. ¡Los complejos QS generalmente no lo hacen! Un complejo QS indica un foco que probablemente se encuentre en la periferia de la pared ventricular. Esto se analiza en el Capítulo 1.

Gemelo falso n.º 4

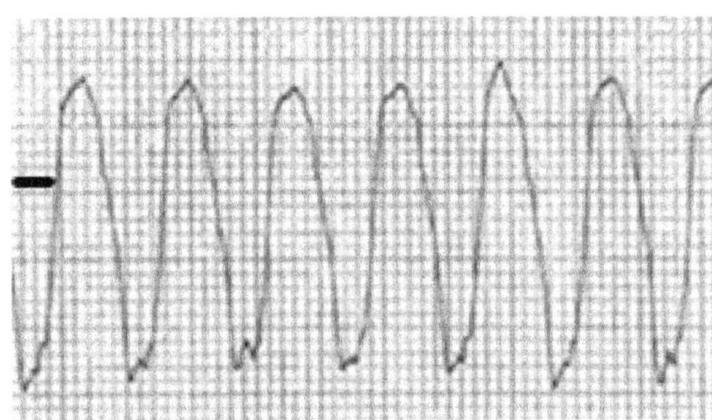

Figura 8-27

(Figura 8-27) Ésta es otra distinción muy sutil entre despolarización y repolarización. No hay ninguna buena pista sobre la ubicación de la línea de base. He dibujado una línea negra corta en el nivel aproximado en el que percibo algunos cambios en la pendiente que podrían indicar una línea de base, pero no puedo estar seguro. ¿Qué opinas? Debes poder detectar cambios muy leves de pendiente en estas desviaciones porque a veces eso es todo lo que tendrás para formular tu opinión. En las Masterclasses los llamamos "Ejercicios para los ojos".

En este fragmento, también nos vemos obligados a enfrentar la sutileza de otro método para distinguir la despolarización de la repolarización: parece que ambas desviaciones tienen puntas puntiagudas (ápice y nadir). Aquí está la distinción sutil: los nadires son consistentemente puntiagudos pero los ápices son menos puntiagudos y más redondeados que los nadires... pero aún así, una distinción muy sutil. Intente utilizar la regla de 4 mm.

Se trata de complejos QS con ondas T verticales.

PERLA | Cuando solo hay DOS desviaciones, ¡una de ellas DEBE ser una onda T! Comparar el complejo QRS con la derivación de arriba y/o de abajo puede agregar claridad a la determinación de la morfología.

PARA SU INFORMACIÓN | ¿Te has preguntado alguna vez por qué muchas de las despolarizaciones son tan grandes pero las ondas T son comparativamente mucho más pequeñas? ¿No deberían al menos ser algo proporcionales? A medida que la duración del ciclo (otro término para "intervalo R-R") disminuye, la despolarización comienza a invadir cada vez más la parte terminal de la repolarización anterior (onda T), ocultándola de la vista. Esa onda T está ahí y realmente es amplia. Simplemente no puedes verlo porque está oculto por la onda R o QS.

Gemelo falso n.º 5

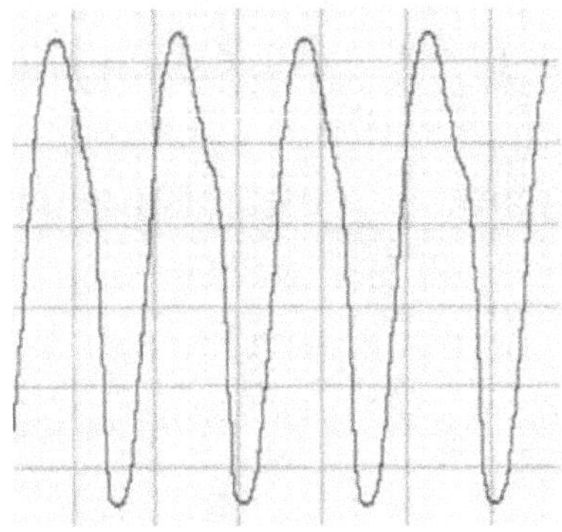

Figura 8-28

Esto (Figura 8-28) puede haber sido difícil para usted al comienzo de "Gemelo falso", pero ahora debería serle más fácil. Primero, busque una posible línea de base. Si no es obvio, entonces busque un cambio sutil en la pendiente que ocurre aproximadamente en el mismo lugar en cada deflexión. Si aún no lo ve, mire aproximadamente a un tercio del camino hacia abajo desde el pico (ápice) de las desviaciones. Ahí (probablemente) está la línea de base. Sólo hay dos desviaciones: una vertical y otra invertida. Ya sabes que una de ellas tiene que ser la onda T, pero ¿cuál? ¡En este fragmento, los ápices y los nadires parecen casi iguales! La regla de los 4 mm no nos puede ayudar mucho en este caso. ¿Que hacemos ahora?

CONSEJO | Podemos confiar en un secreto que aprendí hace mucho tiempo: ¡el cambio de pendiente justo antes del inicio de una desviación negativa que usted ha entrenado tan bien sus ojos para reconocer marca a menudo el inicio de la despolarización! Entonces, tenemos algunos complejos QS muy grandes seguidos de ondas T verticales.

PERLA | Las ondas QS representan despolarización tanto como las ondas R monofásicas. Es simplemente una visión diferente de la misma despolarización. ¡Es toda la Fase 0 del potencial de acción!

CONSEJO | ¿Por qué la preocupación por localizar una línea de base? ¿Es realmente necesario? Establecer una línea de base es el primer paso para identificar si una desviación es una onda R o una onda S. Recuerde: no existen ondas R negativas ni ondas S positivas. El hecho de que pueda haber una muesca descendente en una onda R que de otro modo sería monofásica no la convierte en una onda S. Las ondas S deben encerrar un área negativa que existe sólo debajo de la línea de base.

Este fragmento (Figura 8-28) muestra una taquicardia ventricular regular, monofásica, muy ancha y con complejos QRS que no están bien formados. Esta es la taquicardia ventricular por excelencia relacionada con cicatrices y ¡muy, muy peligrosa!

Gemelo falso n.º 6

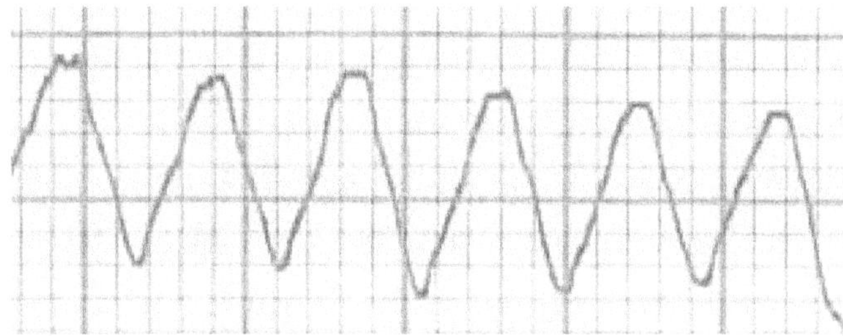

Figura 8-29

(Figura 8-29) Primero, busque una posible línea de base. Si no es obvio (y este no lo es), entonces busque un cambio sutil en la pendiente que ocurre aproximadamente en el mismo lugar en cada deflexión. A estas alturas ya debería haber podido determinar una línea de base estimada. Si no es así, mire mi estimación

de la línea de base en la siguiente figura:

Si no pudo localizar una posible línea de base, compare las dos figuras y agudice la vista para ver el sutil cambio de pendiente. Como puede ver, mi línea de base estimada (Figura 8-30) tiene una pendiente descendente porque la línea de base real se desvía un poco. Nunca asuma que la línea de base será perfectamente horizontal.

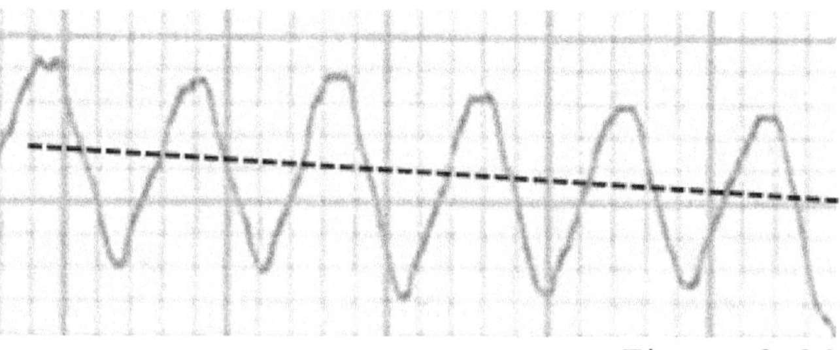

Figura 8-30

Debería ser muy evidente que los ápices son más anchos y redondeados que los nadires, que también son redondeados pero mucho más estrechos; incluso se podría decir "en pico".

Incluí este fragmento sólo para el "Ejercicio ocular". Se trata de complejos QS con ondas T verticales. A una velocidad de aproximadamente 300/minuto, yo llamaría a esto aleteo ventricular y cardioversión inmediatamente. Con un ECG como este, no puedo imaginar que el paciente esté "estable".

Gemelo falso n.º 7

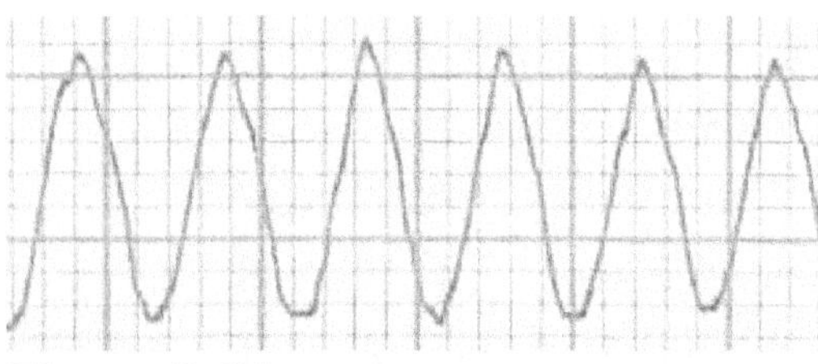

Figura 8-31

Esto ya debería resultarte más fácil. Si no es así, vuelva a repasar los "gemelos falsos" anteriores. Intente encontrar una línea de base reconociendo cambios muy sutiles en la pendiente (Figura 8-31). Si eso no ayuda, compare la morfología de los ápices con los nadires. ¿Es uno más o menos redondeado que el otro? ¿Qué opinas de este

gemelo falso?

Los picos son agudos y los nadires muy redondeados. Son ondas R monofásicas con ondas T invertidas.

Hay otro factor de confusión que podría presentarse con despolarizaciones amplias y redondeadas (QS u ondas R monofásicas) y repolarizaciones estrechas y puntiagudas (ondas T): ¡HIPERPOTASEMIA! Mantenga siempre ese diagnóstico en mente cuando vea complejos QRS muy anchos y una "TV lenta" (N.B., lo que está viendo aquí NO es una "TV lenta"). La hiperpotasemia se puede observar en frecuencias compatibles con el rango inferior de taquicardia ventricular, alrededor de 100 a 130 latidos/minuto. ¡Esté siempre alerta a esto!

Gemelo falso n.º 8

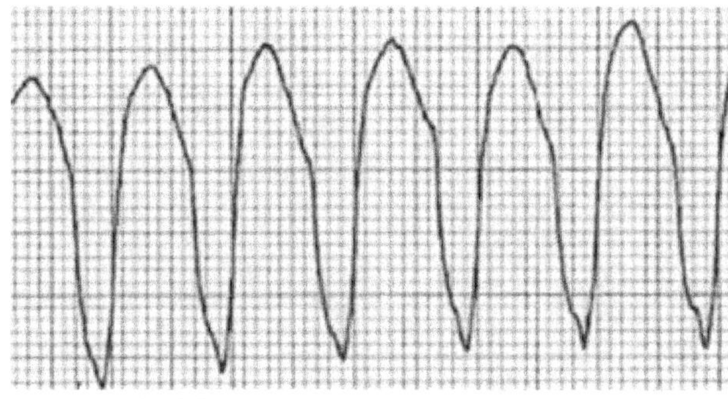

Figura 8-32

(Figura 8-32) ¡Esto ya debería resultarle fácil! Primero, localice una posible línea de base. Tendrá que depender de cambios sutiles en la pendiente para localizarlo, pero ahí están, exactamente en el mismo lugar en cada deflexión. A continuación, compare las morfologías de los picos y nadires. Los picos son muy redondeados y los nadires bastante agudos. Si mide la base de las deflexiones negativas en la línea de base y la compara con la base de la deflexión vertical en la línea de base, puede ver fácilmente que las bases de las deflexiones verticales son definitivamente más anchas que las deflexiones negativas (invertidas). La regla de 4 mm se puede visualizar fácilmente sin tener que medirla específicamente.

Se trata de complejos QS con ondas T verticales.

PERLA | Observando el ancho del QRS es como medimos la velocidad de conducción: cuanto más ancho es el complejo, más lenta es la conducción. La frecuencia cardíaca no tiene nada que ver con la velocidad de conducción en el sistema His-Purkinje. Sin embargo, puede afectar la velocidad de conducción en el nódulo AV.

Chapter 9

Reconocimiento de disociación AV, asociación VA y disociación VA

¡ATENCIÓN! | Hay mucha información en este capítulo porque analiza una de las tareas más importantes en electrocardiografía: establecer la presencia de disociación AV o VA durante una taquicardia de complejo amplio. Planee leer esto más de una vez y consultarlo con frecuencia.

Antes de comenzar, debes entender que el nódulo AV es una calle de "dos sentidos." Permite que los impulsos viajen desde las aurículas a los ventrículos, pero también permite que los impulsos viajen desde los ventrículos a las aurículas. Esto es muy importante porque, en su búsqueda de disociación AV, también buscará disociación VA y, a menudo, estará tan preocupado por el intervalo R-P′ como por el intervalo P-R.

Un bloqueo AV Mobitz I clásico se presenta con un intervalo P-R que aumenta gradualmente en duración hasta que una onda P deja de conducir, lo que provoca que no aparezca un complejo QRS. Lo mismo puede suceder también en la dirección opuesta, durante la conducción VA. El bloqueo VA de Mobitz I se presentará con un intervalo R-P′ que aumenta gradualmente hasta que un impulso ventricular no logra cruzar a través del nódulo AV hacia las aurículas y P′ no aparece. Un bloqueo en el nódulo AV pondrá fin a cualquier taquicardia reentrante que dependa del nódulo AV como parte de su circuito, y que incluye TRNAV y TRAV. Recuerde que la taquicardia ventricular no depende del nódulo AV como parte de su circuito de reentrada, por lo que la taquicardia ventricular persistirá a pesar de un bloqueo Mobitz I, Mobitz II o incluso un bloqueo de tercer grado AV o VA. Si una taquicardia de complejo ancho persiste a pesar de un bloqueo VA Mobitz I o Mobitz II, entonces debe ser taquicardia ventricular: se habría terminado una TRAV antidrómica una vez que desapareció la onda P′ retrógrada.

Disociación AV | Presencia de marcapasos autónomos en la aurícula (normalmente el nódulo SA) y en uno de los ventrículos: un marcapasos ventricular accesorio acelerado si el ritmo sinusal es normal o latidos de escape ventricular si la frecuencia sinusal es mucho más lenta de lo normal.

Debido a que los marcapasos se descargan a diferentes velocidades, normalmente no habrá asociación entre las ondas P y los complejos QRS, que se caracterizan por intervalos PR variables. Dado que la disociación AV no requiere un bloqueo AV, los impulsos auriculares ocasionales cruzarán con éxito el nódulo AV y excitarán ("capturarán") los ventrículos. Estos se denominan *latidos de captura* y *siempre aparecen temprano*, antes del siguiente latido ectópico esperado.

PERLA | El hecho de que un impulso sinusal atraviese el nódulo AV hasta los ventrículos no lo convierte en un latido de captura. Muchas taquicardias ventriculares son paroxísticas y con frecuencia cesan espontáneamente, permitiendo que los impulsos sinusales controlen los ventrículos, al menos durante uns pocos latidos. Esos no son ritmos de captura. Los latidos de captura deben *interrumpir el ritmo ventricular ectópico* apareciendo antes del siguiente QRS ectópico esperado. Si no es temprano, ¡no es un ritmo de captura y solo prueba que no hay un bloqueo de rama fijo! ¡no prueba un bloqueo dependiente de la aceleración ni una taquicardia ventricular!

Un latido de captura es prueba de disociación AV y, en presencia de una taquicardia de complejo ancho, una probabilidad muy alta de taquicardia ventricular. Si el impulso supraventricular se superpone a uno de los latidos generados por los ventrículos, los dos latidos se fusionarán y producirán un QRS que es una combinación intermedia de los dos impulsos. Esos se llaman *latidos de fusión*. Basta pensar en ellos como latidos de captura que chocaron con un latido ventricular. Estos también son indicativos de disociación AV y una alta probabilidad de taquicardia ventricular. ¿Puedes encontrar los latidos de captura en la tira de ritmo a continuación (Figura 9-1)? (Respuesta: #1, #5 y #9 porque aparecieron temprano, interrumpiendo el ritmo ventricular)

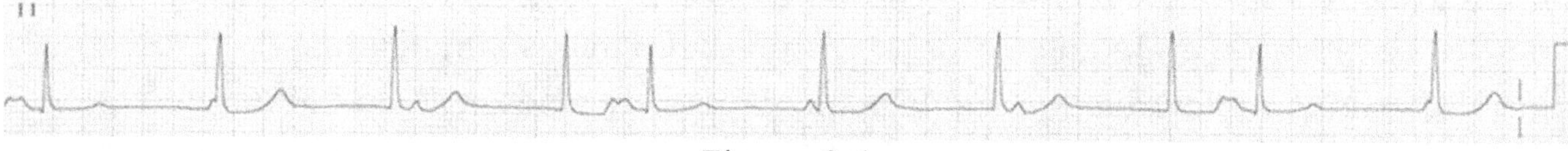

Figura 9-1

Comprender la conducción ventriculoauricular (VA)

Muchas personas que leen ECG no están familiarizadas con la conducción ventriculoauricular (VA). ¡No tiene nada de difícil porque es todo lo contrario de la conducción AV! Durante la conducción AV, se produce una onda P en las aurículas, luego cruza el nódulo AV utilizando la vía rápida (lo que lleva un poco de tiempo) y luego excita los ventrículos y produce un complejo QRS. Debido a que utiliza la vía rápida (en circunstancias normales), el intervalo PR no es muy largo: hasta (incluidos) 200 mseg. Pero, ¿qué pasaría si el impulso sinusal utilizara la vía lenta? ¿Cómo sería el ECG entonces? Bueno, todavía habría una onda P sinusal seguida de un complejo QRS, pero ahora el intervalo PR puede ser de 400 mseg o incluso más. También habría una mayor separación entre las activaciones de las dos cámaras (aurículas y luego ventrículos).

CONSEJO | Los bloqueos en el nódulo AV pueden ser unidireccionales (anterógrado o retrógrado) o bidireccionales (bloqueados en ambas direcciones). Los bloques unidireccionales no son infrecuentes.

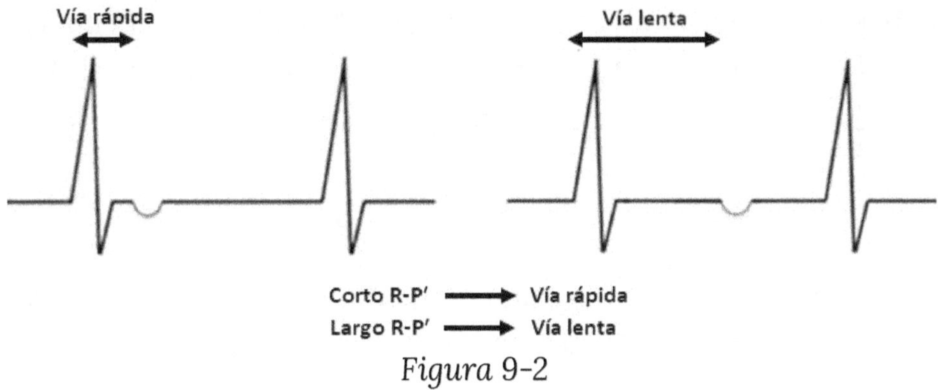

Figura 9-2

Bien, entonces, ¿qué sucede durante la conducción VA? En lugar de una onda P que activa los ventrículos, hay un complejo QRS que activa las aurículas. Sabemos que un impulso que viaja a través del nódulo AV desde las aurículas hasta los ventrículos tarda entre 120 mseg y 200 mseg. ¿Cuánto tiempo tarda un impulso ventricular en atravesar el nódulo AV y crear una onda P'? Se necesita aproximadamente la misma cantidad de tiempo, aunque puede haber un poco más de variabilidad en los tiempos de RP'. La razón es que, en circunstancias normales, el impulso sinusal normalmente toma la vía rápida. Su recuperación de la refractariedad está programada para que el impulso que llega del nódulo SA lo encuentre listo para conducir. Sin embargo, la conducción desde los ventrículos a las aurículas nunca es un evento normal, por lo que el impulso ventricular puede tomar la vía rápida o lenta. Sólo depende de cuál esté listo para conducir cuando llegue el impulso ventricular ectópico.

Si un impulso ventricular ectópico viaja por la vía rápida y luego activa las aurículas, la onda P' retrógrada aparecerá muy cerca del complejo QRS ectópico (figura 9-2). Sin embargo, si la vía rápida es refractaria y el impulso ventricular ectópico viaja por la vía lenta, la onda P' retrógrada estará mucho más alejada del final del complejo QRS ectópico.

Durante un bloqueo AV Mobitz I, los intervalos P-R se hacen cada vez más largos. Durante un bloqueo Mobitz I VA, los intervalos R-P′ se hacen cada vez más largos. Ambas conducciónes acaban fallando. En el caso de un bloqueo AV de Mobitz I, no aparece el complejo QRS; en el caso de un bloqueo VA de Mobitz I, no aparece una onda P′ retrógrada.

Si está buscando ondas P u ondas P′ para diagnosticar una disociación AV o VA y demostrar una taquicardia ventricular, debe comprender exactamente qué está buscando y por qué está buscando. Como preguntó una vez un estimado colega mío: "¿Por qué molestarse en buscar ondas P durante una taquicardia de complejo ancho si no tiene idea de lo que significan las ondas P en caso de encontrar alguna?" ¡Permítame explicarle clara e inequívocamente las ondas P y las ondas P′ para que esté bien informado en caso de que ubique alguna onda P durante una taquicardia de complejo amplio!

Hay dos tipos de ondas P que puede encontrar: ondas P verticales y ondas P invertidas. ¡Todas las ondas P verticales provienen de las aurículas! La mayoría de las ondas P′ invertidas provienen de debajo del nódulo AV (¡y todavía se llama "nódulo AV" sin importar en qué dirección viaje el impulso!). Una cantidad muy pequeña de ondas P′ invertidas y retrógradas pueden originarse en la aurícula derecha inferior, pero son muy escasos. No te preocupes por ellos por ahora.

CONSEJO | No pierda el tiempo intentando memorizar qué derivaciones deben tener ondas P verticales y cuáles pueden tener ondas P′ invertidas.

Simplemente lea atentamente lo que voy a explicarle y comprenderá las ondas P muy a fondo. ¡No deberías tener que memorizar nada!

PERLA | Si entiendes algo, no tendrás que memorizarlo.

Las ondas P sinusales siempre serán positivas y verticales en las derivaciones inferiores (II, III, aVF) porque todas las derivaciones inferiores tienen su polo positivo en el pie izquierdo. Un impulso que viaja hacia abajo desde el nódulo SA hacia el polo positivo de las derivaciones inferiores inscribirá una desviación positiva (una onda P vertical) en esas derivaciones. Cualquier impulso, ventricular o auricular, que viaje hacia arriba y por tanto se aleje de su polo positivo, aparecerá como una desviación negativa e invertida en las derivaciones inferiores. Por lo tanto, cualquier onda P' invertida en las derivaciones inferiores es retrógrada y proviene de debajo del nódulo AV (muy probablemente de los ventrículos).

¡IMPORTANTE! | ¡Las ondas P′ retrógradas no están invertidas en todas las derivaciones! Este es un error común que tienen muchos principiantes. Las ondas P′ retrógradas serán verticales en aquellas derivaciones que tienen sus polos positivos en localizaciones superiores: principalmente derivaciones aVL y aVR. Esto se debe a que las ondas P′ retrógradas viajan hacia arriba, hacia sus polos positivos.

Las ondas P' retrógradas siempre aparecerán verticales en la derivación V1, aunque suelen ser mucho más pequeñas que las ondas P normales. Las ondas P' retrógradas pueden estar verticales o invertidas en las derivaciones V5 y V6. Depende de si los electrodos de esas derivaciones se colocaron en las posiciones adecuadas en la pared torácica; si se colocan demasiado bajos (y con frecuencia lo son), pueden actuar como derivaciones inferiores y manifestar ondas P′ invertidas.

¡Vale genial! ¡Has encontrado ondas P′ retrógradas en una o más de las derivaciones inferiores! Entonces, ¿qué te dice eso? ¡Hasta ahora nada! Muchas personas que estudian la interpretación del ECG piensan que el problema de la disociación AV se resuelve simplemente encontrando ondas P. ¡NO, NO ES! ¡Eso es sólo el comienzo! ¿Qué pasa si encuentra ondas P′ retrógradas después de cada QRS? ¿No prueba eso la disociación AV y, por tanto, la taquicardia ventricular? ¡NO!... ¡no es diagnóstico de disociación AV ni prueba taquicardia ventricular!

Uso de ondas P y P′ para diagnosticar la disociación AV y VA

A continuación se explica cómo utilizar la presencia de ondas P u ondas P′ para diagnosticar la disociación AV o la disociación VA durante una taquicardia de complejo amplio:

Ondas P verticales...

Si puede localizar más de una onda P, intente determinar una frecuencia (frecuencia auricular, intervalo P-P). Idealmente, será mucho más lenta que la frecuencia ventricular. Las ondas P que están verticales en las derivaciones II, III y aVF probablemente sean ondas P sinusales. Si las ondas P están verticales en las derivaciones inferiores y aparecen a una frecuencia diferente a la frecuencia ventricular, hay disociación AV. La disociación AV no es una prueba 100% de que la taquicardia de complejo ancho sea una taquicardia ventricular, pero los otros ritmos posibles varían desde muy poco frecuentes hasta bastante raros.

Ondas P′ invertidas...

Si encuentra ondas P′ invertidas en las derivaciones inferiores, es probable que se transmitan mediante impulsos desde los ventrículos a las aurículas. Estas ondas P′ invertidas pueden aparecer de TRES formas:

1. Después de cada complejo QRS ventricular en un intervalo R-P′ fijo y constante (asociación VA);

2. A intervalos R-P′ crecientes siguiendo los complejos QRS ventriculares hasta que no aparezca P′ (bloqueo Mobitz I VA de segundo grado); o,

3. Después de cada complejo QRS ventricular en un intervalo R-P′ fijo y constante con una falta ocasional de P′ (bloqueo VA Mobitz II de segundo grado).

Los bloqueos VA de segundo grado son 100% de evidencia de taquicardia ventricular. La asociación VA no prueba nada.

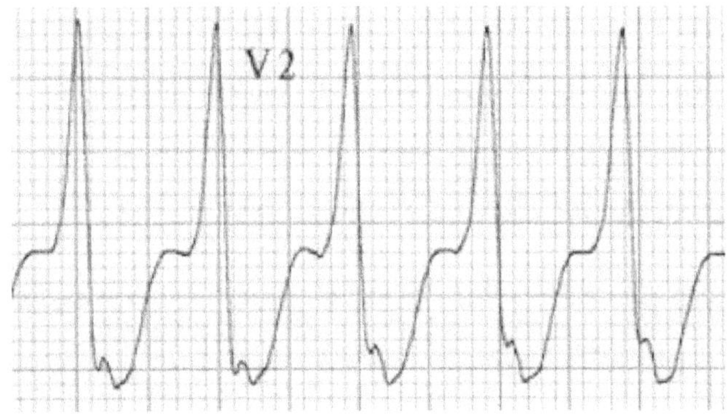

Figura 9-3

Sigue leyendo... hay mucho más sobre cómo encontrar y reconocer las ondas P y las ondas P′, incluido más para aprender en el Capítulo 24.

ASOCIACIÓN VA | La asociación VA ocurre cuando hay un marcapasos separado que se activa en el ventrículo y que es más rápido que la frecuencia del nódulo SA. Los impulsos del ventrículo pueden atravesar el nódulo AV de manera retrógrada y luego excitar las aurículas, produciendo una onda P' retrógrada que típicamente se ubica en el mismo intervalo R-P' después de cada despolarización ventricular (complejo QRS).

Esto es bastante común en la taquicardia ventricular (Figura 9-3), pero no prueba que un ritmo complejo amplio sea taquicardia ventricular: ¡un TRAV antidrómico puede hacer lo mismo!

DISOCIACIÓN VA | Similar a la asociación VA, excepto que no está presente la relación fija entre el QRS y la onda P' retrógrada (intervalo R-P' constante). Lo más común es que se presente como un bloqueo VA retrógrado de algún tipo (Mobitz I o Mobitz II). ¡La disociación VA es prueba de taquicardia ventricular!

Entonces, ¿por qué la disociación VA es prueba de taquicardia ventricular mientras que la asociación VA no lo es? ¿Cuáles son dos ritmos que comúnmente darían lugar a una asociación VA? Taquicardia ventricular y TRAV antidrómica. Si hay algún tipo de bloqueo en el nódulo AV, ¿cómo afectaría eso a un foco de taquicardia ventricular? No lo sería porque la fuente de TV nunca se vería afectada por nada que suceda en el nódulo AV; es totalmente independiente de la conducción a través del nódulo AV. Por otro lado, ¿cómo se vería afectado un TRAV antidrómico por un bloqueo retrógrado en el nódulo AV? ¡Se cancelaría inmediatamente! Por tanto, el hecho de que persista una taquicardia de complejo ancho a pesar de un bloqueo retrógrado evidente en el nódulo AV (figura 9-4) indica que el ritmo debe ser de taquicardia ventricular. Por lo tanto, la disociación va sí prueba que el ritmo complejo amplio es de hecho taquicardia ventricular.

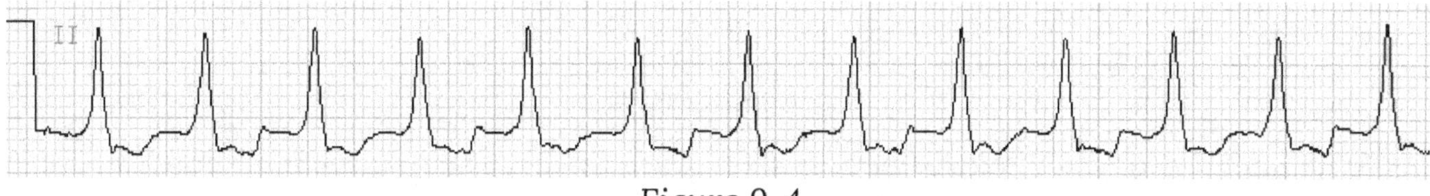

Figura 9-4

¿Es la disociación AV realmente 100% específica de la taquicardia ventricular?

Muchos autores de libros de texto y artículos le dirán que la disociación AV demuestra taquicardia ventricular: es 100% concluyente. Lo siento, ¡pero eso simplemente no es cierto! Si bien sugiere fuertemente una taquicardia ventricular, la disociación AV también puede estar presente en taquicardias de complejo ancho debido a:

    1. TRNAV con bloqueo de la vía común superior y conducción aberrante

    2. Taquicardia de la unión con conducción aberrante

Ambas arritmias son muy poco frecuentes, por lo que cuando hay disociación AV en un ECG con taquicardia de complejo ancho, ¡debe prestar mucha atención! Pero, lo siento, esto sólo demuestra que dos marcapasos compiten entre sí. No necesariamente le dice dónde se encuentra el segundo.

Búsqueda de ondas P en una taquicardia de complejo amplio (TCA)

Pero para diagnosticar la disociación AV o la disociación VA, se debe poder localizar y reconocer las ondas P o P′ durante una taquicardia de complejo amplio. Veamos un ejemplo:

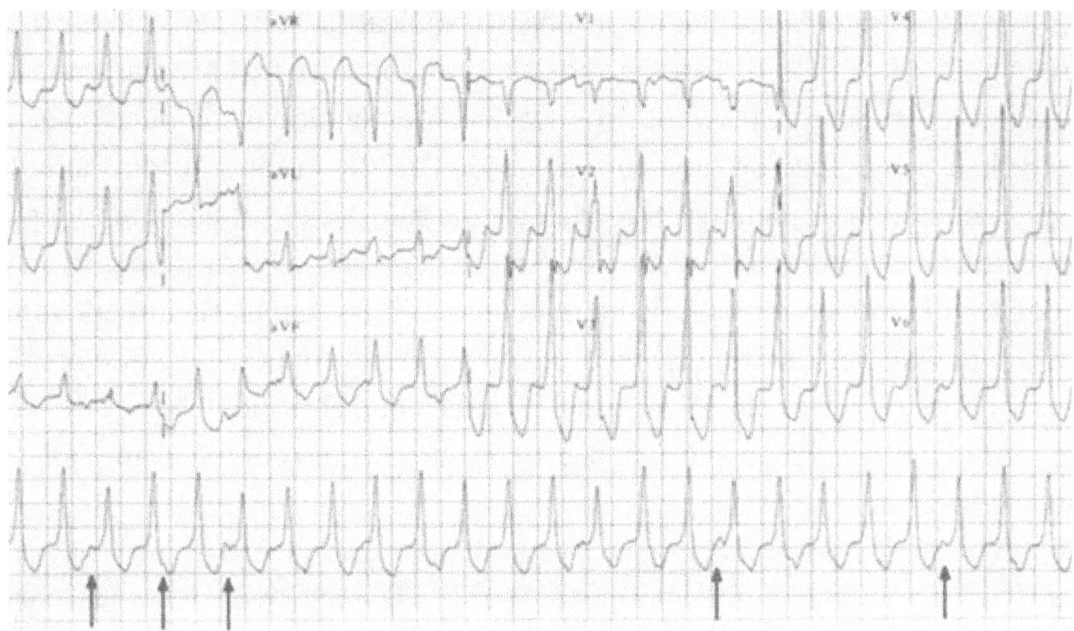

Figura 9-5

Vea cuántas otras ondas P puede encontrar en este ECG (Figura 9-5). Rápidamente encontré 17 más sin incluir la tira de ritmo al final del ECG. Deberías encontrar al menos esa cantidad o incluso más. Las ondas P en una taquicardia de complejo ancho estarán en la línea de base o en la onda T. No distorsionan notablemente el QRS.

Pero ¿qué pasa con los que no son tan obvios? Son mucho más sutiles, pero con un poco de práctica y entrenamiento visual, se vuelven mucho más evidentes. Hay algunos ejemplos en el trazado anterior (Figura 9-5). Mire las derivaciones V4 a V6. Cada onda R tiene un segmento corto, casi isoeléctrico, justo delante de ella. Hay cuatro complejos QRS en esas derivaciones. Mire el segundo, comparando el breve segmento anterior con los otros tres. Hay un pequeño bulto allí que lo diferencia de los demás. Se trata de una onda P y está presente en el segundo complejo de las tres derivaciones. Las ondas P suelen encontrarse en los segmentos ST y las ondas T. Las ondas T, sin embargo, a veces manifiestan la presencia de una onda P al deformar el pico de la onda T o al aumentar (o disminuir) la amplitud de la onda T. Veamos un poco más (Figura 9-6)...

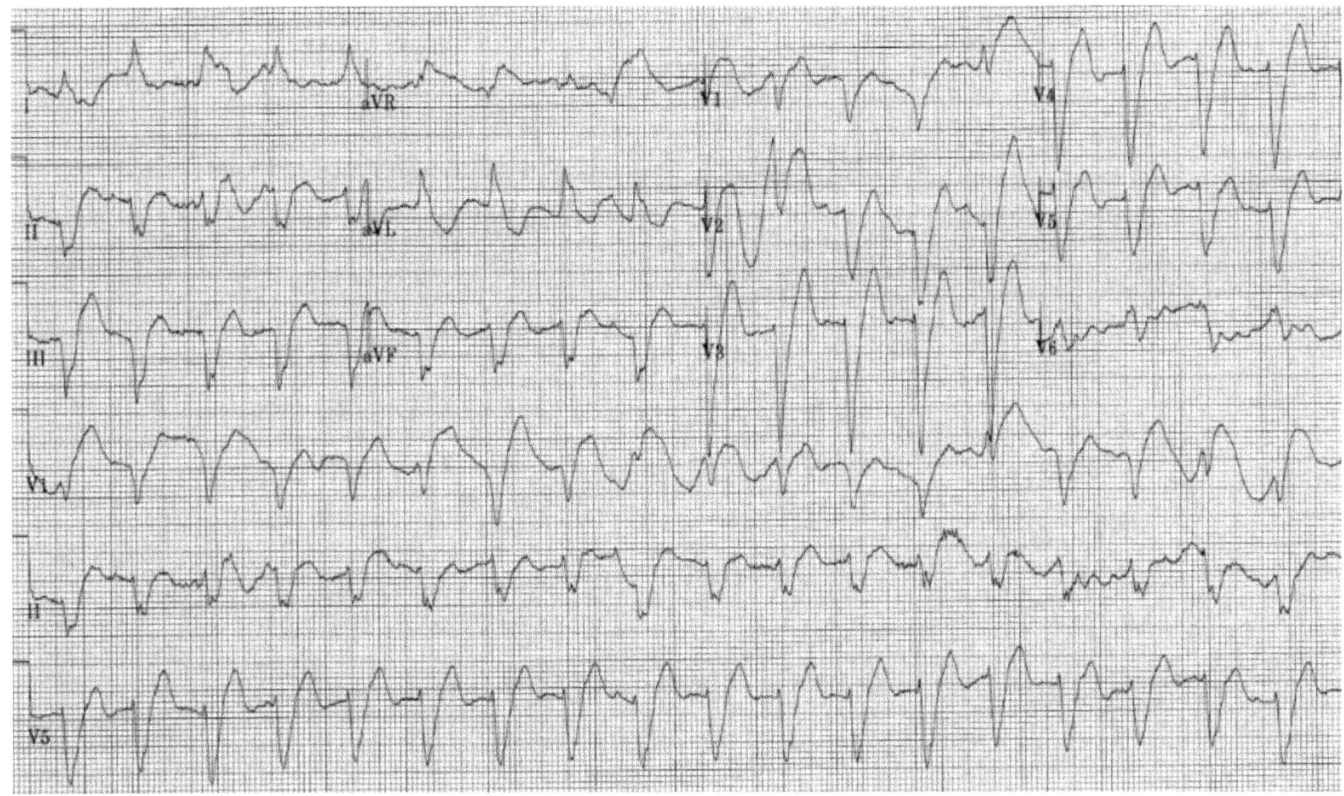

Figura 9-6

Con la disociación AV, buscará ondas P verticales. No se preocupe por las ectópicas auriculares retrógradas por ahora.

Con la disociación VA buscarás ondas P' invertidas (recuerda: si no se originó en el nódulo sinusal, es una P').

Hay ondas P a lo largo de este trazado: algunas aparecen como protuberancias y otras como deformidades sutiles de las ondas T.

Encuentre una onda P de cualquier tipo que esté seguro de que es una onda P y luego encuentre la siguiente. Mida la distancia entre ellos y comience a mapear las ondas P con sus calibradores de ECG y vea si sus calibradores coinciden con las desviaciones que pensaba que eran ondas P. Si el intervalo P-P medido es bastante lento (largo), calcule la mitad de esa distancia y reajuste sus calibradores; a veces solo puede ver cada segunda o tercera onda P, por lo que debe ajustar sus calibradores en consecuencia para verificar esa posibilidad.

Mire este trazado (Figura 9-7) y vea cuántos signos de disociación AV puede encontrar...

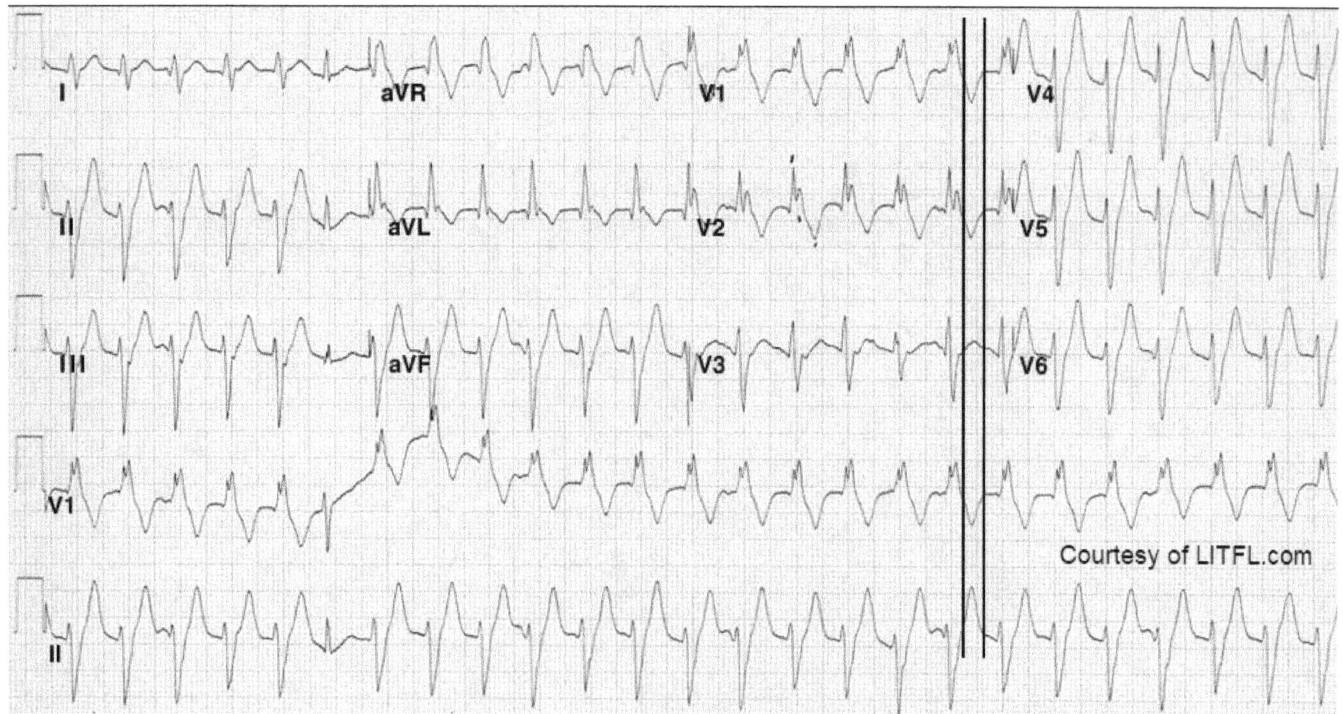

Figura 9-7

Ahora abordemos una colección de ondas P ocultas y muy sutiles...

Ejercicio ocular: encontrar ondas P sutiles

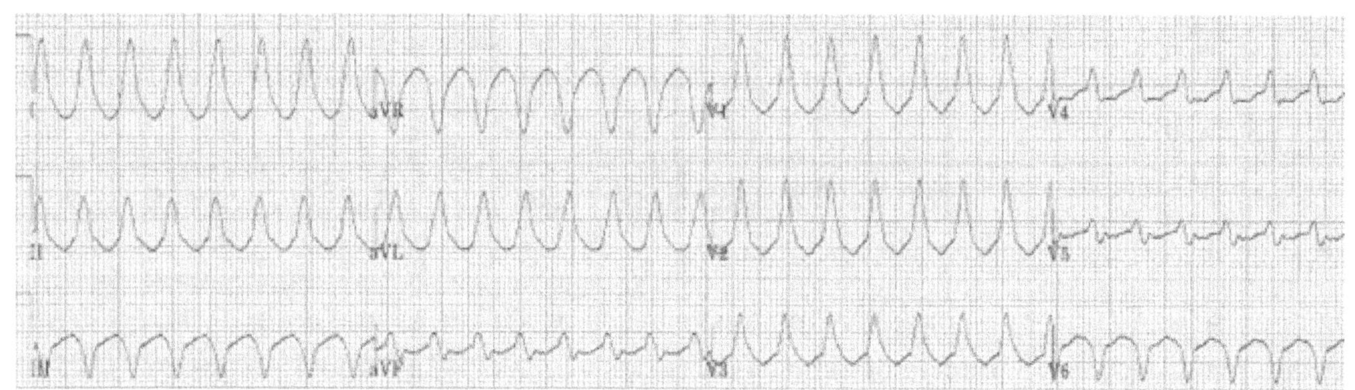

Figura 9-8

¿Ves alguna onda P muy sutil en el trazado anterior (Figura 9-8)? Mire de cerca y use una lupa.

> **CONSEJO |** Si realmente quiere interpretar ECG y tiras de ritmo a un nivel avan-
> zado, necesitará DOS cosas: calibradores de ECG de buena calidad y una pequeña
> lupa de bolsillo. Un elemento útil adicional sería una regla de plástico transparente
> de 6" para usar como regla a través de la cual se pueda ver.

Concéntrese en variaciones muy sutiles en el contorno de las ondas T. Hay otros hallazgos interesantes en este ECG, pero ahora mismo estamos en la búsqueda de la onda P.

Si cree que su única posibilidad de encontrar ondas P′ será en las derivaciones II o V1, piénselo de nuevo. Aquí hay DOS PERLAS IMPORTANTES que debe recordar al buscar ondas P o P′:

PERLA | 1) Pueden estar en cualquier posición y 2) ya sea en posición vertical o invertida, ¡pueden ser mucho, mucho más pequeños de lo que jamás imaginarías!

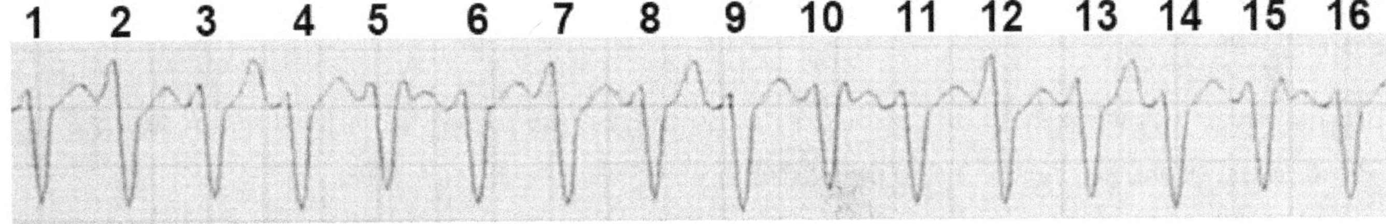

Figura 9-9

Cuando busque ondas P para demostrar la disociación AV, primero debe observar los complejos QRS, pero aún no está buscando ondas P. Lo que busca es un QRS normal: un complejo QRS que *comienza normalmente* y *termina normalmente*. Utilizará ese QRS "normal" para compararlo con otros complejos QRS y especialmente con la línea de base que los rodea. En la Figura 9-9, observe los complejos QRS 1, 4, 6, 9, 11, 14 y 16. Todos tienen el mismo aspecto: tienen la misma onda r inicial y el mismo punto J (final del QRS). Y todos tienen esencialmente la misma onda T. Cualquiera de estos complejos QRS-T puede ser tu punto de referencia. Ahora veamos el punto 2: OK... ¡esa onda R es muy diferente! ¿Por qué es tan grande? ¡Algo ha añadido voltaje positivo a esa desviación! ¿Qué podría ser? Por supuesto... hay una onda P que apareció *inmediatamente antes* de esa onda r. Eche otro vistazo a uno de sus complejos QRS-T de "punto de referencia" para refrescar su memoria.

Ahora veamos el número 3... ¡Mira esa onda T! ¿Qué hizo que de repente se hiciera tan grande? Por supuesto, hay una onda P vertical escondida ahí. ¿Cómo sé que es una onda P vertical? Debido a que esa onda T se ha hecho más grande, eso significa que se le ha agregado algo de voltaje positivo, es decir, una onda P vertical. (En el Capítulo 24 verá el efecto del voltaje negativo en una onda T).

Ahora veamos el n.° 5... ¿Es una r′ ("r prima") al final del QRS? No está en ninguna de las ondas QRS-T de "punto de referencia". Por supuesto, no es una r′, es una onda P. Ahora usted encontrará todos los demás ejemplos a lo largo de esta tira.

A continuación se muestran algunas ondas P′ de la Figura 9-8...

Observe los constantes intervalos R-P′ y observe especialmente cuán pequeñas son las ondas P′. Cuando busque ondas P, recuerde que DOS tipos de ondas P pueden (o NO) ser útiles durante una taquicardia de complejo ancho: la onda P vertical en las derivaciones inferiores y la onda P invertida en las derivaciones inferiores. Busque primero las ondas P en las derivaciones inferiores; si no ve ninguna, busque en las demás derivaciones.

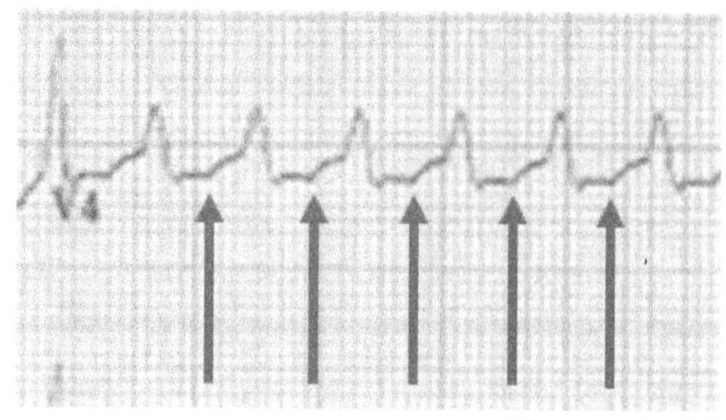

Figura 9-10

Por ejemplo, no es inusual que algunos ECG tengan ondas P visibles solo en la derivación V3. ¡Pueden esconderse en cualquier derivación!

> **PERLA |** Las ondas P que están verticales en las derivaciones inferiores (II, III, aVF) se originan en la aurícula superior, muy probablemente en el nódulo sinusal. ¡Las ondas P verticales en las derivaciones inferiores nunca son retrógradas!

Las ondas P′ que se invierten en las derivaciones inferiores son un poco más complejas porque pueden surgir en la parte inferior de la aurícula derecha, o pueden ser ondas P′ retrógradas provenientes de impulsos que se originan en la unión AV o el ventrículo y entran en la aurícula derecha. retrógrado a través del nódulo AV. Las ondas P′ invertidas también pueden aparecer después de cada QRS en presencia de un TRAV ortodrómico con conducción aberrante. Tendría que haber un bloqueo de rama permanente o relacionado con la frecuencia para convertirla en una taquicardia de complejo ancho; Podría suceder, ¡pero sería algo muy raro! Sin embargo, con frecuencia se puede determinar qué onda P′ retrógrada se debe a un origen auricular bajo y cuál se debe a un origen ventricular ectópico o de la unión AV.

> **PERLA |** Si las ondas P′ invertidas son de origen auricular bajo, aparecerán a la frecuencia del marcapasos auricular bajo y por tanto manifestarán disociación AV con los complejos ventriculares ya que no tendrán relación entre sí. Si las ondas P′ invertidas son de origen ventricular ectópico, aparecerán después de cada complejo QRS en el mismo intervalo fijo R-P′.

Esto se denomina *asociación* VA porque cada onda P′ retrógrada tiene una asociación fija con el complejo QRS anterior (figuras 9-3 y 9-10).

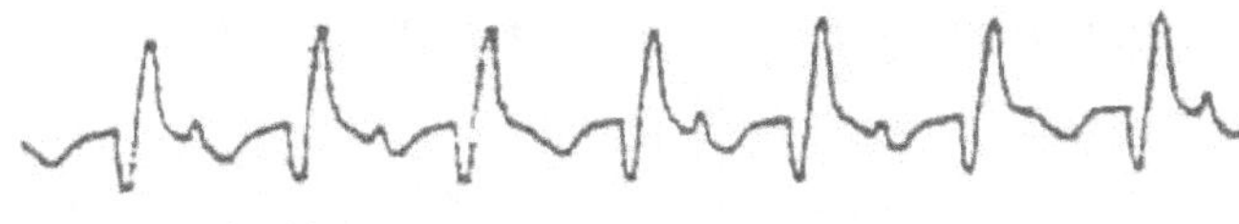

Figura 9-11

Si las ondas P′ retrógradas (invertidas) aparecen en intervalos R-P′ ligeramente irregulares, entonces puede haber un bloqueo retrógrado en el nódulo AV (un bloqueo ventriculoauricular o VA). Si los intervalos R-P′ se alargan gradualmente y luego no aparece una onda P′ retrógrada e invertida, es probable que exista un bloqueo VA retrógrado de Mobitz I (Wenckebach) (Figura 9-11). Si las ondas P′ retrógradas aparecen cada dos QRS, es probable que exista un bloqueo VA 2:1 (Figura 9-4). Aunque una onda P' retrógrada que sigue a cada QRS en un intervalo R-P fijo parece indicar taquicardia ventricular... ¡no es así! La TRAV ortodrómica o antidrómica puede hacer lo mismo (aunque sólo la TRAV antidrómica se presentará como TCA a menos que exista un bloqueo de rama preexistente o relacionado con la frecuencia). Un bloqueo VA retrógrado en presencia de un ritmo ventricular continuo e ininterrumpido indica disociación VA y *la disociación VA indica taquicardia ventricular*.

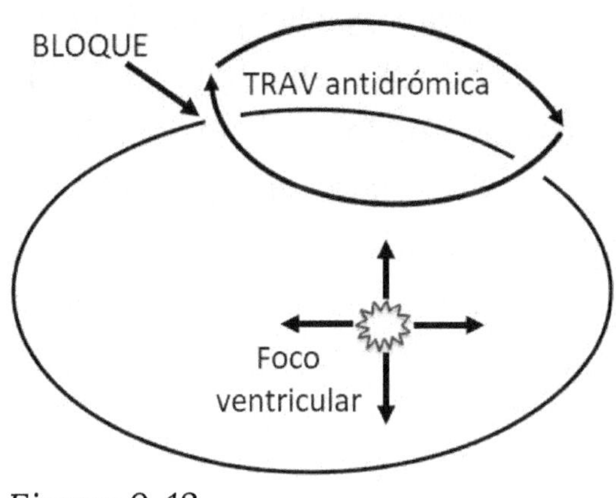

Figura 9-12

Pero ¿por qué indica TV? Si hay un TRAV antidrómico (que depende del nódulo AV) y de repente se produce un bloqueo VA Mobitz I o Mobitz II... ¿qué pasa? ¡El TRAV antidrómico terminará rápidamente! (Figura 9-12) Recuerde: así es como detenemos los TRAV en cualquier dirección: administramos adenosina que bloquea el nódulo AV en ambas direcciones y la taquicardia se extingue inmediatamente. Sin embargo, la taquicardia ventricular no terminará porque su existencia no depende de la conducción AV o VA a través del nódulo AV.

Así que aquí tenéis algunas PERLAS...

PERLA | Si aparece una onda P después de cada QRS (invertida en las derivaciones II, III, aVF, vertical en las derivaciones aVR, aVL, V1) durante una taquicardia de complejo ancho, considérela una onda P retrógrada causada por cada despolarización ventricular (QRS). ¡NO viene del atrio! Esto se llama asociación VA y NO es prueba de taquicardia ventricular. Lo sé... parece que debería ser así, pero créeme, ¡no lo es!

PERLA | El hecho de que las ondas P′ retrógradas estén invertidas en las derivaciones inferiores no implica que se inviertan en todas las demás derivaciones. Las ondas P' retrógradas siempre están invertidas (negativas) en las derivaciones inferiores (II, III aVF) porque el vector se aleja del polo positivo de esas derivaciones (pie izquierdo). Estará vertical en las derivaciones V1, aVR y aVL porque el vector retrógrado viaja hacia los polos positivos de esas derivaciones. Por lo general, son isoeléctricos (o casi) en la derivación I porque el vector ascendente viaja perpendicular a la derivación I. Si se pueden ver en la derivación I, estarán en posición vertical. Las derivaciones V5 y V6 pueden ser variables, dependiendo de si los electrodos de esas derivaciones se han colocado correctamente.

Más sobre la disociación AV o VA

La disociación AV es uno de los conceptos más incomprendidos en electrocardiografía. Para entenderlo, debes entender adecuadamente la asociación AV. La asociación AV implica que existe una relación entre las aurículas y los ventrículos: la activación de una conduce a la activación del otro. Una situación similar – pero en dirección opuesta – se llama asociación VA. Ya sea que entres o salgas de la habitación, seguirás atravesando la misma puerta. Con la asociación AV, la activación de las aurículas conduce a la activación de los ventrículos. Con la asociación VA, la activación de los ventrículos conduce a la activación de las aurículas. Desafortunadamente, la asociación AV no es un factor distintivo, ya que puede estar presente tanto en la taquicardia ventricular como en la taquicardia supraventricular con aberrancia.

Disociación AV por Usurpación

Con la disociación AV por usurpación, la frecuencia ventricular será más rápida que la frecuencia auricular, pero la frecuencia auricular seguirá estando dentro del rango normal. Si la frecuencia auricular pudiera ir más rápido, descargaría los ventrículos más rápido de lo que los ventrículos podrían descargarse por sí solos y así tomaría el control del ritmo. ¡La disociación AV por usurpación nunca es buena! La disociación AV durante la taquicardia ventricular es una disociación AV por usurpación.

Disociación AV por defecto

Con la disociación AV por defecto, el ritmo sinusal se ralentiza hasta el punto en que un marcapasos de escape accesorio se despierta y comienza a dispararse para preservar el gasto cardíaco. Con la disociación AV por usurpación, la frecuencia auricular es normal y la frecuencia ventricular es anormalmente rápida. Con la disociación AV por defecto, la frecuencia auricular es anormalmente lenta y el marcapasos ventricular o de unión AV comienza a dispararse para soportar la presión arterial y la perfusión de los órganos vitales. La disociación AV por defecto representa un ritmo de escape y ¡es algo bueno!

Si la frecuencia auricular es más rápida, pero no descarga los ventrículos, sólo puede haber una explicación: hay un bloqueo en el nódulo AV que impide que esas ondas P pasen y descarguen los ventrículos.

La presencia de disociación AV demuestra que las aurículas no descargan los ventrículos de manera consistente porque las aurículas y los ventrículos generalmente descargan a velocidades diferentes. Sin embargo, ¡la disociación AV por sí sola no es prueba de bloqueo AV!

Captura de ritmos y ritmos de fusión

Aquí es donde aparecen muchos de los malentendidos. Muchas personas piensan que si simplemente pueden ver las ondas P en medio de una taquicardia de complejo amplio, entonces hay taquicardia ventricular. Bueno, las ondas P también pueden aparecer durante una taquicardia supraventricular de conducción anormal. Obviamente, hay algo más que la simple presencia de ondas P en el ECG.

La disociación AV está presente cuando una onda P logra atravesar el nódulo AV en el momento justo y luego descarga los ventrículos, creando un complejo normal y estrecho en medio de una taquicardia de complejo amplio. A eso se le llama un latido de captura.

Los latidos de captura son probablemente el segundo fenómeno electrocardiográfico más incomprendido después de la disociación AV. *La presencia repentina de un latido conducido normalmente en una taquicardia de complejo ancho no es necesariamente un latido de captura ni necesariamente sugiere disociación AV (y presumiblemente, taquicardia ventricular). Sólo un latido conducido normalmente que aparece antes que el intervalo R-R esperado del ritmo ventricular predominante, es decir, la taquicardia de complejo ancho, puede denominarse latido de captura.* ¿Por qué? Porque al ocurrir en un intervalo R-R más corto que el VT, el latido normal demuestra dos cosas:

1. demuestra que no existe un bloqueo de rama preexistente, porque simplemente no podría producirse en presencia de un bloqueo de rama fijo, y

2. demuestra que el sistema de conducción es bastante capaz de producir un complejo QRS estrecho normal a un ritmo incluso más rápido que el TCA. Esto descarta un bloqueo de rama funcional relacionado con la frecuencia que produce una conducción aberrante. Por lo tanto, el TCA debe generarse desde el interior de los ventrículos.

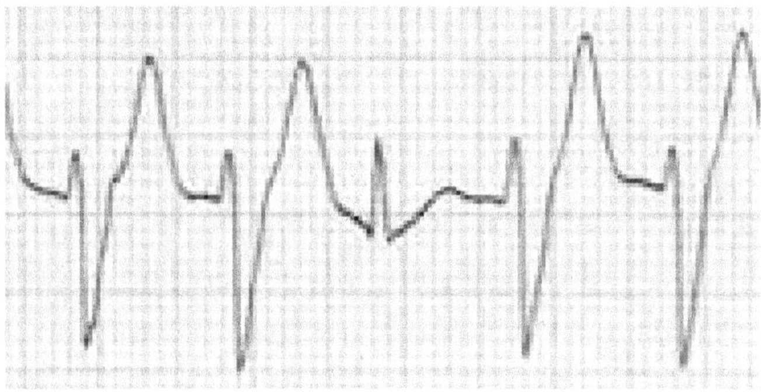

Figura 9-13

Esta (Figura 9-13) es un ejemplo de un latido de captura. Aparece ligeramente antes de un latido ventricular esperado. (A menudo necesitarás calibradores de ECG para ver esto). A veces, la aparición temprana del latido de captura solo se puede medir en milisegundos. Si el complejo normal estrecho aparece más tarde que el siguiente complejo ancho esperado, sólo demuestra que no existe ningún bloqueo de rama fijo preexistente. No prueba que no exista un bloqueo de rama del haz relacionado con la frecuencia.

Otro indicio de que hay disociación AV es la aparición de un *latido de fusión*. Un latido de fusión, como ya sabrás, es un híbrido entre un complejo estrecho conducido normalmente y un complejo amplio ectópico. El latido estrecho deberá aparecer justo en el momento del complejo ancho esperado, o al menos lo suficientemente cerca como para que haya una superposición de los intervalos QRS. Un latido de fusión también demuestra una disociación AV en el contexto de una taquicardia de complejo amplio, pero un complejo de fusión puede ocurrir con un ritmo sinusal y una CVP, o un ritmo sinusal y una parasístole ventricular.

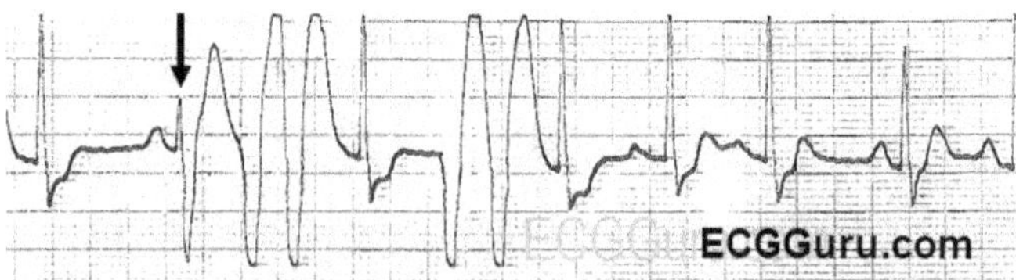

Figura 9-14

La flecha en este fragmento (9-14) indica un ritmo de fusión. Tenga en cuenta que se parece más al ritmo que le sigue. El intervalo PR también es más corto. Identificar este QRS como un latido de fusión no es difícil. La diferencia con la que aparece un ritmo de fusión depende de la contribución del ritmo conducido normalmente. Si el latido de conducción normal llega lo suficientemente temprano, contribuirá más al QRS y parecerá comenzar como un latido normal de conducción sinusal. Sin embargo, cuanto más domine el latido ectópico la despolarización, más extraña parecerá la despolarización.

CONSEJO | Muchos latidos de fusión se verán muy similares al ritmo ectópico y a menudo se pasan por alto, lo que hace que el reconocimiento de la disociación AV sea algo problemático.

Pero no es necesario esperar hasta que un paciente presente taquicardia de complejo amplio y latidos de fusión para practicar su habilidad para reconocerlos. Simplemente haga una búsqueda en Internet de "taquicardia de complejo amplio con latidos de fusión". (¡Pero prepárate para algunos ejemplos incorrectos!)

A la izquierda de la figura 9-15 se muestra un latido de captura real que se produce durante una taquicardia ventricular (el sexto complejo QRS). Estos son bastante raros; no esperes ver uno en cada ECG.

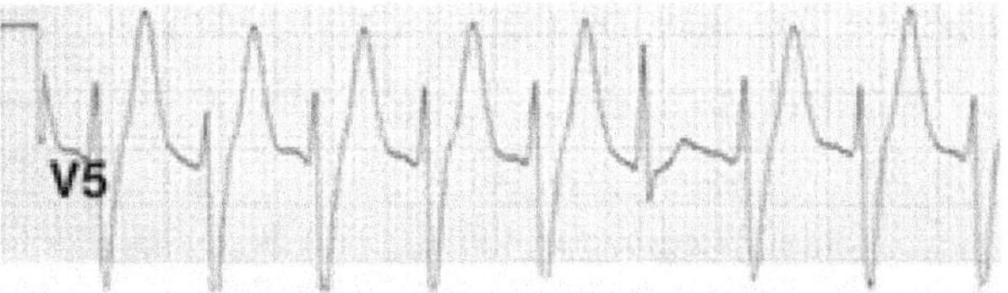

Figura 9-15 Cortesía de LITFL.com

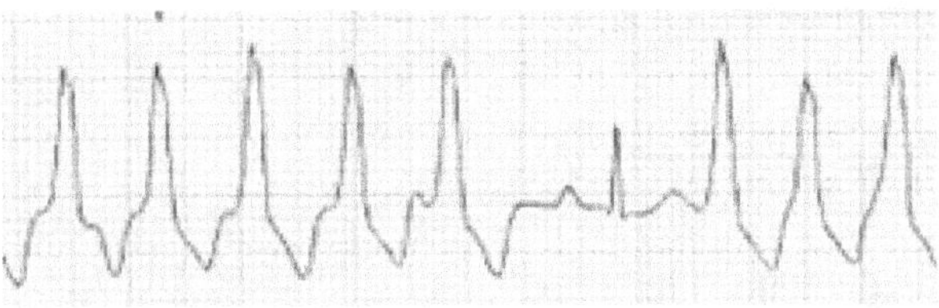

Figura 9-16 Cortesía de LITFL.com

En la figura 9-16 vemos un latido normal que ha capturado los ventrículos, pero no es un latido de captura. Sigue al amplio complejo anterior por un intervalo que es mucho más largo que los intervalos R-R del WCT. La taquicardia de complejo ancho se detuvo el tiempo suficiente para permitir que se condujera una onda P sinusal. Las taquicardias de complejo ancho pueden provocar eso. Las taquicardias ventriculares también pueden provocar eso. El término es paroxístico, que significa inicio/parada, inicio/parada, etc. Me reservo el uso del término latido de captura para referirme a los latidos de conducción sinusal que finalizan un intervalo R-R que es más corto que el ritmo predominante (es decir, el ritmo complejo amplio o taquicardia). Estos latidos indican disociación AV. Un latido conducido sinusal que aparece en un intervalo R-R más largo después de un complejo QRS ancho *no prueba nada* (ver Figuras 9-17 y 9-18) y *no debe denominarse latido de captura.*

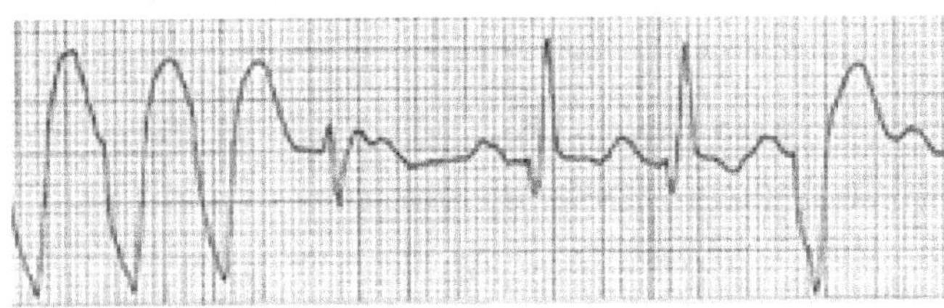

Figura 9-17 Cortesía de LITFL.com

En la figura 9-17 vemos dos complejos anchos seguidos de un latido de fusión que es intermedio entre los latidos ectópicos ventriculares y los latidos sinusales de conducción normal que, a su vez, son seguidos por un latido ectópico ventricular. Mantengamos esto en perspectiva: los ritmos de captura y los ritmos de fusión son raros. ¡No esperes uno en cada ECG! Busque latidos de fusión al principio y al final de las taquicardias de complejo ancho, aunque pueden aparecer prácticamente en cualquier lugar. No son tan fáciles de detectar porque no hay ninguna alteración llamativa en el ritmo ventricular. A veces el ritmo se altera ligeramente, pero normalmente tan ligeramente que no lo notas. Muy a menudo, la forma y la amplitud serán muy similares a las de los latidos ectópicos, pero un poco más estrechas.

¡Estos dos latidos producidos por el nódulo sinusal (Figura 9-18) con marcas cruzadas no son latidos de captura! Para ser un latido de captura – lo que implica disociación AV – el QRS producido por el nódulo sinusal debe terminar en un intervalo R-R más corto que el ritmo dominante, en este caso, la taquicardia ventricular. Desafortunada-

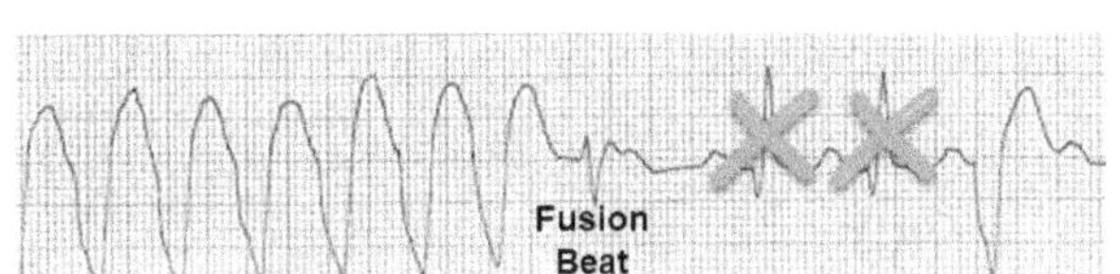

Figura 9-18 Cortesía de LITFL.com

mente, los latidos de fusión pueden no ser tan obviamente diferentes de los latidos ectópicos y los latidos de conducción sinusal. Dependiendo del momento exacto en que se produce la fusión, el latido de fusión puede parecerse mucho más a uno de los otros latidos.

¡Vamos a practicar!

Práctica de disociación AV: ECG n.º 1

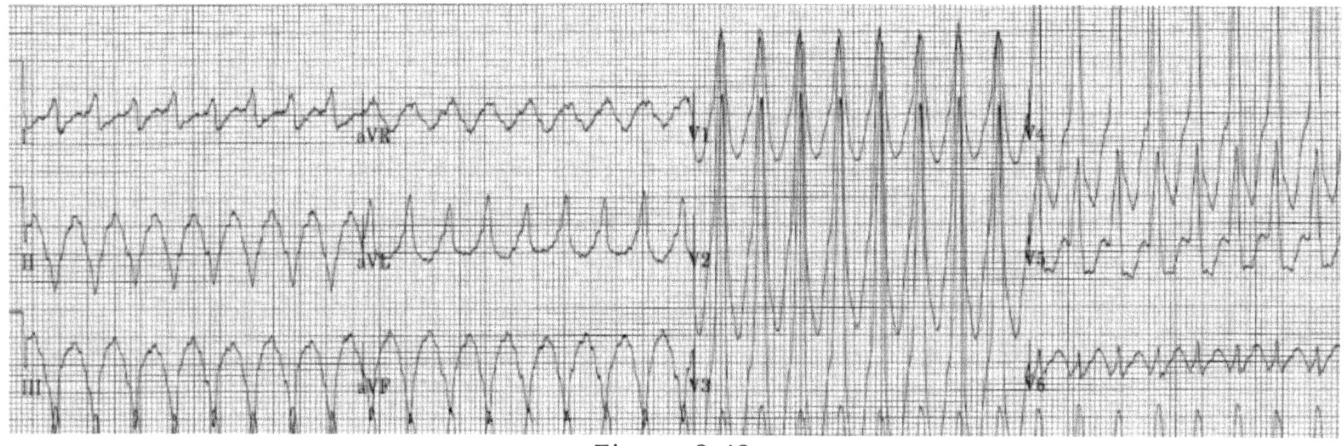

Figura 9-19

¿Puede encontrar evidencia de disociación AV en este ECG (Figura 9-19)? Eche un vistazo a la derivación V5. ¿Lo que está ocurriendo allí? Echemos un vistazo a la derivación V5 ampliada un poco (Figura 9-20)...

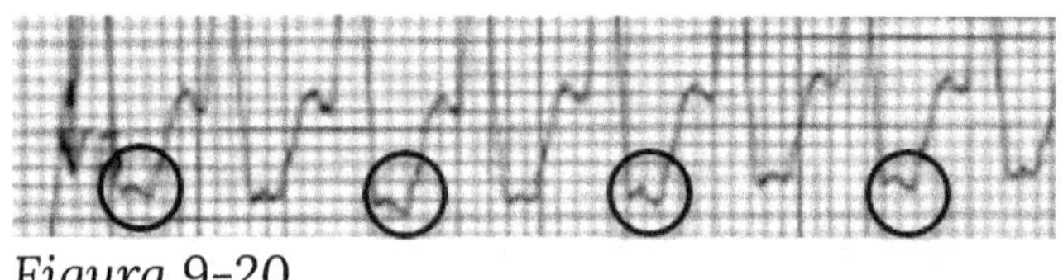

Figura 9-20

Me he tomado la libertad de señalar algunos ejemplos de ondas P′. Cuando detecte una onda P "oculta", observe los complejos correspondientes en las derivaciones de arriba y de abajo; algunos serán más obvios y otros mucho más sutiles, pero ambos perfeccionarán su habilidad para detectar la disociación AV.

La figura 9-20 es un ejemplo de disociación VA. La onda P′ retrógrada aparece cada segundo latido. Eso indica *un bloqueo VA 2:1* y eso *prueba taquicardia ventricular.*

CONSEJO | Se pueden detectar TRES bloques VA en un ECG: Mobitz I, Mobitz, II y un bloque VA 2:1. El bloque 2:1 es un Mobitz I o un Mobitz II, pero como no hay un segundo P′ para verificar un intervalo R-P′ aumentado, debemos llamarlo bloque VA 2:1.

Práctica de disociación AV: ECG n.º 2

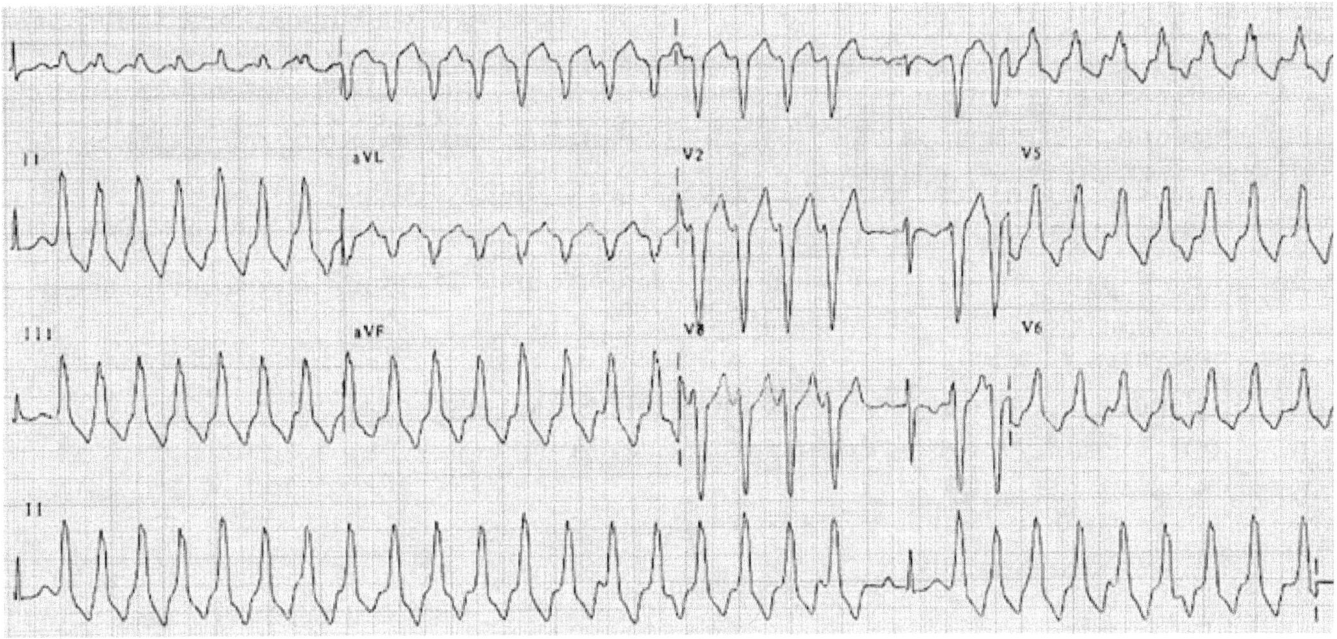

Figura 9-21

Ya has visto parte de este ECG antes (Figura 9-21): contiene un complejo estrecho que no es un latido de captura. Aunque no hay latido de captura, todavía hay mucha disociación AV aquí. Estúdialo detenidamente usando tu lupa.

CONSEJO | Empiece por centrarse en los "hombros" de los complejos QRS.

(Figura 9-22A) es un complejo QRS con "hombros normales". Los hombros son la parte de la línea de base justo antes y después del complejo QRS. Aprenderá más sobre los "bancos" y los "hombros" en el Capítulo 24, "Más práctica con la disociación AV".

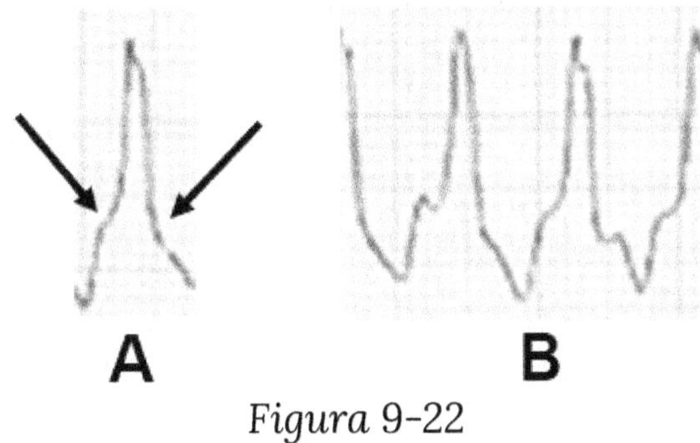

Figura 9-22

(Figura 9-22B) muestra dos complejos QRS consecutivos cuyos hombros sugieren disociación AV:

Lectura recomendada:

Marriott HJL, Schwartz NL, Bix HH. Ventricular Fusion Beats. *Circulation*. 1962;26:880-884.

Este es un documento clásico. Léalo detenidamente. Admito que es fácil confundirse a medida que se profundiza la discusión sobre los ritmos de fusión. Estoy seguro de que todos reconocen al Dr. Marriott por su famoso libro de texto. Dr. Bix, sin embargo, tal vez lo reconozca por la famosa "regla de Bix": "Cuando la frecuencia ventricular es de alrededor de 150/minuto y las "ondas P" parecen estar en el medio de los intervalos R-R, ¡compruebe siempre si hay aleteo auricular!"

Wang K, Benditt DG. AV dissociation, an inevitable response. *Ann Noninvasive Electrocardiol*. 2011 Jul;16(3):227-31. doi: 10.1111/j.1542-474X.2011.00436.x. PMID: 21762249; PMCID: PMC6932318.

Chapter 10

Cómo abordar una taquicardia de complejo amplio

El "inicio de 5 pasos"

Estos son pasos que suelo seguir antes de comenzar un algoritmo o método específico. Algunos de los pasos provienen de esos mismos algoritmos o métodos. Algunos de los hallazgos pueden esencialmente diagnosticar taquicardia ventricular, mientras que otros simplemente brindan información sobre la taquicardia de complejo amplio que necesitará para algunos algoritmos y debe considerarse junto con otros hallazgos antes de hacer un diagnóstico.

A menudo surge la pregunta: "¿Debo utilizar un algoritmo o método?" Mi respuesta es: "No, no existe ninguna norma o ley que diga que deba hacerlo... pero hasta que haya alcanzado un nivel experto en interpretación de ECG, creo que sería muy tonto si no lo hiciera". Y, como mencioné antes, si eliges no seguir un algoritmo o método y obtienes un mal resultado, la situación puede volverse muy problemática para ti. Hay tantas excepciones y matices a estos algoritmos y métodos que recomendaría encarecidamente que aprenda bastante bien uno o dos de ellos y los utilice. Sin embargo, eso no te impide ejercer tus poderes de observación, tus conocimientos y tu experiencia. Aprenderá mis recomendaciones, consejos, trucos y, lo más importante, advertencias más adelante en este libro de trabajo.

> **PERLA |** Si bien varios hallazgos pueden "descontar" taquicardia ventricular, la TSV con aberrancia sigue siendo un diagnóstico de exclusión.

Paso 1: ¿Qué ventrículo?

Ya sea que la TCA se deba a impulsos conducidos de manera aberrante que se originan en las estructuras supraventriculares o que se deba a impulsos que se originan en el ventrículo, ambos tienen una cosa en común: activan los ventrículos en sucesión, ¡no simultáneamente! Entonces, lo primero que debes hacer es determinar qué ventrículo se está activando primero la fuente de taquicardia. Hacemos esto marcando la derivación V1.

La derivación V1 tiene la capacidad única de distinguir la derecha de la izquierda y casi siempre podemos determinar instantáneamente qué ventrículo se activa primero según el tipo de morfología *similar* a un bloqueo de rama presente en la derivación V1. Nuevamente, por tipo de bloqueo de rama nos referimos a un bloqueo de rama clásico similar, pero no necesariamente exactamente igual. Si el QRS es predominantemente vertical (positivo), entonces se trata de un bloqueo de rama *derecha* y la activación ventricular se origina en el ventrículo *izquierdo* (*izquierdo* – ¡no derecho!). Si el QRS está predominantemente invertido (negativo), entonces se trata de un bloqueo de rama *izquierda* y la activación ventricular se origina en el ventrículo *derecho* (*derecho*, ¡no izquierdo!).

Por lo tanto, siempre miramos primero la derivación V1 (y solo la derivación V1) para saber qué ventrículo se activó primero.

Paso 2: ¿Tracto de salida o ápice?

Bien... entonces has determinado qué ventrículo se activó primero. ¿En qué parte de ese ventrículo comenzó la activación? Esta no es una pregunta difícil ya que vamos a dividir los ventrículos (tanto el izquierdo como el derecho) en dos mitades: *superior* e *inferior*. A la mitad superior nos referiremos como *tracto de salida* y a la mitad inferior como *ápice*.

Para determinar si la activación ventricular comenzó en el tracto de salida o en el ápex, dirigimos nuestra atención a las derivaciones de las extremidades inferiores (derivaciones II, III y aVF). Si hay un eje superior, entonces el foco de activación se ubica en el ápice de ese ventrículo. Si hay un eje inferior, el origen se sitúa en el tracto de salida.

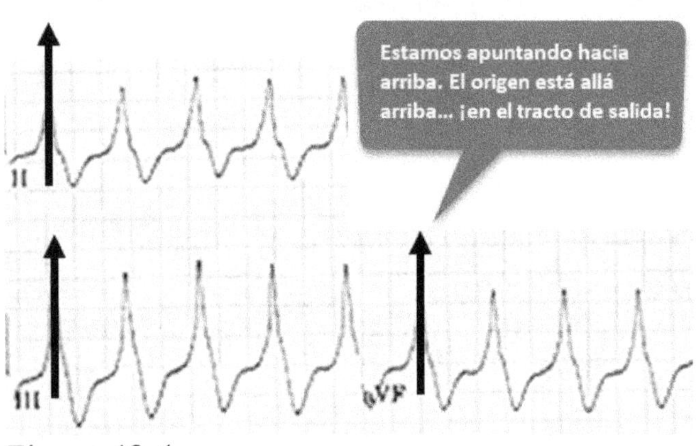

Figura 10-1

Un eje superior significa que el vector de despolarización viaja hacia arriba, de abajo hacia arriba, desde el ápice hasta el tracto de salida. Un eje inferior significa que el vector de despolarización viaja hacia abajo, de arriba a abajo, o desde el tracto de salida hasta el ápice. Esto es muy confuso – ¡incluso para mí! ¡Solo recuerde que los complejos QRS en las derivaciones inferiores señalan el origen del impulso!

PERLA | Los complejos QRS en las derivaciones inferiores siempre *señalan donde se originó el impulso*. Nuestra preocupación es dónde se originó el impulso, ¡no hacia dónde se dirige! Las ondas R altas en las derivaciones inferiores apuntan hacia *arriba*, hacia *el tracto de salida*; Los complejos rS en las derivaciones inferiores apuntan hacia *abajo*, hacia *el ápice*. No te preocupes por los ejes "superiores" e "inferiores". ¡Eso es demasiado confuso!

A continuación se muestra un ejemplo práctico (Figura 10-3). Mire la derivación V1 y determine qué ventrículo se activa primero (porque es allí donde se originó el ritmo ventricular) y luego verifique las derivaciones inferiores (II, III, aVF) para determinar si el impulso se origina en el tracto de salida o en el ápex. Recuerde: los complejos QRS en las derivaciones inferiores apuntarán hacia el origen del impulso.

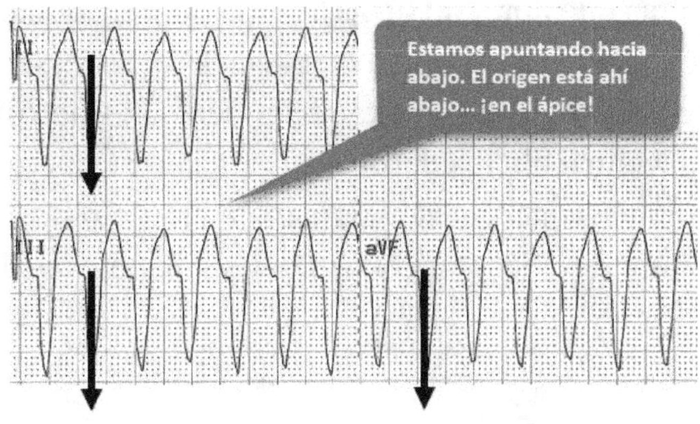

Figura 10-2

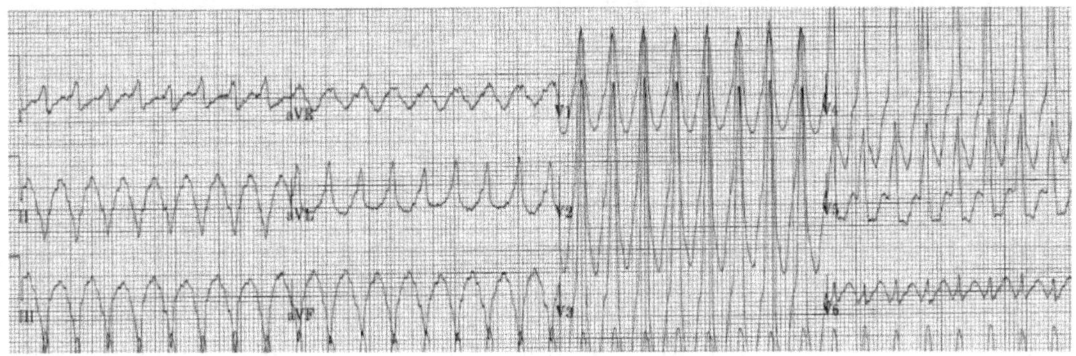

Figura 10-3

Eso no fue tan difícil, ¿verdad? El QRS en la derivación V1 (Figura 10-3) tenía una morfología similar a un BRD, lo que nos indica que el impulso ventricular se originó en el ventrículo izquierdo. Los complejos QRS en todas las derivaciones inferiores apuntaban hacia abajo (ondas S profundas), lo que indicaba que el impulso se originaba en el ápice y viajaba hacia arriba: un eje superior. Probemos con otro...

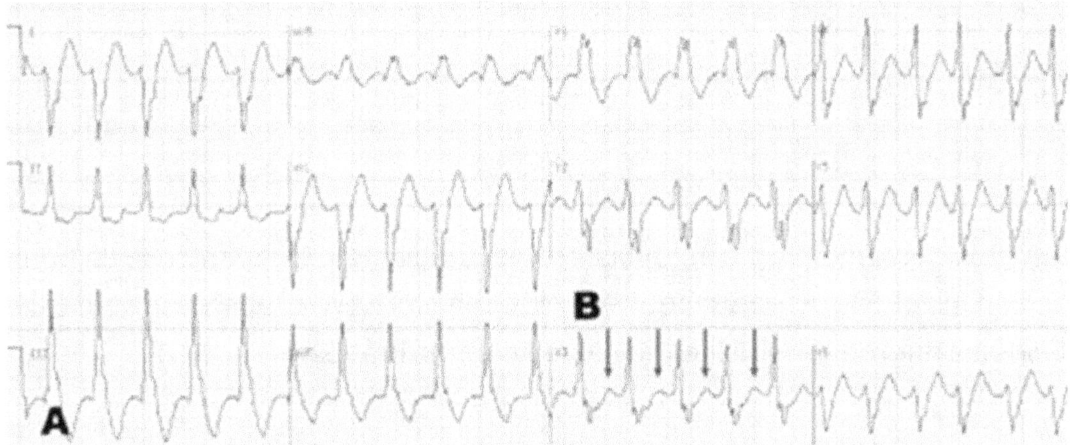

Figura 10-4

(Figura 10-4) No preste atención a las letras y marcas. La derivación V1 manifiesta un QRS con morfología similar al BRD, lo que significa que el impulso ventricular se origina en el ventrículo izquierdo. Todos los complejos QRS de las derivaciones inferiores tienen ondas R altas que apuntan hacia la zona del ventrículo donde se encontraba el origen del impulso, en este caso, *el tracto de salida*. El ventrículo derecho tiene un tracto de salida (TSVD) y el ventrículo izquierdo también tiene un tracto de salida (TSVI). Entonces, el impulso que activa el ventrículo izquierdo se origina en el tracto de salida del ventrículo izquierdo (TSVI). Las taquicardias que se originan en el tracto de salida derecho o izquierdo tienen las mismas características y pronóstico y se manejan de la misma manera.

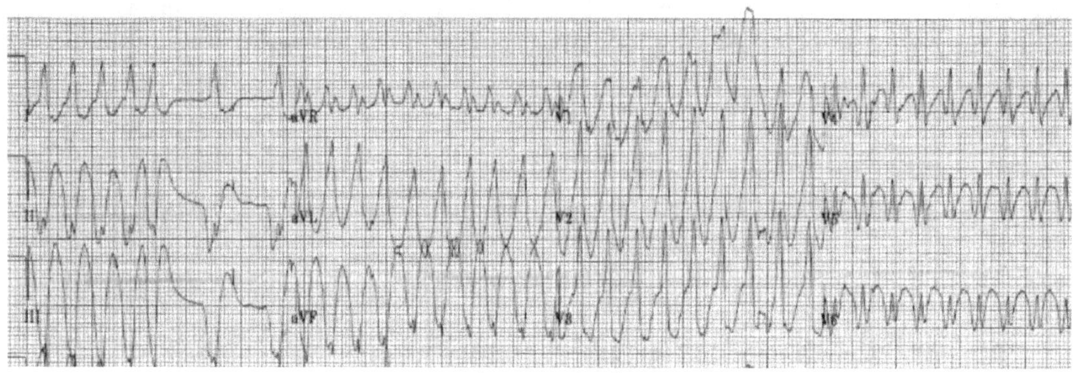

Figura 10-5

Con la figura 10-5, el ECG se ha vuelto más complejo. Sin embargo, una mirada rápida a la derivación V1 revela una morfología similar a un BRD (que se origina en el ventrículo izquierdo) y ondas QS en las derivaciones inferiores, lo que indica que el origen del impulso está en el ápice del ventrículo izquierdo.

¡RECORDAR! | Los complejos QRS con ondas R altas en las derivaciones inferiores indican que el impulso proviene de la parte superior del ventrículo (tracto de salida) y los complejos QRS con ondas S profundas en las derivaciones inferiores significan que el impulso proviene de la parte inferior del ventrículo (ápice).

Veamos si puedes mantener tu velocidad a medida que los ECG se vuelven aún más complicados.

PERLA | Existen muchas morfologías de QRS diferentes. Concéntrese en familiarizarse con las que le presento aquí. Mírelas una y otra vez. Observar demasiadas morfologías diferentes al principio sólo le confundirá más.

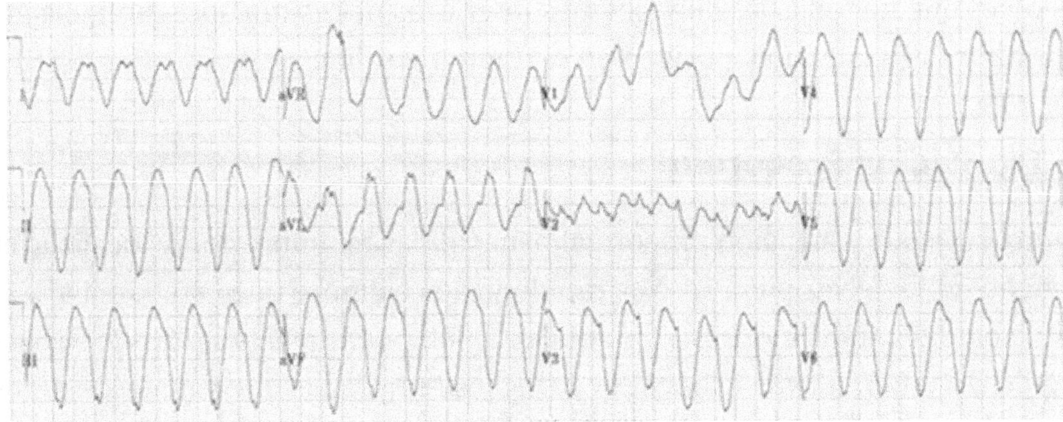

Figura 10-6

(Figura 10-6) La derivación V1 manifiesta un QRS vertical monofásico que indica una morfología similar a un BRD (y origen en el ventrículo izquierdo) y todas las derivaciones inferiores tienen complejos QS que indican un origen en el ápice del ventrículo izquierdo.

Bien… El siguiente (Figura 10-7) requiere algo de reflexión. Voy a aumentar un poco la complejidad…

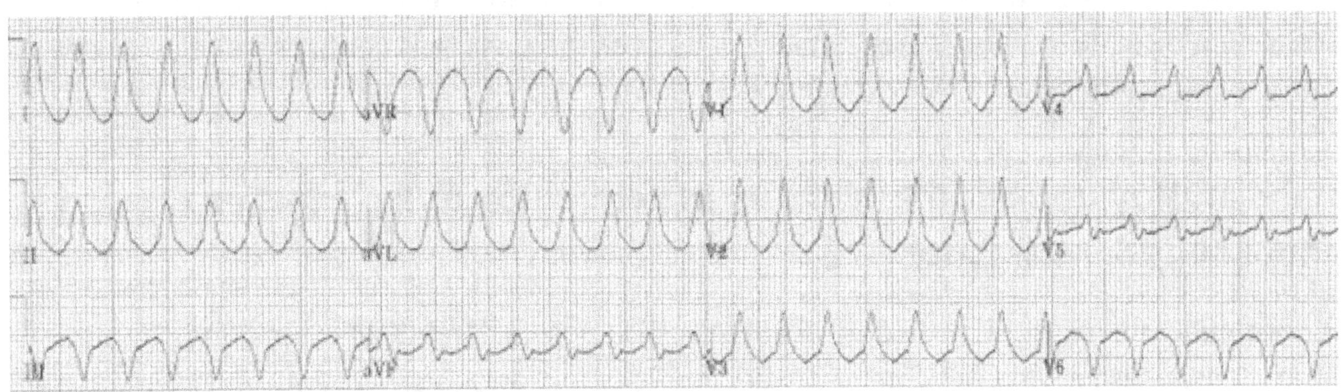

Figura 10-7

¿Le confundieron los complejos QRS en las derivaciones inferiores? Las derivaciones II y aVF tienen complejos QRS verticales, pero la derivación III tiene un complejo QRS invertido.

En este ECG (Figura 10-7), se presenta una situación en la que no todas las derivaciones inferiores están en concordancia: dos están verticales y una es negativa. El vector medio de todas las derivaciones inferiores no apuntará tan directamente hacia abajo como antes. Aquí tienes un consejo:

CONSEJO | La derivación aVF es la derivación superior-inferior por excelencia. No tiene vectores derecho ni izquierdo. Cuando las derivaciones inferiores no sean todas concordantes, base su decisión en la derivación aVF.

La conclusión es que no todas las derivaciones inferiores necesitan apuntar hacia arriba para tener un eje inferior (o un sitio de origen en el tracto de salida).

Paso 3 – Transición Precordial

En este punto, reviso la transición precordial para validar mi impresión y localizar más específicamente el foco ectópico. Esto es rápido y fácil siempre que esté familiarizado con la interpretación de la transición, así que aquí está, "en pocas palabras:" los focos ectópicos del lado izquierdo tendrán transiciones precordiales tempranas que van desde antes de la derivación V1 hasta alrededor de la derivación V3. Cuanto más temprana sea la transición, más hacia la izquierda será la ubicación del foco ectópico en el ventrículo izquierdo. Los focos ectópicos del lado derecho tendrán transiciones tardías, desde alrededor de la derivación V4 hasta más allá de la derivación V6. Cuanto más tardía sea la transición, más hacia la derecha estará el foco ectópico en el ventrículo derecho. ¿Cómo se ve cuando ocurre una transición del lado izquierdo antes de la derivación V1? Hay una onda R dominante en la derivación V1 que continúa a lo largo de las derivaciones precordiales. Una transición tardía más allá de la derivación V6 manifestará un complejo rS en la derivación V6. Cuanto más cerca esté la transición de la derivación V3 (cualquiera de los ventrículos), más cerca estará el foco del tabique interventricular.

Paso 4: ¿Hay una onda R inicial en la derivación aVR o ÂQRS en el cuadrante superior derecho?

A continuación, inspeccione la derivación aVR. Si la desviación inicial es una onda R dominante, entonces se sugiere firmemente el diagnóstico de taquicardia ventricular.

Verifique las derivaciones I y aVF para ver si el eje QRS medio (ÂQRS) está en el cuadrante noroeste ("Tierra de nadie"), caracterizado por complejos QRS negativos tanto en las derivaciones I como en aVF. Si es así, es un buen indicador de un ritmo ventricular (TV) ectópico, pero... no es 100% exacto. Los medicamentos antiarrítmicos de clase 1c en niveles tóxicos, especialmente la flecainida, pueden causar esto. La hiperpotasemia también puede provocar ejes QRS medios en el cuadrante noroeste. Si sabe que el paciente no está tomando ningún agente antiarrítmico de clase 1c y no experimenta hiperpotasemia, entonces ciertamente puede mantener su impresión de taquicardia ventricular.

Paso 5: ¿Bloqueo de rama clásico en las derivaciones V1 o V6?

Verifique las derivaciones V1 y V6 para ver si alguno de ellos representa una morfología *clásica* de BRD o una morfología *clásica* de BRD. Si sólo una de las dos derivaciones manifiesta un patrón clásico, entonces se prefiere fuertemente el diagnóstico de TSV con aberración. Si ni la derivación V1 ni la derivación V6 manifiestan un patrón clásico de bloqueo de rama, entonces es muy probable que se produzca TV.

Resumen del "Inicio de 5 pasos"

1. Mire la derivación V1 y determine en qué ventrículo se origina el ritmo.

2. Observe las derivaciones II, III y aVF para determinar si el impulso se origina en el tracto de salida o en el ápex.

3. Verifique la transición precordial para determinar con mayor precisión dónde se origina el impulso ventricular.

4. ¿Existe una onda R dominante en la derivación aVR? Mire las derivaciones I y aVF para ver si el vector de impulso se dirige hacia el "cuadrante noroeste". Si es así (y no existen fármacos antiarrítmicos de Clase I ni hiperpotasemia), eso sugeriría fuertemente un origen del impulso en el ventrículo inferior; por tanto, se favorece la taquicardia ventricular.

5. Verifique las derivaciones V1 y V6 para ver si alguno de ellos manifiesta un patrón clásico de bloqueo de rama, derecho o izquierdo. Si al menos uno manifiesta un patrón clásico, se favorece la taquicardia supraventricular con aberrancia.

Para que no haya malentendidos | El "Inicio en 5 pasos" es el enfoque que utilizo antes de iniciar un algoritmo. NO se ofrece como un algoritmo probado o comprobado. No reemplaza un algoritmo. ¡Todavía dependo de uno o más algoritmos que he llegado a dominar gracias a la práctica, la práctica y la práctica!

Lectura recomendada:

Lam P, MD, Saba S, MD. Approach to the Evaluation and Management of Wide Complex Tachycardias. *Indian Pacing and Electrophysiology Journal.* 2(4): 120-126 (2002).

He descubierto que el Indian Pacing and Electrophysiology Journal es una excelente fuente de artículos de revisión que a menudo se centran en temas para personas no especializadas.

Katritsis DG, and Brugada J. Differential Diagnosis of Wide QRS Tachycardias. *Arrhythmia & Electrophysiology Review.* 2020;9(3):155–60.

Kashou AH, MD, et al. Wide Complex Tachycardia Differentiation: A Reappraisal of the State-of-the-Art. *J Am Heart Assoc.* 2020;9:e016598. DOI: 10.1161/JAHA.120.016598.

Garner JB, Miller JM. Wide complex tachycardia—ventricular tachycardia or not ventricular tachycardia, that remains the question. *Arrhythm Electrophysiol Rev.* 2013;2:23–29.

Los algoritmos y métodos

Cosas a tener en cuenta en cada algoritmo y método

Existen muchos algoritmos, métodos y criterios para diagnosticar taquicardias de complejo amplio. ¡Y cada día se publican más! He elegido discutir y capacitarlo en profundidad utilizando aquellos que son más fáciles de usar en situaciones urgentes y emergentes. Muchos algoritmos publicados no son viables para su uso en casos emergentes y estresantes. Algunos requieren medir hasta siete criterios y luego asignarles valores ponderados, mientras que otros no son más que criterios no validados y "seleccionados" de otros algoritmos y métodos publicados. Muchos no tienen estudios de validación o tienen estudios de validación que no fundamentan las afirmaciones hechas sobre el estudio de derivación. A continuación se ofrecen algunos consejos para evaluar algoritmos y métodos en función de su viabilidad de uso y confiabilidad.

Por lo general, se incluyen algunos párrafos que señalan cómo otros algoritmos y métodos no resultaron ser tan precisos en los estudios de validación, pero de alguna manera los suyos seguirán siendo precisos y confiables... hasta que, por supuesto, se publique el primer estudio de validación independiente, en el que se muestre su método, resultó ser tan insensible, inespecífico y/o inexacto como los demás.

¿Por qué pasó esto? Hay varias explicaciones posibles: los autores originales pueden simplemente ser más hábiles y hábiles en el uso de su propio método, o la población de pacientes que estudiaron puede haber producido por casualidad taquiarritmias que eran más fáciles de reconocer mediante su algoritmo o método. O tal vez la omisión seleccionada de ciertos tipos de taquiarritmias aumentó la sensibilidad y/o especificidad de su método.

Ahora hablemos de algunos "estudios de validación". Si ha leído tantos estudios de "validación" como yo, comenzará a notar que algunos alteran los métodos utilizados en los estudios de derivación para que ya no sean el mismo algoritmo o método que en el artículo original; o interpretan los métodos de maneras que los autores originales nunca pretendieron. Ejemplo: algunos autores críticos del algoritmo de Brugada insisten en afirmar que el Primer Paso fue creado para decidir si había alguna concordancia de las derivaciones precordiales – y eso es lo que buscan en el primer paso. ¡Esa tiene que ser una de las desinformaciones más flagrantes y atroces que he visto jamás! No hay absolutamente ninguna mención de concordancia en el artículo de Brugada y en el de Brugadas et al. declara muy clara y específicamente cómo llegaron a incluir el primer paso... ¡y no tuvo nada que ver con la concordancia!

2. ¡Comprenda que CADA algoritmo y método tiene fallas incorporadas!

Por favor, comprenda que nunca logrará una precisión del 100% con ninguno de los algoritmos o métodos porque el fallo está integrado. He aquí por qué digo eso: ninguno de los algoritmos o métodos tiene en cuenta todos los tipos de taquicardias de complejo amplio. La TRAV antidrómica a menudo no se incluye en los estudios; con frecuencia tampoco se incluyen las taquicardias fasciculares y de rama del haz de His. Tales omisiones darán como resultado que un algoritmo o método determinado sea insensible a esas taquiarritmias. ¿Por qué se omiten estas diferentes taquiarritmias del estudio de derivación? Quizás porque harían que el método fuera demasiado difícil, engorroso o menos específico. Por sus omisiones, el algoritmo o método parecerá más sensible y más específico. Eso siempre queda bien cuando uno intenta promover su propio estudio. Pero la respuesta puede estar en el punto 3 (siguiente)...

3. Los pacientes del estudio de derivación no son como tus pacientes.

Seamos realistas... es muy difícil conseguir pacientes que estén teniendo episodios de taquicardias de complejo amplio para estudiarlos, y es especialmente difícil localizar y estudiar los tipos más raros. Por lo tanto, la mayoría de estos pacientes tenían estudios electrofisiológicos programados y muchas de las taquiarritmias fueron *inducidas artificialmente* en el laboratorio de EF. Muchos de estos pacientes pueden tener o no una mayor cantidad de enfermedad cardíaca orgánica que podría ser diferente a la de sus pacientes. Además, las condiciones de inicio de las arritmias son diferentes a las de sus pacientes.

4. Dónde encontrar la información que acabamos de comentar

Por lo general, puede encontrar información sobre qué arritmias se excluyeron y cómo se obtuvieron los registros de las arritmias bajo dos subtítulos en cualquier artículo de revista: MÉTODOS y LIMITACIONES. Eche siempre un vistazo a estas secciones si tiene preguntas sobre la precisión y/o confiabilidad del algoritmo o método que promueven.

¡Recuerda esto!

Tenga siempre en cuenta que todos los algoritmos y métodos permiten un solo diagnóstico: *taquicardia ventricular*. "Pero espera", dices. "¡Si no es taquicardia ventricular, entonces es TSV con aberrancia!"

¡TSV no es un diagnóstico! Es sólo un término general para al menos ocho (posiblemente más) diagnósticos. Es similar a decirle a un paciente: "Su diagnóstico es enfermedad".

¿Es taquicardia sinusal, taquicardia sinusal reentrante, taquicardia auricular, aleteo auricular, fibrilación auricular, taquicardia de la unión, taquicardia auricular multifocal, TRNAV, TRAV o taquicardia recíproca de la unión AV permanente? El pronóstico y el tratamiento de estas diversas arritmias es bastante diferente: algunas son relativamente benignas, mientras que otras tienen el potencial de provocar episodios con desenlaces fatales. Algunos son muy propicios para la miocardiopatía inducida por taquicardia, mientras que otros no.

¡La TSV es un pseudodiagnóstico! Por supuesto, si está atendiendo al paciente en una sala de emergencias o en un centro de atención de urgencia, probablemente no podrá llegar a un diagnóstico definitivo. Pero hay que entender esto y *es muy importante que eventualmente se haga un diagnóstico definitivo*. Un diagnóstico de TRNAV es generalmente benigno, pero un TRAV significa que el paciente tiene una vía accesoria que podría resultar fatal en caso de fibrilación auricular o aleteo auricular.

Lectura recomendada:

Alzand BS, Crijns HJ. Diagnostic criteria of broad QRS complex tachycardia: decades of evolution. *Europace*. 2011;13:465–472.

Kashou AH, MD, et al. Wide Complex Tachycardia Differentiation: A Reappraisal of the State-of-the-Art. *J Am Heart Assoc*. 2020;9:e016598. DOI: 10.1161/JAHA.120.016598.

Sousa PA, Pereira S, Candeias R, de Jesus I. The value of electrocardiography for differential diagnosis in wide QRS complex tachycardia. *Rev Port Cardiol*. 2014;33(3):165-173.

Wellens HJJ. Ventricular tachycardia: diagnosis of broad QRS complex tachycardia. *Heart*. 2001;86:579±585.

Chapter 12

El algoritmo de Brugada

El algoritmo de Brugada consta de cuatro pasos. Dos son fáciles, dos requerirán algo de práctica y algunos pueden requerir el uso de calibradores y/o una lupa (si no está utilizando calibradores digitales). El tercer paso (identificar la disociación AV) requiere práctica y experiencia. El cuarto paso (criterios morfológicos) siempre se ha considerado el más problemático porque la gente intenta memorizar los criterios morfológicos y es demasiado difícil de recordar, ¡especialmente cuando está estresado! Voy a enseñarte los cuatro pasos y no habrá problemas de memoria. Así es como funciona el algoritmo de Brugada: los primeros tres pasos están redactados de manera que cualquier "¡Sí!" la respuesta indica taquicardia ventricular. Te detienes con el primer "¡Sí!" responde porque tienes tu diagnóstico en ese momento; no hay necesidad de ir más lejos. Esto es importante porque los pasos con mayor especificidad y precisión se colocan primero. De lo contrario, puede encontrarse en una situación paradójica en la que una respuesta "Sí" en el Paso 2, que indica un diagnóstico de TV, podría ser seguida por un resultado en el Paso 4 que sugiera un diagnóstico (incorrecto) de TSV con aberrancia. Evite esto deteniéndose en la primera respuesta "Sí".

En el Paso 4, una respuesta "¡Sí!" seguirá diagnosticando taquicardia ventricular utilizando la "Modificación Jones" del Paso 4, pero la pregunta se formulará de manera diferente. Esto es lo mismo que el tercer paso del algoritmo Vereckei n.º 1 (2007).

Paso 1: ¿Existe ausencia de complejo RS en todas las derivaciones precordiales?

Esto se aplica a los complejos rS, RS o Rs, aunque normalmente verá un complejo rS si hay alguno presente. Algunas personas interpretan que esto significa que la ausencia de complejos RS indica que los Brugadas están buscando concordancia.

¡ALTO AHÍ! | La concordancia precordial significa que los complejos QRS en *todas* las derivaciones precordiales son estrictamente monofásicos, ya sean ondas R monofásicas o ondas QS monofásicas, y *todas* tienen la misma polaridad.

¡Decir que el Paso 1 es una búsqueda de concordancia precordial es una desinformación total! Todavía se podría tener una onda QR o rSR'. Cuando se describió por primera vez la concordancia, se definió como todos los complejos QRS monofásicos positivos (es decir, ondas R monofásicas) o todos los complejos QRS monofásicos negativos (es decir, complejos QS monofásicos). Últimamente, algunas personas lo definen como complejos QRS "principalmente" positivos o complejos QRS "principalmente" negativos en "la mayoría" de las derivaciones precordiales. ¡Eso no es correcto! Es más, las personas que dependen de las definiciones de "mayormente" no sugieren a qué se refiere "mayormente". En su artículo original en el que presentaron estos criterios, Brugadas et al. nunca mencionó ni siquiera aludió a la palabra "concordancia." La concordancia no forma parte de los criterios ni del algoritmo de Brugada.

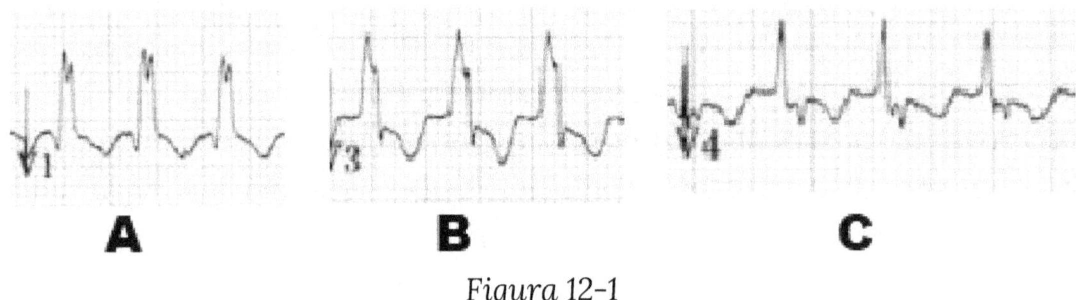

A   **B**   **C**

Figura 12-1

Como repaso (Figura 12-1)...

A es un complejo qR. Automáticamente descalifica las derivaciones precordiales de la consideración de concordancia ya que no es monofásica. También establece la falta de un RBBB clásico y completo en la derivación V1. Pero todavía puede estar presente y no contarse como un complejo RS.

B es un complejo Rs. Conduce a un "¡NO!" respuesta en el Paso 1 del algoritmo de Brugada y también descalifica las derivaciones precordiales de la consideración de concordancia. ¿Notas algo más inusual en este fragmento*?

C también es un complejo Rs con las mismas descalificaciones. También tiene el mismo hallazgo inusual.*

> ***PERLA |** Cuando vea una onda T invertida inmediatamente después de una onda S, considere siempre la presencia de *isquemia*, ya sea que haya taquicardia o no. Esto se llama anomalía de la repolarización *primaria* y es muy anormal. La isquemia es una causa conocida de taquicardia ventricular.

A continuación se muestra un ejemplo de un ECG sin ningún complejo RS en las derivaciones precordiales pero también sin ninguna forma de concordancia (Figura 12-2):

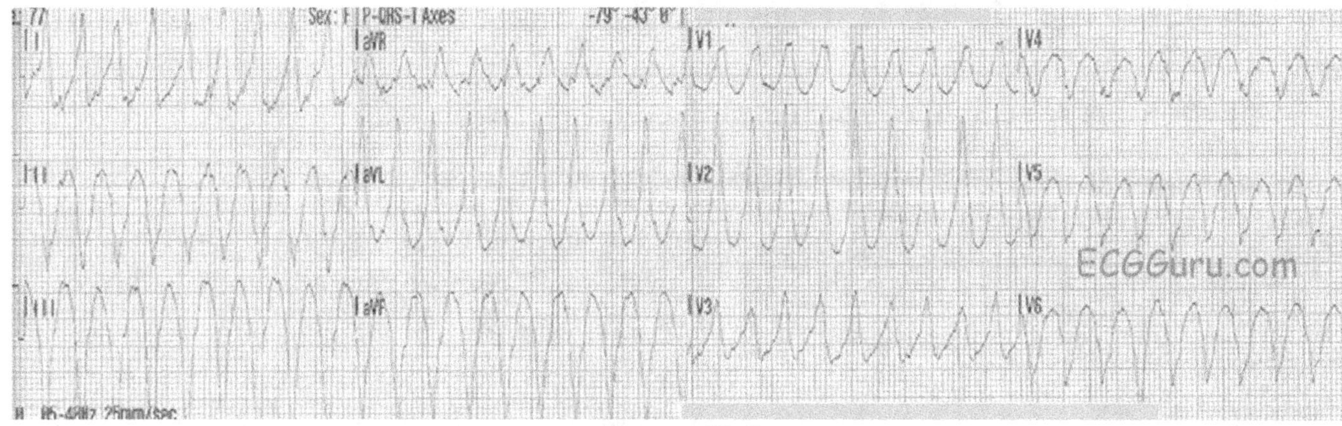

Figura 12-2

Volviendo al **Paso 1**: Si la respuesta es "¡Sí!" tenemos un diagnóstico de taquicardia ventricular y PARAMOS; en caso contrario, procedemos a...

Paso 2: Si uno o más complejos RS están presentes, ¿alguno de ellos tiene un inicio de R a S nadir > 100 ms?

Tenga en cuenta que los Brugadas fueron muy específicos sobre el uso de las palabras "mayor que" (>) y no "igual o mayor que" (≥). Esta medición se realiza desde el inicio de la onda R donde sale de la línea base (no el pico) hasta el nadir (el pico más bajo) de la onda S. No se preocupe por qué hacer si hay una onda q porque este paso se aplica sólo a complejos RS bifásicos. El razonamiento detrás de esta medición es que en la taquicardia ventricular, la onda de despolarización se origina en el miocardio y viaja a través del miocardio mediante propagación de célula a célula. Esto provocará una inscripción inicial más lenta en el papel del ECG. Por el contrario, una onda de despolarización que se origina en las aurículas y entra a los ventrículos a través del sistema de His-Purkinje tendrá una inscripción inicial en el ECG que será más rápida debido a la conducción a través de las vías de conducción normales hasta el punto en que se encuentre un bloqueo o retraso.

En este punto hay un problema en su razonamiento: este concepto, que de hecho es razonable y válido, se refiere sólo a la ectopia ventricular que se origina en el miocardio de trabajo. Pero se pueden desarrollar tres taquicardias ventriculares dentro del propio sistema de His-Purkinje (SPH): la taquicardia fascicular, que es benigna, y la taquicardia de rama y la taquicardia interfascicular, que son muy peligrosas. Todas estas taquiarritmias pueden tener mediciones del nadir R a S de menos de 100 mseg (y a menudo menos de 80 mseg). Todavía es posible que el algoritmo de Brugada los detecte y los diagnostique correctamente como taquicardia ventricular, pero también existe una gran posibilidad de que pasen desapercibidos.

El algoritmo de Brugada tampoco es sensible a los impulsos que ingresan a los ventrículos a través de una vía accesoria anterógrada. Los Brugadas no distinguieron entre un impulso anterógrado que ingresa a los ventrículos a través de una vía accesoria y una taquicardia ventricular, ya que ambos impulsos se originaron en el miocardio ventricular, por lo que una TRAV antidrómica se contará como taquicardia ventricular.

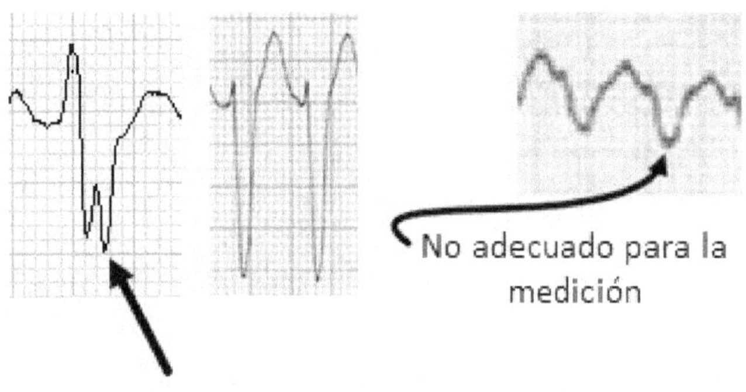

Figura 12-3

Tenga en cuenta en la Figura 12-3 que si hay más de un nadir en la onda S, mide hasta el segundo nadir porque está midiendo la duración. Además, el nadir debe llegar a un punto suficiente para que se pueda realizar una medición exacta; no se puede utilizar un nadir redondeado.

Los Brugadas también dejan muy claro que un nadir R-S que equivale a 100 mseg no puede considerarse un "¡Sí!" respuesta. Tenían varias taquicardias supraventriculares con conducción aberrante que eran exactamente de 100 mseg. Todas las taquicardias ventriculares fueron superiores a 100 mseg. Entonces, exactamcntc 100 mscg obtienen un "¡No!" respuesta.

Los dos fragmentos de la Figura 12-4 (a continuación) son de la derivación V1 (pacientes diferentes) registrados durante taquicardias ventriculares documentadas. En A, no es necesario realizar mediciones con calibre. Puede ver fácilmente que el nadir R-a-S será mayor que 100 mseg (es decir, 2,5 cuadrados pequeños). El complejo rS en B está muy cerca de 100 mseg. Aquí está la diferencia que usted debe aprender: el QRS ancho (A) se desarrolló en el miocardio ventricular y es ancho (probablemente) por dos razones: 1) conducción lenta de célula a célula y 2) muy probablemente una enfermedad cardíaca estructural que hace que la conducción sea aún más problemática. ¡Este TV es muy peligroso! El rS más estrecho (B) proviene del tracto de salida del ventrículo derecho, muy probablemente en el tabique interventricular o muy cerca de él. Existen vías cercanas que pueden facilitar la conducción de un impulso, por lo que este tiende a ser más estrecho y estar mejor formado. Compare las dos ondas r y los dos descensos de la onda S. Tenga en cuenta la sutil diferencia en las pendientes. Esta taquicardia ventricular se considera benigna (si no ocurre con demasiada frecuencia). Más sobre este comienzo en el Capítulo 19...

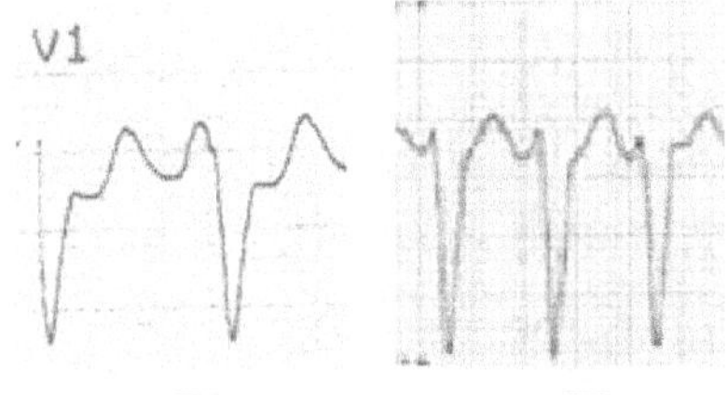

A   **B**

Figura 12-4

¡Si la respuesta es "Sí!" tenemos un diagnóstico de taquicardia ventricular y PARAMOS; en caso contrario, procedemos a...

Paso 3: ¿Existe evidencia de disociación AV?

El reconocimiento de la disociación AV y la disociación VA requiere *estudio*, *práctica* y *experiencia*. Tenga en cuenta que la evidencia de disociación AV o VA es visible sólo en alrededor del 20% de las taquicardias de complejo ancho. Si hay signos presentes, y usted tiene experiencia y habilidad para reconocerlos, no le llevará más de 20 segundos localizarlos. Por lo tanto, si no tiene tanta experiencia en reconocer los signos de disociación AV o VA, no dedique más de 20 segundos a buscarlos si está en el proceso de tratar a un paciente con taquicardia de complejo amplio. Este libro de trabajo le ha brindado las herramientas que necesitará para realizar esta tarea (Capítulos 9 y 24), así que busque en línea taquicardias de gran complejidad y practique, practique, practique. Ya hemos hablado detalladamente de la disociación AV, por lo que si la respuesta es "¡Sí!" tenemos un diagnóstico de taquicardia ventricular y PARAMOS; en caso contrario, procedemos a...

Paso 4: ¿Están presentes los criterios morfológicos para taquicardia ventricular tanto en la derivación V1 como en la derivación V6?

Este es el paso que le da al algoritmo Brugada su mala reputación como algoritmo "difícil de recordar." Existe una tremenda diferencia entre la memorización de memoria y la comprensión de los conceptos y razones detrás de algo.

PERLA | Si entiendes algo, no tendrás que memorizarlo. ¿Cuándo fue la última vez que olvidaste que el fuego te quemará?

Si te diera 100 hojas de papel numeradas del 1 al 100, luego pusiera al azar 96 de ellas en la caja A y 4 en la caja B, y luego te dijera que memorizaras el contenido de cada caja, ¿intentarías seriamente memorizar los 96 números en la Caja A? Sin embargo, mucha gente intenta memorizar los "96 números de la caja A" cuando se trata de aprender el cuarto paso del algoritmo de Brugada, intentando memorizar todas las excepciones a un patrón clásico de bloqueo de rama. Sin embargo, no los culpemos; así es en cierto modo como se presenta en el artículo original de los Brugadas. Aprendamos a utilizar los criterios morfológicos en el Cuarto Paso.

Aprendiendo el cuarto paso del algoritmo de Brugada

Lo primero que hay que hacer es decidir la morfología del QRS en la derivación V1. Ya has aprendido cómo hacerlo. Después de decidir qué morfología está presente, solo tiene que considerar dos derivaciones: V1 y V6. No evaluamos las derivaciones de las extremidades en el algoritmo de Brugada excepto durante el Paso 3: la búsqueda de disociación AV.

Morfología similar al BRD

Cualquier cosa distinta de este patrón en V1 con estos dos patrones en V6 apunta a taquicardia ventricular (Figura 12-5):

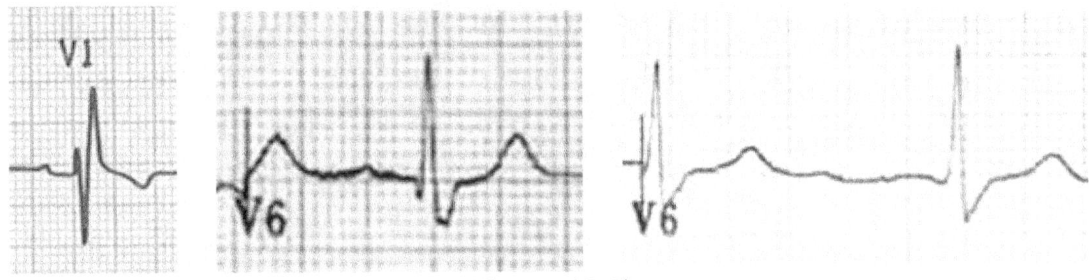

Figura 12-5

Entonces, con una morfología similar a BRD, si el complejo QRS en la derivación V1 es distinto del clásico rSR' trifásico de BRD completo, se favorece la TV.

Permítanme señalar algunas cosas sobre el patrón clásico y completo BRD (cBRD) en la derivación V1:

1. Se produce por impulsos que viajan a través del haz de His seguido del sistema de Purkinje (ramas del haz, fascículos). Sólo otras dos arritmias pueden producir esa morfología exacta y ambas son raras: taquicardia de rama y taquicardia fascicular. Afortunadamente, el letal es el más raro de los dos.

2. El patrón de un BRD completo clásico no incluye una onda r alta. Incluye una onda R' alta.

3. Un impulso ectópico que se origina en el miocardio de trabajo ventricular no puede producir el mismo patrón. ¡Simplemente no puede hacerlo! Sin embargo, la taquicardia ventricular que se origina en o cerca de una fibra conductora sí puede hacerlo. El mayor parecido es simplemente una desviación en el mismo lado de la línea base (similar al BRD) que tiene muy poco que ver con el origen del impulso: ¡simplemente nos dice qué ventrículo se activó primero! Un impulso ectópico puede originarse en cualquiera de los ventrículos y un impulso supraventricular puede activar cualquiera de los ventrículos primero. *Identificar qué ventrículo se activó primero no nos da un diagnóstico, solo nos da un punto de partida en nuestro análisis de la arritmia.*

Al pasar a la derivación V6, se aplican los mismos criterios excepto por un complejo RS. Si hay un complejo RS, la relación R/S debe ser mayor que 1,0 (altura de la onda R mayor que la profundidad de la onda S) para indicar un patrón BRD completo y clásico en la derivación V6. Recuerde: para diagnosticar taquicardia ventricular, los criterios para BRD completo clásico deben estar AUSENTES en AMBAS derivaciones, ¡no solo en una!

CONSEJO | Los criterios morfológicos tienen menos especificidad que los pasos primero, segundo o tercero. Para una discusión más detallada, consulte: "¡Lea esto! – El problema que nadie menciona..." al final de este capítulo.

Para resumir:

Derivación V1: cualquier cosa que no sea alguna variación de rSR' sugiere taquicardia ventricular. Sin embargo, una rSR' no descarta la taquicardia ventricular.

Derivación V6: cualquier cosa que no sea alguna variación de qR sugiere taquicardia ventricular a menos que sea un complejo RS, en cuyo caso la onda R debe ser más alta que la profundidad de la onda S para asegurar el diagnóstico de taquicardia supraventricular. Esta estipulación siempre plantea una pregunta...

¿Qué pasa si hay un complejo rS en la derivación V6 con un patrón BRD clásico en la derivación I y un patrón de bloqueo fascicular anterior observado en las derivaciones de las extremidades? ¿Eso crea un problema al utilizar el algoritmo de Brugada? El algoritmo de Vereckei (que se analiza más adelante) tiene en cuenta el bloqueo fascicular anterior.

La respuesta es "No, no crea ningún problema". En primer lugar, la presencia de un patrón BRD clásico en la derivación V1 durante el paso 4 dará lugar automáticamente al diagnóstico de TSV con aberración. Recuerde: una morfología clásica de la rama del haz en solo una de las dos derivaciones (V1 o V6) es todo lo que se necesita para DESCARTAR taquicardia ventricular. Un problema potencial aquí sería la taquicardia fascicular posterior, una taquicardia ventricular que surge en el fascículo posterior del ventrículo izquierdo o muy cerca de él.

PERLA | Un BRD completo con complejos rS en las derivaciones II, III y aVF indica un bloqueo fascicular anterior sólo cuando hay conducción normal desde arriba de la división del haz de His en las ramas derecha e izquierda. Durante un ritmo ectópico, como la taquicardia ventricular, dicho patrón no indica bloqueo, sino que indica el origen del ritmo ectópico en el fascículo posterior o muy cerca de él.

Morfología similar al BRI

Con una morfología similar a la del BRI, cuando analizamos la derivación V1 debemos medir un poco más y también entender que ahora vamos a hacer la misma medición del nadir de inicio R a S que en el paso 2. En este punto, como todavía no hemos hecho un diagnóstico de taquicardia ventricular (o no estaríamos haciendo este paso), los Brugadas nos van a dejar bajar nuestros estándares y ahora permitirán una medición mayor a (>) 60 mseg para hacer un diagnóstico en lugar de mayor de 100 mseg. (Esto está de acuerdo con los criterios originales de Kindwall que establecieron los criterios morfológicos para las taquicardias ventriculares con morfología del BRI en 1988.). Incluso si eso no califica, una onda r de más de 30 mseg de duración en la derivación V1 sugiere taquicardia ventricular. Si eso no funciona, cualquier muesca en la onda S calificará. Recuerde: dado que en este momento solo se considera la derivación V1, no podemos diagnosticar taquicardia ventricular a menos que la derivación V6 tampoco manifieste ningún signo de morfología clásica del BRI. Para diagnosticar taquicardia ventricular, AMBAS derivaciones V1 y V6 no deben tener ninguna deflexión (QRS) que indique un BRI clásico. Si es necesario, consulte la Figura 12-6 (fragmento del medio) para refrescar su memoria de una morfología clásica del BRI.

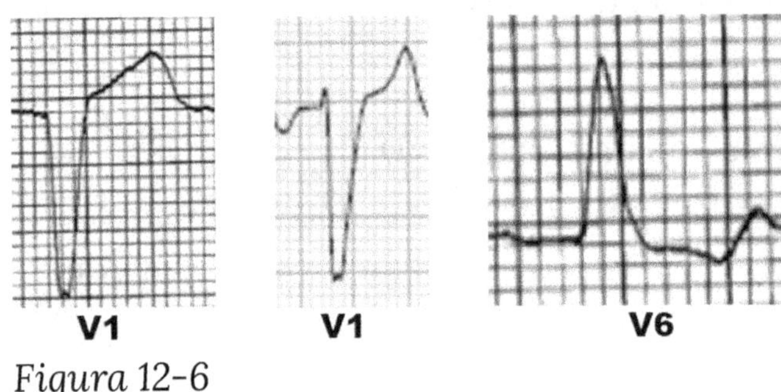

Figura 12-6

En la derivación V6, lo principal que hay que recordar es que Q o q o QS son muy sugestivos de taquicardia ventricular. Los Brugadas también incluyeron la presencia de una onda R monofásica en la derivación V6 como indicación de TSV-A (un patrón BRI completo clásico) en lugar de TV, pero no confíe demasiado en este hallazgo: es cierto, estaba presente en 31/31 (100%) pacientes con TVS-A, pero también estuvo presente en 29/35 (83%) pacientes con TV, lo que no es muy discriminatorio en absoluto.

> **CONSEJO** | ¿Por qué es tan importante una muesca en la pendiente descendente de la onda S, además de ser un signo de un infarto de miocardio previo? En presencia de un BRI completo, la onda S representa una activación tardía del ventrículo izquierdo. La ubicación de la muesca en la pendiente descendente de la onda S localiza específicamente el antiguo IM en el ventrículo izquierdo, el sitio más común de IM. Sin un BRI no podrías verlo.

Los Brugadas no especificaron en qué parte de la onda S debía estar la muesca, pero el signo de Cabrera (indicativo de un IM previo en BRI) es una muesca en la pendiente ascendente de la onda S y el signo de Josephson es una muesca en la pendiente descendente de la onda S cerca del nadir. Parece que los Brugadas se basan en las estadísticas.

Signo de Cabrera: muesca en la pendiente ascendente de la onda S en la derivación V1 pero sólo en presencia de BRI completo

Signo de Josephson: muesca en la pendiente descendente de la onda S "cerca" del nadir (también sólo durante el BRI completo)

> **CONSEJO |** La cuestión de las muescas como ayuda para el diagnóstico se refiere únicamente a las muescas que se observan con una morfología similar a un bloqueo de rama izquierda. El hecho de que las muescas estén en la pendiente descendente cerca del nadir o en la pendiente ascendente de la onda S indica la porción del QRS representativa de la activación del ventrículo izquierdo. Los primeros 40 mseg aproximadamente representarían la activación del ventrículo derecho.

Para resumir:

Derivación V1: signos de propagación lenta inicial debido al origen en el miocardio periférico: nadir de R a S > 60 mseg, duración de la onda R > 30 mseg en un complejo rS o una muesca en la onda S

Derivación V6: presencia de cualquier onda Q o q (incluida QS)

La modificación de Jones del paso 4

La pregunta sigue siendo: "¿AMBAS derivaciones V1 y V6 NO logran demostrar una morfología clásica de bloqueo de rama?"

En caso afirmativo, el diagnóstico es taquicardia ventricular. Si "¡NO!", entonces el diagnóstico es taquicardia supraventricular con aberrancia. Esto mantiene el patrón original de "¡Sí!" = VT y "¡No!" = TSV-A.

Si bien ayuda conocer todas las presentaciones posibles de los complejos QRS según los criterios morfológicos, no es necesario. Simplemente aprenda, en profundidad, cómo se ven los criterios clásicos para BRD y BRI en AMBAS derivaciones V1 y V6 y sepa que cualquier cosa diferente respalda la taquicardia ventricular. El Método Jones del Paso 4 no se trata de aprender todas las excepciones, ¡sino de aprender la REGLA!

En mis años de enseñanza, descubrí que, si bien la mayoría de mis estudiantes están bastante familiarizados con los patrones clásicos de la derivación V1, a menudo no tienen idea de cómo debería verse el patrón clásico en la derivación V6, para cualquiera de las morfologías del bloqueo de rama. Aprendalo ahora para no tener que preocuparse cuando llegue un paciente real de TCA.

Más pensamientos sobre el algoritmo de Brugada

Cuanto más se adentra en el algoritmo, menos discriminatorios serán los criterios. Los primeros tres pasos son muy buenos para distinguir entre taquicardia supraventricular con conducción aberrante (TSV-A) y TV. Sin embargo, cuando se llega a los criterios morfológicos, la diferencia entre las dos arritmias se vuelve cada vez menos distintiva. Por ejemplo, en una morfología similar al BRI, se supone que una R monofásica en la derivación V6 favorece la TSV-A sobre la TV porque el 100% de los pacientes (31 de 31) con TSV-A tuvieron este hallazgo; sin embargo, el 83% de los pacientes con TV (29 de 35) también tenían una onda R monofásica. Esto significa que solo tiene una probabilidad de 1 entre 5 de realizar un diagnóstico correcto y seguro de TSV-A según este criterio.

¿Qué es exactamente la Modificación Jones del Paso 4? La Modificación Jones simplemente establece que en lugar de buscar todas las diferentes excepciones a un bloqueo de rama clásico en las derivaciones V1 y V6, simplemente recuerde exactamente cómo debería verse un bloqueo de rama clásico en ambas derivaciones. Cualquier cosa diferente significa que NO es un bloqueo de rama clásico. En otras palabras, ¿por qué aprender los patrones clásicos MÁS todas las excepciones imaginables cuando sólo tienes que conocer los patrones clásicos?

Todos los números involucrados en las mediciones comparativas son mayores que (>), no iguales o mayores que (≥). Esto incluye

1. Nadir R a S en cualquier derivación precordial > 100 mseg (patrón similar al BRD, Paso 2),

2. Nadir R a S en la derivación V1 > 60 mseg (patrón similar al BRI, criterios morfológicos: Paso 4) y

3. Onda R en derivación V1 > 30 mseg (patrón similar al BRI, criterios morfológicos: Paso 4).

A pesar de todos los diferentes patrones morfológicos implicados, sólo necesitas recordar seis complejos (y ya los conoces todos o la mayoría):

La Figura 12-7 | La trifásica clásica (rSR') en la derivación V1 y las qRs o Rs en la derivación V6 para la morfología clásica del BRD y la rS o QS en la derivación V1 y la onda R monofásica en la derivación V6 para la morfología clásica del BRI. Si estos patrones faltan en *ambas* derivaciones V1 y V6, entonces el diagnóstico es *taquicardia ventricular*.

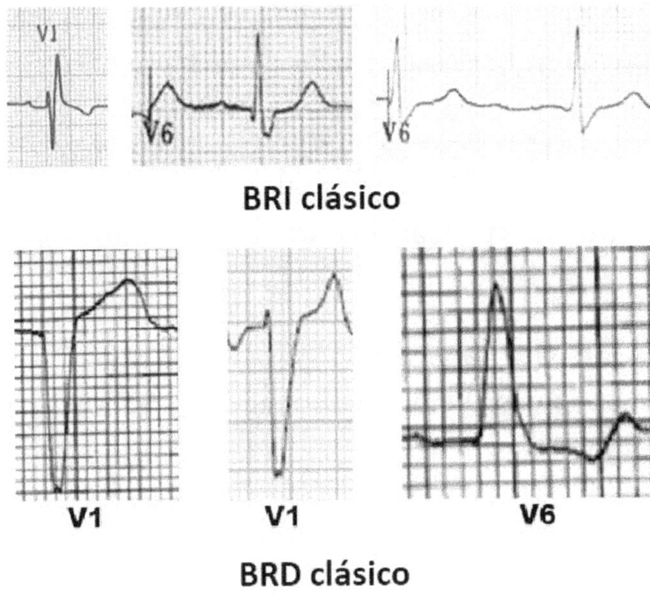

Figura 12-7

Debes recordar solo tres números: 100, 60 y 30 (que son todos mseg)

La medición del nadir R a S aparece dos veces:

La primera vez aparece en el Paso 2, donde el límite es > 100 mseg (nuestros estándares siguen siendo altos en ese punto). La medición del Paso 2 se aplica a cualquier derivación precordial (y solo a derivaciones precordiales).

La segunda vez que aparece es en el Paso 4 (criterios morfológicos, derivación V1) para morfología similar al BRI, donde el límite se reduce a 60 mseg. La medición en el Paso 4 se aplica solo a la derivación V1 y la morfología similar al BRI.

¡Lee esto! – El problema que nadie menciona...

Según el cuarto paso del algoritmo de Brugada, si la derivación V1 o la derivación V6 manifiestan un patrón BRD clásico, entonces el diagnóstico es TSV con conducción aberrante. Pero hay un problema que nunca veo mencionado respecto a los Criterios de Brugada:

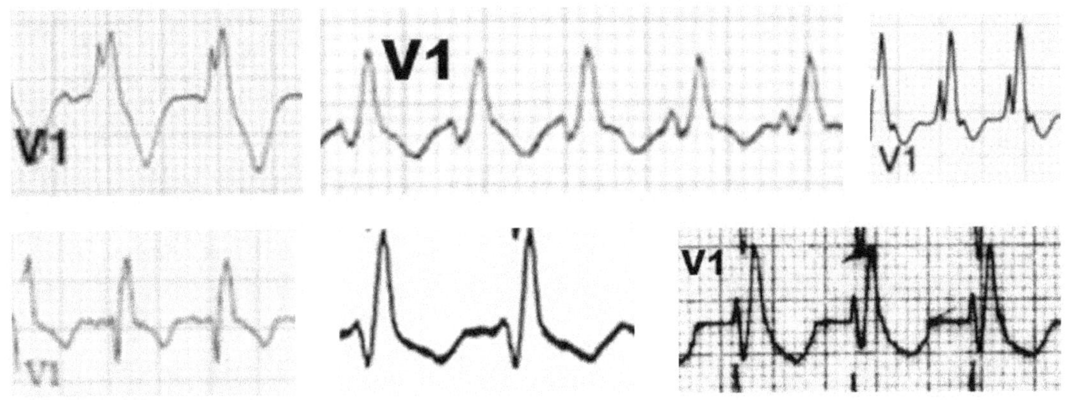

Figura 12-8

La taquicardia ventricular (bajo ciertas circunstancias y dependiendo del tipo de taquicardia) también puede presentarse con un patrón BRD clásico en la derivación V1 (Figura 12-8). Si basa su diagnóstico en el cuarto paso y específicamente en el hecho de que existe una morfología clásica del BRD en la derivación V1, podría estar diagnosticando una taquicardia ventricular como una TSV. ¡Este es un error muy peligroso! También puede ocurrir cuando se utiliza el método de tiempo pico la derivación II.

Diagnosticar erróneamente una TSV como TV no presentará ningún peligro inmediato para el paciente. Si diagnostica erróneamente una TSV y la trata como una TV, ¿qué ha hecho? Acabas de tratar una TSV, porque el tratamiento es muy similar – ¡o el mismo!

Sin embargo, si diagnostica erróneamente una TV como una TSV, ¿qué podría pasar? Digamos que le das varias dosis de adenosina y no funciona. Muchos probarían entonces el verapamilo, ¡lo que podría resultar desastroso!

Si depende del cuarto paso del algoritmo de Brugada para hacer su diagnóstico (y hay una morfología clásica de BRD en la derivación V1), tenga mucho, mucho cuidado. Valida tu impresión con otros criterios o algoritmos. Si aún dudas de tu diagnóstico, realiza una cardioversión D/C.

NUNCA le dé verapamilo a un paciente con taquicardia de complejo ancho si...

1. no está convencido del diagnóstico de taquicardia fascicular o incluso de taquicardia del tracto de salida, y

2. tiene poca experiencia en el manejo de un paciente con colapso cardiovascular profundo.

Lectura recomendada:

Brugada P, Brugada J, Mont L, Smeets J, Andries EW. A new approach to the differential diagnosis of a regular tachycardia with a wide QRS complex. *Circulation.* 1991;83:1649–1659.

¡Clásico! Este es el primer método para diferenciar taquicardias de complejo ancho con un enfoque paso a paso.

Jastrzebski M, Kukla P, Czarnecka D, and Kawecka-Jaszcz K. Comparison of five electrocardiographic methods for differentiation of wide QRS-complex tachycardias. *Europace.* (2012) 14, 1165–1171 doi:10.1093/europace/eus015.

Kindwall KE, MD, Brown J, RN, Josephson ME, MD. Electrocardiographic Criteria for Ventricular Tachycardia in Wide Complex Left Bundle Branch Block Morphology Tachycardias. *Am J Cardiol.* 1988;61:1279-1283.

ECG de práctica n° 1

Algoritmo Brugada

1. ¿Hay ausencia de complejos RS (rS, RS, Rs) en todas las derivaciones precordiales?
2. Si uno o más complejos RS están presentes, ¿tiene alguno un nadir R-a-S > 100 mseg?
3. ¿Existe alguna evidencia de disociación AV en alguna de las doce derivaciones del ECG?
4. ¿Se cumplen los criterios morfológicos para TV tanto en V1 como en V6?

Criterios morfológicos: Patrón tipo BRD (en busca de TV)

1. ¿Hay algo más que un patrón clásico de rSR' trifásico en la derivación V1?
2. ¿Hay algo más que un patrón clásico de qRs en la derivación V6?
    a. En caso afirmativo, ¿se trata de un complejo RS?
    b. Si hay un complejo RS, ¿es la relación R/S < 1,0 (es decir, es la profundidad de la onda S mayor que la altura de la onda R?

Criterios morfológicos: Patrón tipo BRI (en busca de TV)

1. ¿Es el nadir R-S > 60 mseg en la derivación V1?
    a. Si no, ¿la duración de la onda r en la derivación V1 es > 30 mseg?
    b. En caso negativo, ¿hay muescas en la onda S?
2. ¿Hay Q o QS en la derivación V6?

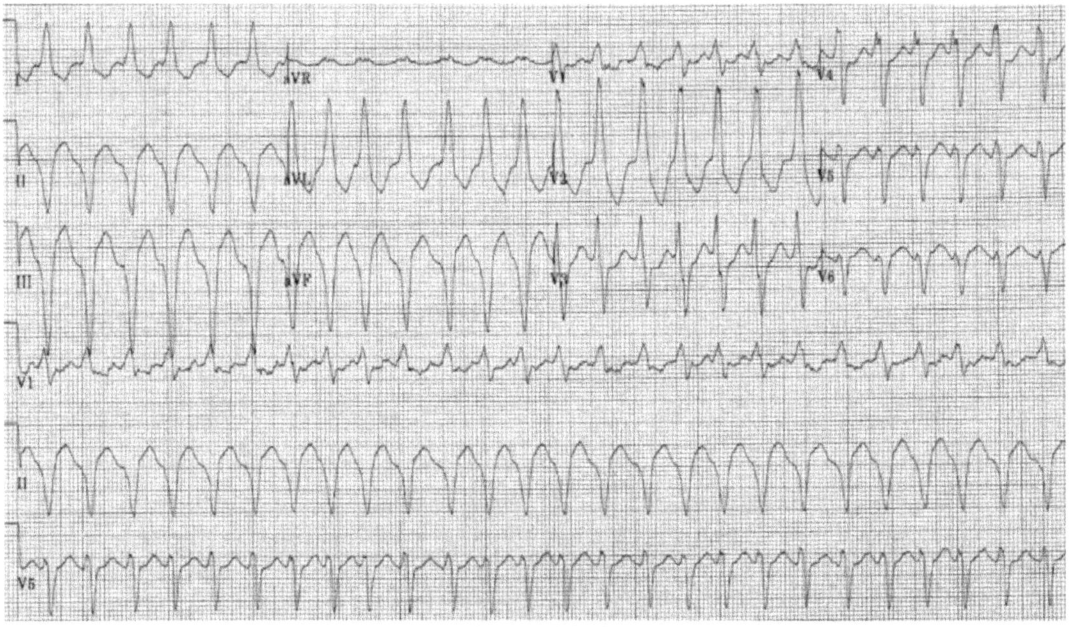

Figura 12-9

ECG de práctica n° 2

Algoritmo Brugada

1. ¿Hay ausencia de complejos RS (rS, RS, Rs) en todas las derivaciones precordiales?
2. Si uno o más complejos RS están presentes, ¿tiene alguno un nadir R-a-S > 100 mseg?
3. ¿Existe alguna evidencia de disociación AV en alguna de las doce derivaciones del ECG?
4. ¿Se cumplen los criterios morfológicos para TV tanto en V1 como en V6?

Criterios morfológicos: Patrón tipo BRD (en busca de TV)

1. ¿Hay algo más que un patrón clásico de rSR' trifásico en la derivación V1?
2. ¿Hay algo más que un patrón clásico de qRs en la derivación V6?
    a. En caso afirmativo, ¿se trata de un complejo RS?
    b. Si hay un complejo RS, ¿es la relación R/S < 1,0 (es decir, es la profundidad de la onda S mayor que la altura de la onda R?

Criterios morfológicos: Patrón tipo BRI (en busca de TV)

1. ¿Es el nadir R-S > 60 mseg en la derivación V1?
    a. Si no, ¿la duración de la onda r en la derivación V1 es > 30 mseg?
    b. En caso negativo, ¿hay muescas en la onda S?
2. ¿Hay Q o QS en la derivación V6?

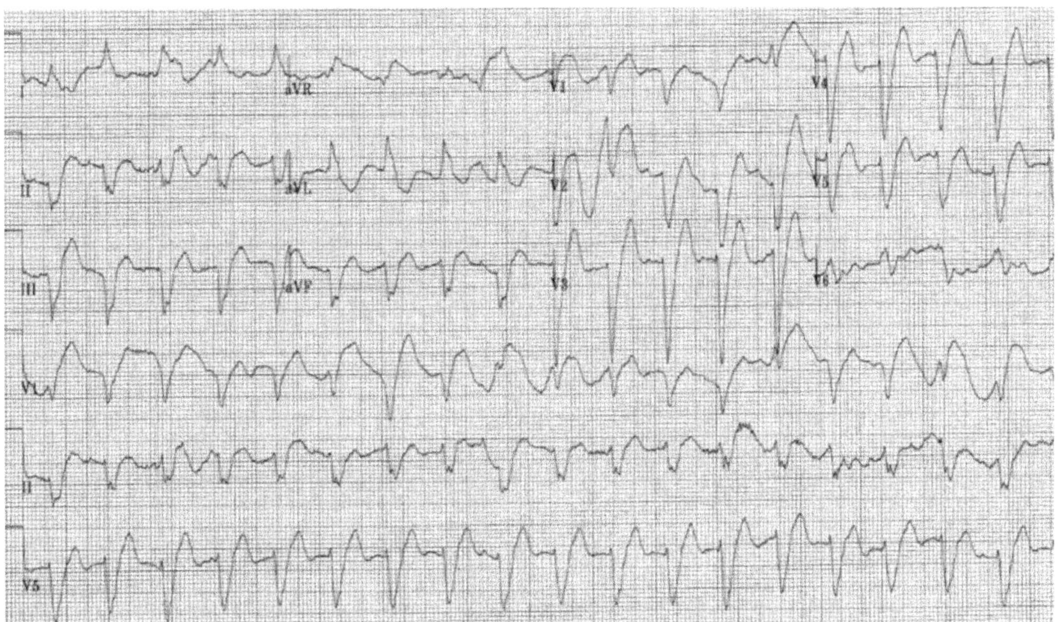

Figura 12-10

ECG de práctica nº 3

Algoritmo Brugada

1. ¿Hay ausencia de complejos RS (rS, RS, Rs) en todas las derivaciones precordiales?
2. Si uno o más complejos RS están presentes, ¿tiene alguno un nadir R-a-S > 100 mseg?
3. ¿Existe alguna evidencia de disociación AV en alguna de las doce derivaciones del ECG?
4. ¿Se cumplen los criterios morfológicos para TV tanto en V1 como en V6?

Criterios morfológicos: Patrón tipo BRD (en busca de TV)

1. ¿Hay algo más que un patrón clásico de rSR' trifásico en la derivación V1?
2. ¿Hay algo más que un patrón clásico de qRs en la derivación V6?
   a. En caso afirmativo, ¿se trata de un complejo RS?
   b. Si hay un complejo RS, ¿es la relación R/S < 1,0 (es decir, es la profundidad de la onda S mayor que la altura de la onda R?

Criterios morfológicos: Patrón tipo BRI (en busca de TV)

1. ¿Es el nadir R-S > 60 mseg en la derivación V1?
   a. Si no, ¿la duración de la onda r en la derivación V1 es > 30 mseg?
   b. En caso negativo, ¿hay muescas en la onda S?
2. ¿Hay Q o QS en la derivación V6?

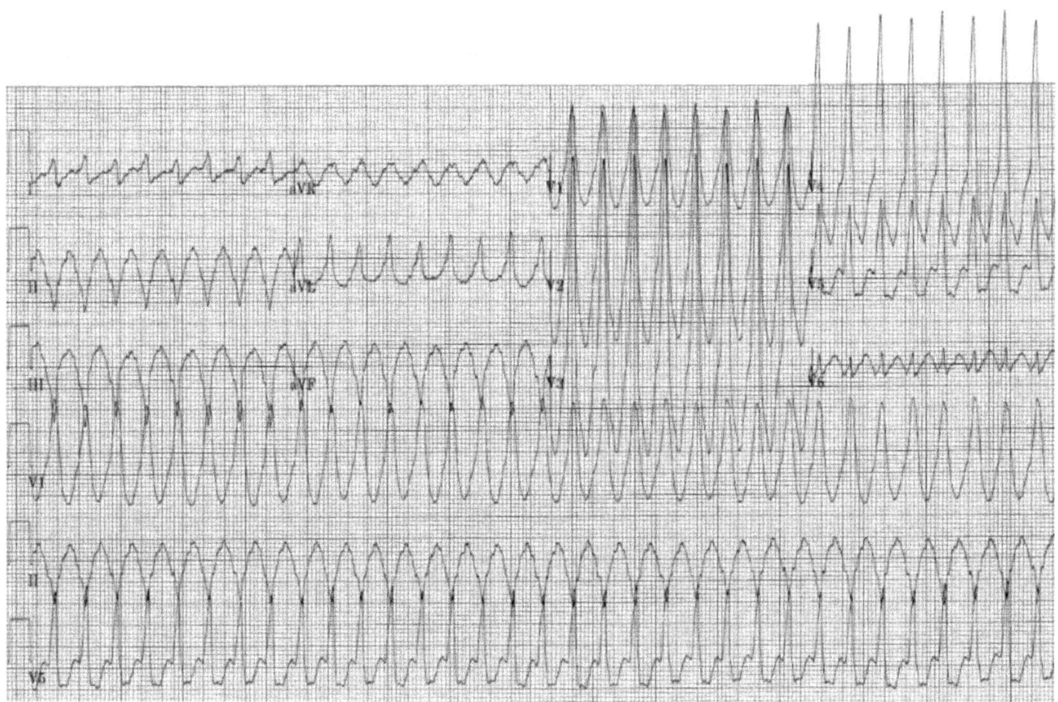

Figura 12-11

ECG de práctica n° 4

Algoritmo Brugada

1. ¿Hay ausencia de complejos RS (rS, RS, Rs) en todas las derivaciones precordiales?
2. Si uno o más complejos RS están presentes, ¿tiene alguno un nadir R-a-S > 100 mseg?
3. ¿Existe alguna evidencia de disociación AV en alguna de las doce derivaciones del ECG?
4. ¿Se cumplen los criterios morfológicos para TV tanto en V1 como en V6?

Criterios morfológicos: Patrón tipo BRD (en busca de TV)

1. ¿Hay algo más que un patrón clásico de rSR' trifásico en la derivación V1?
2. ¿Hay algo más que un patrón clásico de qRs en la derivación V6?
   a. En caso afirmativo, ¿se trata de un complejo RS?
   b. Si hay un complejo RS, ¿es la relación R/S < 1,0 (es decir, es la profundidad de la onda S mayor que la altura de la onda R?

Criterios morfológicos: Patrón tipo BRI (en busca de TV)

1. ¿Es el nadir R-S > 60 mseg en la derivación V1?
   a. Si no, ¿la duración de la onda r en la derivación V1 es > 30 mseg?
   b. En caso negativo, ¿hay muescas en la onda S?
2. ¿Hay Q o QS en la derivación V6?

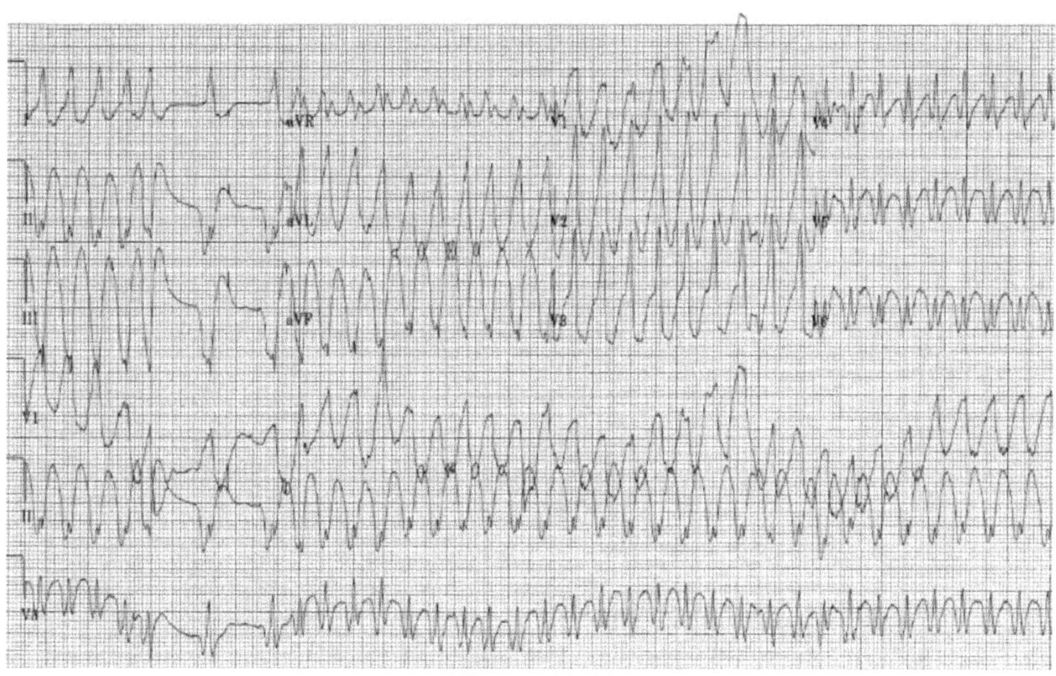

Figura 12-12

ECG de práctica n° 5

Algoritmo Brugada

1. ¿Hay ausencia de complejos RS (rS, RS, Rs) en todas las derivaciones precordiales?
2. Si uno o más complejos RS están presentes, ¿tiene alguno un nadir R-a-S > 100 mseg?
3. ¿Existe alguna evidencia de disociación AV en alguna de las doce derivaciones del ECG?
4. ¿Se cumplen los criterios morfológicos para TV tanto en V1 como en V6?

Criterios morfológicos: Patrón tipo BRD (en busca de TV)

1. ¿Hay algo más que un patrón clásico de rSR' trifásico en la derivación V1?
2. ¿Hay algo más que un patrón clásico de qRs en la derivación V6?
    a. En caso afirmativo, ¿se trata de un complejo RS?
    b. Si hay un complejo RS, ¿es la relación R/S < 1,0 (es decir, es la profundidad de la onda S mayor que la altura de la onda R?

Criterios morfológicos: Patrón tipo BRI (en busca de TV)

1. ¿Es el nadir R-S > 60 mseg en la derivación V1?
    a. Si no, ¿la duración de la onda r en la derivación V1 es > 30 mseg?
    b. En caso negativo, ¿hay muescas en la onda S?
2. ¿Hay Q o QS en la derivación V6?

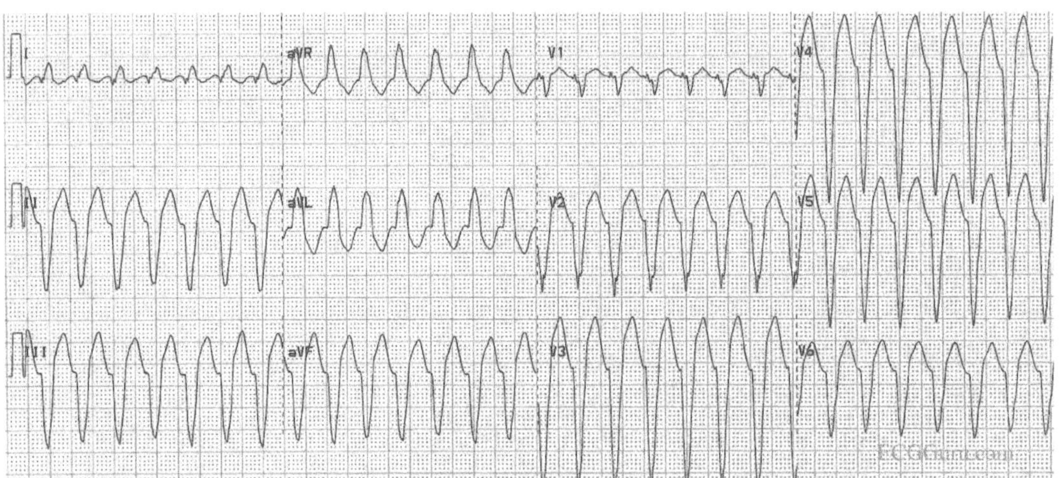

Figura 12-13

ECG de práctica nº 6

Algoritmo Brugada

1. ¿Hay ausencia de complejos RS (rS, RS, Rs) en todas las derivaciones precordiales?
2. Si uno o más complejos RS están presentes, ¿tiene alguno un nadir R-a-S > 100 mseg?
3. ¿Existe alguna evidencia de disociación AV en alguna de las doce derivaciones del ECG?
4. ¿Se cumplen los criterios morfológicos para TV tanto en V1 como en V6?

Criterios morfológicos: Patrón tipo BRD (en busca de TV)

1. ¿Hay algo más que un patrón clásico de rSR' trifásico en la derivación V1?
2. ¿Hay algo más que un patrón clásico de qRs en la derivación V6?
   a. En caso afirmativo, ¿se trata de un complejo RS?
   b. Si hay un complejo RS, ¿es la relación R/S < 1,0 (es decir, es la profundidad de la onda S mayor que la altura de la onda R?

Criterios morfológicos: Patrón tipo BRI (en busca de TV)

1. ¿Es el nadir R-S > 60 mseg en la derivación V1?
   a. Si no, ¿la duración de la onda r en la derivación V1 es > 30 mseg?
   b. En caso negativo, ¿hay muescas en la onda S?
2. ¿Hay Q o QS en la derivación V6?

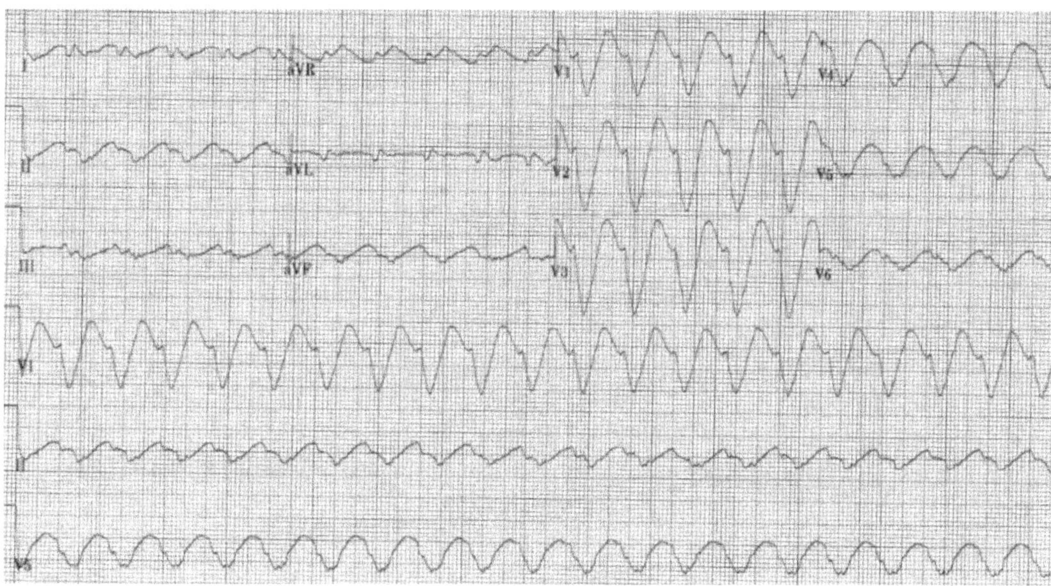

Figura 12-14

ECG de práctica n° 7

Algoritmo Brugada

1. ¿Hay ausencia de complejos RS (rS, RS, Rs) en todas las derivaciones precordiales?
2. Si uno o más complejos RS están presentes, ¿tiene alguno un nadir R-a-S > 100 mseg?
3. ¿Existe alguna evidencia de disociación AV en alguna de las doce derivaciones del ECG?
4. ¿Se cumplen los criterios morfológicos para TV tanto en V1 como en V6?

Criterios morfológicos: Patrón tipo BRD (en busca de TV)

1. ¿Hay algo más que un patrón clásico de rSR' trifásico en la derivación V1?
2. ¿Hay algo más que un patrón clásico de qRs en la derivación V6?
   a. En caso afirmativo, ¿se trata de un complejo RS?
   b. Si hay un complejo RS, ¿es la relación R/S < 1,0 (es decir, es la profundidad de la onda S mayor que la altura de la onda R?

Criterios morfológicos: Patrón tipo BRI (en busca de TV)

1. ¿Es el nadir R-S > 60 mseg en la derivación V1?
   a. Si no, ¿la duración de la onda r en la derivación V1 es > 30 mseg?
   b. En caso negativo, ¿hay muescas en la onda S?
2. ¿Hay Q o QS en la derivación V6?

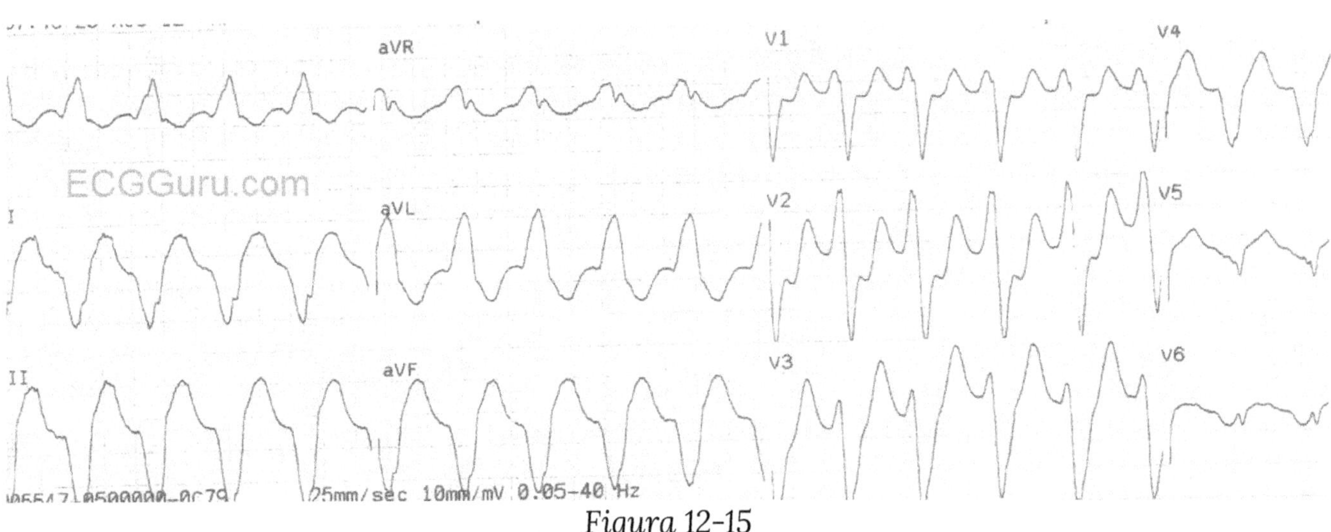

Figura 12-15

ECG de práctica nº 8

Algoritmo Brugada

1. ¿Hay ausencia de complejos RS (rS, RS, Rs) en todas las derivaciones precordiales?
2. Si uno o más complejos RS están presentes, ¿tiene alguno un nadir R-a-S > 100 mseg?
3. ¿Existe alguna evidencia de disociación AV en alguna de las doce derivaciones del ECG?
4. ¿Se cumplen los criterios morfológicos para TV tanto en V1 como en V6?

Criterios morfológicos: Patrón tipo BRD (en busca de TV)

1. ¿Hay algo más que un patrón clásico de rSR' trifásico en la derivación V1?
2. ¿Hay algo más que un patrón clásico de qRs en la derivación V6?
    a. En caso afirmativo, ¿se trata de un complejo RS?
    b. Si hay un complejo RS, ¿es la relación R/S < 1,0 (es decir, es la profundidad de la onda S mayor que la altura de la onda R?

Criterios morfológicos: Patrón tipo BRI (en busca de TV)

1. ¿Es el nadir R-S > 60 mseg en la derivación V1?
    a. Si no, ¿la duración de la onda r en la derivación V1 es > 30 mseg?
    b. En caso negativo, ¿hay muescas en la onda S?
2. ¿Hay Q o QS en la derivación V6?

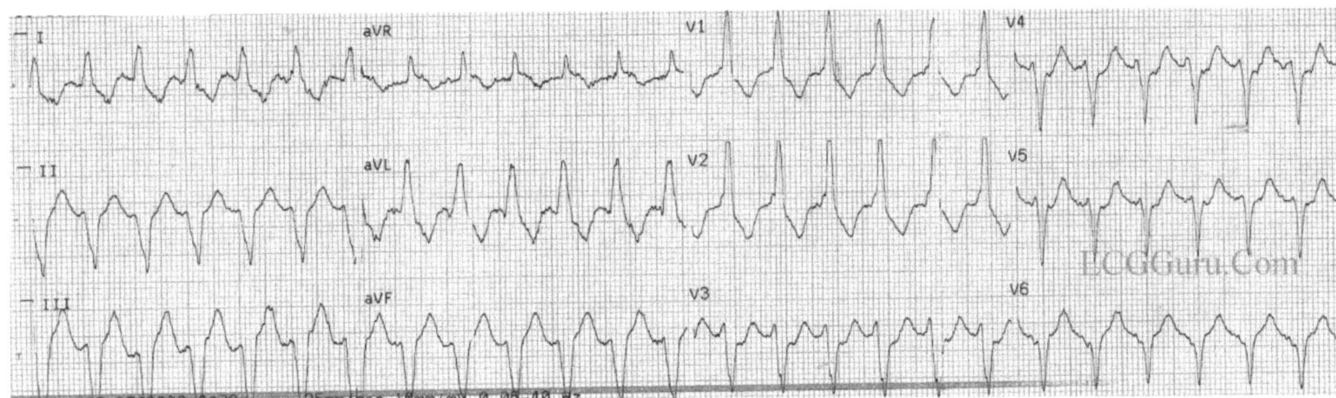

Figura 12-16

ECG de práctica nº 9

Algoritmo Brugada

1. ¿Hay ausencia de complejos RS (rS, RS, Rs) en todas las derivaciones precordiales?
2. Si uno o más complejos RS están presentes, ¿tiene alguno un nadir R-a-S > 100 mseg?
3. ¿Existe alguna evidencia de disociación AV en alguna de las doce derivaciones del ECG?
4. ¿Se cumplen los criterios morfológicos para TV tanto en V1 como en V6?

Criterios morfológicos: Patrón tipo BRD (en busca de TV)

1. ¿Hay algo más que un patrón clásico de rSR' trifásico en la derivación V1?
2. ¿Hay algo más que un patrón clásico de qRs en la derivación V6?
    a. En caso afirmativo, ¿se trata de un complejo RS?
    b. Si hay un complejo RS, ¿es la relación R/S < 1,0 (es decir, es la profundidad de la onda S mayor que la altura de la onda R?

Criterios morfológicos: Patrón tipo BRI (en busca de TV)

1. ¿Es el nadir R-S > 60 mseg en la derivación V1?
    a. Si no, ¿la duración de la onda r en la derivación V1 es > 30 mseg?
    b. En caso negativo, ¿hay muescas en la onda S?
2. ¿Hay Q o QS en la derivación V6?

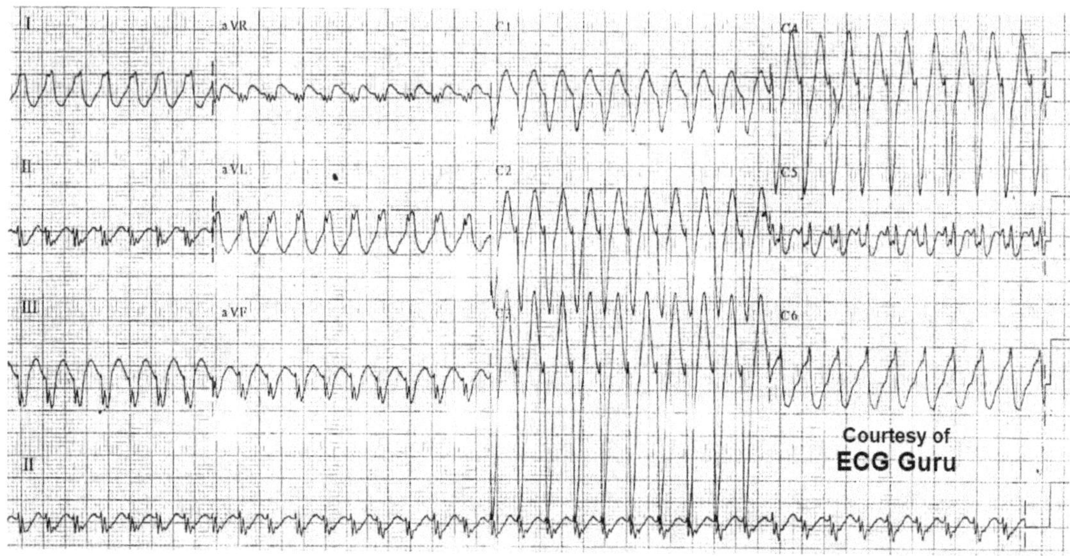

Figura 12-17

ECG de práctica n° 10

Algoritmo Brugada

1. ¿Hay ausencia de complejos RS (rS, RS, Rs) en todas las derivaciones precordiales?
2. Si uno o más complejos RS están presentes, ¿tiene alguno un nadir R-a-S > 100 mseg?
3. ¿Existe alguna evidencia de disociación AV en alguna de las doce derivaciones del ECG?
4. ¿Se cumplen los criterios morfológicos para TV tanto en V1 como en V6?

Criterios morfológicos: Patrón tipo BRD (en busca de TV)

1. ¿Hay algo más que un patrón clásico de rSR' trifásico en la derivación V1?
2. ¿Hay algo más que un patrón clásico de qRs en la derivación V6?
    a. En caso afirmativo, ¿se trata de un complejo RS?
    b. Si hay un complejo RS, ¿es la relación R/S < 1,0 (es decir, es la profundidad de la onda S mayor que la altura de la onda R?

Criterios morfológicos: Patrón tipo BRI (en busca de TV)

1. ¿Es el nadir R-S > 60 mseg en la derivación V1?
    a. Si no, ¿la duración de la onda r en la derivación V1 es > 30 mseg?
    b. En caso negativo, ¿hay muescas en la onda S?
2. ¿Hay Q o QS en la derivación V6?

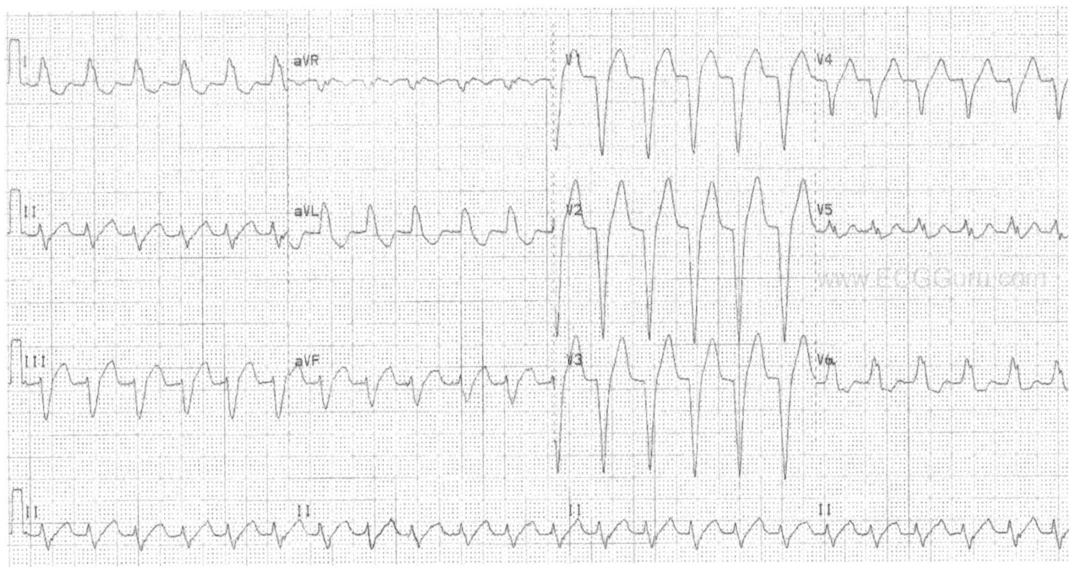

Figura 12-18

Chapter 13

Los algoritmos de Vereckei

Algoritmo Vereckei N.º 1 (2007, no limitado a aVR principal)

En 2007, el Dr. Andras Vereckei introdujo el primero de dos algoritmos para el diagnóstico diferencial de taquicardias de complejo ancho. Al igual que el algoritmo de Brugada, consta de cuatro pasos en un formato de árbol de decisión por pasos. Vereckei consideró que el uso de criterios morfológicos en el algoritmo de Brugada dificultaba su uso en situaciones clínicas prácticas y posiblemente contribuía a una menor precisión. Su objetivo era crear un algoritmo que no dependiera de criterios morfológicos... ¡y (casi) lo hizo!

Paso 1: ¿Existe evidencia de disociación AV?

Este paso es el mismo que el Paso 3 del Algoritmo Brugada y sufre los mismos problemas. La disociación AV se diagnostica sólo en alrededor del 20% de las taquicardias de complejo ancho. Se observa casi exclusivamente en taquicardias ventriculares. O simplemente no está presente, o está presente pero a menudo es difícil de detectar excepto por el electrocardió-grafo más experimentado y hábil (¡es decir, USTED!). Aunque no es una prueba absoluta de que la causa sea la taquicardia ventricular, otras afecciones distintas de la taquicardia ventricular que causan disociación AV durante una taquicardia de complejo ancho son tan raras que su probabilidad es insignificante.

Tenga cuidado de no confundir la *asociación* **VA** con la *disociación* **AV**.

> **PERLA |** La presencia de ondas P o P′ en una taquicardia de complejo ancho no prueba necesariamente nada. ¡Por lo tanto, debes saber interpretarlos cuando los encuentres!

Con la asociación VA, aparece una onda P′ retrógrada en el mismo intervalo R-P′ después de cada complejo QRS. Esas ondas P′ son producidas por un impulso que viaja hacia arriba por el haz de His, cruza el nódulo AV retrógrado y luego excita las aurículas. "¡Pero espera un minuto!" exclamas. "¿No es eso evidencia de taquicardia ventricular?" Lamentablemente no. ¡Un TRAV antidrómico que se presenta como una taquicardia de complejo ancho puede hacer lo mismo! Incluso una taquicardia ortodrómica con bloqueo de rama fijo o relacionado con la frecuencia podría presentarse de esa manera.

Sin embargo, si aparecen ondas P′ en un intervalo R-P′ fijo y de repente no aparece ninguna, ¡obsérvelo con mucha atención! Si no hay cambios en el ritmo ventricular, entonces está viendo un bloqueo ventriculoauricular y evidencia de *disociación* VA. Un bloqueo VA es una evidencia definitiva de un ritmo ventricular ectópico, ¡incluso más que la disociación AV!

> **Para su información** | Si la disociación AV no es 100% segura de taquicardia ventricular, ¿qué otras arritmias podrían causarla? 1) AVNRT MÁS un bloqueo de la vía común superior MÁS conducción aberrante y 2) taquicardia de la unión (¡muy rara!) MÁS conducción aberrante CON un bloqueo retrógrado hacia las aurículas.

Como recomendé antes, si tiene mucha experiencia y habilidad para reconocer la disociación AV, probablemente la encontrará en unos 20 segundos. Si no es así, y está en el proceso de manejar a un paciente que actualmente experimenta una taquicardia de complejo amplio, no dedique más de 20 segundos a buscarlo antes de continuar con el manejo de su paciente (lo que incluye completar el resto del algoritmo o pasando a la cardioversión DC).

Al igual que con el algoritmo de Brugada, si su respuesta al Paso 1 es "¡Sí!" luego se detiene. Acaba de diagnosticar *taquicardia ventricular*.

Paso 2: ¿Hay una onda R inicial presente en la derivación aVR?

De nuevo, ¡ten mucho cuidado aquí! Parece una pregunta muy sencilla, ¡pero no lo es! Lo que la mayoría de las discusiones sobre este paso del algoritmo del Primer Vereckei no mencionan es que Vereckei no se refiere a *todas* las ondas R, solo ondas R monofásicas y ondas RS donde la onda R es grande y al menos similar en amplitud a la onda S. ¡Él excluye específicamente los complejos rS! El motivo de la exclusión de los complejos rS es que pueden ocurrir:

1. como variante normal

2. durante una TSV con un vector inicial dirigido superiormente,

3. debido a un infarto de miocardio inferior previo, y

4. debido a la activación del ventrículo por un vía accesoria (tractos auriculofasciculares y nodofasciculares).

¿Qué opinas tú de estos complejos QRS de la derivación aVR (Figura 13-1)? ¿Las ondas R califican para su uso en el algoritmo primero de Vereckei? Elija "¡SÍ!" o "¡NO!".

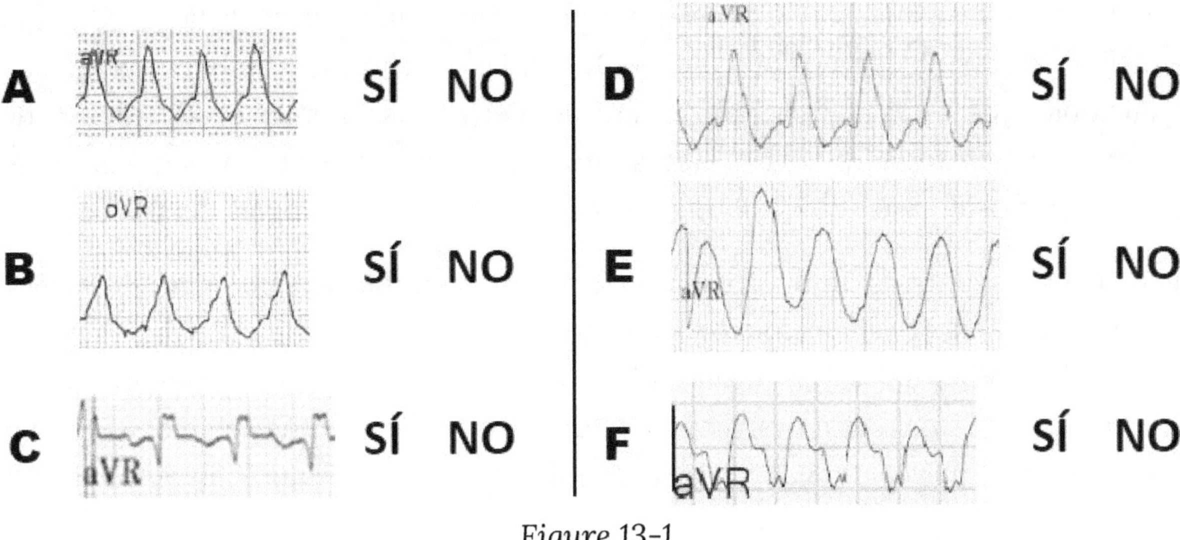

Figure 13-1

Respuestas a la Figura 13-1:

(A) SÍ

(B) SÍ

(C) No, hay una onda Q inicial

(D) No, hay una onda Q inicial

(E) SÍ

(F) No, hay un complejo rS

Si su respuesta al Paso 2 es "¡SÍ!" luego se detiene. Acaba de diagnosticar *taquicardia ventricular*.

Paso 3: ¿La morfología del QRS es diferente al bloqueo de rama clásico o al bloqueo fascicular anterior o posterior clásico?

Entonces, ¿qué tenemos aquí? No es más que *el criterio morfológico* – pero Vereckei lo aborda "por la puerta trasera" (por así decirlo) – tal como lo hice con la Modificación Jones en el Paso 4 del Algoritmo de Brugada. En lugar de pedirle que compruebe todas las morfologías posibles del QRS distintas de la morfología clásica, va directo al meollo del asunto y simplemente le pregunta si la morfología clásica del bloqueo de rama está presente o no. También incluye la morfología clásica de los bloqueos fasciculares anterior y posterior que no se mencionan en el Algoritmo de Brugada (ni en el artículo original, de hecho). Tenga en cuenta que no menciona ninguna derivación específica, en particular la derivación V1.

Si su respuesta al Paso 3 es "¡SÍ!" luego se detiene. Acaba de diagnosticar *taquicardia ventricular*.

Paso 4: Relación de velocidades de activación ventricular (Vi/Vt)

OK... Vereckei se quejó de la complejidad del cuarto paso del Algoritmo de Brugada (aunque ciertamente con cierta justificación), así que aquí es donde la mayoría de la gente se queja de la complejidad de los Algoritmos de Vereckei N.º 1 y N.º 2. Lo más probable es que, cuando utilice cualquiera de estos algoritmos, termine aquí en el Paso 4 entre el 50 y el 60% de las veces y tenga que afrontar este paso. Habrá muchas ocasiones en las que simplemente no podrá completar este paso debido al tipo o la calidad de las morfologías del QRS en la TCA.

"Bueno", dices. "Encontraré un buen ejemplo de onda R monofásica, que mide 0,04 segundos (un cuadrado pequeño) desde el inicio y un cuadrado pequeño desde el final del QRS. Si la medida de inicio (Vi) es más alta, entonces la TCA es una taquicardia supraventricular. Si el inicio (Vi) tiene la misma altura o es más corto que la medición de terminación (Vt), entonces se trata de taquicardia ventricular. Sencillo... ¿no?

¡NO! Aquí está el problema... en ningún momento del estudio de derivación del Primer Algoritmo de Vereckei (2007) Vereckei et al utilizaron una R monofásica para calcular (Vi/Vt). Todos los cálculos que utilizaron la relación de velocidades de activación ventricular (Vi/Vt) utilizaron únicamente complejos QRS *bifásicos* o *multifásicos*. ¡Y lo tenían muy claro!

¿Por qué? Nunca lo dijeron con precisión, pero en mi opinión, una onda R monofásica en la derivación aVR habría diagnosticado taquicardia ventricular en el Paso 2; una R monofásica en cualquier otra derivación sugeriría fuertemente un impulso que se aleja del polo positivo de la derivación aVR (hombro derecho), lo que sería más sugestivo de una TSV con aberración.

> **¡Recordar!** | Vereckei et al. están intentando demostrar que la TCA es una taquicardia ventricular (TV). TSV con aberrancia será *un diagnóstico de exclusión*.

Las instrucciones en este primer algoritmo de Vereckei son encontrar el QRS con el inicio más visible y rápido. Y puede utilizar cualquiera derivación, ¡no solo la derivación aVR! El diagrama QRS de la figura 13-2 es muy similar al utilizado en el artículo original de 2007. Consulte la siguiente sección, "Algoritmo Vereckei N.º 2 (2008, El algoritmo aVR) para una discusión de la morfología QRS elegida en esa versión del algoritmo.

> **CONSEJO** | En ningún momento de ninguno de los algoritmos de Vereckei se calcula la relación de velocidades de activación ventricular (Vi/Vt) utilizando una onda R monofásica. Sé que sería más fácil, ¡pero simplemente no puede suceder!

Calcular la relación Vi/Vt

1. Mida desde la línea de base hasta el punto A.

2. Mida desde el punto A hasta el punto B.

3. Sume las dos longitudes usando sus valores absolutos (sin signos menos). La suma = Vi.

4. Mida desde el punto C al punto D.

5. Mida desde el punto D hasta la línea de base en el punto E.

6. Sume las dos longitudes usando sus valores absolutos (sin signos menos). La suma = Vt.

7. Ahora divide Vi/Vt.

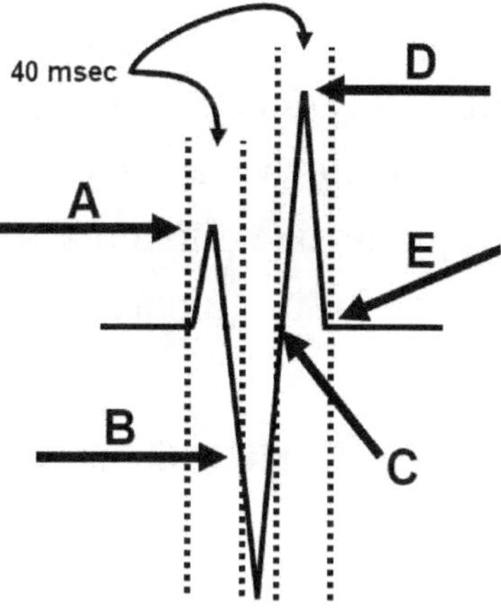

Figura 13-2

Si es igual o menor que 1,0 – taquicardia ventricular. Si es mayor que 1,0 – TSV con aberración.

Si su respuesta al Paso 4 es ≤ 1,0 entonces acaba de diagnosticar taquicardia ventricular. En caso contrario, el diagnóstico es de taquicardia supraventricular *por exclusión*.

Más reflexiones sobre el algoritmo de Vereckei n.º 1

Mientras que el algoritmo de Brugada utilizó solo las derivaciones precordiales, excepto en el Paso 3 (la búsqueda de la disociación AV), el Algoritmo de Vereckei n.º 1 no se limita a las derivaciones precordiales o de las extremidades, excepto en el Paso 2, que se ocupa únicamente de la derivación aVR.

Algoritmo Vereckei n.º 2 (2008, El algoritmo aVR)

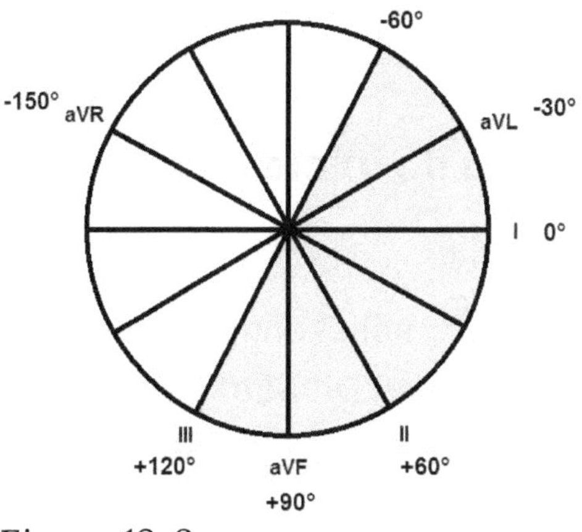

Figura 13-3

En 2008, Vereckei et al produjeron una segunda versión de su algoritmo. Lo que era único acerca de este algoritmo (en ese momento) era que se limitaba a examinar una derivación: la derivación aVR. Se centraron en la derivación aVR porque, durante el ritmo sinusal normal y en la mayoría de las taquicardias supraventriculares, la activación de los ventrículos se alejaba del electrodo del brazo derecho (polo positivo de aVR) produciendo una onda QS en esa derivación (Figura 13-3). Por lo tanto, razonaron que un impulso ectópico ventricular viajaría en dirección opuesta.

Un vector que viaja hacia arriba y hacia la derecha, verticalmente hacia arriba o hacia arriba y hacia la izquierda (área blanca en el CRH, Figura 13-3), aún se registraría como una onda R inicial en la derivación aVR siempre que el vector estuviera entre + 120° y -60° en la cuadrícula de referencia hexaxial (Figura 13-3, área sombreada) y en el mismo lado que el polo positivo para la derivación aVR. Y tenían razón. El único problema: otras arritmias además de la taquicardia ventricular pueden provocar los mismos vectores, como taquicardia fascicular posterior, taquicardia de rama del haz, infartos de miocardio previos y vías accesorias.

Paso 1: ¿Hay una onda R inicial?

Nuevamente, esto se refiere solo a una R monofásica o a una RS, pero no a una rS, hasta el Paso 2. La onda R debe ser al menos tan grande o más grande que la onda S (R ≥ S).

Si su respuesta al Paso 1 es "¡Sí!" luego se detiene. Acaba de diagnosticar *taquicardia ventricular*.

Paso 2: ¿Hay una onda "r" o "q" inicial > 40 mseg?

En algunos criterios, es posible que vea un valor como > 30 mseg, mientras que otro artículo incluirá el mismo valor como > 40 mseg. Esto no es demasiado inusual y la razón es práctica: medir 40 mseg en un ECG impreso de 12 derivaciones es más fácil y confiable que intentar medir 30 mseg sin el uso de calibradores digitales. La anchura > 40 mseg indica un inicio lento de la despolarización, lo que sugiere que su origen está en el miocardio ventricular en funcionamiento (miocardio que no forma parte de una vía de conducción). Este concepto fue tomado de los criterios de Kindwall et al de 1988. Estos fueron cuatro criterios que se desarrollaron para diagnosticar taquicardias de complejo ancho con una morfología similar al BRI. No estaban organizados en un algoritmo paso a paso, sino simplemente una lista de cuatro criterios.

Si su respuesta al Paso 2 es "¡Sí!" luego se detiene. Acaba de diagnosticar *taquicardia ventricular*.

Paso 3: ¿Existe una muesca en la rama descendente de inicio negativo y QRS predominantemente negativo?

La identificación de una muesca en la pendiente descendente de la onda S como signo sugestivo de taquicardia ventricular fue introducida inicialmente por el Dr. Mark Josephson en 1988 con los criterios de Kindwall (Josephson también fue uno de los autores). Sin embargo, se reservó para las derivaciones V1 y V2 en taquicardias de complejo ancho con morfología similar a un bloqueo de rama *izquierda*. Fue significativo como signo de un infarto de miocardio anterior previo del ventrículo izquierdo. Los infartos dejan cicatrices en el miocardio que pueden convertirse en un foco de taquicardia reentrante. Al no servir como foco de reentrada, puede actuar como causa de enlentecimiento de la conducción y, por tanto, de la aparición de una muesca en la pendiente descendente de la onda S.

Vereckei aplica el concepto de una pendiente descendente con muescas de la onda S a la derivación aVR usándola como un signo general de conducción lenta.

Algoritmo de Vereckei (2008) - "aVR simplificado"

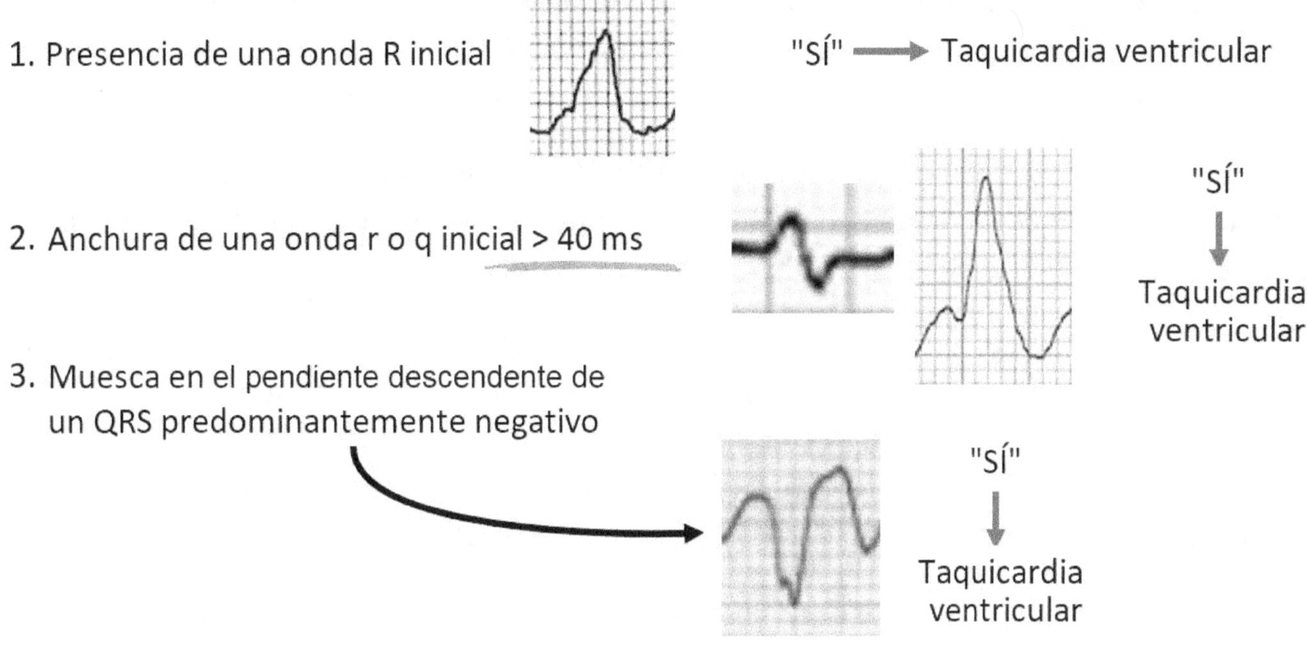

Figura 13-4

Si su respuesta a cualquier parte del Paso 3 es "¡SÍ!" luego se detiene. Acaba de diagnosticar taquicardia ventricular.

Paso 4: Relación de velocidades de activación ventricular

Esto sigue siendo el mismo que en el algoritmo de Vereckei N.º 1, excepto que solo se puede usar el QRS en la derivación aVR (y solo la derivación aVR) (consulte la Figura 13-2). Se supone que el QRS será bifásico o multifásico porque si es monofásico el diagnóstico de taquicardia ventricular ya se habría realizado en el Paso 1.

Si su respuesta al Paso 4 es ≤ 1,0 entonces acaba de diagnosticar taquicardia ventricular. De lo contrario, el diagnóstico es *taquicardia supraventricular*.

Más reflexiones sobre el algoritmo de Vereckei n.º 2

El problema con el cuarto paso del algoritmo Vereckei n.º 2 es el mismo que con el algoritmo Vereckei n.º 1.

Dos algoritmos limitan el uso a una sola derivación: el algoritmo Vereckei N.º 2 que utiliza la derivación aVR y el tiempo pico de la onda R de la derivación II – método Pava (que se analizará a continuación). El uso de cualquiera de los métodos depende de la capacidad de ver con precisión las desviaciones de la derivación. Y recuerda, al utilizar el Paso 4 de los Algoritmos de Vereckei debes utilizar un QRS bifásico o multifásico. No debería realizar mediciones de la relación Vi/Vt en ondas R monofásicas en la derivación aVR mientras utiliza este algoritmo. Si es así, ¡entonces te perdiste el diagnóstico dos pasos antes!

Utilizando cualquiera de los algoritmos de Vereckei, la taquicardia supraventricular antidrómica probablemente se diagnosticará como taquicardia ventricular. Eso también ocurre con el algoritmo de Brugada.

El segundo algoritmo de Vereckei (aVR) divide las taquicardias ventriculares en dos grupos a efectos del diagnóstico mediante este algoritmo. *El primer grupo* son aquellas taquiarritmias que se originan en la zona apical y se caracterizan por una onda R inicial dominante en la derivación aVR. *El segundo grupo* son las taquiarritmias que surgen en otras partes del miocardio de trabajo y que se presentan con una desaceleración inicial en el complejo QRS.

Aunque todos queremos ser lo más precisos posible en nuestros diagnósticos, confundir una TSV con una TV no debería resultar en un mal resultado para el paciente. Por lo general, al paciente todavía le irá bastante bien. Sin embargo, confundir una TV con una TSV puede provocar un resultado muy malo para el paciente. ¡Tenga mucho cuidado con cualquier algoritmo, método o criterio en el que un error probablemente implique diagnosticar una TV como TSV!

Lectura recomendada:

Dendi R, Josephson ME. A new algorithm in the differential diagnosis of wide complex tachycardia – Editorial. *European Heart Journal.* (2007) 28, 525–526.

Kindwall KE, MD, Brown J, RN, Josephson ME, MD. Electrocardiographic Criteria for Ventricular Tachycardia in Wide Complex Left Bundle Branch Block Morphology Tachycardias. *Am J Cardiol.* 1988;61:1279-1283.

Vereckei A, Duray G, Szenasi G, Altemose GT, Miller JM. Application of a new algorithm in the differential diagnosis of wide QRS complex tachycardia. *Eur Heart J.* 2007;28:589–600.

Vereckei A, Duray G, Szenasi G, Altemose GT, Miller JM. New algorithm using only lead aVR for differential diagnosis of wide QRS complex tachycardia. *Heart Rhythm.* 2008;5:89–98.

Vereckei A, MD, et al. The Application of a New, Modified Algorithm for the Differentiation of Regular Ventricular and Pre-Excited Tachycardias. *Heart, Lung and Circulation.* (2023) 32, 719–725.

Práctica con los algoritmos Vereckei nº 1 y nº 2

Algoritmo de Vereckei N.º 1

Paso 1: ¿Está presente la disociación AV?

Paso 2: ¿Hay una onda R inicial en la derivación aVR? No puede ser RS)

Paso 3: ¿La morfología del QRS es diferente al bloqueo de rama clásico o al bloqueo fascicular?

Paso 4: Relación de velocidades de activación ventricular (Vi/Vt)

Algoritmo Vereckei N.º 2 (solo la derivación aVR)

Paso 1: ¿Hay una onda R inicial? (No puede ser RS)

Paso 2: ¿Hay una onda r o q inicial > 40 ms?

Paso 3: ¿Existe una muesca en la rama descendente de inicio negativo y QRS predominantemente negativo?

Paso 4: Relación de velocidades de activación ventricular (Vi/Vt)

ECG Nº 1

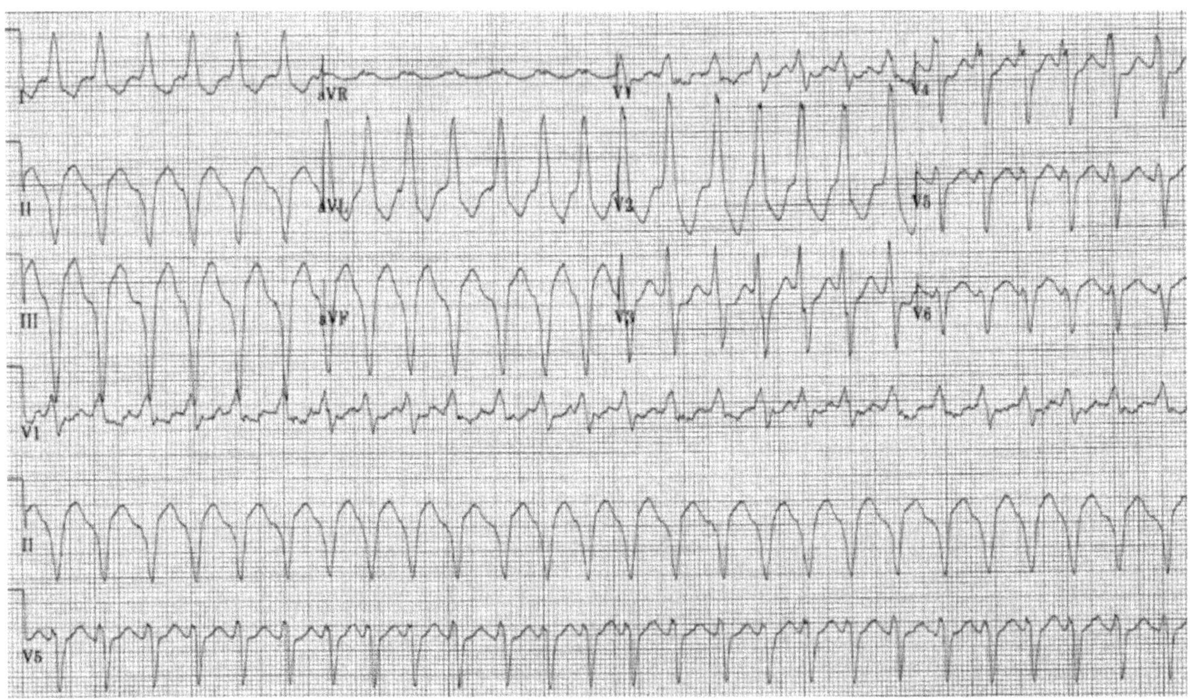

Figura 13-5

Algoritmo de Vereckei N.º 1

Paso 1: ¿Está presente la disociación AV?

Paso 2: ¿Hay una onda R inicial en la derivación aVR? No puede ser RS)

Paso 3: ¿La morfología del QRS es diferente al bloqueo de rama clásico o al bloqueo fascicular?

Paso 4: Relación de velocidades de activación ventricular (Vi/Vt)

Algoritmo Vereckei N.º 2 (solo la derivación aVR)

Paso 1: ¿Hay una onda R inicial? (No puede ser RS)

Paso 2: ¿Hay una onda r o q inicial > 40 ms?

Paso 3: ¿Existe una muesca en la rama descendente de inicio negativo y QRS predominantemente negativo?

Paso 4: Relación de velocidades de activación ventricular (Vi/Vt)

ECG Nº 2

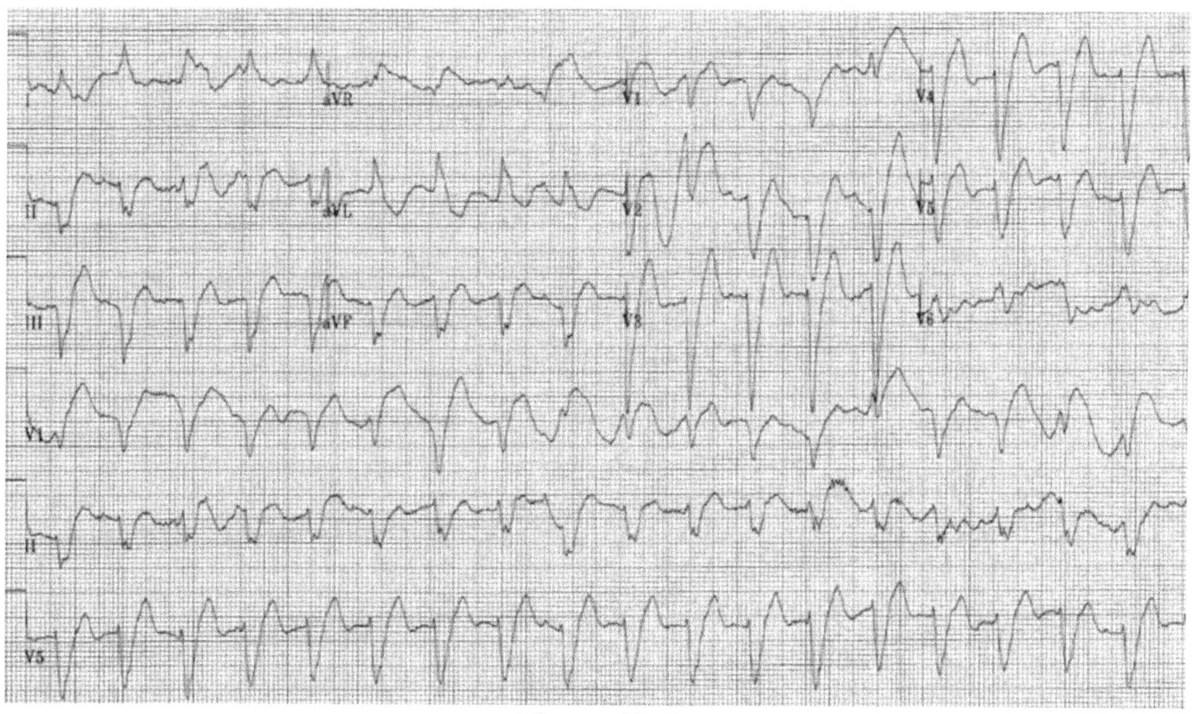

Figura 13-6

Algoritmo de Vereckei N.º 1

Paso 1: ¿Está presente la disociación AV?

Paso 2: ¿Hay una onda R inicial en la derivación aVR? No puede ser RS)

Paso 3: ¿La morfología del QRS es diferente al bloqueo de rama clásico o al bloqueo fascicular?

Paso 4: Relación de velocidades de activación ventricular (Vi/Vt)

Algoritmo Vereckei N.º 2 (solo la derivación aVR)

Paso 1: ¿Hay una onda R inicial? (No puede ser RS)

Paso 2: ¿Hay una onda r o q inicial > 40 ms?

Paso 3: ¿Existe una muesca en la rama descendente de inicio negativo y QRS predominantemente negativo?

Paso 4: Relación de velocidades de activación ventricular (Vi/Vt)

ECG Nº 3

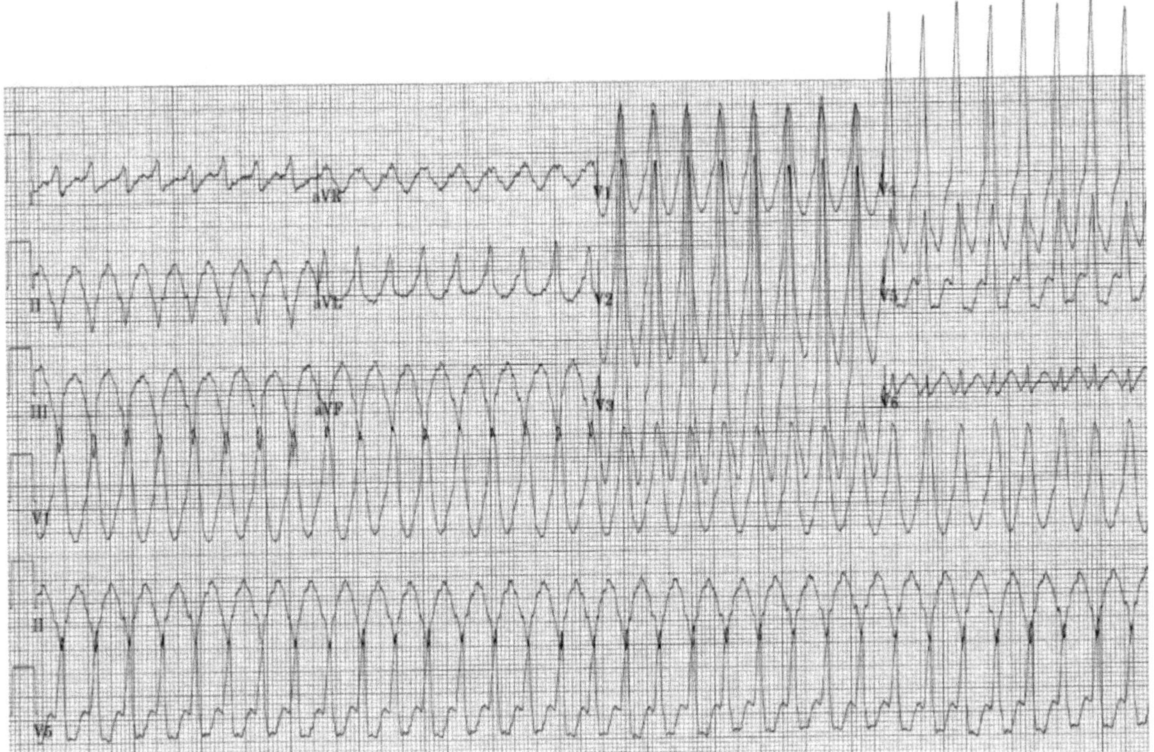

Figura 13-7

Algoritmo de Vereckei N.º 1

Paso 1: ¿Está presente la disociación AV?

Paso 2: ¿Hay una onda R inicial en la derivación aVR? No puede ser RS)

Paso 3: ¿La morfología del QRS es diferente al bloqueo de rama clásico o al bloqueo fascicular?

Paso 4: Relación de velocidades de activación ventricular (Vi/Vt)

Algoritmo Vereckei N.º 2 (solo la derivación aVR)

Paso 1: ¿Hay una onda R inicial? (No puede ser RS)

Paso 2: ¿Hay una onda r o q inicial > 40 ms?

Paso 3: ¿Existe una muesca en la rama descendente de inicio negativo y QRS predominantemente negativo?

Paso 4: Relación de velocidades de activación ventricular (Vi/Vt)

ECG Nº 4

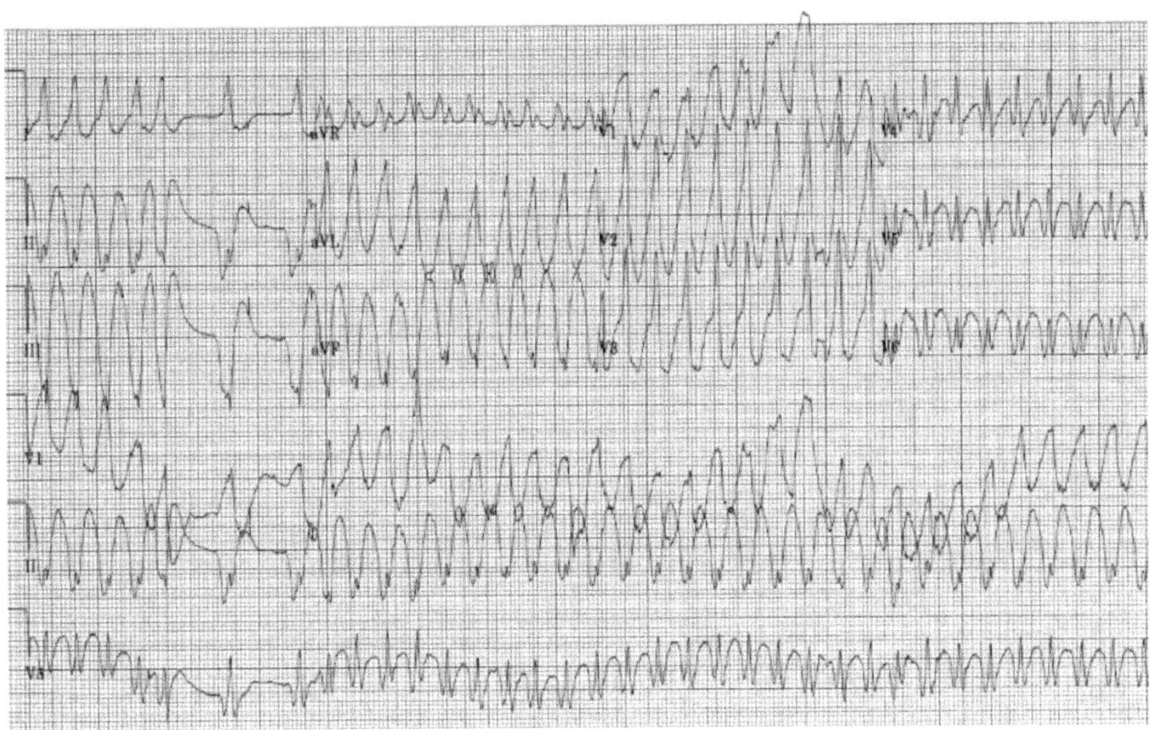

Figura 13-8

Algoritmo de Vereckei N.º 1

Paso 1: ¿Está presente la disociación AV?

Paso 2: ¿Hay una onda R inicial en la derivación aVR? No puede ser RS)

Paso 3: ¿La morfología del QRS es diferente al bloqueo de rama clásico o al bloqueo fascicular?

Paso 4: Relación de velocidades de activación ventricular (Vi/Vt)

Algoritmo Vereckei N.º 2 (solo la derivación aVR)

Paso 1: ¿Hay una onda R inicial? (No puede ser RS)

Paso 2: ¿Hay una onda r o q inicial > 40 ms?

Paso 3: ¿Existe una muesca en la rama descendente de inicio negativo y QRS predominantemente negativo?

Paso 4: Relación de velocidades de activación ventricular (Vi/Vt)

ECG N° 5

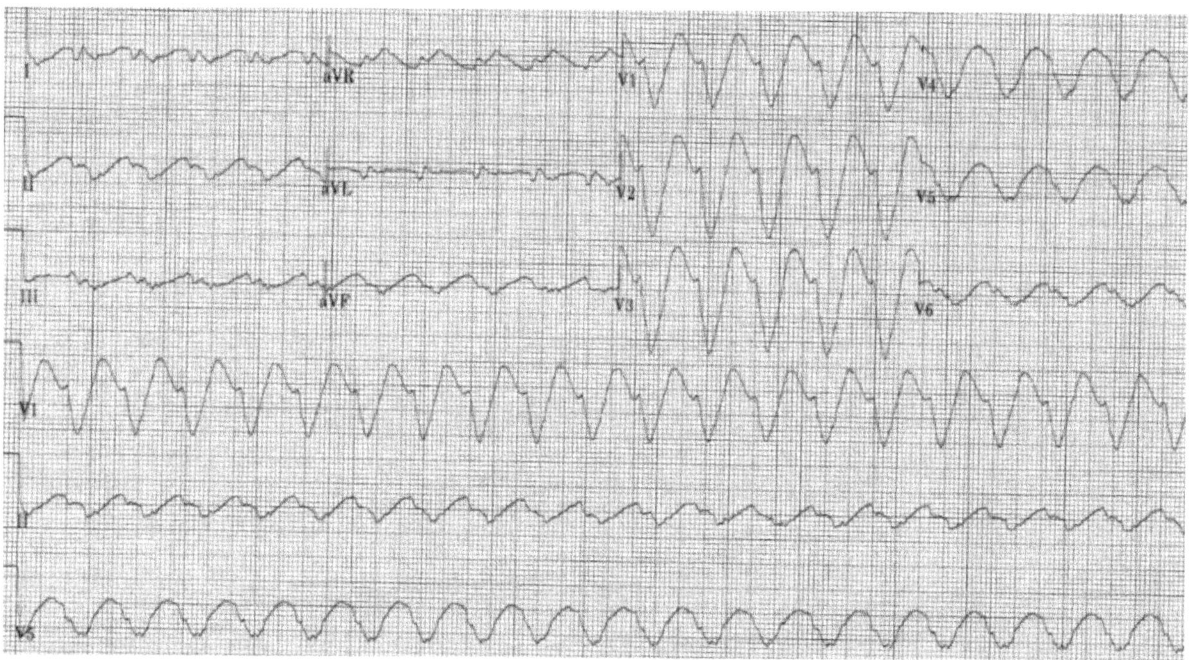

Figura 13-9

Algoritmo de Vereckei N.º 1

Paso 1: ¿Está presente la disociación AV?

Paso 2: ¿Hay una onda R inicial en la derivación aVR? No puede ser RS)

Paso 3: ¿La morfología del QRS es diferente al bloqueo de rama clásico o al bloqueo fascicular?

Paso 4: Relación de velocidades de activación ventricular (Vi/Vt)

Algoritmo Vereckei N.º 2 (solo la derivación aVR)

Paso 1: ¿Hay una onda R inicial? (No puede ser RS)

Paso 2: ¿Hay una onda r o q inicial > 40 ms?

Paso 3: ¿Existe una muesca en la rama descendente de inicio negativo y QRS predominantemente negativo?

Paso 4: Relación de velocidades de activación ventricular (Vi/Vt)

ECG Nº 6

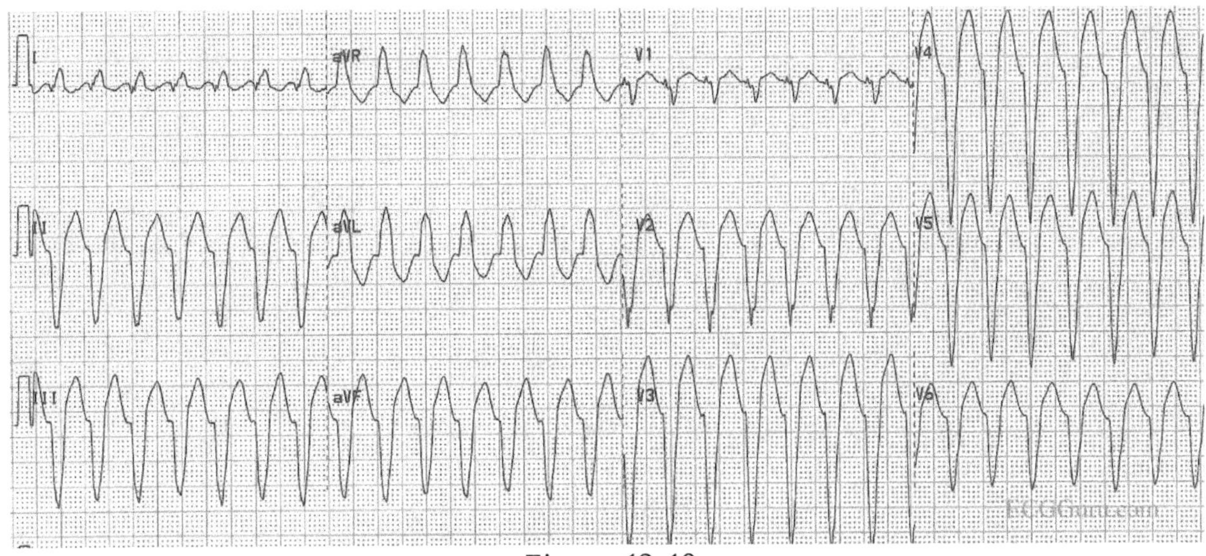

Figura 13-10

Algoritmo de Vereckei N.º 1

Paso 1: ¿Está presente la disociación AV?

Paso 2: ¿Hay una onda R inicial en la derivación aVR? No puede ser RS)

Paso 3: ¿La morfología del QRS es diferente al bloqueo de rama clásico o al bloqueo fascicular?

Paso 4: Relación de velocidades de activación ventricular (Vi/Vt)

Algoritmo Vereckei N.º 2 (solo la derivación aVR)

Paso 1: ¿Hay una onda R inicial? (No puede ser RS)

Paso 2: ¿Hay una onda r o q inicial > 40 ms?

Paso 3: ¿Existe una muesca en la rama descendente de inicio negativo y QRS predominantemente negativo?

Paso 4: Relación de velocidades de activación ventricular (Vi/Vt)

ECG Nº 7

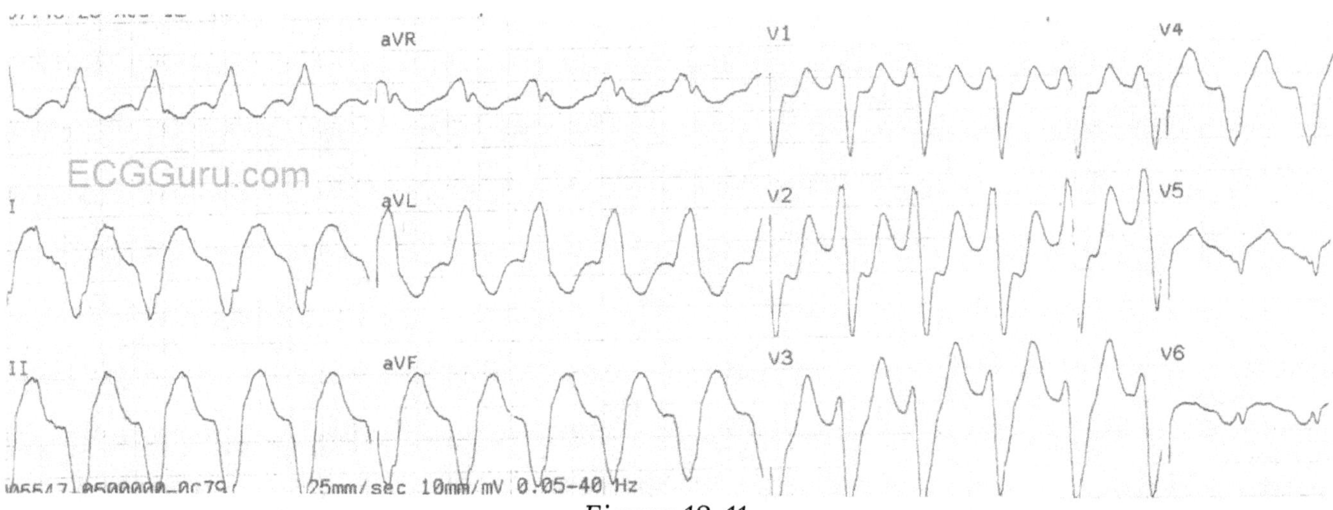

Figura 13-11

Algoritmo de Vereckei N.º 1

Paso 1: ¿Está presente la disociación AV?

Paso 2: ¿Hay una onda R inicial en la derivación aVR? No puede ser RS)

Paso 3: ¿La morfología del QRS es diferente al bloqueo de rama clásico o al bloqueo fascicular?

Paso 4: Relación de velocidades de activación ventricular (Vi/Vt)

Algoritmo Vereckei N.º 2 (solo la derivación aVR)

Paso 1: ¿Hay una onda R inicial? (No puede ser RS)

Paso 2: ¿Hay una onda r o q inicial > 40 ms?

Paso 3: ¿Existe una muesca en la rama descendente de inicio negativo y QRS predominantemente negativo?

Paso 4: Relación de velocidades de activación ventricular (Vi/Vt)

ECG Nº 8

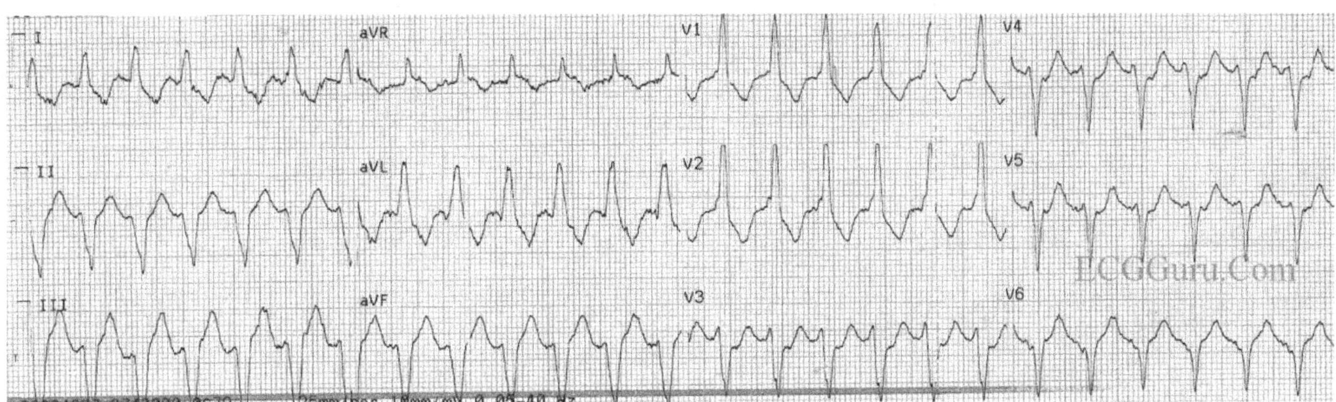

Figura 13-12

Algoritmo de Vereckei N.º 1

Paso 1: ¿Está presente la disociación AV?

Paso 2: ¿Hay una onda R inicial en la derivación aVR? No puede ser RS)

Paso 3: ¿La morfología del QRS es diferente al bloqueo de rama clásico o al bloqueo fascicular?

Paso 4: Relación de velocidades de activación ventricular (Vi/Vt)

Algoritmo Vereckei N.º 2 (solo la derivación aVR)

Paso 1: ¿Hay una onda R inicial? (No puede ser RS)

Paso 2: ¿Hay una onda r o q inicial > 40 ms?

Paso 3: ¿Existe una muesca en la rama descendente de inicio negativo y QRS predominantemente negativo?

Paso 4: Relación de velocidades de activación ventricular (Vi/Vt)

ECG Nº 9

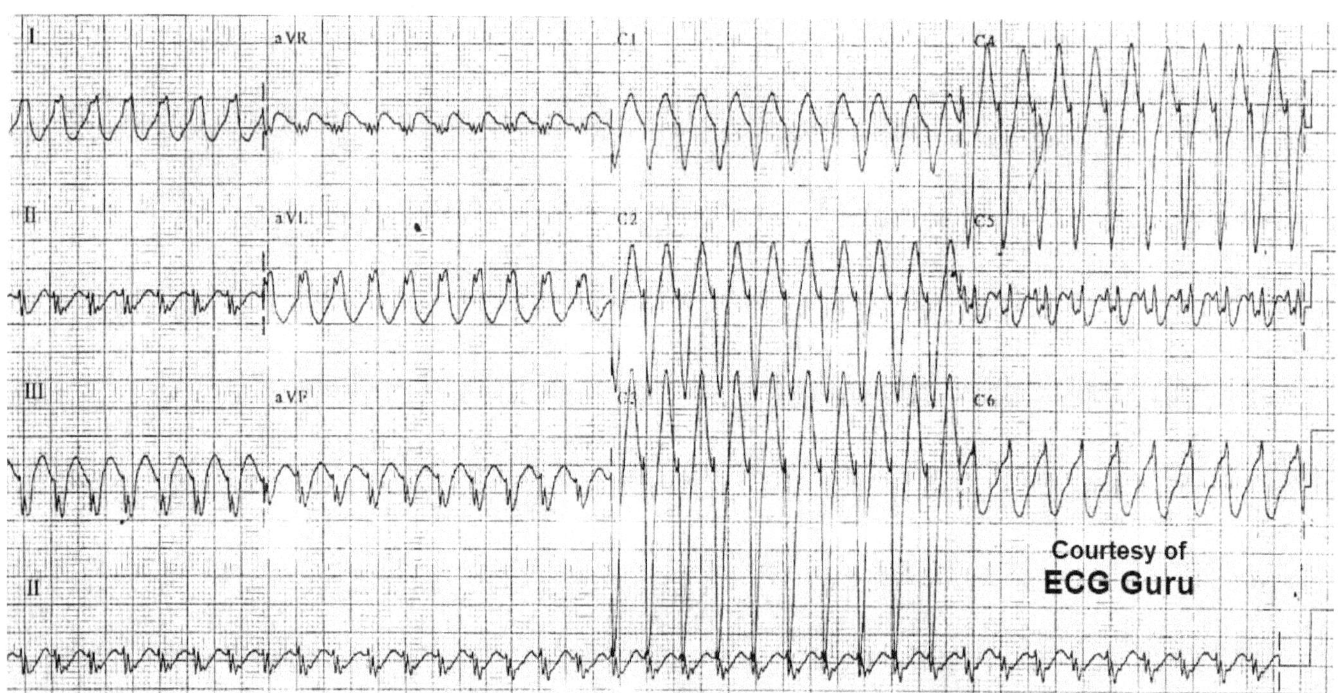

Figura 13-13

Algoritmo de Vereckei N.º 1

Paso 1: ¿Está presente la disociación AV?

Paso 2: ¿Hay una onda R inicial en la derivación aVR? No puede ser RS)

Paso 3: ¿La morfología del QRS es diferente al bloqueo de rama clásico o al bloqueo fascicular?

Paso 4: Relación de velocidades de activación ventricular (Vi/Vt)

Algoritmo Vereckei N.º 2 (solo la derivación aVR)

Paso 1: ¿Hay una onda R inicial? (No puede ser RS)

Paso 2: ¿Hay una onda r o q inicial > 40 ms?

Paso 3: ¿Existe una muesca en la rama descendente de inicio negativo y QRS predominantemente negativo?

Paso 4: Relación de velocidades de activación ventricular (Vi/Vt)

ECG Nº 10

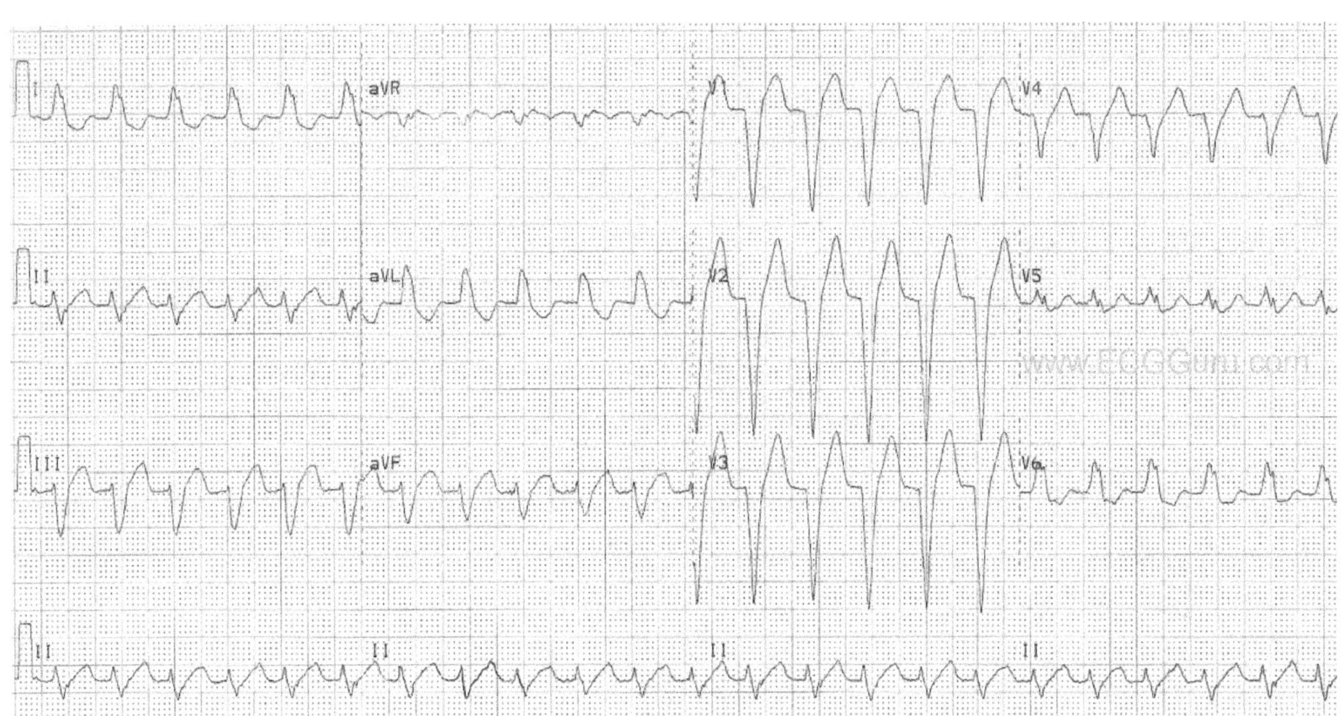

Figura 13-14

Chapter 14

El tiempo pico de la onda R (TPOR)

Método Pava

Cómo medir el tiempo pico de la onda R (método Pava)

El tiempo pico de la onda R (RWPT), o "método Pava", se introdujo en 2010. Además del algoritmo Vereckei n.° 2, se basa en los hallazgos de una sola derivación: la derivación II. La base de este valor es muy similar a la relación de velocidades de activación ventricular: los ritmos ventriculares ectópicos serán lentos desde el comienzo de la desviación porque el impulso se conduce de una célula a otra. El *tiempo máximo de onda* R reemplaza la antigua terminología: *desviación intrinsicoide.*

Hay una pequeña "peculiaridad" con respecto al RWPT... a pesar de su nombre, no requiere la presencia de una onda R. Como Pava et al. lo definieron como: "[la] duración del QRS desde el inicio de la despolarización hasta el *primer cambio de polaridad,* independientemente de si la deflexión del QRS fue positiva o negativa". Y, a diferencia del índice de velocidades de activación ventricular, no hay restricción en cuanto a la morfología del QRS que se utilizará.

Cómo medir el TPOR (Figura 14-1):

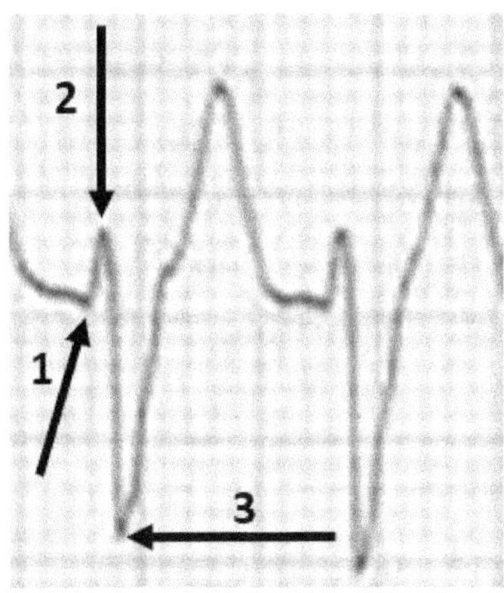

Figura 14-1

Mida desde el *inicio de la primera desviación* del QRS, ya sea una Q, una R o una S (flecha denominada "1"). Luego identifique el *primer cambio de polaridad* (flecha denominada "2"). Tenga en cuenta que en este caso, el primer cambio de polaridad se produce cuando la pendiente ascendente de la onda R alcanza su pico y luego comienza una pendiente descendente. No está en el nadir de la onda S (flecha denominada "3"). ¿Puedes determinar cuántos mseg hay entre la primera flecha (1) y la segunda flecha (2)? ¿Es ≥ 50 ms? ¿Está seguro, incluso con la derivación II ampliado muchas veces?

Aquí hay una derivación II negativa (Figura 14-2). Primero, debes identificar el inicio del QRS. ¡Tiene que ser lo más exacto posible porque estamos midiendo en mseg! Medimos desde el inicio de la desviación del QS hasta su nadir, que representa el primer cambio de polaridad.

Ten mucho cuidado con tus medidas. Aquí hay dos cosas que NO PUEDES hacer:

1. NO PUEDES pasar a una derivación diferente porque medirla será más fácil. ¡Debe utilizar la derivación II y la derivación II SOLAMENTE!

2. ¡NO PUEDES "pasar por alto" un cambio de polaridad porque es pequeño y/o está temprano en la desviación!

Aquí hay un ejemplo (Figura 14-2):

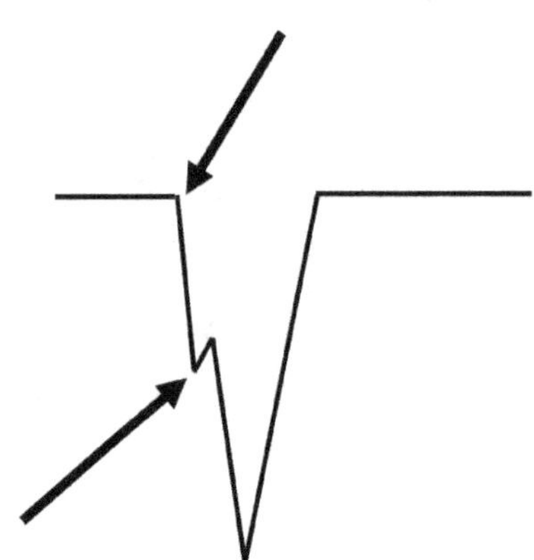

NO caiga en la tentación de medir desde el inicio del QRS hasta el nadir de la onda S. De manera similar, si el QRS comienza con una onda Q, el inicio del QRS es el inicio de la onda Q y el primer cambio de polaridad será el nadir de la onda Q.

Figura 14-2

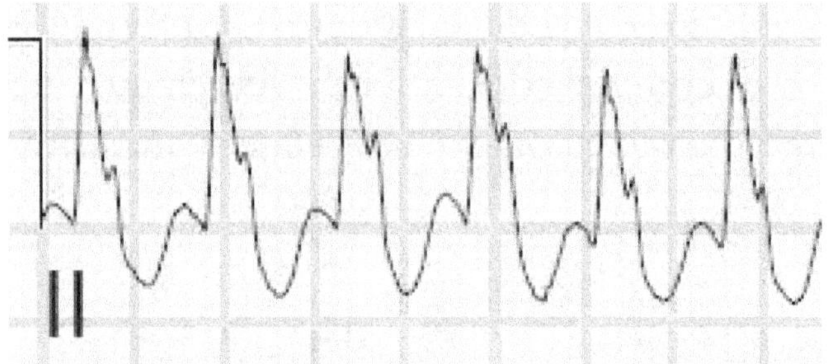

Figura 14-3

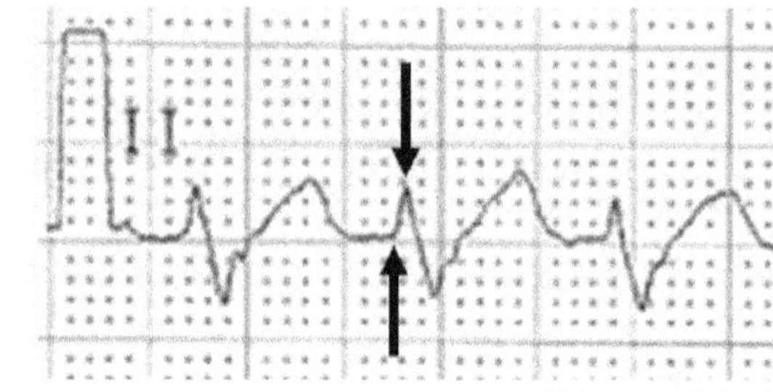

Figura 14-4

Miremos la Figura 14-3. Esta morfología es un qR con una onda R con muesca. Aquí tienes una pregunta: ¿dónde comienza la onda q? El primer cambio de polaridad sería el nadir de la onda q, pero ¿desde dónde medimos? No podrá utilizar este la derivación II, por lo que será mejor que tenga otro algoritmo aceptable que pueda utilizar en su lugar. La figura 14-4 es mucho más sencilla.

CONSEJO | Sólo porque solo hay una derivación involucrada, ¡no asuma que usar el algoritmo o método será fácil! Será mejor que domines el uso de un segundo algoritmo (diferente) si es necesario.

Lectura recomendada:

Jastrzebski M, Kukla P, Czarnecka D, and Kawecka-Jaszcz K. Comparison of five electrocardiographic methods for differentiation of wide QRS-complex tachycardias. *Europace.* (2012) 14, 1165–1171 doi:10.1093/europace/eus015.

Pava LF, Perafan P, Badiel M, et al. R-Wave peak time at DII: a new criterion for differentiating between wide complex QRS tachycardias. *Heart Rhythm.* 2010;7:922–926.

Szelényi ZDG, Katona G, Fritúz G, et al. Comparison of the "real-life" diagnostic value of two recently published electrocardiogram methods for the differential diagnosis of wide QRS complex tachycardias. *Acad Emerg Med.* 20(11); November 2013; pp. 1121-1130.

Practicando el método del tiempo pico de la onda R (Pava)

Mida desde el inicio de la primera desviación del QRS hasta el primer cambio de polaridad, ya sea positiva o negativa. Si la duración es ≥ 50 mseg, el diagnóstico es taquicardia ventricular; de lo contrario, se trata de taquicardia supraventricular. Te lo estoy poniendo fácil: he ampliado estos fragmentos, pero también coloqué un tamaño más realista al lado del primero (si tus ECG están impresos en papel). Recuerde: el tiempo máximo de la onda R debe ser de al menos 50 mseg; ¡49 mseg no califican!

Fragmento de ECG n.º 1

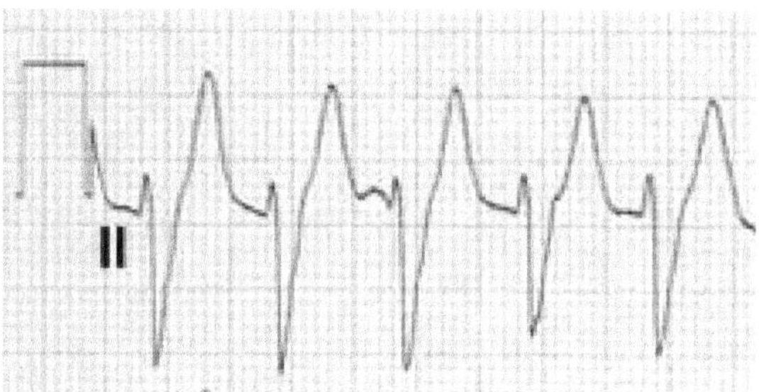

Figura 14-5

Fragmento de ECG n.º 2

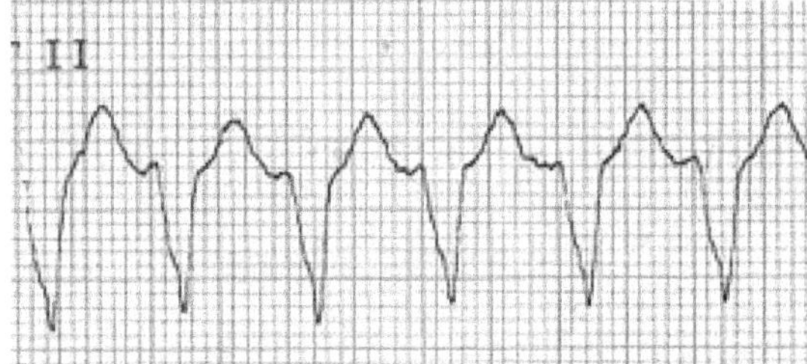

Figura 14-6

Fragmento de ECG n.º 3

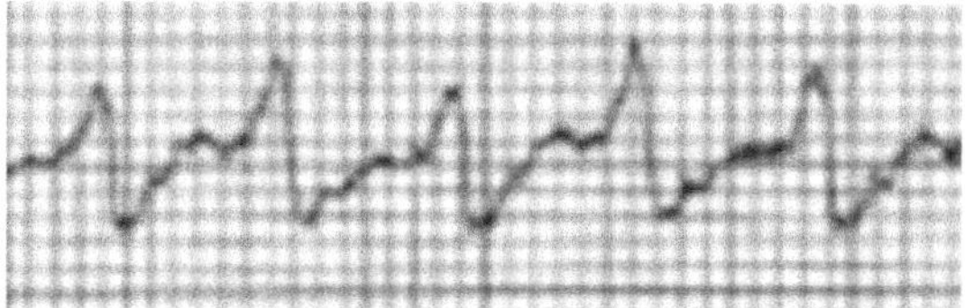

Figura 14-7

Fragmento de ECG n.º 4

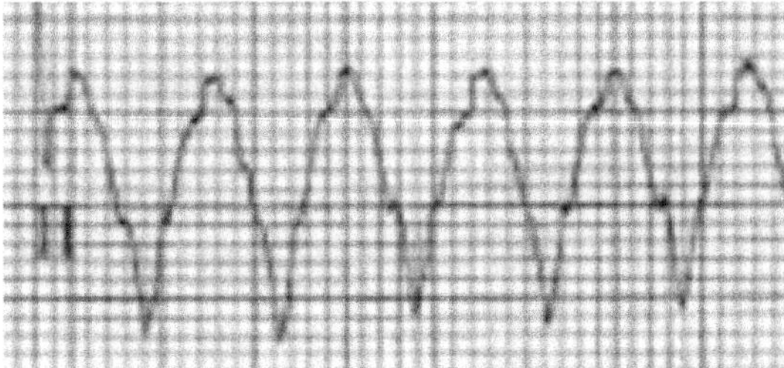

Figura 14-8

Fragmento de ECG n.º 5

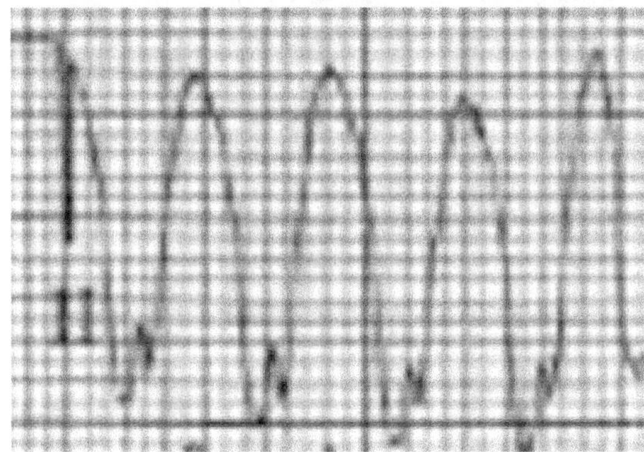

Figura 14-9

Fragmento de ECG n.º 6

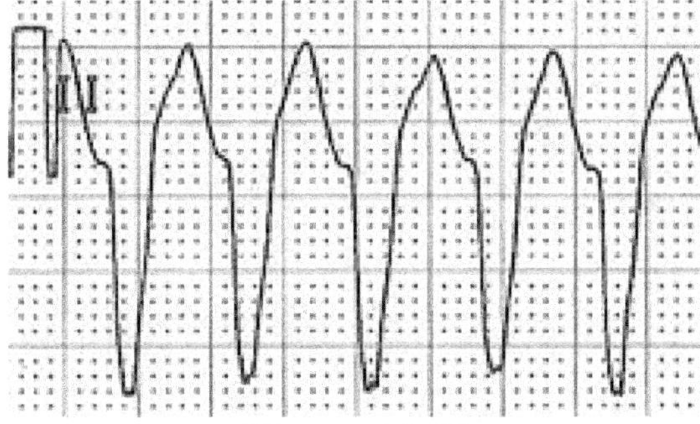

Figura 14-10

Fragmento de ECG n.º 7

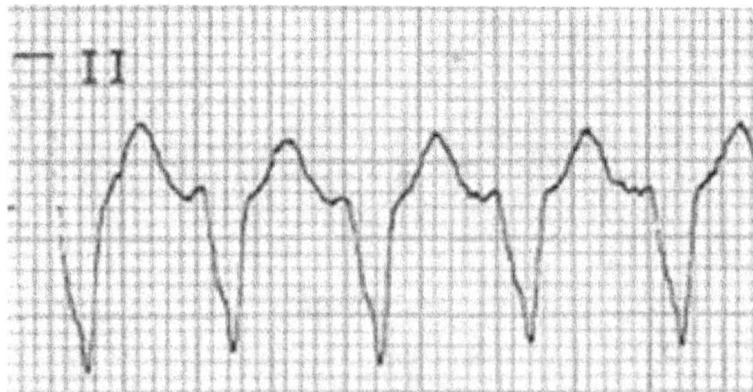

Figura 14-11

Fragmento de ECG n.º 8

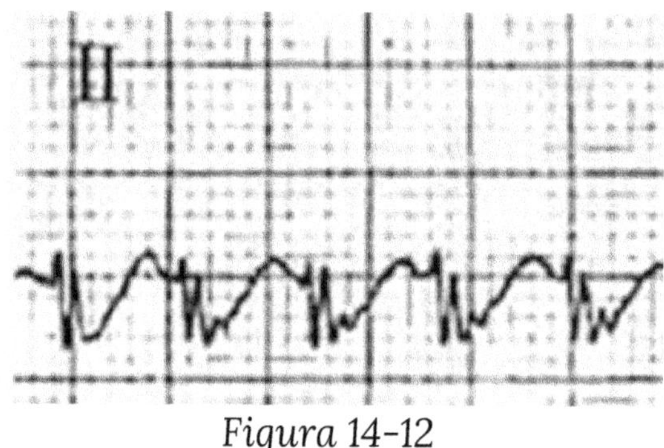

Figura 14-12

Fragmento de ECG n.º 9

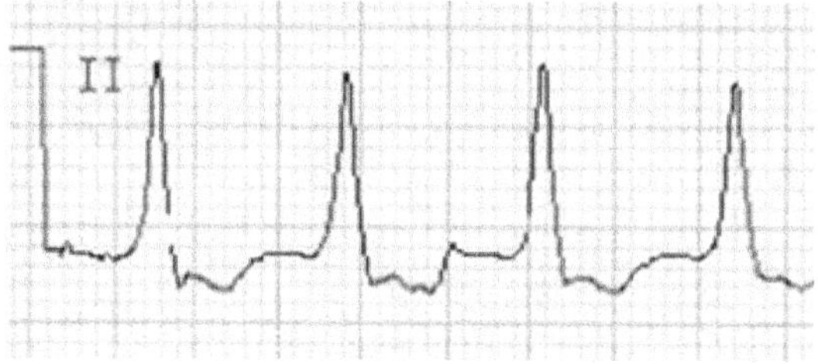

Figura 14-13

Fragmento de ECG n.º 10

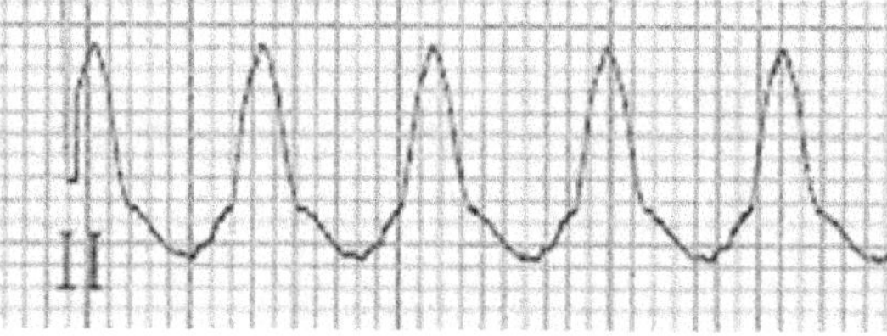

Figura 14-14

Chapter 15

El método de las derivaciones de extremidades

En 2019 apareció un nuevo algoritmo para distinguir entre taquicardia ventricular (TV) y taquicardia supraventricular con conducción aberrante (TSV-A). Fue publicado en la revista de la prestigiosa Heart Rhythm Society, "Heart Rhythm". Se enumeraron diecisiete autores, un grupo muy internacional. La premisa parece plausible y ciertamente es utilizable en situaciones tensas y emergentes. Su única debilidad parece ser varias excepciones no cubiertas por el algoritmo y la falta de estudios de validación independientes.

Criterios del algoritmo de derivación de extremidades

El algoritmo de derivación de extremidades consta de tres (3) criterios. Si se cumple UN criterio, entonces el diagnóstico es TV. Los criterios son:

Paso 1: Presencia de una onda R monofásica en la derivación aVR

Vereckei et al. presentaron un criterio similar en 2007 (también permitieron una onda Rs). Esto representa un impulso ventricular ectópico que viaja directamente hacia el polo positivo de la derivación aVR, algo que sería muy poco probable que hiciera un impulso supraventricular que ingresa a los ventrículos a través del nódulo AV y las ramas del haz de His.

Paso 2: Complejos QRS predominantemente NEGATIVOS en las derivaciones estándar I, II y III

La morfología exacta de los complejos QRS en esas derivaciones no es importante siempre que los complejos QRS sean predominantemente (netos) NEGATIVOS. *No es necesario que sean complejos QS monofásicos.* Esto es muy parecido al síndrome S1S2S3 e indica un eje QRS medio (ÂQRS) hacia la derecha.

                         JERRY W. JONES, MD

Paso 3: Complejos QRS opuestos en las derivaciones de las extremidades (OQL)

Complejos QRS concordantes *monofásicos* en todas las derivaciones INFERIORES (derivaciones II, III y aVF), ya sea monofásico R o monofásico QS.

Complejos QRS concordantes *monofásicos* que involucran dos o más de las derivaciones restantes de las extremidades (I, aVR y aVL) de *polaridad opuesta* a las derivaciones inferiores.

> **CONSEJO |** Mire la cuadrícula de referencia hexaxial (CRH): la única área de la cuadrícula donde las tres derivaciones de las extremidades opuestas (I, aVR, aVL) serán positivas está entre -60° y -90°.

A continuación se muestra un ECG (solo derivaciones de las extremidades) que demuestra "complejos QRS opuestos en las derivaciones de las extremidades (OQL)" (Figura 15-1):

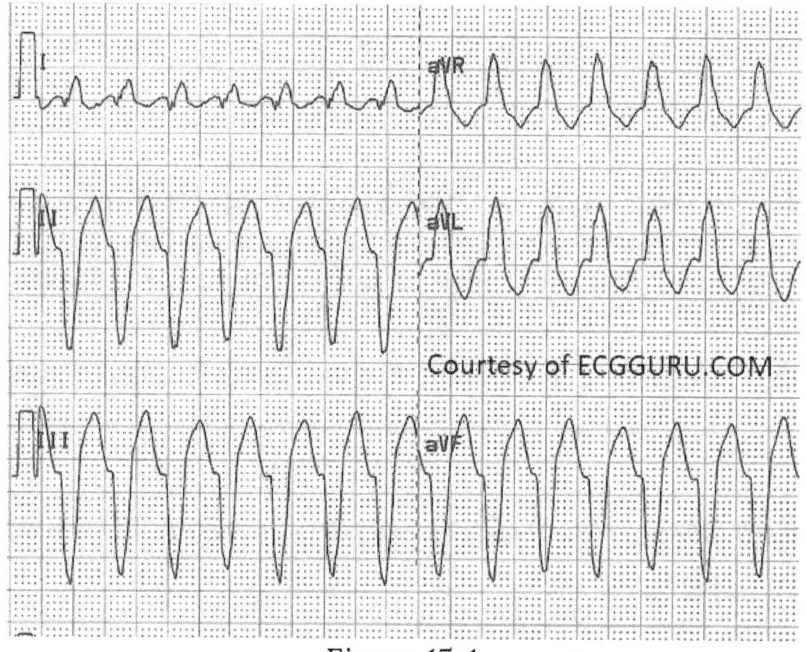

Figura 15-1

El paso OQL se basa en las diferentes direcciones de las despolarizaciones tomadas por las TSV que ingresan a los ventrículos a través del nódulo AV y el sistema His-Purkinje y las TV que tienden a originarse en el ventrículo superior (tracto de salida) o en el ventrículo inferior (ápice). Si bien la especificidad fue alta, la sensibilidad fue baja. Se agregaron el paso 1 ("R monofásico en la derivación aVR") y el paso 2 ("complejos QRS predominantemente negativos en las derivaciones I, II y III") para aumentar la sensibilidad. El paso 1 se basa en el algoritmo de Vereckei que sugiere que un impulso ventricular generado ectópicamente apuntará al polo positivo de la derivación aVR. El paso 2 se basa en el mismo supuesto ("eje QRS medio en el cuadrante noroeste").

Pensemos en esto...

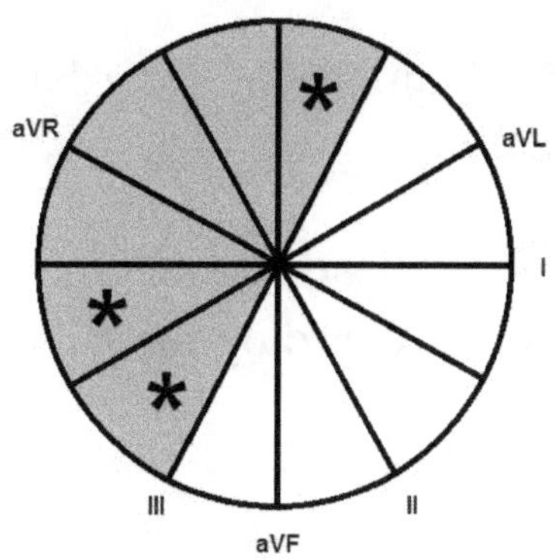

Figura 15-2

El paso 1 busca un vector medio que se ubicará entre +120° y -60°. Esto incluirá el área sombreada en esta cuadrícula de referencia hexaxial (Figura 15-3):

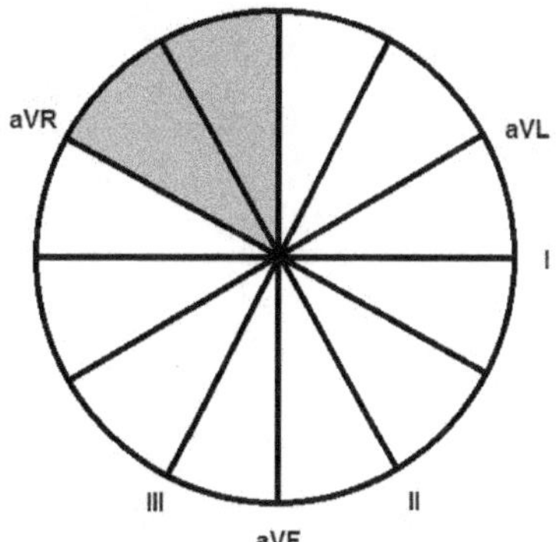

Figura 15-3

El paso 2 busca un vector medio que se ubicará entre -150° y -90°:

El área sombreada es más restrictiva y representa la única área en la cuadrícula de referencia hexaxial que daría como resultado complejos QRS negativos netos en todas las derivaciones estándar de las extremidades (derivaciones I, II y III).

Una onda R dominante en la derivación aVR incluiría vectores fuera del cuadrante superior derecho ("noroeste") (obsérvese los asteriscos en la figura 15-2). Obviamente, el paso 2 sería mucho más específico para los vectores en el cuadrante superior derecho.

PERLA | La figura 15-3 es un diagrama que debe recordar si realmente desea aprender más sobre electrocardiografía. Eventualmente encontrará el hallazgo S1S2S3 que generalmente se menciona con respecto a la tensión severa del corazón derecho, a menudo en asociación con cor pulmonale agudo y como un signo de emobilismo pulmonar. Cuando hay ondas S profundas en las tres derivaciones estándar (derivaciones I, II y III), eso *indica que el ventrículo derecho se está despolarizando* tarde porque está bajo mucha tensión. *Esto enviará el vector QRS medio (ÂQRS) hacia la derecha,* hacia esa porción del cuadrante superior derecho de la cuadrícula de referencia hexaxial.

Lectura recomendada:

Chen Q, Xu J, Gianni C, et al. [published online September 20, 2019]. Heart Rhythm. doi: 10.1016/j.hrthm.2019.09.021

Sison CP, MD. ECG Limb Lead Algorithm: Sensitive, Specific for Wide Complex Tachycardia Diagnosis.

https://www.thecardiologyadvisor.com//home/topics/arrhythmia/limb-lead-algorithm-sensitive-specific-for-wide-qrs-complex-tachycardia-diagnosis-on-electrocardiogram/

Practicando el algoritmo Limb Lead (OQL)

Algoritmo de derivaciones de extremidades (OQL)

Paso 1:   Presencia de una onda R monofásica en la derivación aVR

Paso 2:   Complejos QRS predominantemente NEGATIVOS en las derivaciones estándar I, II y III

Paso 3:   Complejos QRS opuestos en las derivaciones de las extremidades (OQL)

Complejos QRS concordantes monofásicos en todas las derivaciones INFERIORES (Derivaciones II, III y aVF), ya sea monofásico R o monofásico QS

Complejos QRS concordantes monofásicos que involucran dos o más de las derivaciones restantes de las extremidades (I, aVR y aVL) de POLARIDAD OPUESTA a las derivaciones inferiores.

ECG n° 1

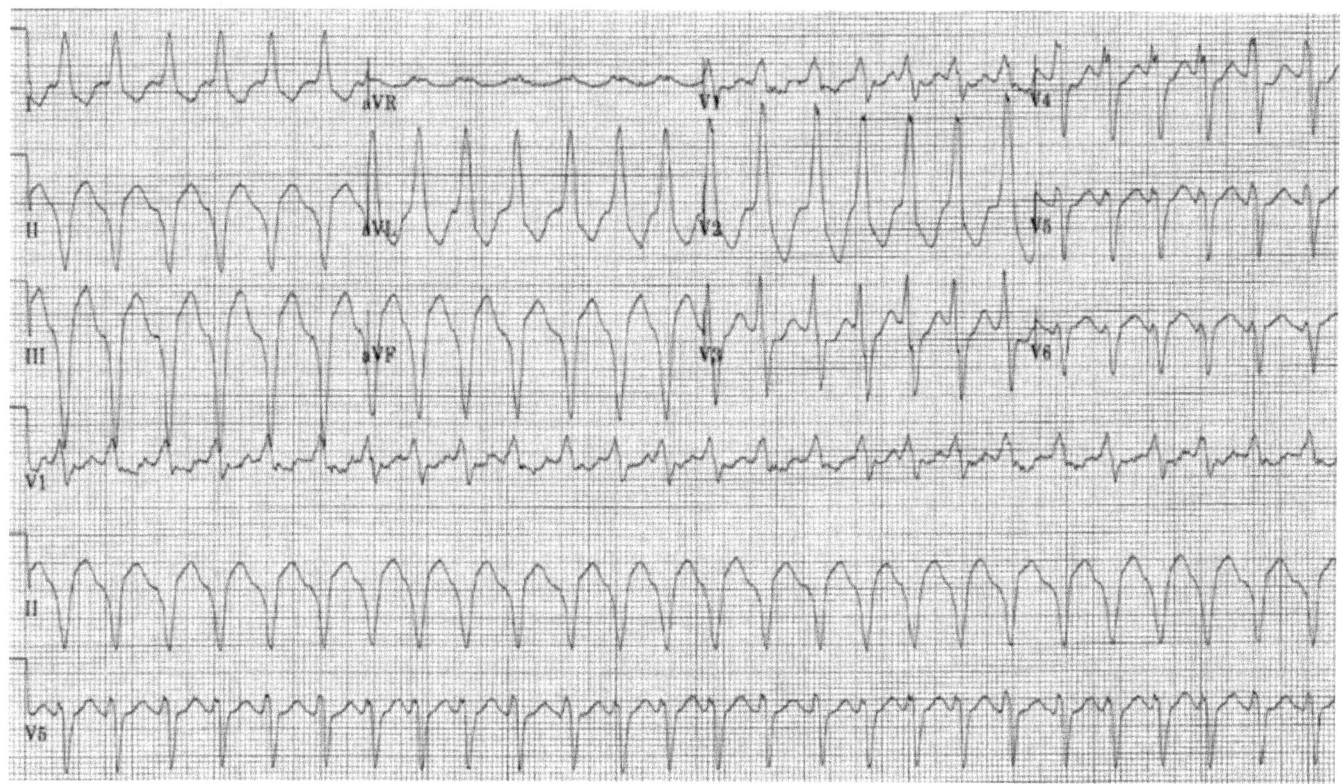

Figura 15-4

Algoritmo de derivaciones de extremidades (OQL)

Paso 1: Presencia de una onda R monofásica en la derivación aVR

Paso 2: Complejos QRS predominantemente NEGATIVOS en las derivaciones estándar I, II y III

Paso 3: Complejos QRS opuestos en las derivaciones de las extremidades (OQL)

Complejos QRS concordantes monofásicos en todas las derivaciones INFERIORES (Derivaciones II, III y aVF), ya sea monofásico R o monofásico QS

Complejos QRS concordantes monofásicos que involucran dos o más de las derivaciones restantes de las extremidades (I, aVR y aVL) de POLARIDAD OPUESTA a las derivaciones inferiores.

ECG nº 2

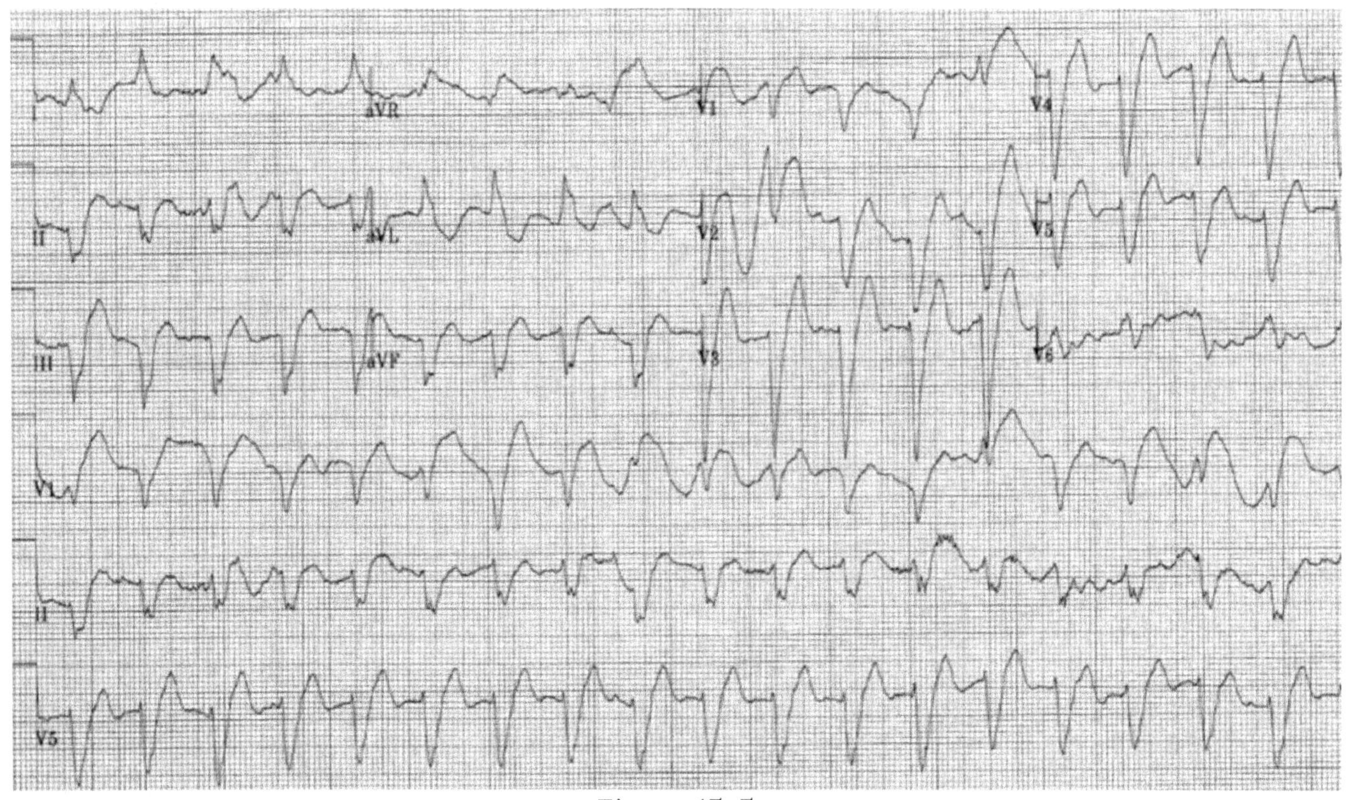

Figura 15-5

Algoritmo de derivaciones de extremidades (OQL)

Paso 1:   Presencia de una onda R monofásica en la derivación aVR

Paso 2:   Complejos QRS predominantemente NEGATIVOS en las derivaciones estándar I, II y III

Paso 3:   Complejos QRS opuestos en las derivaciones de las extremidades (OQL)

Complejos QRS concordantes monofásicos en todas las derivaciones INFERIORES (Derivaciones II, III y aVF), ya sea monofásico R o monofásico QS

Complejos QRS concordantes monofásicos que involucran dos o más de las derivaciones restantes de las extremidades (I, aVR y aVL) de POLARIDAD OPUESTA a las derivaciones inferiores.

ECG n° 3

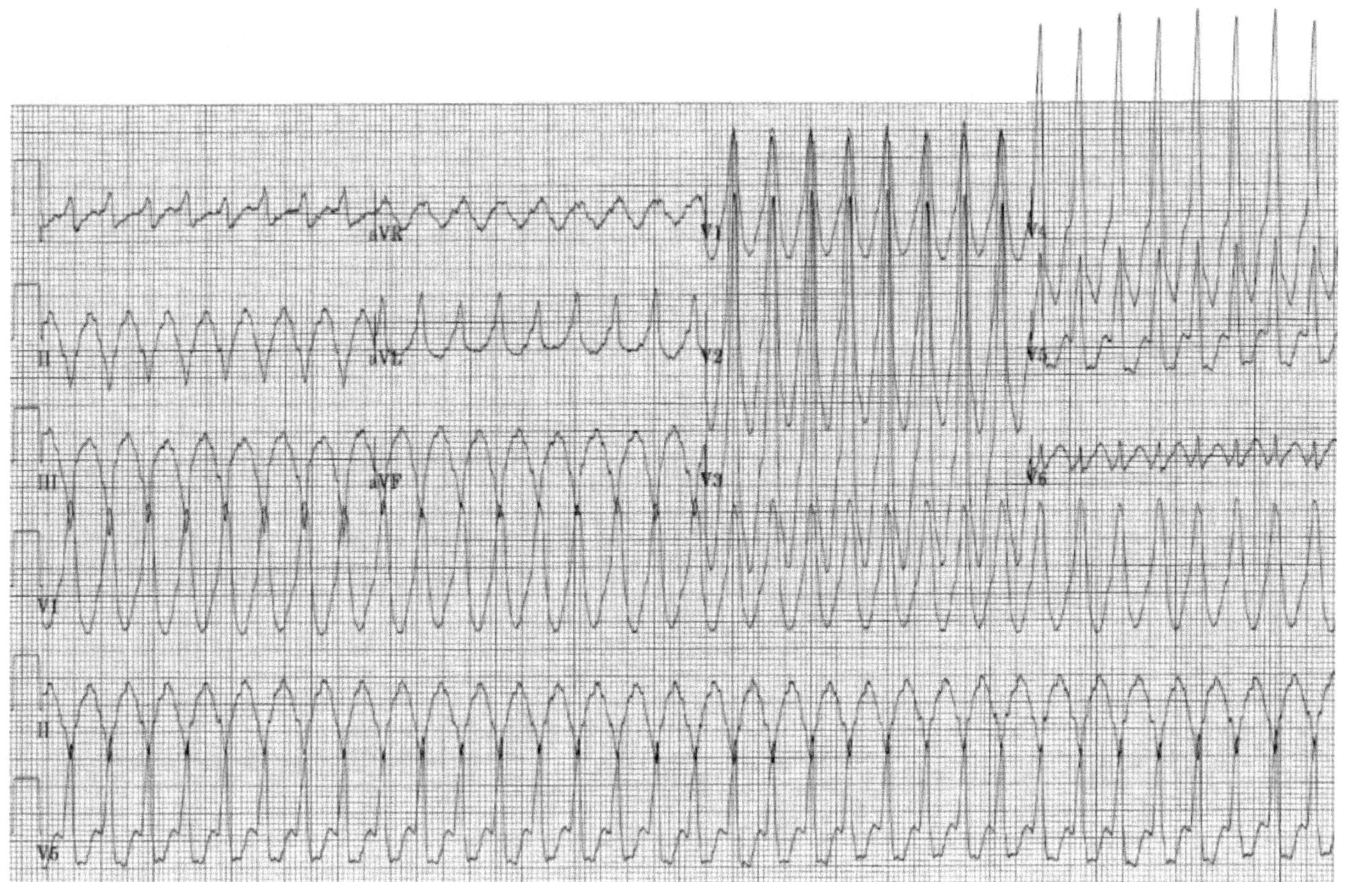

Figura 15-6

Algoritmo de derivaciones de extremidades (OQL)

Paso 1:   Presencia de una onda R monofásica en la derivación aVR

Paso 2:   Complejos QRS predominantemente NEGATIVOS en las derivaciones estándar
I, II y III

Paso 3:   Complejos QRS opuestos en las derivaciones de las extremidades (OQL)

Complejos QRS concordantes monofásicos en todas las derivaciones INFERIORES
(Derivaciones II, III y aVF), ya sea monofásico R o monofásico QS

Complejos QRS concordantes monofásicos que involucran dos o más de las derivaciones
restantes de las extremidades (I, aVR y aVL) de POLARIDAD OPUESTA a las derivaciones
inferiores.

ECG n° 4

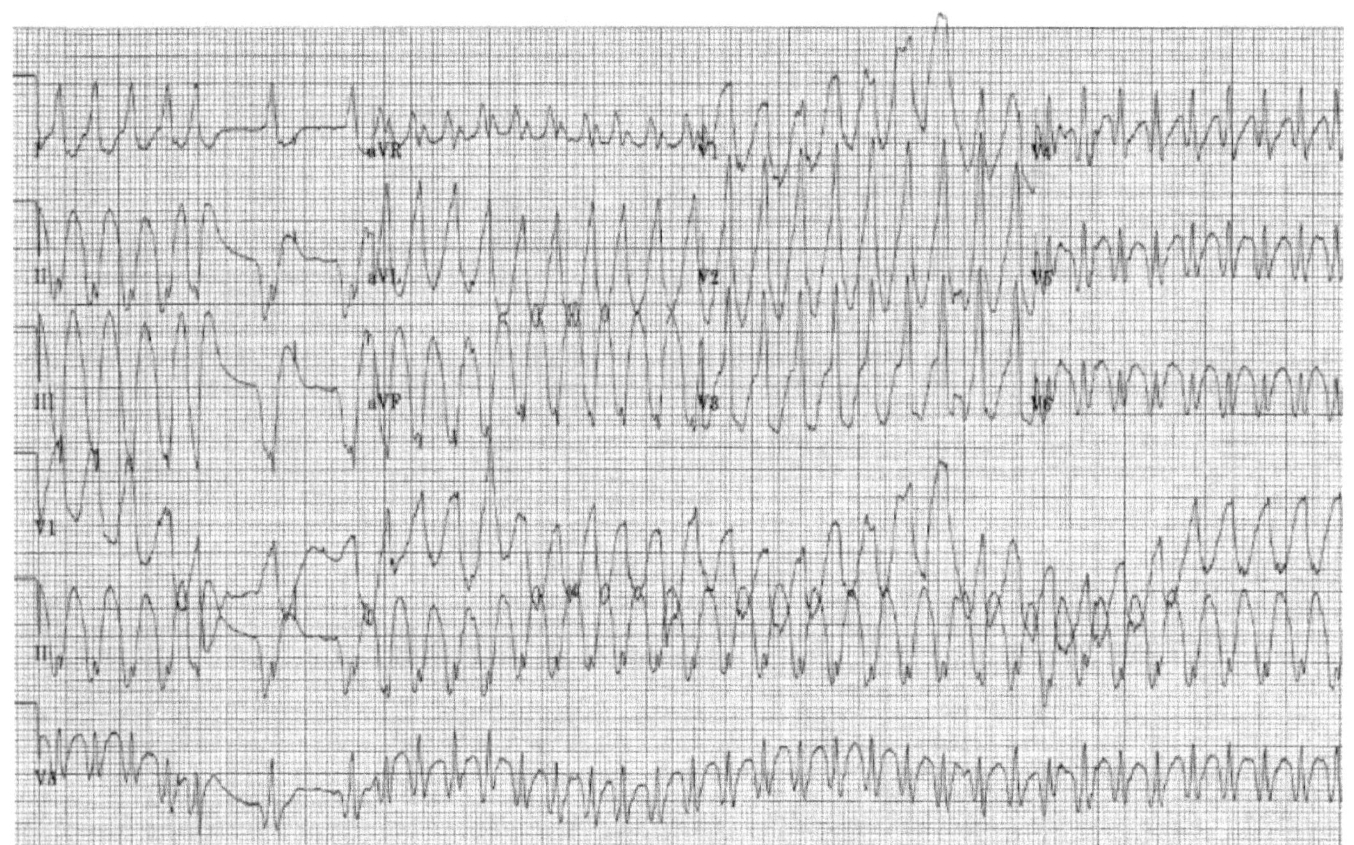

Figura 15-7

Algoritmo de derivaciones de extremidades (OQL)

Paso 1:   Presencia de una onda R monofásica en la derivación aVR

Paso 2:   Complejos QRS predominantemente NEGATIVOS en las derivaciones estándar I, II y III

Paso 3:   Complejos QRS opuestos en las derivaciones de las extremidades (OQL)

Complejos QRS concordantes monofásicos en todas las derivaciones INFERIORES (Derivaciones II, III y aVF), ya sea monofásico R o monofásico QS

Complejos QRS concordantes monofásicos que involucran dos o más de las derivaciones restantes de las extremidades (I, aVR y aVL) de POLARIDAD OPUESTA a las derivaciones inferiores.

ECG n° 5

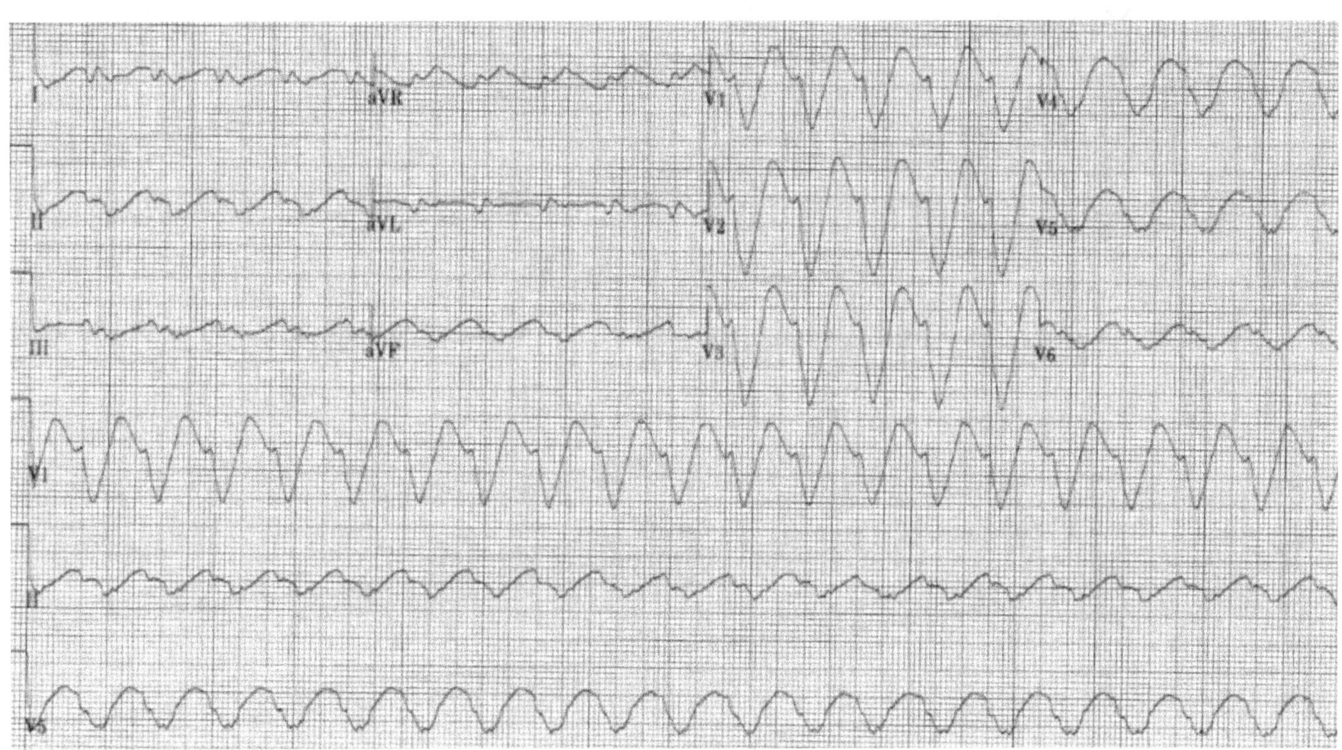

Figura 15-8

Algoritmo de derivaciones de extremidades (OQL)

Paso 1:   Presencia de una onda R monofásica en la derivación aVR

Paso 2:   Complejos QRS predominantemente NEGATIVOS en las derivaciones estándar I, II y III

Paso 3:   Complejos QRS opuestos en las derivaciones de las extremidades (OQL)

Complejos QRS concordantes monofásicos en todas las derivaciones INFERIORES (Derivaciones II, III y aVF), ya sea monofásico R o monofásico QS

Complejos QRS concordantes monofásicos que involucran dos o más de las derivaciones restantes de las extremidades (I, aVR y aVL) de POLARIDAD OPUESTA a las derivaciones inferiores.

ECG n° 6

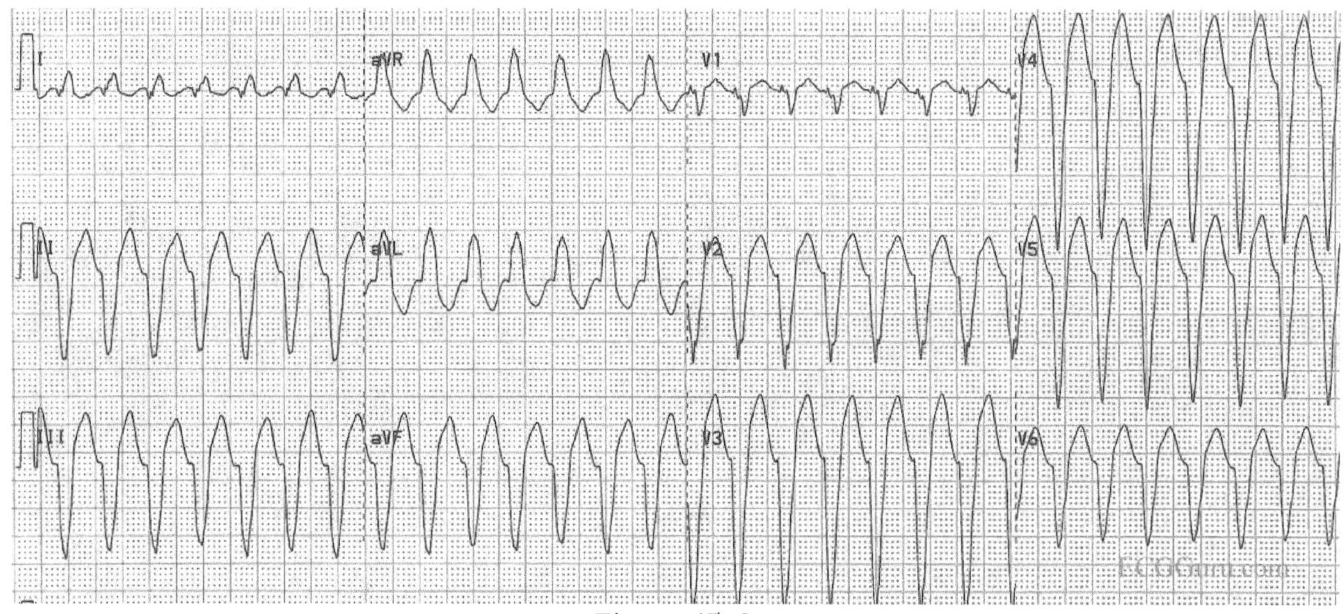

Figura 15-9

Algoritmo de derivaciones de extremidades (OQL)

Paso 1: Presencia de una onda R monofásica en la derivación aVR

Paso 2: Complejos QRS predominantemente NEGATIVOS en las derivaciones estándar I, II y III

Paso 3: Complejos QRS opuestos en las derivaciones de las extremidades (OQL)

Complejos QRS concordantes monofásicos en todas las derivaciones INFERIORES (Derivaciones II, III y aVF), ya sea monofásico R o monofásico QS

Complejos QRS concordantes monofásicos que involucran dos o más de las derivaciones restantes de las extremidades (I, aVR y aVL) de POLARIDAD OPUESTA a las derivaciones inferiores.

ECG n° 7

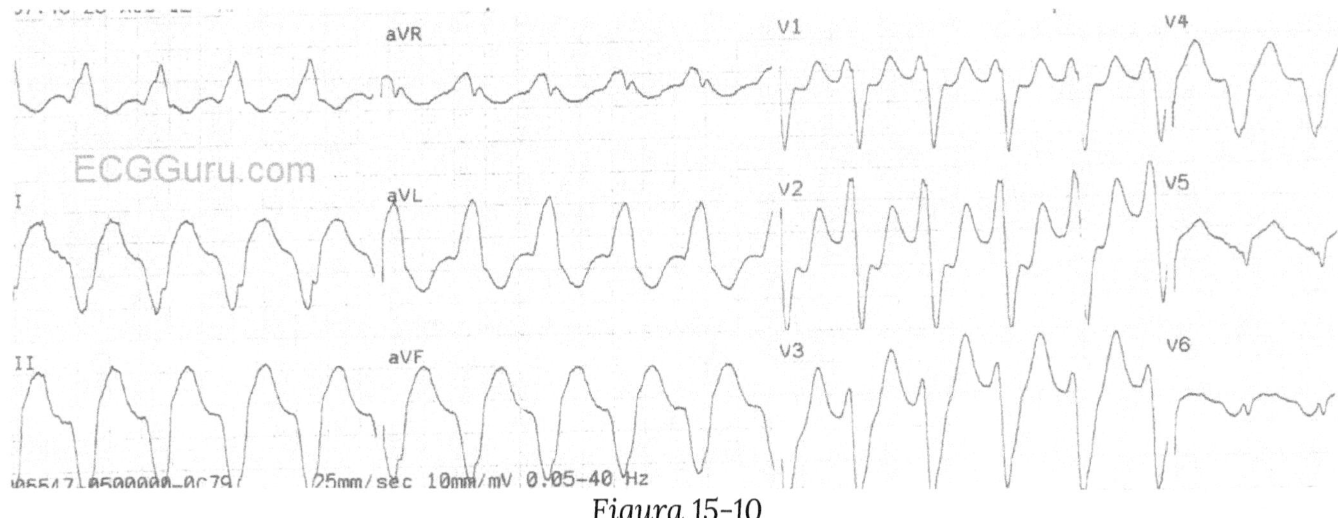

Figura 15-10

Algoritmo de derivaciones de extremidades (OQL)

Paso 1:   Presencia de una onda R monofásica en la derivación aVR

Paso 2:   Complejos QRS predominantemente NEGATIVOS en las derivaciones estándar I, II y III

Paso 3:   Complejos QRS opuestos en las derivaciones de las extremidades (OQL)

Complejos QRS concordantes monofásicos en todas las derivaciones INFERIORES (Derivaciones II, III y aVF), ya sea monofásico R o monofásico QS

Complejos QRS concordantes monofásicos que involucran dos o más de las derivaciones restantes de las extremidades (I, aVR y aVL) de POLARIDAD OPUESTA a las derivaciones inferiores.

ECG n° 8

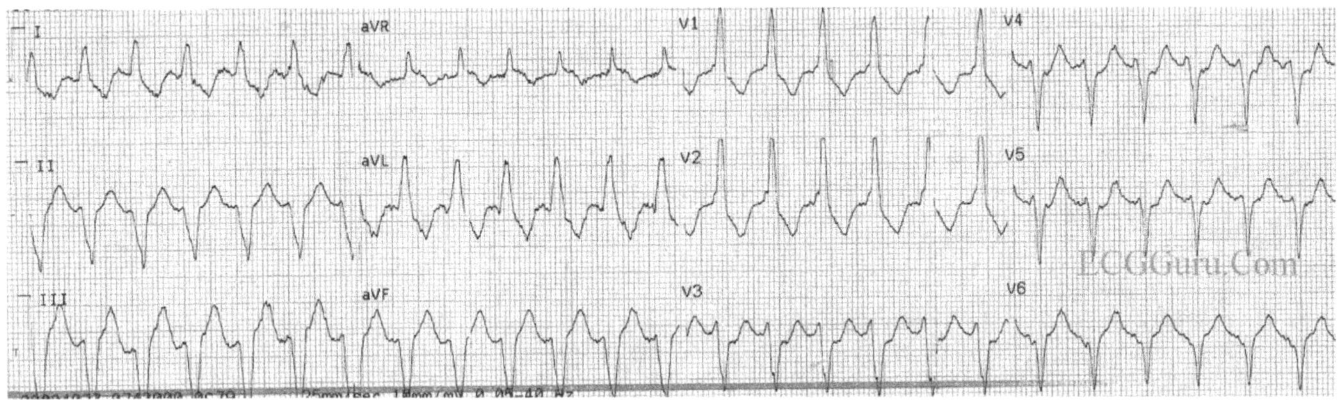

Figura 15-11

Algoritmo de derivaciones de extremidades (OQL)

Paso 1: Presencia de una onda R monofásica en la derivación aVR

Paso 2: Complejos QRS predominantemente NEGATIVOS en las derivaciones estándar I, II y III

Paso 3: Complejos QRS opuestos en las derivaciones de las extremidades (OQL)

Complejos QRS concordantes monofásicos en todas las derivaciones INFERIORES (Derivaciones II, III y aVF), ya sea monofásico R o monofásico QS

Complejos QRS concordantes monofásicos que involucran dos o más de las derivaciones restantes de las extremidades (I, aVR y aVL) de POLARIDAD OPUESTA a las derivaciones inferiores.

ECG nº 9

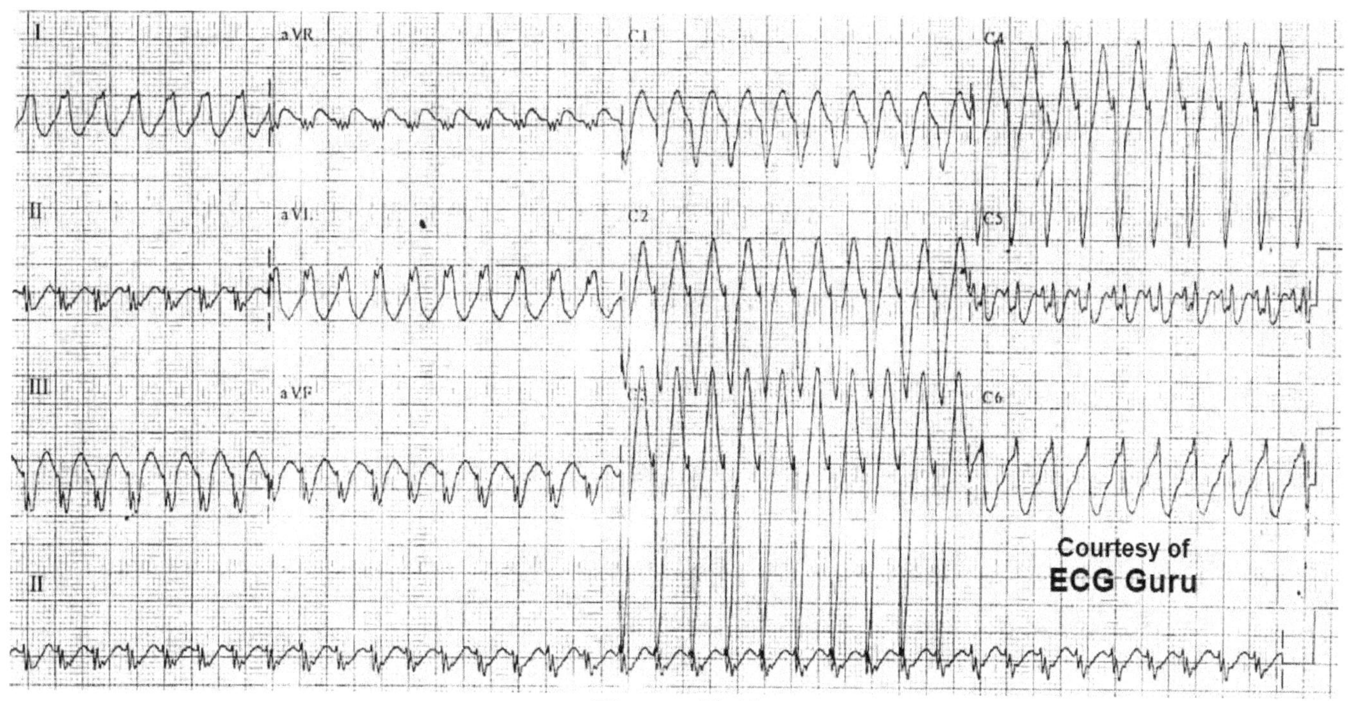

Figura 15-12

Algoritmo de derivaciones de extremidades (OQL)

Paso 1:   Presencia de una onda R monofásica en la derivación aVR

Paso 2:   Complejos QRS predominantemente NEGATIVOS en las derivaciones estándar I, II y III

Paso 3:   Complejos QRS opuestos en las derivaciones de las extremidades (OQL)

Complejos QRS concordantes monofásicos en todas las derivaciones INFERIORES (Derivaciones II, III y aVF), ya sea monofásico R o monofásico QS

Complejos QRS concordantes monofásicos que involucran dos o más de las derivaciones restantes de las extremidades (I, aVR y aVL) de POLARIDAD OPUESTA a las derivaciones inferiores.

ECG nº 10

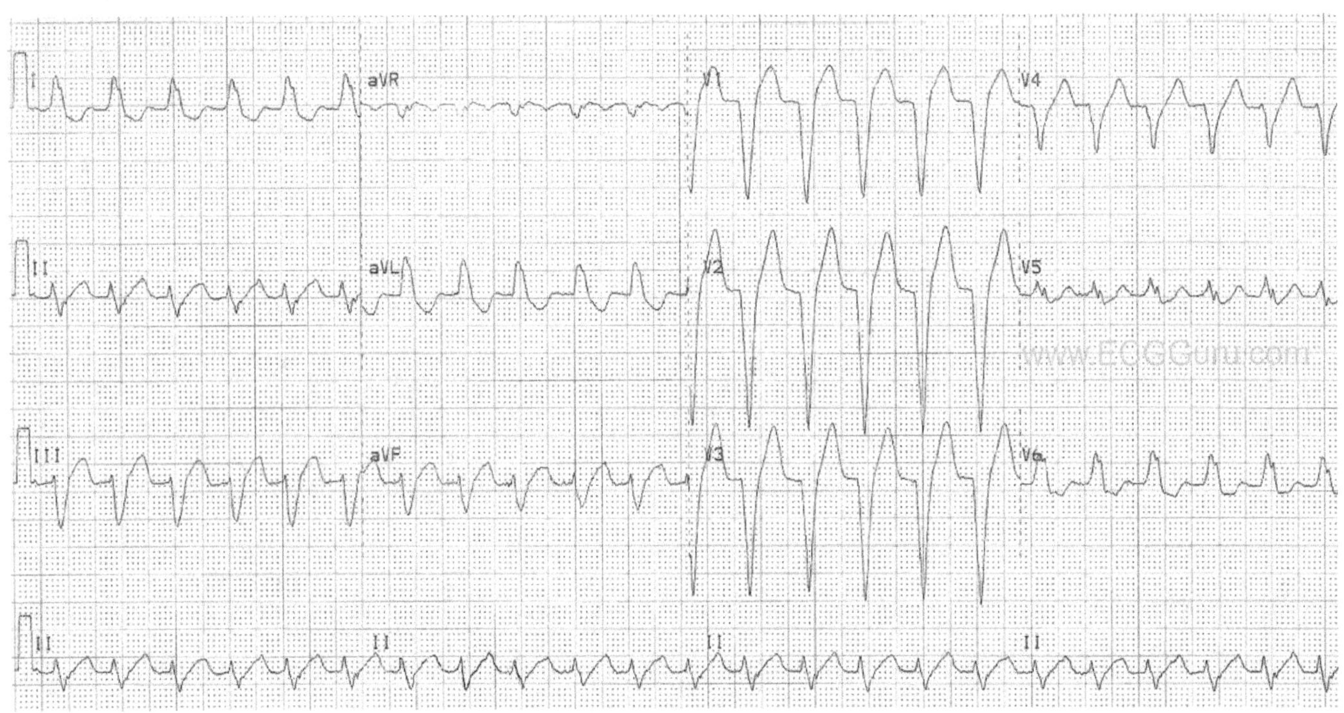

Figura 15-13

Chapter 16

El algoritmo de Basilea

El algoritmo más nuevo es el algoritmo de Basilea introducido en 2022. Consta de solo tres pasos. Una respuesta afirmativa a *dos* de los tres pasos diagnostica taquicardia ventricular. Es sencillo e incluso cuenta con el aval y aprobación nada menos que del propio Dr. Pedro Brugada. Este algoritmo es único debido al primer criterio. ¡El primer criterio, el Paso 1, es una pregunta clínica! Ninguno de los otros algoritmos o métodos plantea una pregunta clínica. Este paso tiene implicaciones importantes. Este es el por qué:

Digamos que se le presenta una taquicardia de complejo amplio y no se le dice nada sobre el paciente. Si adivina taquicardia ventricular sin saber nada sobre el paciente, ¡acertará el 80% de las veces! Sin embargo, si le presentan el mismo ECG y le dicen que el paciente tiene algún tipo de enfermedad cardíaca estructural (infarto de miocardio previo, miocardiopatía con una fracción de eyección ≤ 35 %, insuficiencia cardíaca congestiva o episodios de angina de pecho) y luego diagnostica taquicardia ventricular, ¡acertarás el 95% de las veces! ¡Noventa y cinco por ciento! ¡Te equivocarás sólo cinco de cada cien veces! Entonces, si la respuesta a la primera pregunta del Algoritmo de Basilea ("¿Tiene el paciente algún tipo de enfermedad cardíaca estructural?") es "¡Sí" ¡entonces ya has diagnosticado taquicardia ventricular con un 95% de precisión! ¿Qué otro algoritmo o método es tan preciso? Déjame responderte esa pregunta: "¡NINGUNO!"

Esta fue una pregunta que se planteó hace muchos años como solución al problema de distinguir la taquicardia ventricular de la taquicardia supraventricular. Que yo sepa, nunca ha sido refutado, pero tampoco fue aceptado seriamente por las "autoridades" médicas.

Incluso el Dr. Pedro Brugada se preguntó cuánto más preciso sería el algoritmo de Brugada si esa pregunta se convirtiera en el primer paso.

Aún así, el algoritmo de Basilea no es 100% preciso, pero es simple, muy fácil de usar en situaciones de estrés, muy rápido para llegar a un diagnóstico y casi tan preciso como el algoritmo de Brugada.

Paso 1: Presencia de características clínicas de alto riesgo (es decir, evidencia de alguna forma de enfermedad cardíaca estructural)

Las características clínicas de alto riesgo significan, específicamente, antecedentes de infarto de miocardio, antecedentes de insuficiencia cardíaca congestiva con fracción de eyección del ventrículo izquierdo ≤ 35 %, o un desfibrilador automático implantable implantado o terapia/desfibrilador de resincronización cardíaca.

Paso 2: Tiempo hasta el primer cambio de polaridad de la derivación II > 40 mseg

Este paso puede parecer el método de tiempo pico (Pava) de la onda R Lead II R, pero no lo es. En ese método, el límite para el "inicio del primer cambio de polaridad" es ≥ 50 mseg. Aquí, es > 40 mseg (tambien tenga en cuenta que "igual" ha desaparecido).

> **CONSEJO |** Aunque el algoritmo de Basilea utiliza DOS derivaciones en lugar de una, el requisito de una morfología del QRS que sea susceptible de análisis aún se mantiene y, desafortunadamente, no siempre está presente.

Paso 3: Tiempo hasta el primer cambio de polaridad de la derivación aVR > 40 mseg

Si bien se dice que el Paso 3 del Algoritmo de Basilea es similar al Paso 2 del Algoritmo de Vereckei n.º 1, es diferente. En el algoritmo Vereckei n.º 1, no se menciona que el "pico" o "primer cambio de polaridad" sea más o menos de 40 mseg. Los pasos 2 y 3 del algoritmo de Basilea mencionan el "tiempo para alcanzar el pico", pero más adelante en el artículo original, los autores especifican que "pico" en realidad significa "primer cambio de polaridad", tal como en el método Pava. Sin embargo, en el Algoritmo de Basilea, el "primer cambio de polaridad" se aplica tanto al Paso 2 como al Paso 3. Aquí, me he tomado la libertad de sustituir las palabras "primer cambio de polaridad" por "pico" para evitar confusiones.

¿Funcionará el algoritmo de Basilea para usted? Pruébelo utilizando los siguientes ejemplos de TCA y ¡descúbralo usted mismo!

> **¡RECORDAR! |** Necesita respuestas afirmativas a al menos *dos de los tres pasos* para diagnosticar la taquicardia ventricular.

Lectura recomendada:

Moccetti F, Yadava M, Latifi Y, et al. Algoritmo clínico y electrocardiográfico integrado simplificado para la diferenciación de taquicardia con complejo QRS ancho: el algoritmo de Basilea. J Am Coll Cardiol EP. 2022;8(7):831–839.

Practiquemos usando el algoritmo de Basilea. Con cada ejemplo de ECG, intente diagnosticar la taquicardia de complejo ancho con y sin "presencia de enfermedad cardíaca estructural" en su paciente y observe el efecto que dicha pregunta clínica tiene en el resultado.

Practicando el algoritmo de Basilea

Algoritmo de Basilea

Paso 1:   Presencia de caracteristicas clinicas de alto riesgo (es decir, evidencia de alguna forma de enfermedad cardíaca estructural)

     1. Historia de infarto de miocardio
     2. Historia de insuficiencia cardíaca congestiva con fracción de eyección del ventrículo izquierdo $\leq$ 35%
     3. Historia de un desfibrilador automático implantado
     4. Terapia de resincronización cardíaca-desfibrilador

Paso 2:   Duración desde el inicio del complejo QRS en la derivación II hasta el primer cambio de polaridad > 40 mseg

Paso 3:   Duración desde el inicio del complejo QRS en la derivación aVR hasta el primer cambio de polaridad > 40 mseg

ECG n° 1

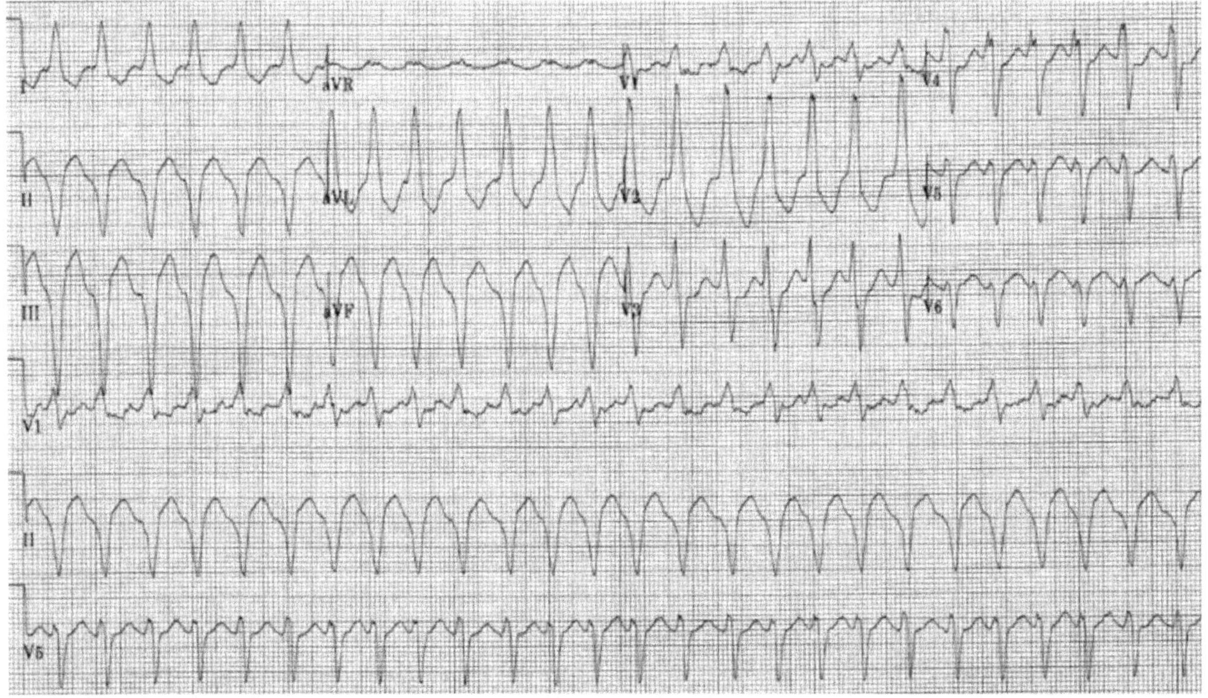

Figura 16-1

Algoritmo de Basilea

Paso 1: Presencia de caracteristicas clinicas de alto riesgo (es decir,
evidencia de alguna forma de enfermedad cardíaca estructural)

    1. Historia de infarto de miocardio
    2. Historia de insuficiencia cardíaca congestiva con
       fracción de eyección del ventrículo izquierdo $\leq$ 35%
    3. Historia de un desfibrilador automático implantado
    4. Terapia de resincronización cardíaca-desfibrilador

Paso 2: Duración desde el inicio del complejo QRS en la derivación II
hasta el primer cambio de polaridad > 40 mseg

Paso 3: Duración desde el inicio del complejo QRS en la derivación aVR
hasta el primer cambio de polaridad > 40 mseg

ECG nº 2

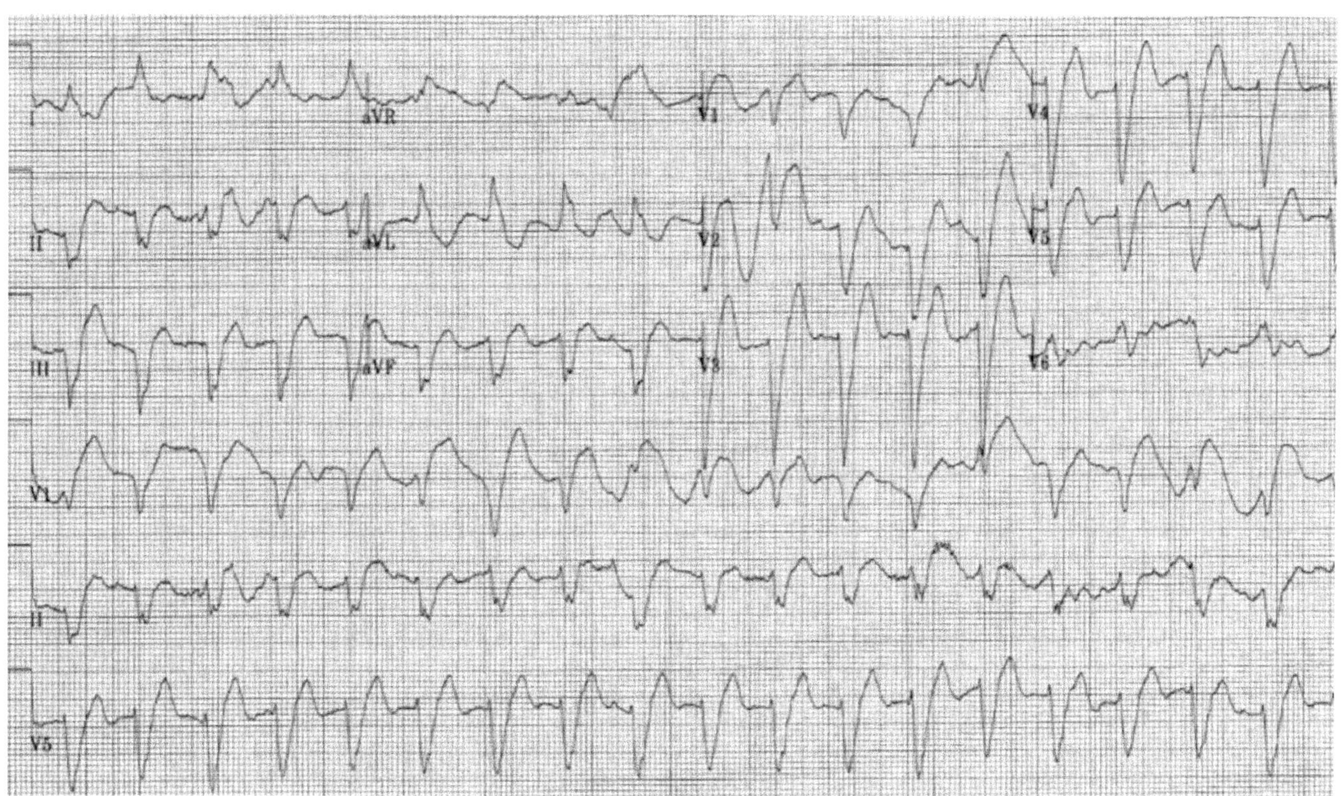

Figura 16-2

Algoritmo de Basilea

Paso 1:   Presencia de caracteristicas clinicas de alto riesgo (es decir, evidencia de alguna forma de enfermedad cardíaca estructural)

1. Historia de infarto de miocardio
2. Historia de insuficiencia cardíaca congestiva con fracción de eyección del ventrículo izquierdo $\leq$ 35%
3. Historia de un desfibrilador automático implantado
4. Terapia de resincronización cardíaca-desfibrilador

Paso 2:   Duración desde el inicio del complejo QRS en la derivación II hasta el primer cambio de polaridad > 40 mseg

Paso 3:   Duración desde el inicio del complejo QRS en la derivación aVR hasta el primer cambio de polaridad > 40 mseg

ECG n° 3

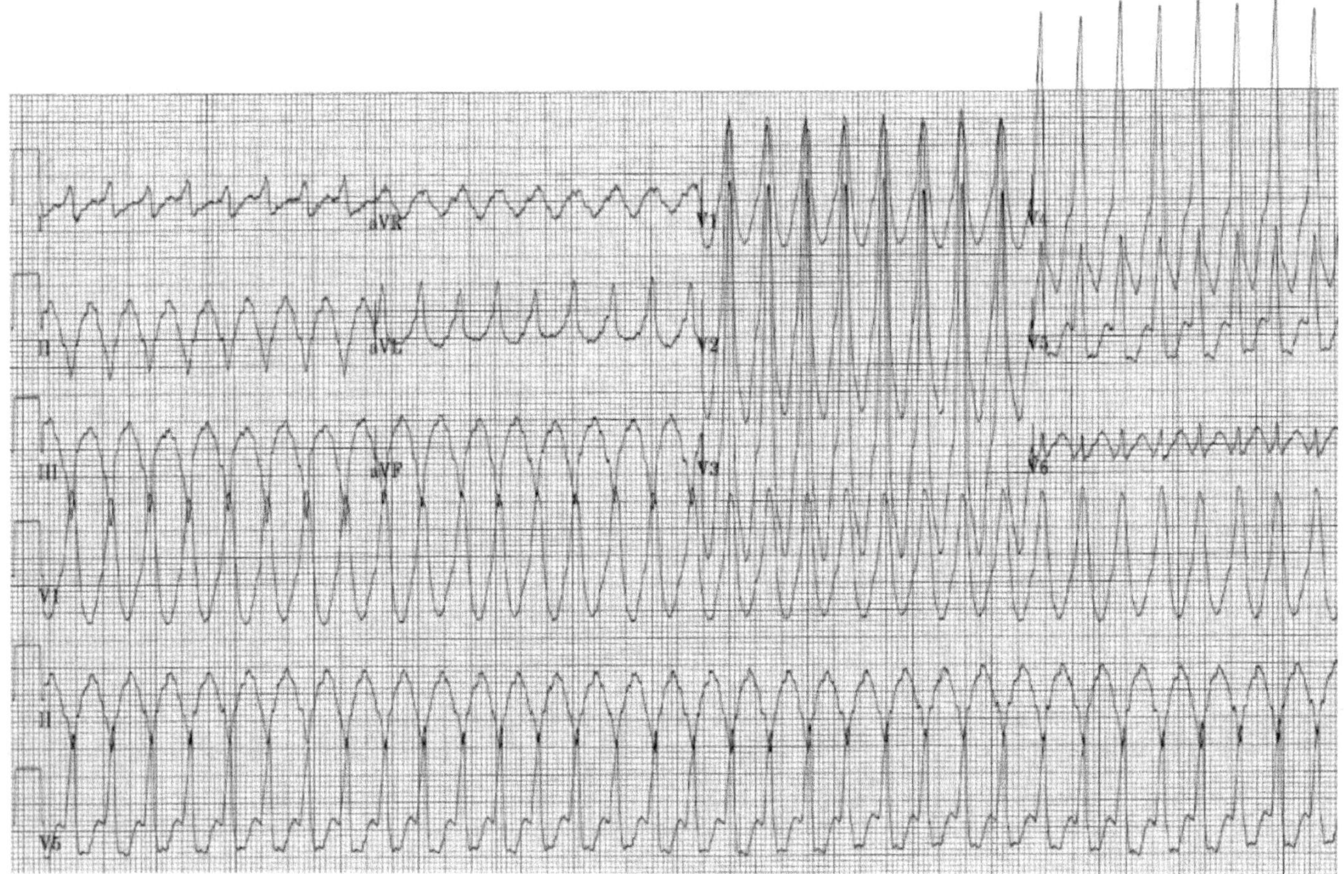

Figura 16-3

Algoritmo de Basilea

Paso 1: Presencia de caracteristicas clinicas de alto riesgo (es decir, evidencia de alguna forma de enfermedad cardíaca estructural)

1. Historia de infarto de miocardio
2. Historia de insuficiencia cardíaca congestiva con fracción de eyección del ventrículo izquierdo $\leq$ 35%
3. Historia de un desfibrilador automático implantado
4. Terapia de resincronización cardíaca-desfibrilador

Paso 2: Duración desde el inicio del complejo QRS en la derivación II hasta el primer cambio de polaridad > 40 mseg

Paso 3: Duración desde el inicio del complejo QRS en la derivación aVR hasta el primer cambio de polaridad > 40 mseg

ECG nº 4

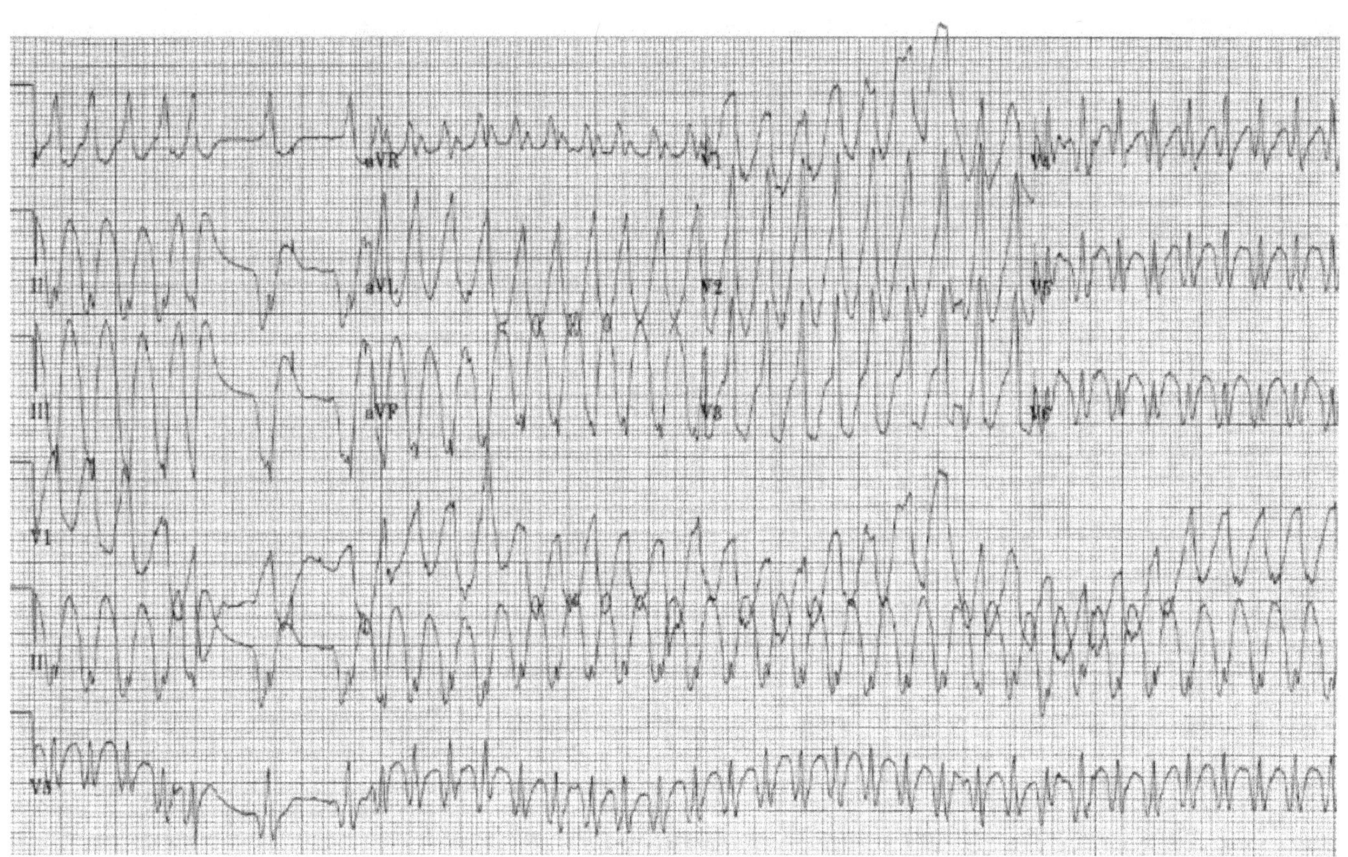

Figura 16-4

Algoritmo de Basilea

Paso 1:   Presencia de caracteristicas clinicas de alto riesgo (es decir,
          evidencia de alguna forma de enfermedad cardíaca estructural)

1. Historia de infarto de miocardio
2. Historia de insuficiencia cardíaca congestiva con
   fracción de eyección del ventrículo izquierdo ≤ 35%
3. Historia de un desfibrilador automático implantado
4. Terapia de resincronización cardíaca-desfibrilador

Paso 2:   Duración desde el inicio del complejo QRS en la derivación II
          hasta el primer cambio de polaridad > 40 mseg

Paso 3:   Duración desde el inicio del complejo QRS en la derivación aVR
          hasta el primer cambio de polaridad > 40 mseg

ECG n° 5

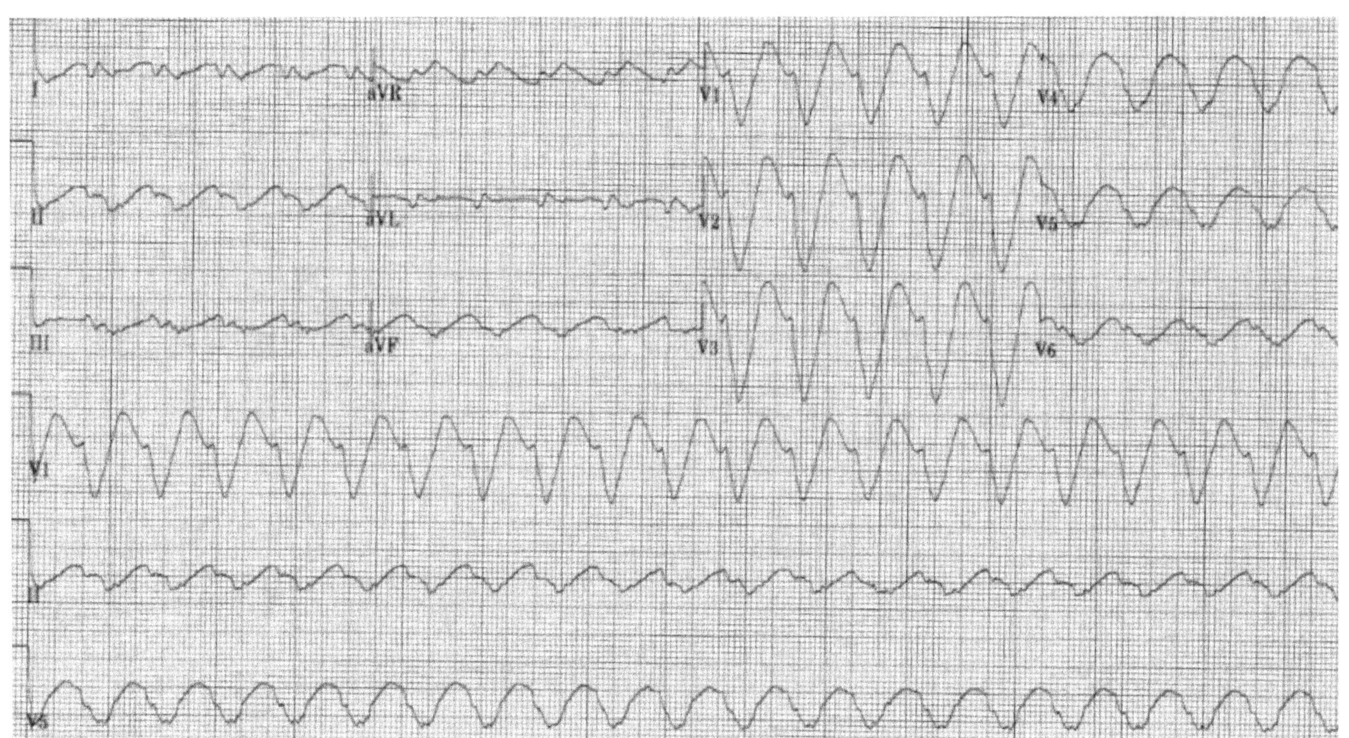

Figura 16-5

Algoritmo de Basilea

Paso 1: Presencia de caracteristicas clinicas de alto riesgo (es decir, evidencia de alguna forma de enfermedad cardíaca estructural)

1. Historia de infarto de miocardio
2. Historia de insuficiencia cardíaca congestiva con fracción de eyección del ventrículo izquierdo ≤ 35%
3. Historia de un desfibrilador automático implantado
4. Terapia de resincronización cardíaca-desfibrilador

Paso 2: Duración desde el inicio del complejo QRS en la derivación II hasta el primer cambio de polaridad > 40 mseg

Paso 3: Duración desde el inicio del complejo QRS en la derivación aVR hasta el primer cambio de polaridad > 40 mseg

ECG nº 6

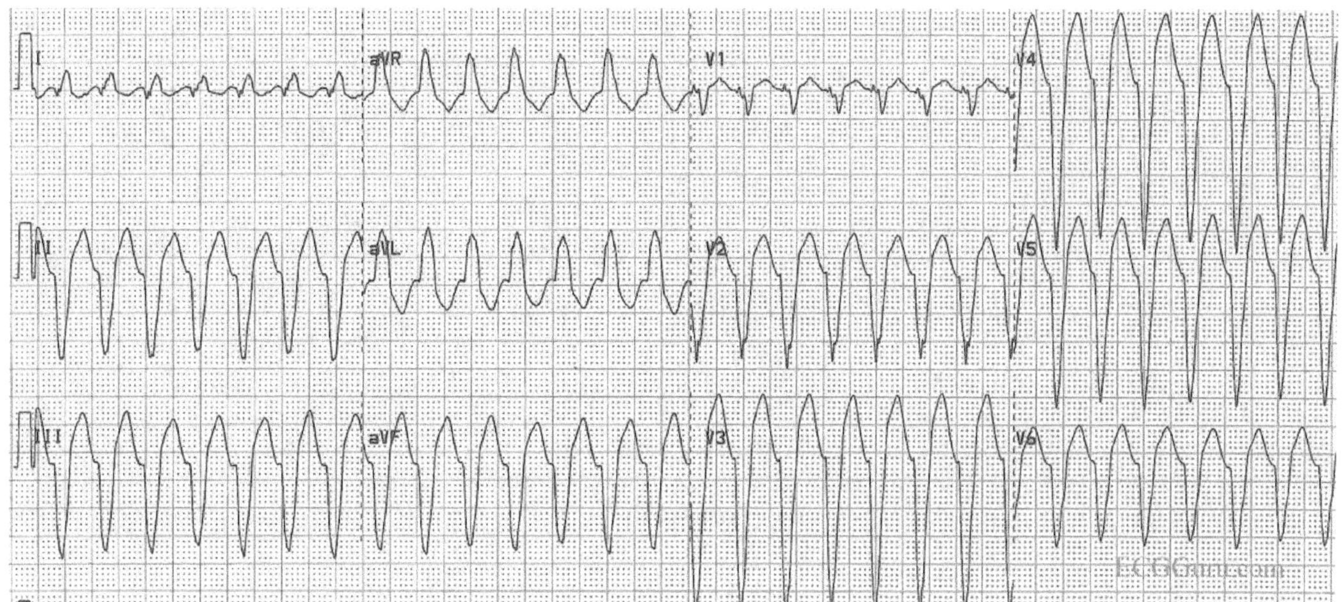

Figura 16-6

Algoritmo de Basilea

Paso 1:   Presencia de caracteristicas clinicas de alto riesgo (es decir, evidencia de alguna forma de enfermedad cardíaca estructural)

     1. Historia de infarto de miocardio
     2. Historia de insuficiencia cardíaca congestiva con fracción de eyección del ventrículo izquierdo ≤ 35%
     3. Historia de un desfibrilador automático implantado
     4. Terapia de resincronización cardíaca-desfibrilador

Paso 2:   Duración desde el inicio del complejo QRS en la derivación II hasta el primer cambio de polaridad > 40 mseg

Paso 3:   Duración desde el inicio del complejo QRS en la derivación aVR hasta el primer cambio de polaridad > 40 mseg

ECG nº 7

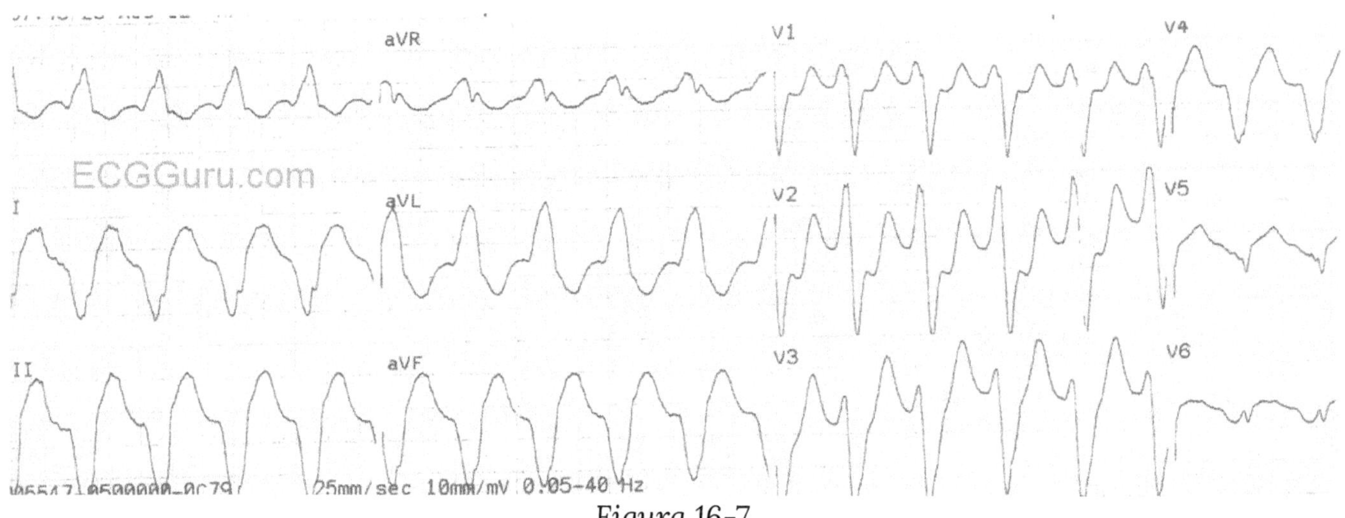

Figura 16-7

Algoritmo de Basilea

Paso 1: Presencia de caracteristicas clinicas de alto riesgo (es decir, evidencia de alguna forma de enfermedad cardíaca estructural)

1. Historia de infarto de miocardio
2. Historia de insuficiencia cardíaca congestiva con fracción de eyección del ventrículo izquierdo ≤ 35%
3. Historia de un desfibrilador automático implantado
4. Terapia de resincronización cardíaca-desfibrilador

Paso 2: Duración desde el inicio del complejo QRS en la derivación II hasta el primer cambio de polaridad > 40 mseg

Paso 3: Duración desde el inicio del complejo QRS en la derivación aVR hasta el primer cambio de polaridad > 40 mseg

ECG n° 8

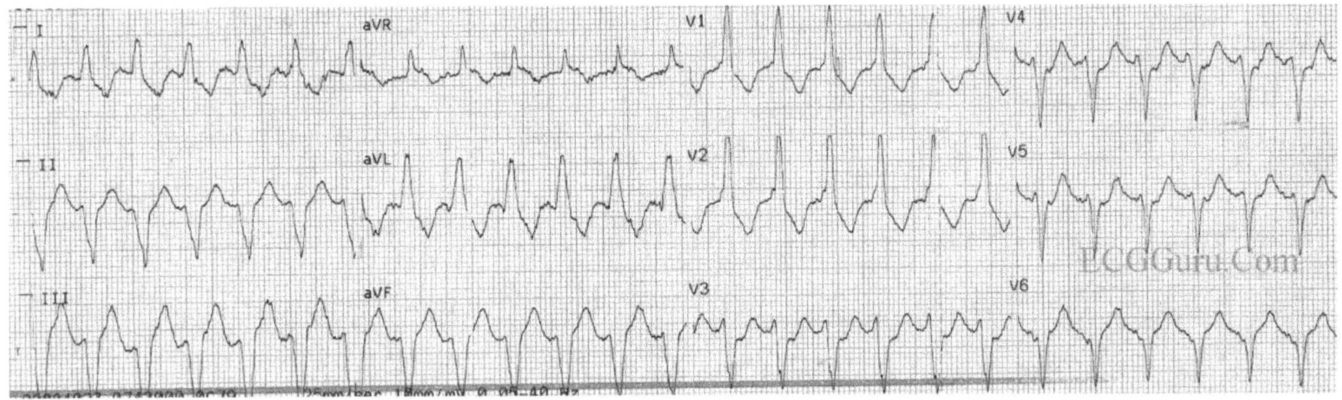

Figura 16-8

Algoritmo de Basilea

Paso 1:   Presencia de caracteristicas clinicas de alto riesgo (es decir, evidencia de alguna forma de enfermedad cardíaca estructural)

     1. Historia de infarto de miocardio
     2. Historia de insuficiencia cardíaca congestiva con fracción de eyección del ventrículo izquierdo $\leq$ 35%
     3. Historia de un desfibrilador automático implantado
     4. Terapia de resincronización cardíaca-desfibrilador

Paso 2:   Duración desde el inicio del complejo QRS en la derivación II hasta el primer cambio de polaridad > 40 mseg

Paso 3:   Duración desde el inicio del còmplejo QRS en la derivación aVR hasta el primer cambio de polaridad > 40 mseg

ECG n° 9

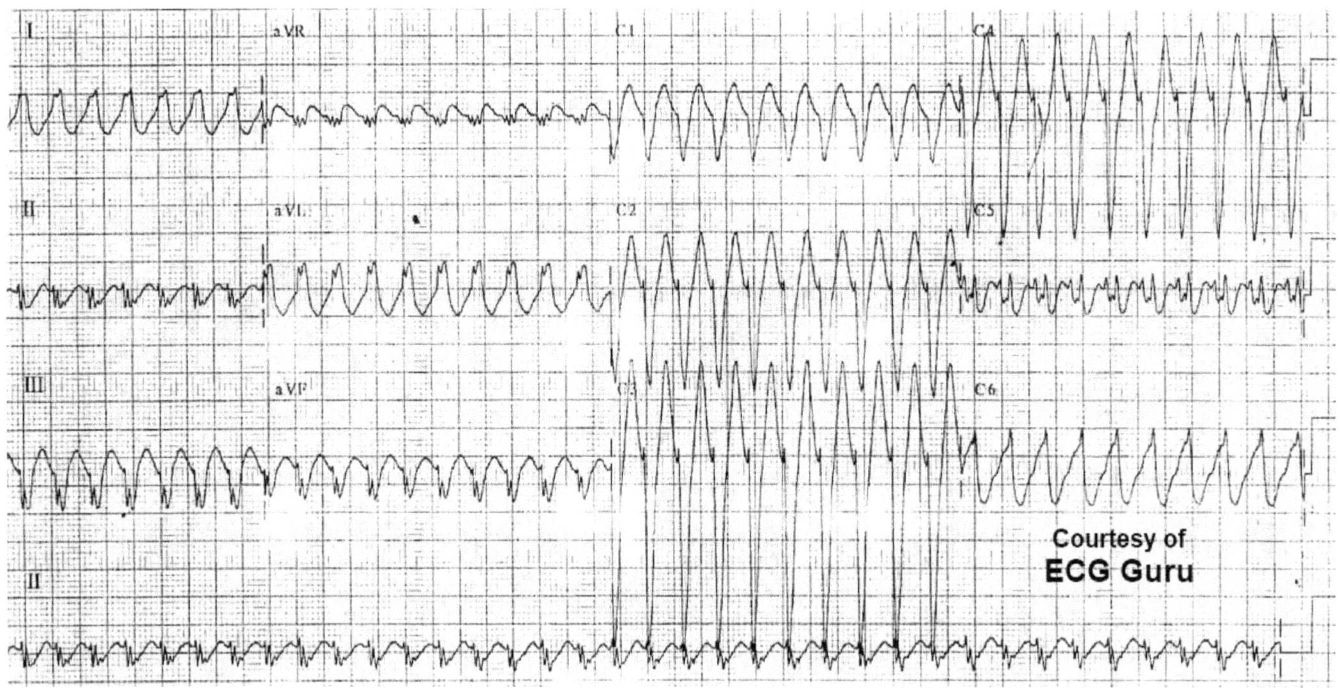

Figura 16-9

Algoritmo de Basilea

Paso 1: Presencia de caracteristicas clinicas de alto riesgo (es decir, evidencia de alguna forma de enfermedad cardíaca estructural)

    1. Historia de infarto de miocardio
    2. Historia de insuficiencia cardíaca congestiva con fracción de eyección del ventrículo izquierdo ≤ 35%
    3. Historia de un desfibrilador automático implantado
    4. Terapia de resincronización cardíaca-desfibrilador

Paso 2: Duración desde el inicio del complejo QRS en la derivación II hasta el primer cambio de polaridad > 40 mseg

Paso 3: Duración desde el inicio del complejo QRS en la derivación aVR hasta el primer cambio de polaridad > 40 mseg

ECG nº 10

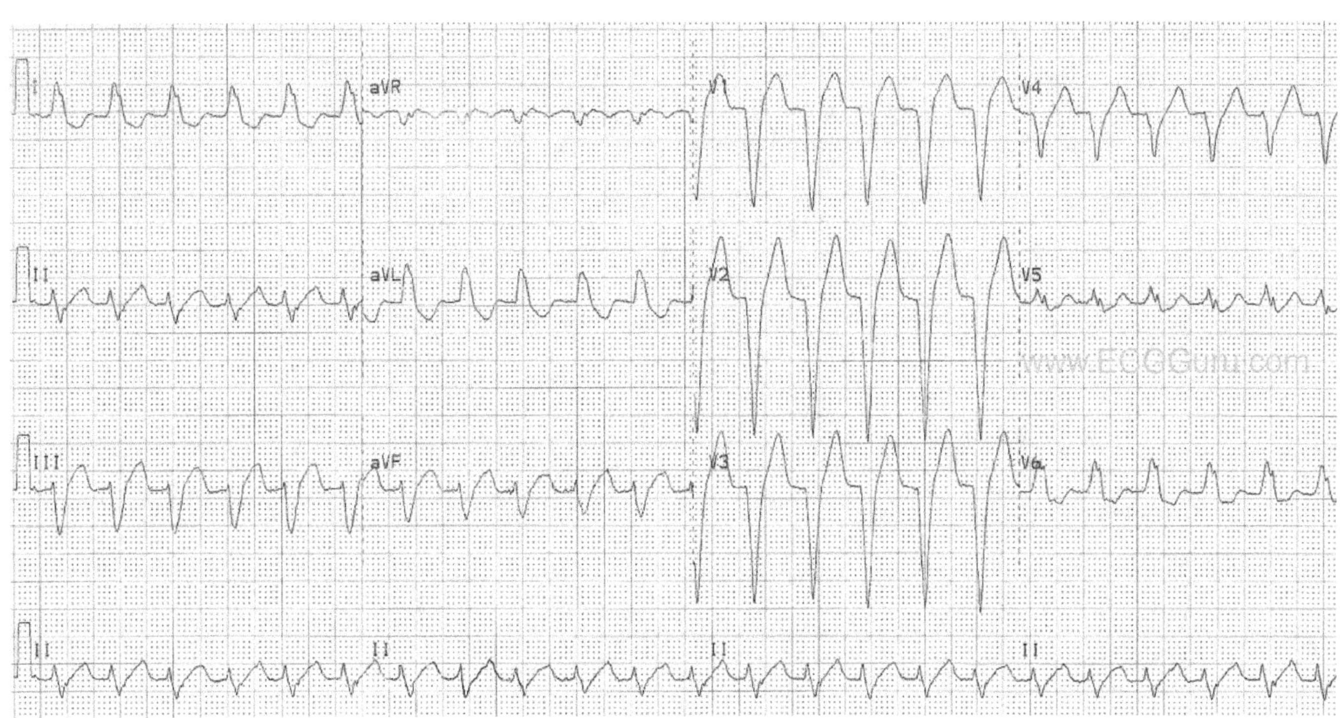

Figura 16-10

Chapter 17

Comparación de algoritmos y métodos

Vamos a comparar estos diferentes algoritmos y métodos para:

Sensibilidad (Sn) / Especificidad (Sp) Precisión

Método	Sn / Sp	Exactitud
El algoritmo de Brugada	89.0% / 59.2%[1]	77.5%[1]
El algoritmo Vereckei N.° 1	Note - 1	90.3%[4]
El algoritmo Vereckei (aVR) - 2	87.1% / 48.0%[1]	71.9%[1]
El tiempo pico de la onda R	60.0% / 82.7%[1]	68.8%[1]
OQL	66.3% / 59.6[2]	88%[2]
El algoritmo de Basilea	93% / 90%[3]	93%[3]

Table 17-1

1. Jastrzebski M, Kukla P, Czarnecka D y Kawecka-Jaszcz K. Comparación de cinco métodos electrocardiográficos para la diferenciación de taquicardias con complejo QRS ancho. Europace. 2012 agosto;14(8):1165-71

2. Chen Q, et al. Criterios electrocardiográficos simples para la identificación rápida de taquicardia con complejo QRS ancho: el nuevo algoritmo de derivación de extremidades. Ritmo cardíaco (2019)

3. Moccetti F, et al. Algoritmo clínico y electrocardiográfico integrado simplificado para la diferenciación de taquicardia con complejo QRS ancho: el algoritmo de Basilea. J Am Coll Cardiol EP. 2022;8(7):831–839.

4. Vereckei A. Algoritmos actuales para el diagnóstico de taquicardias con complejo QRS ancho. Curr Cardiol Rev. 2014 agosto;10(3):262-76.

Nota – 1: No se encontraron artículos de validación separados para el Primer Algoritmo de Vereckei. Se encontraron artículos de validación para el segundo algoritmo de Vereckei (aVR) y los resultados indicaron menos Sn, Sp y precisión que los publicados en el artículo original.

He decidido no publicar datos aquí porque no puedo asumir que un estudio de validación llegue a los mismos valores que los autores.

Estas son mis recomendaciones:

El algoritmo de Brugada

El algoritmo de Brugada requiere la identificación de la disociación AV en el paso 3, lo que resulta problemático para quienes tienen menos formación y experiencia en electrocardiografía. El Paso 4 original también ha sido difícil para muchas personas en cuanto a memorización. Sin embargo, el uso del Método Jones del Paso 4 lo hace más fácil, más rápido y menos difícil de recordar. El método Jones para el paso 4 del algoritmo de Brugada es esencialmente el mismo que el paso 3 del primer algoritmo de Vereckei.

El algoritmo de Vereckei n.º 1 (2007)

El primero de dos algoritmos de Vereckei requiere la identificación de la disociación AV y el cálculo de la relación de velocidades de activación ventricular. La relación de velocidad de activación ventricular se obtiene dividiendo el valor absoluto del voltaje positivo o negativo alcanzado durante los primeros 40 mseg de despolarización (complejo QRS) por el voltaje alcanzado durante los últimos 40 mseg de despolarización. Suena bastante fácil, pero hay algunas advertencias importantes:

1. No se puede medir una onda R monofásica o un complejo QS monofásico. La deflexión medida debe ser *al menos bifásica* y puede tener más de dos deflexiones (Rs o rSR').

2. También existe el problema de medir 40 mseg. Eso sería bastante fácil si la desviación comenzara o terminara en una de las líneas verticales de la cuadrícula del papel del ECG, ¡pero muchas veces ese no es el caso! Es posible que se requieran lentes de aumento o calibradores digitales.

El algoritmo de Vereckei n.º 2 (2008)

Esta segunda iteración del algoritmo de Vereckei es sencilla para los primeros tres pasos. Pero como se mencionó anteriormente, entre el 50 y el 60% de las personas que utilizan este método eventualmente se encontrarán en el Paso 4.

Método de tiempo pico de onda R de derivación II (Pava)

Cuando utiliza un método que involucra solo una derivación, corre el riesgo de que solo una derivación tenga toda la información que necesita para diagnosticar o descartar taquicardia ventricular. La derivación en cuestión aquí es la derivación II. Ya ha visto los problemas para encontrar un complejo QRS de derivación II que se pueda medir desde el inicio del QRS hasta el primer cambio de polaridad.

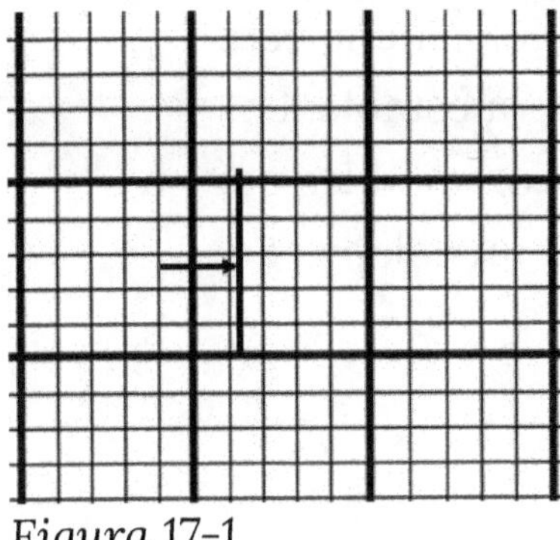

A continuación se muestra una ampliación de una cuadrícula de ECG (Figura 17-1). En el cuadrado grande del medio, he marcado 50 mseg de la línea oscura vertical gruesa. Para medir 50 mseg, debe agregar un cuadrado pequeño (40 mseg) y 10 mseg del siguiente cuadrado pequeño. Este diagrama está muy ampliado. ¿Qué tan bien le irá con un tamaño normal (Figura 17-2)...?

Figura 17-1

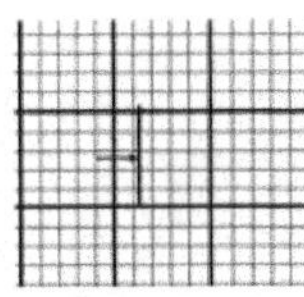

Figura 17-2

¿Qué pasa si el primer cambio de polaridad es a los 52 mseg? ¿Lo verá... en la sala de emergencias... mientras atiende a un paciente? Antes de asumir que usar una sola derivación será más fácil, piense si podrá o no realizar alguna medición, porque si no puede, tampoco podrá medir con ningún otra derivación. Y nunca lo olvides: ¡estás apostando la vida del paciente por una sola derivación!

El algoritmo de derivación de extremidades (OQL)

Si bien el método de derivación de extremidades puede requerir un poco de familiaridad antes de usarlo, sus principales ventajas son que 1) no es necesario buscar la disociación AV, 2) no es necesario realizar mediciones ni cálculos y 3) no se verán muy afectados por morfologías de QRS irregulares o inusuales. Sin embargo, la sensibilidad y la especificidad son algo mediocres, con una precisión de alrededor del 88%, ¡y esto es según sus propios cálculos!

El algoritmo de Basilea

El algoritmo de Basilea consta de sólo tres pasos que son fáciles de usar y de recordar. ADEMÁS, tiene el primer paso clínico que agrega sensibilidad y especificidad, ***pero solo si la respuesta es "¡SÍ!"***

El paso 2 es similar al método de tiempo pico de onda R (Pava) de derivación II, por lo que heredará los problemas asociados con la necesidad de un QRS que sea fácilmente mensurable. Lo mismo aplica para el Paso 3. Su sensibilidad y especificidad son muy buenas y cuenta con el aval del Dr. Pedro Brugada quien participó en el estudio de derivación que produjo el famoso

Algoritmo de Brugada. Sin embargo, todavía no existen estudios de validación en el momento de escribir este libro.

> **PERLA |** El hecho de que un paciente con taquicardia de complejo ancho esté estable en el momento del examen no significa que permanecerá estable. Los pacientes con TV relacionada con cicatrices pueden permanecer estables por un tiempo, pero existe una alta probabilidad de que puedan sufrir un colapso en cualquier momento.

Mis recomendaciones:

1. El algoritmo de Brugada

Este algoritmo es para intérpretes de ECG experimentados. Si va a diagnosticar taquicardias de complejo ancho, debe estar lo suficientemente avanzado como para detectar rápidamente la disociación AV cuando está presente y lo suficientemente seguro como para reconocer rápidamente cuando no está presente. El paso 4 no debería ser un problema cuando se utiliza la modificación de Jones (que es esencialmente la misma que el paso 3 en el primer algoritmo de Vereckei). Ningún algoritmo o método es más preciso que el Algoritmo de Brugada según ningún estudio de validación independiente.

2. El algoritmo de Basilea

Aunque hasta el momento no existen estudios de validación, el algoritmo de Basilea es fácil de usar en situaciones de estrés y cuenta con un excelente respaldo.

3. Algoritmo de derivación de extremidades (OQL)

Nuevamente, no existen estudios de validación independientes. Sin embargo, no es un método difícil para las taquicardias de complejo amplio y no existen mayores advertencias que las habituales (ver más abajo).

4. Algoritmo Vereckei n.º 1 y algoritmo Vereckei (aVR) n.º 2

Si puede lograr un diagnóstico dentro de los primeros tres pasos, entonces estos algoritmos son muy buenos y fáciles de moderar de usar, ¡pero eso es solo los primeros tres pasos! Sin embargo, entre el 50 y el 60% de las veces el diagnóstico dependerá de la utilización del Paso 4: la relación de velocidades de activación ventricular. Esto será demasiado para la mayoría de los médicos con el estrés y el tiempo limitado asociados con el manejo de un paciente con una taquicardia de complejo amplio. Con el paso 1 del primer algoritmo de Vereckei, tendrás que buscar la disociación AV, lo que requerirá experiencia de intermedia a avanzada.

5. Criterio de tiempo pico de onda R de derivación II (Pava)

No utilizo este criterio como método de primera línea por tres razones:

1. No me siento cómodo tomando una decisión crítica basada en un solo QRS que puede tener una claridad subóptima y poco confiable si el tiempo pico se acerca a los 50 mseg.

2. La medida requerida puede dar lugar a errores.

3. Es probable que un diagnóstico erróneo dé lugar a diagnosticar una taquicardia ventricular como taquicardia supraventricular, lo que podría conducir a un tratamiento muy complicado o problemático.

Si el tiempo pico es amplio y se ve fácilmente como inequívocamente superior a 50 mseg, normalmente lo uso para validar la impresión que ya obtuve al usar un algoritmo o método diferente.

Muchos de estos estudios fracasarán cuando se presenten TRAV antidrómica, taquicardia de rama del haz, taquicardia fascicular, taquicardia interfascicular o algunas taquicardias por reentrada de Mahaim (aurículofascicular o nodofascicular). La buena noticia es que estas taquicardias son bastante raras o al menos muy, muy poco frecuentes. Respecto al TRAV antidrómico: el síndrome de WPW por TRAV ortodrómico, si bien no es muy frecuente, difícilmente podría considerarse raro; La WPW debida a un TRAV antidrómico es bastante rara. "¿Qué tan raro?" usted pregunta. ¡Muchos médicos se retirarán de su práctica sin haber visto nunca un TRAV antidrómico!

Pongamos las cosas en perspectiva...

La mayoría de las taquicardias supraventriculares con aberración que intentamos distinguir de la taquicardia ventricular tendrán una conducción aberrante principalmente debido a una aberración fija preexistente o una aberración relacionada con la frecuencia. ¡El TRAV antidrómico quedará al final de la lista!

¿Debo utilizar un algoritmo o método?

Ninguna ley dice que debas usar uno de los algoritmos o métodos, pero si intentas tratar a un paciente sin hacerlo y obtienes un mal resultado, tendrás que dar algunas explicaciones muy difíciles. Le recomendaría que utilice uno de los algoritmos que mencioné, aunque solo sea para validar su impresión.

Una sugerencia que escucho con frecuencia es "¿Por qué no asumir que cada taquicardia de complejo ancho es una taquicardia ventricular y simplemente cardiovertir a todos?" Ciertamente estaría de acuerdo si el paciente estuviera inestable, pero NO si el paciente está despierto, no presenta ningún malestar agudo aparte de quejarse de palpitaciones y tiene una taquicardia susceptible de tratamiento con medicamentos. No todas las taquicardias ventriculares son peligrosas; algunos responden bastante bien a la adenosina, la amiodarona, el sotalol, los betabloqueantes o el verapamilo.

Suponer que todos las TCA son TV significa automáticamente diagnosticar y etiquetar incorrectamente hasta el 20% de sus pacientes. ¡Podemos hacerlo mejor que eso! Sin embargo, si usted está leyendo ECG en un nivel introductorio y tiene poca experiencia en la interpretación de taquicardias de complejo amplio, entonces estaría de acuerdo en que la cardioversión eléctrica sería la forma más segura de tratamiento para el paciente. Siempre he sostenido que el mayor peligro durante una cardioversión eléctrica correctamente realizada vendrá de una complicación de la medicación utilizada para la sedación y no del shock de 360 J.

UNA OBSERVACIÓN | Durante mis años como médico de urgencias en varios hospitales universitarios, ocasionalmente me encontré con personal interno que sentía que simplemente hacer que el paciente se sintiera un poco somnoliento era suficiente sedación. ¡No lo es! También observé que los pacientes recibían descargas eléctricas inmediatamente después de retirar la aguja del puerto del tubo intravenoso y antes de que el medicamento surtiera efecto. ¡NO HAGAS ESO! Como alguien que ha tenido la desgracia de recibir 360 julios completos de electricidad sin el beneficio de sedación (o advertencia), puedo asegurarles que no es una experiencia agradable.

Lectura recomendada:

Jastrzebski M, Kukla P, Czarnecka D, and Kawecka-Jaszcz K. Comparison of five electrocardiographic methods for differentiation of wide QRS-complex tachycardias. *Europace.* (2012) 14, 1165–1171 doi:10.1093/europace/eus015.

Vereckei A. Current algorithms for the diagnosis of wide QRS complex tachycardias. *Curr Cardiol Rev.* 2014 Aug;10(3):262-76.

Chapter 18

Taquicardias ventriculares debidas a cardiopatía estructural

Hemos estudiado los principales algoritmos, métodos y criterios para diferenciar las taquicardias supraventriculares con conducción aberrante de la taquicardia ventricular. Ahora analicemos específicamente la taquicardia ventricular.

La taquicardia ventricular no es una arritmia única, es un conjunto de arritmias que tienen su origen en un ventrículo u otro. Y existen en un espectro muy amplio de gravedad: algunos son rápidamente letales y requieren que el paciente sea cardiovertido o desfibrilado inmediatamente, mientras que otros son tan benignos que no requieren ningún tratamiento.

Hay varias formas diferentes de clasificar las taquicardias ventriculares. Voy a empezar dividiéndolas primero en dos tipos de taquiarritmias:

1. Taquicardias ventriculares por *cardiopatía estructural*

2. Taquicardias ventriculares *idiopáticas* (sin cardiopatía estructural)

¿Qué se entiende por cardiopatía estructural? La cardiopatía estructural se refiere a una alteración física del miocardio (incluido el sistema de conducción) por un proceso patológico.

1. Cicatrices por infartos de miocardio previos, cirugías previas o ablaciones previas

2. Fibrosis por miocardiopatía o envejecimiento

3. Depósitos fibrograsos en el miocardio debido a miocardiopatía arritmogénica del ventrículo derecho

4. Lesiones discretas (nódulos sarcoideos, depósitos de amiloide, metástasis)

El término *idiopático* en el contexto de la taquicardia ventricular se utiliza de forma un poco diferente a su contexto habitual. Normalmente, significa idiopático de causa u origen desconocido. Ese no es el caso aquí. Al principio, los médicos empezaron a notar que se producían algunas taquicardias ventriculares en personas sin antecedentes de enfermedad cardíaca. La razón de esto – en ese momento – se desconocía, por lo que esas taquicardias se denominaron "idiopáticas". Hoy en día conocemos los orígenes y las causas de estas taquicardias ventriculares "idiopáticas"... pero todavía las llamamos idiopáticas. Dentro de este grupo de taquicardias ventriculares se encuentran algunas de las taquiarritmias más letales y algunas de las más benignas.

Comencemos nuestra discusión sobre la taquicardia ventricular con aquellas debidas a una enfermedad cardíaca estructural...

1. Taquicardia ventricular debida a cardiopatía estructural

La taquicardia ventricular en un paciente con cardiopatía estructural casi siempre es causada por reentrada. ¿Cuáles son algunas de las características electrocardiográficas de una taquicardia ventricular por reentrada debida a una cardiopatía estructural, es decir, cuál es su **firma electrocardiográfica**?

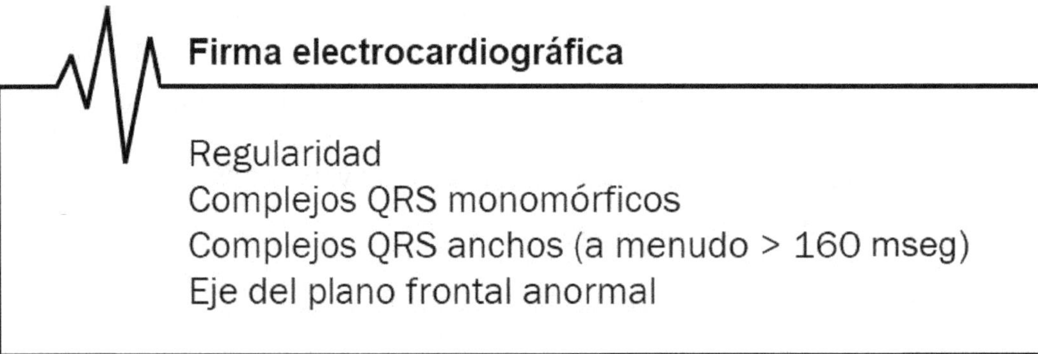

Regularidad

Cuando era residente de medicina interna allá por los años 70, todavía nos enseñaban que la taquicardia ventricular era un ritmo irregular. Eso es en parte cierto. De hecho, varias de las TV idiopáticas son característicamente irregulares, pero muy pocas de las TV reentrantes debidas a cardiopatía estructural son irregulares. "Si son reentrantes, ¿cómo pueden ser irregulares?" usted pregunta.

Cada foco reentrante tiene un circuito de reentrada y vías de entrada y salida (Figura 18-1). En raras ocasiones, se puede desarrollar un bloqueo en la vía de salida: un bloqueo de salida. Por bloque me refiero a un bloque de salida Mobitz I o Mobitz II. ¿Por qué no un bloqueo de salida de primer grado o un bloqueo de salida de tercer grado? Piense en eso por un momento. ¿Cómo sabrías que uno de esos estaba presente? ¡No lo harías!

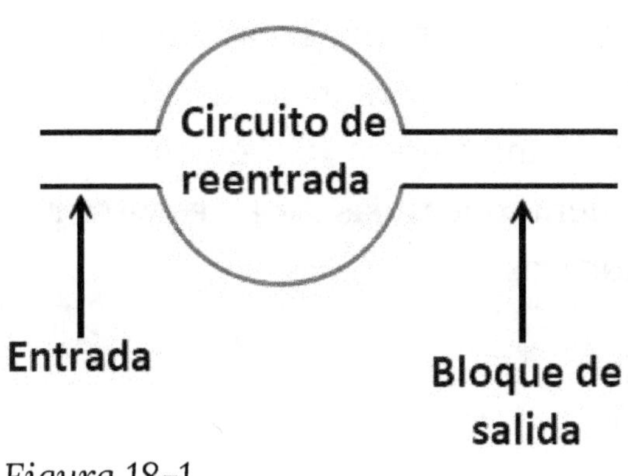

Figura 18-1

Sin embargo, la razón principal para la idea de que las taquicardias ventriculares eran irregulares comenzó antes de que existiera un conocimiento generalizado de las vías accesorias. Muchos casos de fibrilación auricular que utilizan una vía accesoria como vía espectadora (una vía entre las aurículas y los ventrículos que no actúa como parte de un circuito de reentrada sino más bien como una puerta abierta) produjeron taquicardias de complejo ancho muy irregulares que se interpretaron erróneamente como taquicardia ventricular, como éste (Figura 18-3):

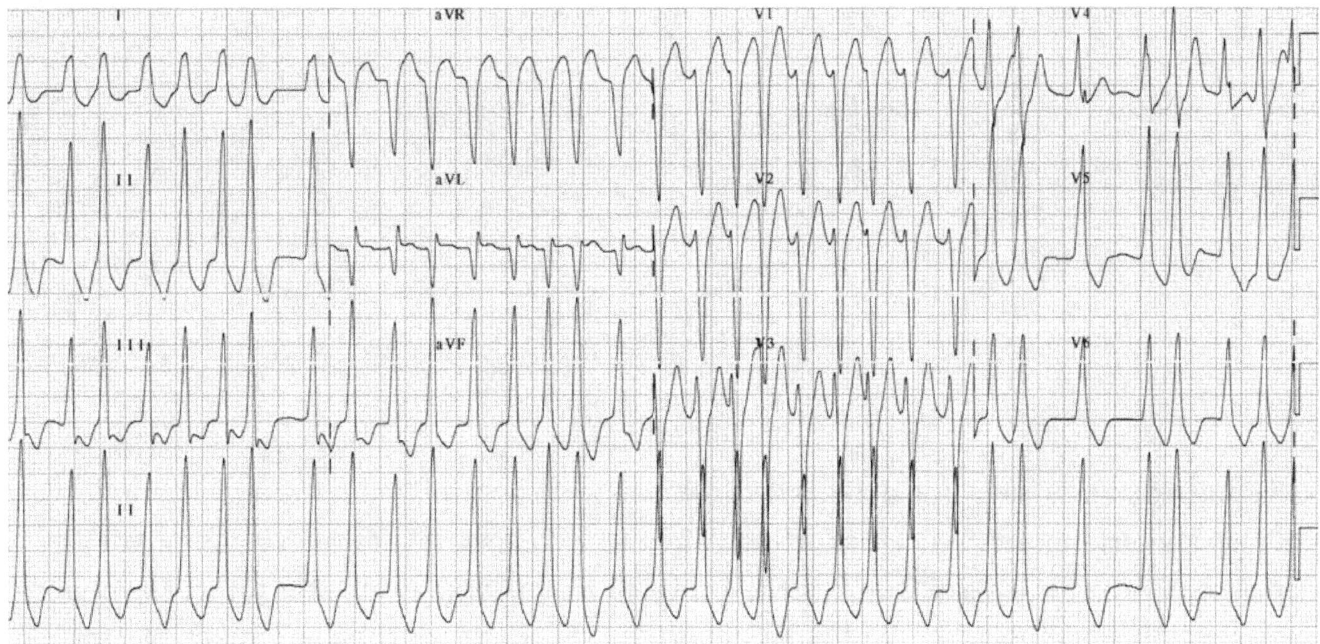

Figura 18-2

Complejos QRS monomórficos

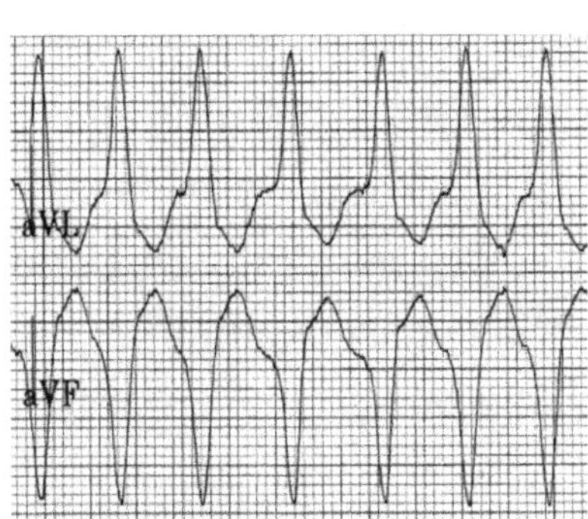

Figura 18-3

Las taquicardias ventriculares por reentrada casi siempre son monomórficas. Ahora bien, no confundas el término monomórfico con monofásico. Monomórfico significa que todos los complejos QRS dentro de una derivación determinada tendrán la misma morfología. Monofásico significa que un complejo QRS es completamente POSITIVO sin onda q o S o completamente NEGATIVO sin onda R o r′. ¡Esto es ABSOLUTO! Las dos derivaciones (aVL y aVF) (Figura 18-3) de la izquierda AMBAS exhiben un QRS monomórfico (el QRS es exactamente el mismo dentro de cada derivación; ¡esto no incluye la onda T ni la línea de base!). Además, ambas derivaciones exhiben complejos QRS monofásicos: hay una y sólo una deflexión que comprende cada complejo QRS.

Dije "casi siempre" monomórfico. De nuevo, en muy raras ocasiones puede haber más de una vía de salida lo que podría dar como resultado una morfología QRS diferente al resto de complejos QRS. Pero al igual que una irregularidad en el ritmo de una taquicardia ventricular por reentrada, esto se encontrará muy raramente. Basta considerar que todas las TV reentrantes debidas a cardiopatía estructural son regulares y monomórficas.

Complejos QRS anchos

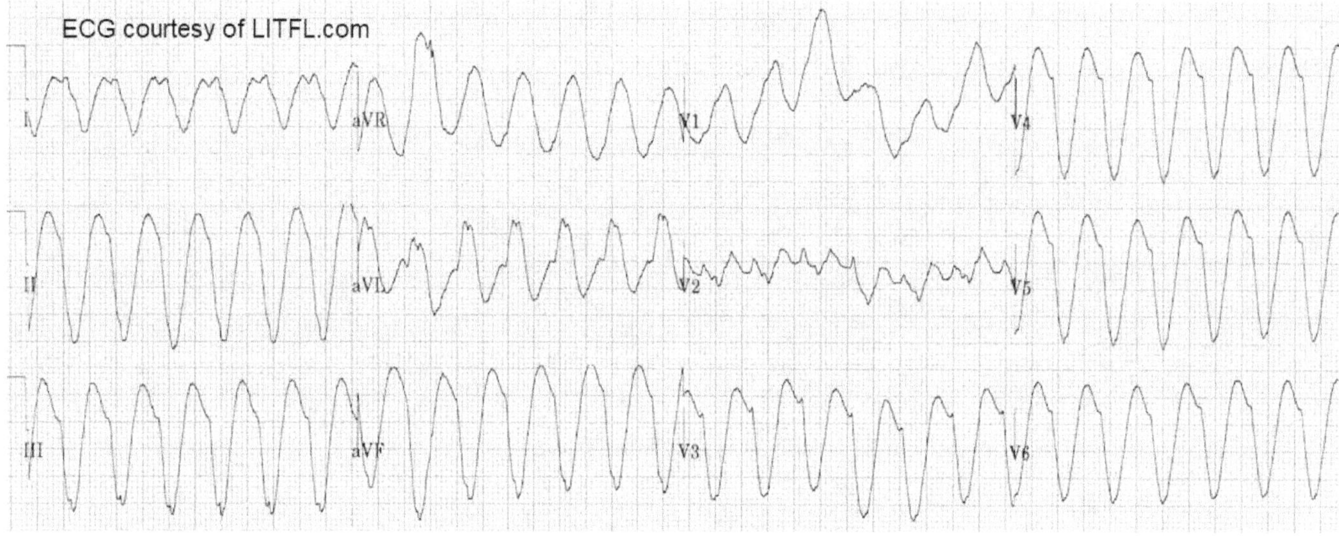

Figura 18-4

Las taquicardias ventriculares debidas a cardiopatía estructural tienden a tener complejos QRS más anchos (figura 18-4). Desafortunadamente, no existe un límite exacto entre TV idiopática, TV debida a cardiopatía estructural y TVS con conducción aberrante. Hay mucha superposición. Sin embargo, cuanto más ancho sea el QRS, más probable será que se trate de TV debida a una enfermedad cardíaca estructural. Su principal factor de confusión será un TRAV antidrómico que también comienza en el miocardio ventricular de trabajo y puede ser muy amplio. Considere siempre la hiperpotasemia. Otra posibilidad es la toxicidad de los bloqueadores de los canales de sodio. Muchos fármacos no cardíacos tienen una acción similar a la de los medicamentos antiarrítmicos: los antidepresivos tricíclicos, algunos antibióticos macrólidos e incluso la difenhidramina. La mayoría de las taquicardias ventriculares idiopáticas (aunque ciertamente no *todas*) comienzan en el sistema de Purkinje o muy cerca de él, por lo que tenderán a tener complejos QRS más estrechos. Sugeriría encarecidamente que si la duración del QRS es >160 mseg se limite con mayor urgencia el diagnóstico diferencial a TRAV antidrómico, toxicidad por bloqueadores de los canales de sodio, hiperpotasemia y taquicardia ventricular relacionada con cicatrices.

CONSEJO | Para poner las cosas en perspectiva, los TRAV antidrómicos son raros: no "ocasionales" ni "infrecuentes", ¡sino raros! Muchos médicos se retirarán de su práctica sin haber visto nunca uno. En mis casi 40 años practicando medicina interna y medicina de emergencia, ¡no vi personalmente ningún caso! Así que no se apresure a pasar inmediatamente al diagnóstico de TRAV antidrómica. Estará muy abajo en la lista de sus diagnósticos diferenciales.

Una duración de QRS >160 mseg puede no ser diagnóstica, pero ciertamente respalda la taquicardia ventricular. Generalmente, cuanto más periférico sea el origen de un ritmo ventricular, más amplio será porque está ubicado lejos del sistema de His-Purkinje (SHP) de conducción rápida. Cuanto más cerca esté el origen del ritmo ventricular del tabique, más estrecho será porque está situado más cerca de las fibras de conducción rápida del SHP. Las taquicardias ventriculares focales que se originan en el epicardio son característicamente anchas porque el impulso que viaja de célula a célula tarda un tiempo en llegar al endocardio y las fibras de Purkinje. Las fibras de Purkinje se encuentran en el tercio interno de la pared ventricular. En tales casos, la parte inicial del complejo QRS está ensanchada y puede parecerse a una onda delta.

Eje del plano frontal

La mayoría de los TSV, con o sin aberrancia, tendrán ejes normales... ¡pero no es necesario que los tengan! Las anomalías dentro del sistema de conducción pueden provocar una desviación del eje hacia la derecha o hacia la izquierda. Para cualquier complejo que ingrese a los ventrículos a través del nodo AV y el sistema de His-Purkinje, llegar a un eje en el cuadrante superior derecho (noroeste) ("Tierra de nadie") es esencialmente imposible sin más anomalías asociadas del sistema de conducción o la influencia de afecciones extracardíacas (hiperpotasemia, toxicidad por bloqueadores de los canales de sodio). Sin embargo, un foco de reentrada en el ápice de uno de los ventrículos puede resultar fácilmente en un eje QRS medio en el cuadrante superior derecho. Este eje durante una taquicardia de complejo ancho es un excelente indicador de taquicardia ventricular, aunque no sin excepciones. Recuerde: esa es la base del segundo algoritmo de Vereckei (aVR) o paso 1 del método de derivación de extremidades.

Las taquicardias ventriculares que se originan en la porción superior del ventrículo tendrán un eje inferior, lo que significa que los complejos QRS en las derivaciones inferiores consistirán en ondas R altas que indican que el origen del impulso se encuentra arriba. Las taquicardias ventriculares que se originan en la región apical inferior del ventrículo tendrán un eje superior, lo que significa que las derivaciones inferiores tendrán ondas S profundas. Las taquicardias que se originan en la pared libre izquierda manifestarán ondas S dominantes en las derivaciones I y aVL porque el impulso se aleja de los polos positivos de esas derivaciones y, a menudo, un eje QRS medio derecho (o hacia la derecha) porque el impulso viaja hacia la derecha. Un impulso que se origina en el tabique superior (tabique basal) manifestará ondas R dominantes en las derivaciones I y aVL porque el impulso viaja hacia esas derivaciones. Habrá un eje QRS medio izquierdo (o hacia la izquierda) porque el impulso viaja hacia la izquierda.

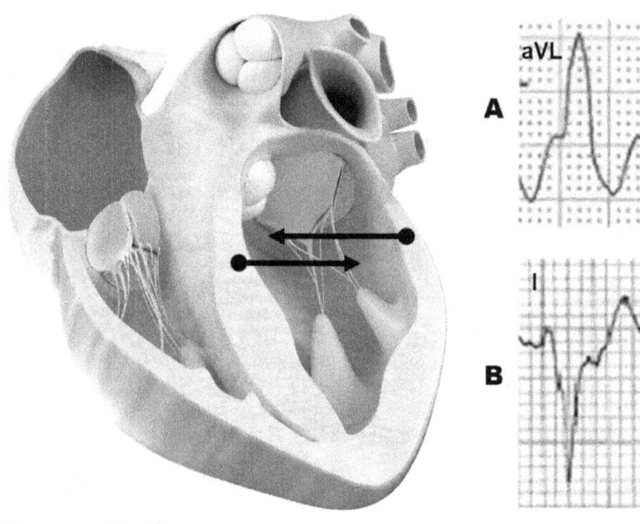

Como se ve en la ilustración de la izquierda (Figura 18-6), el impulso que se desarrolló en el tabique y que viaja hacia el electrodo para la derivación aVL produce una onda R monofásica ancha (A). El impulso que se desarrolló en el medio de la pared lateral del ventrículo izquierdo envió un vector grande hacia la derecha y un vector más pequeño hacia la izquierda, lo que resultó en un complejo rS en la derivación I (B). Si el impulso se hubiera originado en el epicardio, no podría haber enviado un vector hacia la izquierda porque ¡allí no hay miocardio! Habría viajado exclusivamente hacia la derecha creando un complejo QS en la derivación I.

Figura 18-5

TRUCO | Aquí hay un truco que aprendí hace muchos años. Le ayudará a comprender mejor los impulsos dentro de los ventrículos y a hacer que gran parte de lo que está aprendiendo sea más intuitivo: cierre los ojos y visualice un impulso que se mueve desde la pared ventricular lateral izquierda hacia la derecha, con la cuadrícula de referencia hexaxial de fondo. Si se mueve hacia la derecha, está abandonando el área de las derivaciones I y aVL y viajando hacia la derivación aVR (y posiblemente también hacia la derivación III). Al mismo tiempo, imagine que se desarrolla un complejo QS en las derivaciones I y aVL y que aparecen ondas R en las derivaciones aVR y III. Sólo tiene que hacerlo unas cuantas veces antes de que se vuelva tan intuitivo que cuando vea el QRS en una derivación, casi inmediatamente sabrá cómo deberían verse las demás derivaciones.

Reentrada: enfermedad cardíaca estructural versus taquicardias ventriculares idiopáticas

Tenga en cuenta que estamos hablando de taquicardias ventriculares por reentrada causadas por una cardiopatía estructural. A veces esto se denomina taquicardia ventricular relacionada con cicatrices. Sin embargo, la reentrada también puede ocurrir en algunas de las taquicardias ventriculares idiopáticas y también serán regulares y monomórficas. Pero aquí está la diferencia: casi todas las taquicardias debidas a enfermedades cardíacas estructurales son reentrantes, mientras que ese no es el caso de la mayoría de las TV idiopáticas. La mayoría de las TV idiopáticas se basan en una actividad desencadenada.

Para poner las cosas en perspectiva, si el ECG manifiesta un patrón similar al BRD, entonces la taquicardia ventricular se origina en el ventrículo IZQUIERDO. El noventa por ciento de todas las taquicardias ventriculares se deben a enfermedades cardíacas estructurales y el 10% a taquicardias ventriculares idiopáticas. Y el 90% de todas las taquicardias ventriculares idiopáticas se originan en el ventrículo DERECHO como actividad desencadenada y sólo el 10% se originan en el ventrículo IZQUIERDO. Entonces... de todas las taquicardias ventriculares que se originan en el ventrículo izquierdo, menos del 1% no serán taquicardias reentrantes debido a una enfermedad cardíaca estructural.

PERLA | Si una taquicardia ventricular tiene un patrón monomórfico amplio y regular con una morfología similar a un BRD en la derivación V1, piense en una TV reentrante relacionada con una cicatriz hasta que se demuestre lo contrario.

Hay menos taquicardias ventriculares por reentrada debidas a cardiopatía estructural con origen en el ventrículo derecho. ¿Y por qué es eso? Esto se debe a que hay menos infartos de miocardio en el ventrículo derecho: las paredes son mucho más delgadas, operan contra mucha menos presión y pueden aumentar su suministro de sangre a partir de la sangre intracavitaria. Sin embargo, existen focos de fibrosis (igual que una cicatriz), grasa, y nódulos sarcoides que pueden provocar taquicardias ventriculares reentrantes características de las taquicardias relacionadas con cicatrices, y que son igualmente peligrosas. Afortunadamente, estos tipos son muy poco frecuentes.

Aprender de un ECG real

Echemos un vistazo a una taquicardia ventricular relacionada con una cicatriz y veamos qué podemos aprender de ella (Figura 18-6):

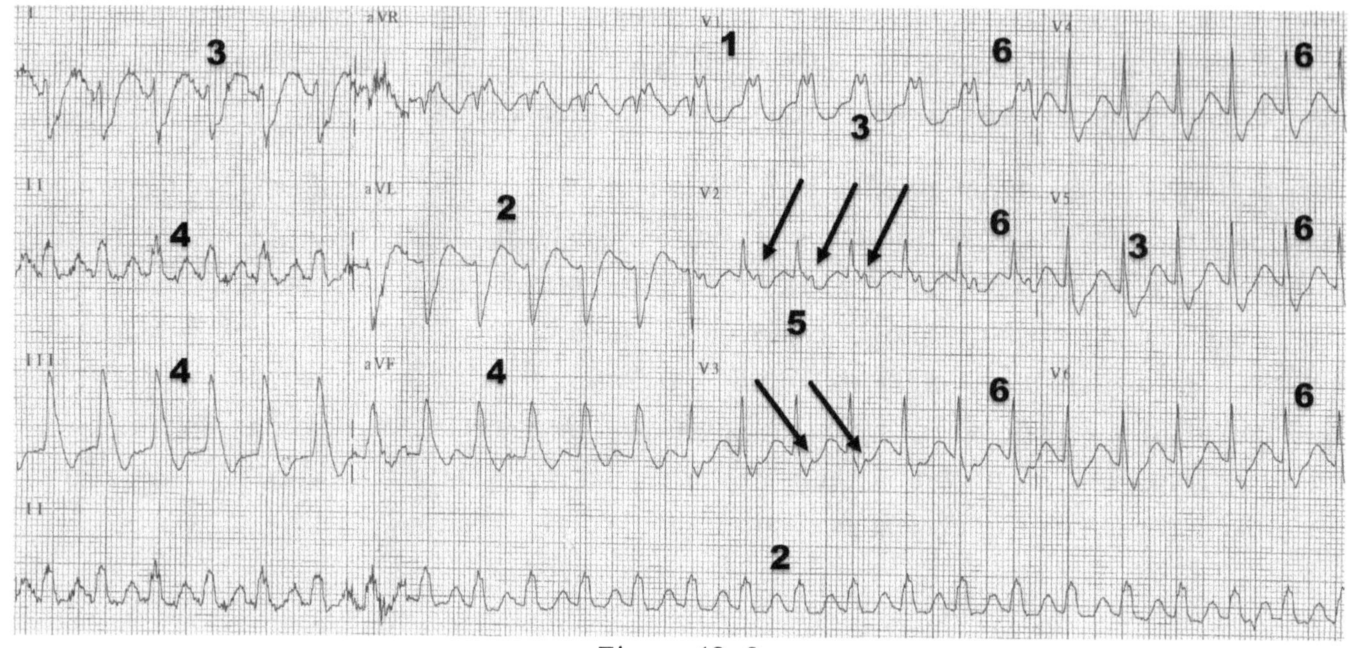

Figura 18-6

¿Qué tiene este ECG que nos haría preferir la TV a la TSV con aberrancia, incluso antes de recurrir a uno de los algoritmos o métodos discutidos anteriormente?

Este ECG (figura 18-6) tiene una morfología similar a la del BRD en la derivación V1, lo que indica que la taquicardia se origina en el ventrículo izquierdo. La mayoría de las taquicardias ventriculares (y ciertamente la mayoría de las TV debidas a enfermedades cardíacas estructurales) ocurren en el ventrículo izquierdo. Esto se debe a que la mayoría de los infartos de miocardio ocurren en el ventrículo izquierdo, dejando cicatrices que se convierten en sustrato para TV reentrantes relacionadas con cicatrices.

La taquicardia es monomórfica: cada QRS dentro de una derivación es igual a los demás complejos QRS en la misma derivación, lo que hace que sea más probable que sea reentrante.

PERLA | Las taquicardias ventriculares monomorfas son regulares. Las taquicardias ventriculares polimórficas son irregulares. Aunque esta es otra "regla general," hay muy pocas excepciones a esta.

Mire las derivaciones V3 y V4. Si viera solo esas dos derivaciones, ¿le impresionaría saber que son parte de una taquicardia de complejo amplio? ¿O harías lo que hacen muchos otros y mirarías sólo las ondas R estrechas e ignorarías las ondas S, que añaden mucho más ancho (duración) al QRS? La derivación V1 hace evidente que se trata de una taquicardia de complejo amplio.

CONSEJO | ¡Es de vital importancia que diagnostique una taquicardia (complejo QRS ancho o estrecho) a partir de un ECG de 12 derivaciones y nunca a partir de una tira de ritmo! Las taquicardias estrechas rara vez pueden disfrazarse de taquicardias de complejo ancho (principalmente cuando se asocian con elevación del segmento ST), pero no es difícil que una verdadera taquicardia de complejo ancho se haga pasar por una taquicardia estrecha, ¡ocasionalmente con resultados desastrosos!

El complejo QRS tiene una duración de 170 ms. ¡Eso es ancho! Si bien no es patognomónico de taquicardia ventricular, ciertamente respalda la limitación de nuestro diagnóstico diferencial a TV o TRAV antidrómica (y usted recuerda lo raro que es TRAV antidrómica).

Las derivaciones inferiores en el plano frontal de este ECG indican un eje inferior: las ondas R altas en las derivaciones II, III y aVF apuntan hacia arriba, hacia el origen del impulso. Recuerde: los complejos QRS en las derivaciones inferiores en el plano frontal siempre apuntan al ORIGEN del impulso, ¡NO hacia su DESTINO! Señalan de dónde viene el impulso, ¡no hacia dónde se dirige! Entonces, si el impulso se origina en el ventrículo superior, entonces debe viajar hacia abajo (inferiormente) hacia el ápice, lo que da como resultado un eje inferior.

Si observa las derivaciones V2 y V3, puede ver pequeñas desviaciones verticales en el mismo intervalo R-P′ después de cada complejo QRS (flechas). Esta es *la asociación ventriculoauricular* (VA). Un impulso del ventrículo ingresa a las aurículas a través del nódulo AV de forma retrógrada. Si bien parece que debería indicar taquicardia ventricular, créanme, ¡no es así! Tenga en cuenta que dije un impulso del ventrículo y no un impulso que se origina en el ventrículo. Ciertamente, una taquicardia ventricular podría producir dicha conducción VA, ¡pero también podría hacerlo una TRAV ortodrómica o antidrómica, así como una taquicardia de unión recíproca permanente (TURP)! ¡Sabemos que esto no es disociación AV porque no hay disociación! Esas ondas P′ tienen una relación fija con el QRS anterior. Esto nos dice que el QRS (o cualquier cosa que esté produciendo el QRS) está produciendo esas ondas P′. ¿Podría una taquicardia de la unión con conducción aberrante producir tal patrón? ¡Sí! Pero permítanme contarles un secreto muy bien guardado: la mayoría de los médicos (incluso aquellos que leen una cantidad significativa de ECG cada semana) eventualmente se retirarán de la práctica sin haber visto nunca una verdadera taquicardia de la unión. Es cierto que de vez en cuando pueden ver un complejo de unión prematuro o un ritmo de escape de la unión, pero las taquicardias de la unión son muy raras. ¿Quién los ve? Cardiólogos, especialmente cardiólogos pediátricos y aquellos proveedores de atención médica que atienden a pacientes que se han sometido a una cirugía cardíaca por una enfermedad cardíaca congénita. Aparte de ellos, muy pocos más. Practiqué medicina interna y medicina de emergencia durante casi 40 años (muchos de esos años en el hospital del Texas Heart Institute) y nunca encontré una verdadera taquicardia de la unión durante mis años de práctica. Vi complejos de unión prematuros (CUP), ritmos idiounciales (idionodales) y ritmos de escape de la unión, ¡pero no taquicardias de la unión! Tenga en cuenta que muchas personas se refieren a TRNAV y TRAV como "taquicardias de la unión". ¡Eso no es correcto!

PERLA | Los CAP son mucho más comunes que los CUP. Si cree que está viendo un CUP – y seguramente lo verá de vez en cuando (pueden ser poco frecuentes pero no raros) – asegúrese de no estar viendo un CAP con una onda P′ oculta.

La transición precordial parece ocurrir antes de la derivación V1, por lo que definitivamente es una transición muy temprana. La relación R/S parece estar disminuyendo.

PERLA | Cuanto antes sea la transición, más hacia la izquierda (o posterior) será el origen del ritmo. Cuanto más tardía sea la transición (en o después de la derivación V4), más hacia la derecha (o anterior) será el origen del ritmo. Si la transición precordial ocurre antes de la derivación V1, es probable que el origen del foco ectópico esté en la pared libre del ventrículo izquierdo. Si la transición precordial es posterior a la derivación V6, es probable que el foco ventricular esté en la pared libre del ventrículo derecho.

Dado que esta transición precordial ocurrió antes de la derivación V1, el origen del ritmo es muy hacia la izquierda (posterior), lo que coincide con nuestro diagnóstico de taquicardia con origen en el ventrículo izquierdo.

Sin volver a mirar el ECG (Figura 18-6) y – recordando lo que acabamos de decir acerca de la transición precordial que sugiere un origen en la pared libre del ventrículo izquierdo – ¿cómo debería verse la derivación I si el foco ectópico estuviera en el endocardio? ¿De la pared libre? ¿En el epicardio de la pared libre? Si está en la capa endocárdica, la derivación I debería manifestar un complejo rS; si está en el epicardio, la derivación I debería manifestar un complejo QS. Ahora mira el ECG.

PERLA | En condiciones normales, durante el ritmo sinusal, la primera activación ventricular ocurre en el lado izquierdo del tabique interventricular. Teniendo en cuenta esto, la transición precordial normal es entre las derivaciones V3 y V4, ambas derivaciones inclusive. Entonces, durante una TCA, si la transición precordial se produce en esas derivaciones o entre ellas, el foco ectópico estará en el tabique, probablemente en el lado izquierdo.

2. Miocardiopatía arritmogénica (AC, anteriormente ARVC/D)

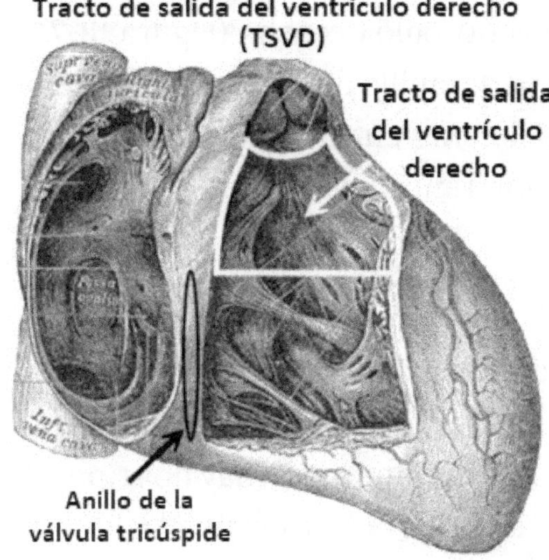

Figura 18-7

Aquí hay una PERLA muy importante que quiero resaltar en este punto:

PERLA | Cuando comparamos la magnitud de dos complejos QRS, por ejemplo, normalmente comparamos la altura de las ondas R o la profundidad de las ondas S. Por favor, comprenda que tales observaciones no son más que aproximaciones aproximadas. Lo que deberíamos comparar es la suma algebraica de todas las áreas dentro de las desviaciones que comprenden el QRS, tanto positivas como negativas. ¡Ahora que no cunda el pánico y haz esto más difícil! Lo que hay que tener en cuenta es que cuando hay una onda R relativamente alta pero muy delgada y una onda S poco profunda pero muy ancha, es probable que el QRS tenga una desviación negativa. No importa qué desviación sea más alta o más profunda: ¡lo que más importa es el área dentro de la desviación!

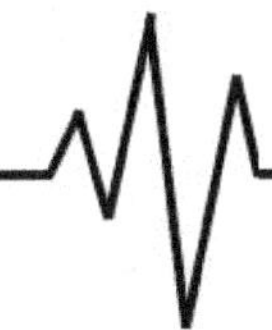

Firma electrocardiográfica

Patrón similar a una rama izquierda en la derivación V1

Generalmente un eje superior en el plano frontal (pero ocasionalmente un eje inferior)

Las ondas de épsilon se observan sólo entre el 10 % y el 37 % de los casos, pero son patognomónicas.

Duración del QRS en derivación I > 120 mseg

Tiempo pico de onda R > 80 mseg en una o más derivaciones

Muescas QRS en una o más derivaciones

Transición precordial en derivación V6 o posterior

Dado que el término cardiomiopatía (o displasia) arritmogénica del ventrículo derecho CAVD/DAVD todavía está en uso, usaré tanto CA como CAVD/DAVD. Es posible que nunca haya oído hablar de esta miocardiopatía en particular (anteriormente conocida como miocardiopatía/displasia arritmogénica del ventrículo derecho o CAVD/DAVD), pero si quiere saber algo sobre las taquicardias ventriculares, ¡debe conocer ESTA! He aquí por qué: en el próximo capítulo aprenderá sobre las taquicardias ventriculares idiopáticas y que algunas taquicardias ventriculares son benignas (¡sí, lo leyó correctamente!) y que algunas ni siquiera requieren ningún tratamiento (¡sí, también lo leyó correctamente!). Esas taquicardias ventriculares benignas residen principalmente en el tracto de salida del ventrículo derecho (Figura 18-7), desde las valvas de la válvula pulmonar hasta la parte superior del anillo de la válvula tricúspide (es decir, la parte superior del ventrículo derecho), principalmente en o inmediatamente. adyacente al tabique superior, aunque incluye toda la circunferencia del ventrículo superior derecho.

La cardiomiopatía arritmogénica es una taquicardia ventricular potencialmente letal debida a una enfermedad cardíaca estructural que también reside principalmente en el ventrículo derecho. Pero la mayoría de las veces se origina en el ventrículo derecho inferior, alrededor del ápice y especialmente en la pared libre lateral debajo del TSVD. Entonces, hay dos tipos de taquicardias ventriculares en el ventrículo derecho: una TV benigna que se origina en la parte superior del ventrículo y una TV maligna que se desarrolla en la parte inferior del ventrículo derecho. (Nota: existen otros tipos de enfermedades cardíacas estructurales en el ventrículo derecho además de la CA, como la sarcoidosis).

Un impulso que se origina en el área benigna superior viajará hacia abajo hacia las derivaciones inferiores (II, III, aVF), lo que dará como resultado ondas R altas en esas derivaciones, apuntando hacia ARRIBA, hacia el origen del impulso. Por otro lado, un impulso que se origina en el área apical inferior, más letal, viajará hacia arriba y se alejará de las derivaciones inferiores (II, III aVF), lo que dará como resultado ondas S profundas en esas derivaciones, lo que hará que apunten hacia ABAJO, hacia el ápice y el origen del impulso.

Entonces, en este punto las cosas parecen bastante claras y simples, al menos en presencia de taquicardia ventricular con un patrón similar al BRI en la derivación V1 (que indica origen en el ventrículo derecho): si los complejos QRS en las derivaciones inferiores son ondas R altas , entonces la taquicardia ventricular es benigna; pero si los complejos QRS en las derivaciones inferiores son ondas S profundas, entonces la taquicardia ventricular es muy peligrosa.

¡Realmente desearía que así fuera! ¡Realmente lo hago!

Desafortunadamente, en raras ocasiones, la miocardiopatía arritmogénica maligna también puede originarse en la parte superior del ventrículo derecho (tracto de salida del ventrículo derecho o TSVD) y presentarse con una morfología similar al BRI y un eje inferior (ondas R altas) en las derivaciones inferiores. Se parecerá mucho al tipo benigno de taquicardia ventricular. Pero… algunas diferencias pueden ayudar a distinguir una de otra cuando la miocardiopatía arritmogénica se origina en el tracto de salida del ventrículo derecho. Analizo cómo hacerlo en el Capítulo 23, "TCA similares y cómo distinguirlos…"

La cardiomiopatía arritmogénica es un trastorno hereditario genéticamente. Está presente incluso en el feto. Afecta específicamente al gen que produce los desmosomas, las pequeñas fibrillas que mantienen unidos a los miocitos en grupos. Si los desmosomas están defectuosos, las células individuales comienzan a separarse y el espacio que se desarrolla entre ellas se llena de fibrina y grasa. Esto comienza en el ventrículo derecho y el ventrículo derecho se ve afectado principalmente. Sin embargo, la cardiomiopatía también puede afectar al ventrículo izquierdo y ambos ventrículos pueden verse afectados simultáneamente. Por eso se eliminaron las palabras "ventricular derecho" de su nombre original (cardiomiopatía arritmogénica ~~del ventrículo derecho~~).

Los pequeños focos de grasa y fibrina distribuidos por las paredes ventriculares no son conductores y forman barreras que pueden retardar la conducción a través del ventrículo. ¡Este es un excelente sustrato para la taquicardia ventricular reentrante debido a una enfermedad cardíaca estructural!

Hay dos hallazgos característicos de la cardiomiopatía arritmogénica visibles sólo durante el ritmo sinusal: desviaciones posdespolarización llamadas ondas épsilon (ε) e inversiones de la onda T en las derivaciones V1 – V3 (generalmente acompañadas también por inversiones de la onda T en las derivaciones inferiores) que también pueden ocasionalmente observarse durante la taquicardia. Las ondas de épsilon son patognomónicas: la especificidad es excelente (100 %) pero la sensibilidad es pobre (entre 10 y 37 %). Las inversiones de la onda T son bastante específicas, pero también se comparten con las embolias pulmonares agudas y las inversiones de la onda T juvenil. Nuevamente, estos son hallazgos sólo durante el ritmo sinusal.

¿Cómo se ve CAVD/DAVD durante el ritmo sinusal?

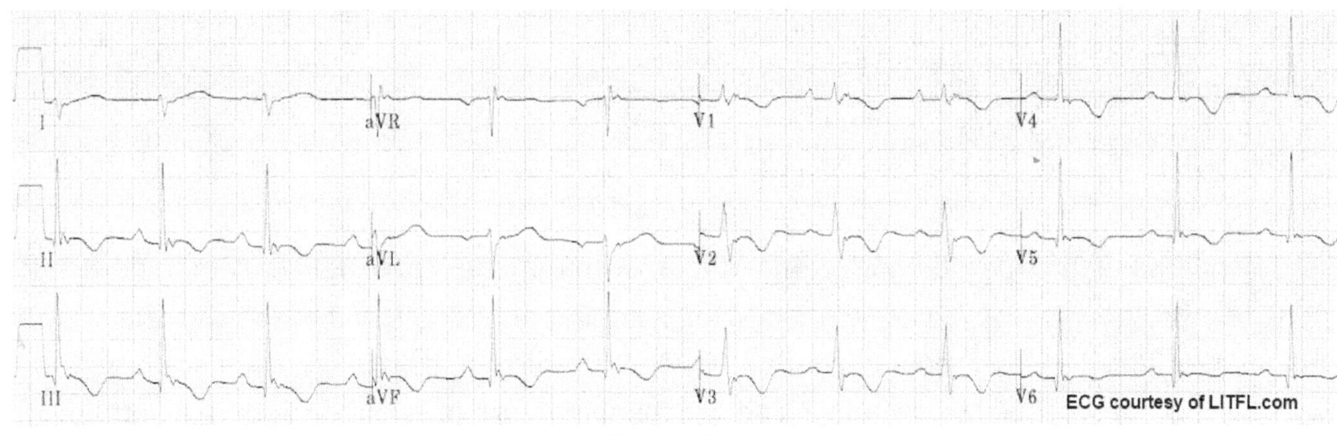

Figura 18-8

Como se ve en la Figura 18-8, hay inversión de la onda T no sólo en las derivaciones V1 – V5 (más notablemente en V1 – V3) sino también en las derivaciones inferiores. También hay ondas épsilon (ε) presentes que son patognomónicas de CAVD/DAVD, pero que normalmente no están presentes. Algunos artículos afirman que sólo están presentes en las derivaciones precordiales derechas, pero, en mi experiencia, también los he visto en las derivaciones del plano frontal inferior. A continuación se muestra un ejemplo ampliado de este ECG (Figura 18-9):

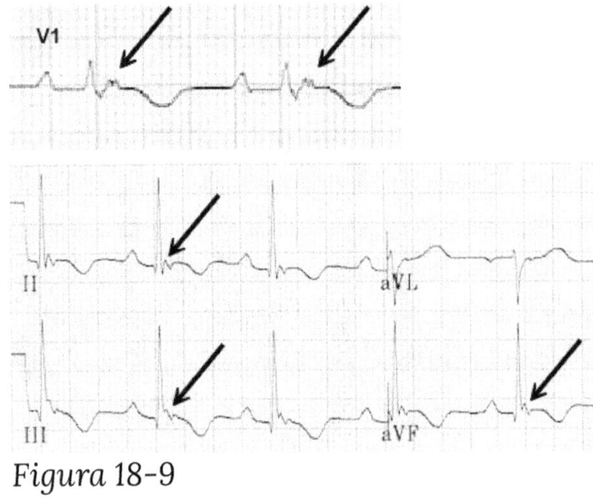

Figura 18-9

Las flechas indican las ondas épsilon que son desviaciones posteriores a la despolarización, como las ondas J, y no forman parte del complejo QRS. A veces las ondas épsilon aparecen en el punto J; en otras ocasiones, la onda épsilon puede estar ligeramente separada del punto J. En mis clases, me refiero a eso como un poco de "luz del día" entre el punto J y la onda épsilon.

Así es como se ve la cardiomiopatía arritmogénica (CA) durante la taquicardia ventricular (Figura 18-10):

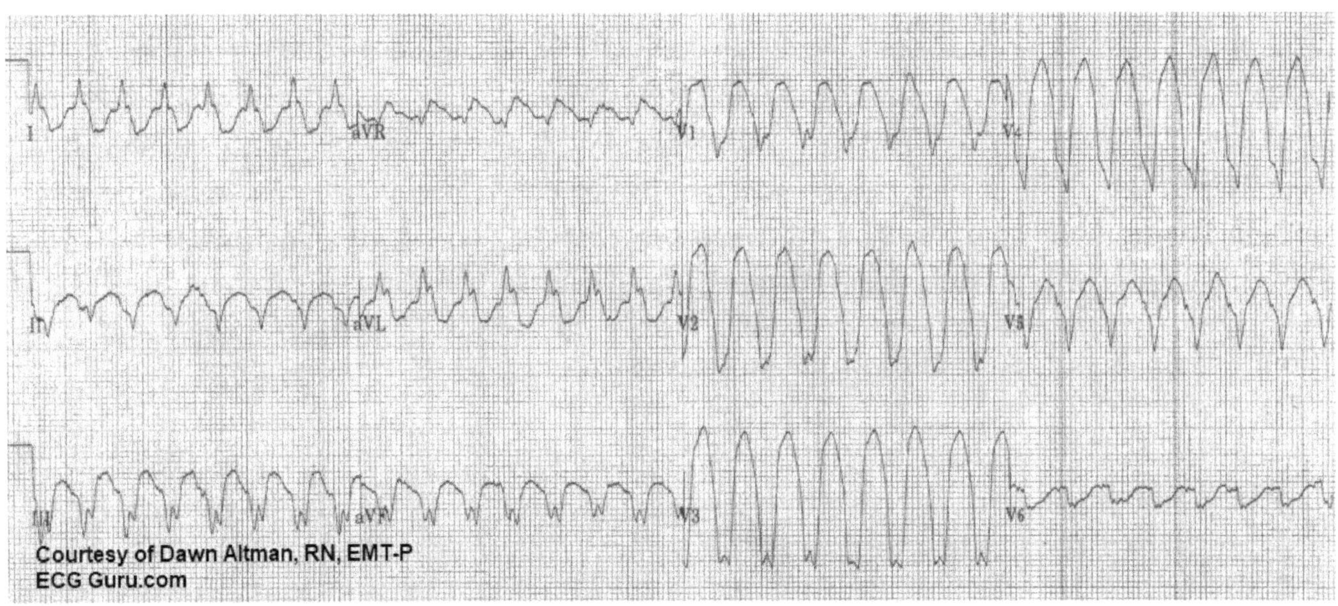

Figura 18-10

Esto tiene una firma típica de una taquicardia proveniente del ápice del ventrículo derecho: ¡el propio vecindario de CA! Hay una morfología similar al BRI en la derivación V1 que indica un origen en el ventrículo derecho. ¿Qué más indica un origen ventricular derecho? La transición precordial ocurre muy tarde – ¡probablemente más allá de la derivación V6! Es probable que no vea ondas épsilon ni inversiones de la onda T precordial derecha durante la taquicardia ventricular. Sin embargo, el gran indicio de que esto probablemente se deba a una cardiomiopatía arritmogénica es el eje superior manifestado por las ondas S dominantes en las tres derivaciones inferiores. Esta es una taquicardia reentrante (¿Cómo sabemos que es reentrante?) en un paciente con una cardiopatía estructural (¡CA es una cardiopatía estructural!). ¿Cuál es la probabilidad de que este ECG sea de un paciente con CA? ¡Muy bien! Las taquicardias ventriculares provenientes del ventrículo derecho son poco comunes en general. Puedes encontrar muchos de ellos en línea porque cuando alguien encuentra uno, lo publica inmediatamente. Esta taquicardia proviene de debajo del tracto de salida del ventrículo derecho y eso apunta a CA. ¿Podría estar ocurriendo aquí otro tipo de taquicardia ventricular? Posiblemente, pero esto es muy característico de la miocardiopatía arritmogénica. Se gestiona según protocolos ACLS.

Las derivaciones Fontaine

Para maximizar el esfuerzo de registrar ondas épsilon, que están presentes sólo entre el 10 y el 37% del tiempo, podemos reorganizar los electrodos para las derivaciones del plano frontal y registrar tres derivaciones nuevas: F1, F2 y F3. Estos son los conductores Fontaine (F=Fontaine) (Figura 18-11):

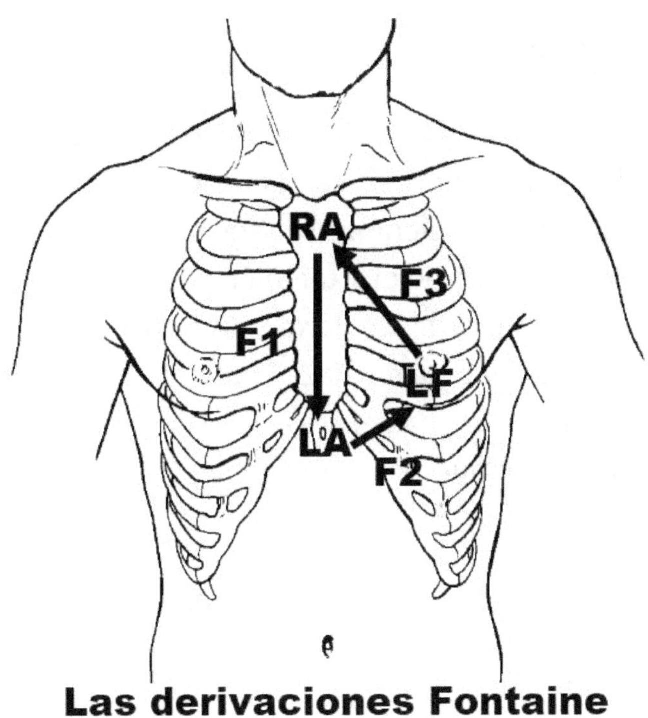

Figura 18-11

El electrodo del brazo derecho (BD) se coloca sobre el manubrio.

El electrodo del brazo izquierdo (BI) se coloca sobre la apófisis xifoides.

El electrodo del pie izquierdo (PI) se coloca en la misma posición que la derivación V4. (Nota: no puede utilizar el cable del electrodo precordial normal para V4; debe conectar el cable del electrodo del pie izquierdo al electrodo V4 en la pared torácica).

A diferencia de la derivación de Lewis, que es solo una derivación y se lee en la derivación I, hay TRES derivaciones de Fontaine, por lo que debemos nombrarlas...

F 1: lea esto en la derivación I.

F 2: lea esto en la derivación III.

F 3: lea esto en la derivación II.

¡Cuidadoso! El número de la derivación Fontaine no necesariamente corresponde al número de la derivación de la extremidad (F2 es la derivación III y F3 es la derivación II).

Cuando registre las derivaciones de Fontaine, la velocidad del papel debe aumentarse a 50 mm/seg y el voltaje debe establecerse en 20 mm/mV. Utilice una configuración de filtro de 40 Hz.

Las ondas épsilon son desviaciones positivas (nunca negativas) que aparecen al final del complejo QRS, a veces ligeramente separadas del punto J, pero sólo por milisegundos. Tienen un aspecto muy irregular, por lo que no debes confundirlas con las ondas P′ retrógradas. Se consideran evidencia de activación retardada de miocitos vivos dispersos entre los nódulos de grasa y fibra ubicados a lo largo de las paredes ventriculares y son patognomónicos de miocardiopatía arritmogénica.

NOTA | La onda épsilon en la derivación V1 de la figura 18-9 puede dar la impresión de una mayor separación del QRS, pero eso se debe únicamente a que el QRS termina con una onda S. ¡La onda épsilon todavía está ubicada en el punto J!

3. Taquicardia por reentrada de rama (BBRT)

La taquicardia por reentrada de rama (BBRT) es una de las taquicardias ventriculares más letales. Si bien se ha reportado en pacientes sin ninguna cardiopatía estructural, lo que la calificaría como una taquicardia ventricular idiopática, casi siempre se asocia con cardiomiopatía dilatada (isquémica y no isquémica) o valvulopatía, lo que también la convierte en una taquicardia ventricular debido a una cardiopatía estructural. La cardiomiopatía dilatada no isquémica es el sustrato más común de la taquicardia de rama del haz. También se observa en pacientes con distrofia miotónica en los que una minoría de pacientes con esa enfermedad desarrolla una degeneración progresiva del sistema de conducción ventricular.

PERLA | El impulso que viaja por la vía descendente activará primero el ventrículo de ese lado. Si la rama derecha del haz es la vía descendente, entonces la activación del ventrículo derecho primero dará como resultado un patrón BRI. Entonces, el tipo de patrón de bloqueo de rama en la derivación V1 indicará la vía descendente.

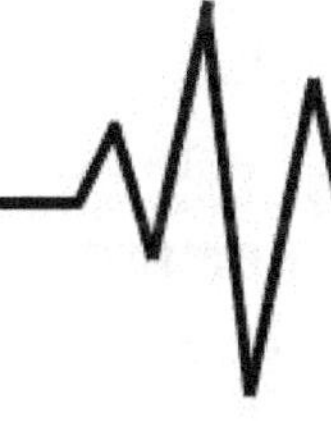

Firma electrocardiográfica

Morfología de BRI en la derivación V1 (muy, muy raramente, morfología de BRD)

Monomórfico, que generalmente presenta la morfología clásica del BRI (o, en raras ocasiones, BRD)

Intervalo PR prolongado durante el ritmo sinusal

Frecuencias muy rápidas: generalmente > 200 latidos/minuto y, a veces, aproximadamente 300 latidos/minuto

La taquicardia por reentrada de rama del paquete no es una taquiarritmia que probablemente se diagnostique en el departamento de emergencias o en la unidad de cuidados críticos. Generalmente, se diagnostica durante pruebas electrofisiológicas. Sin embargo, hay algunos indicios de que está lidiando con esta arritmia tan peligrosa.

Hay tres tipos de BBRT (Figura 18-12):

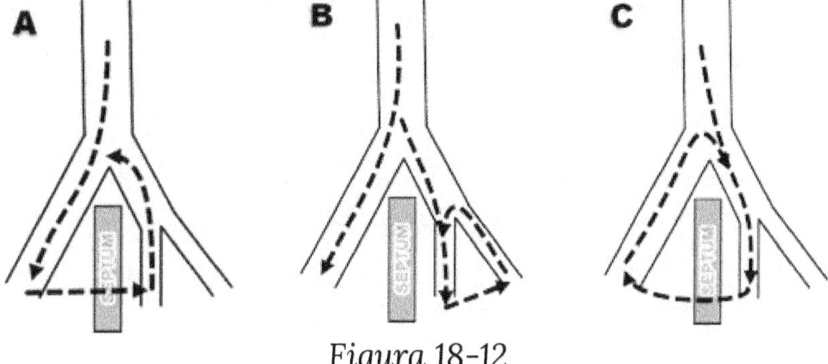

Figura 18-12

El primer tipo, por supuesto, es **el tipo A**, en el que la taquicardia de rama utiliza la rama derecha como rama anterógrada del circuito de taquicardia. Según el diagrama A, es evidente que el único momento en el que el impulso de taquicardia no se produce en las fibras de conducción rápida del sistema His-Purkinje es en el punto de giro inferior, donde debe cruzar el miocardio de trabajo del tabique interventricular para acceder al fascículo posterior. y, finalmente, retroceder hasta la rama izquierda común del haz. Por tanto, es fácil ver por qué estas taquicardias son tan rápidas. No existen vías de conducción que crucen transversalmente el tabique interventricular (de derecha a izquierda o de izquierda a derecha); toda conducción transeptal es de célula a célula.

¿Qué cree que pasaría si, hipotéticamente, en lugar de que el punto de inversión inferior fuera miocardio septal de conducción lenta, estuviera compuesto por fibras de Purkinje de conducción más rápida? ¿Crees que podría aumentar la frecuencia cardíaca hasta cerca de 300 latidos/minuto... o incluso más rápido? ¡La taquicardia de rama probablemente se extinguiría automáticamente! Las células miocárdicas de conducción más lenta en el tabique retrasan la conducción el tiempo suficiente para que el resto del circuito se repolarice y esté disponible para conducir el siguiente impulso.

> **PERLA |** Cada circuito de reentrada debe proporcionar un retraso en algún punto del circuito, por leve que sea, para permitir que se complete la repolarización y termine la refractariedad causada por el impulso anterior. De lo contrario, el impulso chocaría con la refractariedad del latido anterior y la taquicardia terminaría automáticamente. Una cardiomiopatía dilatada aumenta la longitud del circuito de taquicardia, lo que ayuda a mantener el mecanismo de reentrada, y la enfermedad dentro del sistema de conducción que causa desaceleración en algunos puntos también proporcionará cierto retraso y ayudará a mantener la taquicardia.

El siguiente tipo de taquicardia de rama del haz es **el tipo C**, en el que la rama anterógrada es el haz común izquierdo y (generalmente) el fascículo posterior, ya que corre a lo largo del lado izquierdo del tabique. Es muy similar excepto que la morfología del QRS en la derivación V1 muestra una morfología BRD. El tipo C es muy raro.

El tipo B no se basa en un circuito que involucre las ramas principales del haz, sino que utiliza los fascículos anterior y posterior. Esto se conoce como taquicardia interfascicular. Una vez más, uno podría pensar que esta taquicardia sería extremadamente rápida, pero también tiene una frecuencia algo restringida: debe ser lo suficientemente lenta para dar tiempo a que ambos fascículos se repolaricen para evitar chocar con fibras refractarias. El punto de inversión inferior es la longitud del miocardio activo entre las bases de los músculos papilares anterior y posterior, lo que sirve para añadir cierto retraso dentro del circuito de reentrada y permitir que se complete la repolarización.

Tanto el tipo A como el tipo C envían impulsos retrógrados por el haz de His hasta las aurículas.

Es posible que se haya preguntado: "¿Cómo admite un circuito reentrante que incluye una rama de paquete que está bloqueada la reentrada?" La respuesta está en la siguiente PERLA:

> **PERLA |** Esta es una taquicardia ventricular. Los bloqueos de rama son "bloqueos" sólo cuando el impulso ha descendido por el haz de His y ha entrado en los

ventrículos desde un origen supraventricular, ya sea auricular o de la unión. Cuando aparece un patrón de bloqueo de rama durante una taquicardia ventricular ectópica, es una indicación del origen de la arritmia y no una manifestación de un bloqueo.

Además de la cardiomiopatía dilatada y la valvulopatía, debe haber una enfermedad concurrente en el sistema de conducción ventricular. Esto también puede permitir un retraso de conducción suficiente para mantener el circuito de reentrada.

La taquicardia por reentrada de rama del haz responderá a la cardioversión D/C, pero debe recordar que el sustrato que precipitó y mantuvo la taquicardia todavía está presente. ¡Nada de lo que has hecho ha cambiado eso! Los medicamentos no previenen ni eliminan este tipo de taquicardia ventricular. ¡La ablación es la primera línea de tratamiento permanente y se logra mediante la ablación de la rama derecha del haz!

PERLA | Te habrás dado cuenta de que la palabra "ventricular" no suele incluirse en el nombre de esta taquicardia. Y hay una razón para ello: ¡no hay ramas en las aurículas! Lo mismo se aplicará a otra taquicardia ventricular que analizaremos más adelante: la taquicardia fascicular. Nuevamente, ¿por qué debemos decir "ventricular"? ¡No hay fascículos de la rama izquierda en las aurículas!

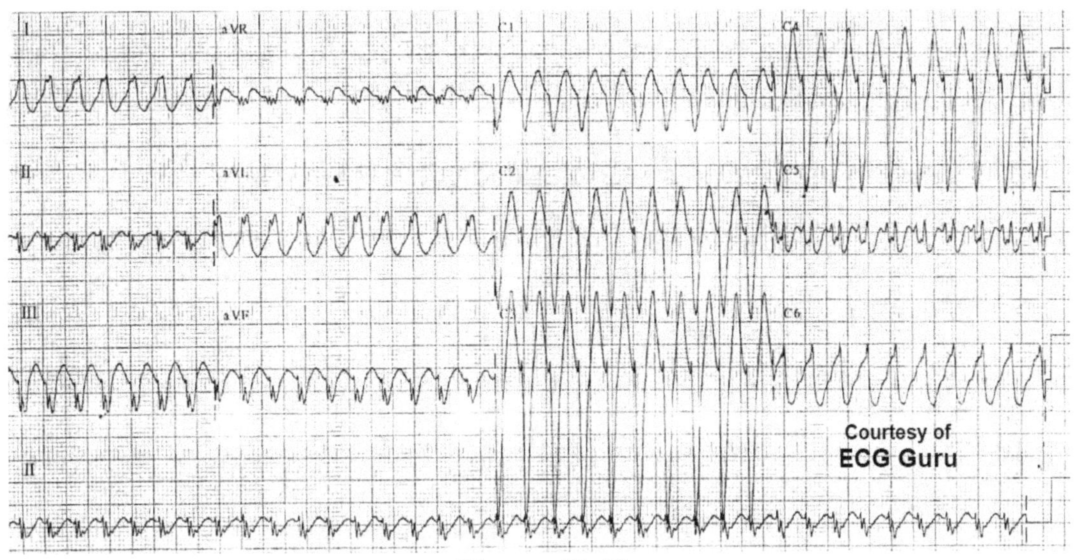

Figura 18-13

A continuación se muestra un ECG de 12 derivaciones (figura 18-13) que puede representar una taquicardia por reentrada de rama. Recuerde que el diagnóstico real se realiza después de pruebas electrofisiológicas, pero esto es exactamente lo que parece en el papel.

Nuevamente, tenga en cuenta que el patrón de bloqueo de rama izquierda en la derivación V1 no sugiere que haya algún problema con la rama izquierda. Aparece porque la rama derecha del haz se activa ANTES de la rama izquierda. En papel o en un monitor, eso da la impresión de un bloqueo de rama cuando no hay ninguno presente.

¿Como hace eso? Hay algo que tienen en común un bloqueo de rama izquierda y un latido ectópico en el ventrículo derecho: ¡ambos dan como resultado la activación del ventrículo derecho ANTES del ventrículo izquierdo!

Un ejercicio para comprobar su comprensión

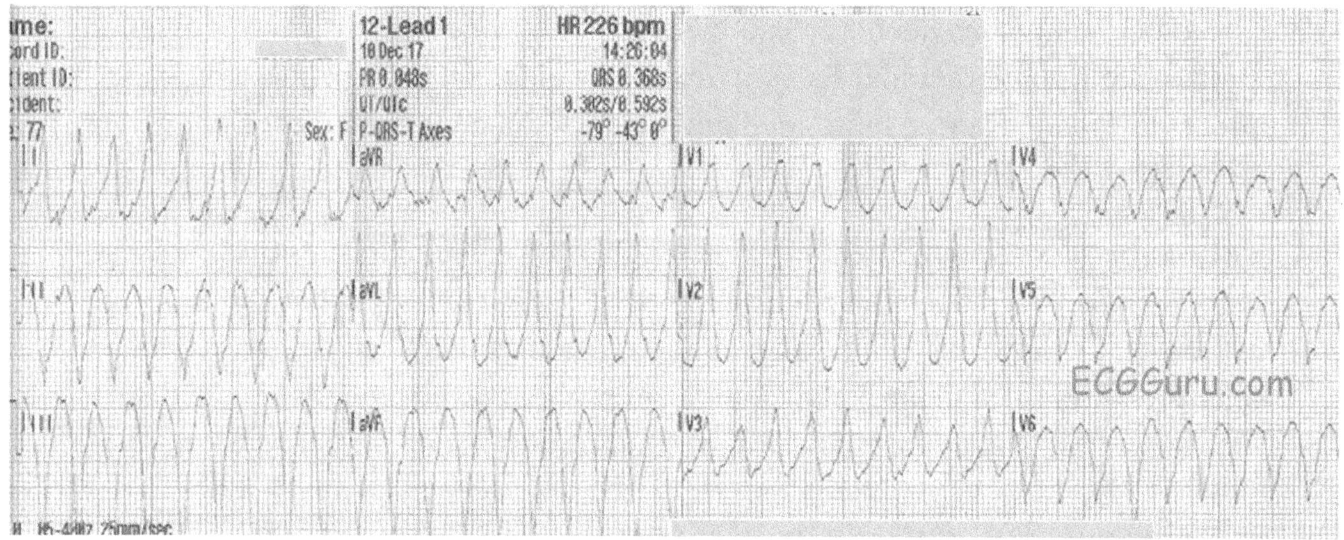

¿Cuántos signos de taquicardia ventricular debida a una cardiopatía estructural ves en este ECG? (¡Esto no es un truco! Realmente se debe a una enfermedad cardíaca estructural).

(Sugerencias después de las "Lecturas recomendadas").

Lectura recomendada:

Corrado D, MD, Link MS, MD, Calkins H, MD. Review Article: Arrhythmogenic Right Ventricular Cardiomyopathy. *N Engl J Med.* 2017;376:61-72. DOI: 10.1056/NEJMra1509267

Corrado D, Basso C, Thiene G. Arrhythmogenic right ventricular cardiomyopathy: diagnosis, prognosis, and treatment. *Heart.* 2000;83:588±595.

Jastrzębski M, Moskal P, Kukla P, Fijorek K, Kisiel R, Czarnecka D. Specificity of wide QRS complex tachycardia criteria and algorithms in patients with ventricular preexcitation. *Ann Noninvasive Electrocardiol.* 2018;23:e12493.

Wijnmaalen AP. ECG Identification of Scar-Related Ventricular Tachycardia With a Left Bundle-Branch Block Configuration. *Circ Arrhythm Electrophysiol.* 2011;4:486-493.

de Riva M, MD, Watanabe M, MD, Zeppenfeld K, MD. Twelve-Lead ECG of Ventricular Tachycardia in Structural Heart Disease. *Circ Arrhythm Electrophysiol.* 2015;8:951-962.

Roberts JD, MD et al. Bundle Branch Re-Entrant Ventricular Tachycardia – Novel Genetic Mechanisms in a Life-Threatening Arrhythmia. JACC: *Clinical Electrophysiology.* Vol. 3, No. 3, 2017; 276-288.

Respuestas sugeridas al ejercicio (Figura 18-15):

1. Origen en el ventrículo izquierdo (más IM proporcionan más sustrato para la TV)

2. Complejos QRS anchos (sugiere una conducción lenta a través del miocardio activo))

3. Ritmo regular (sugestivo de reentrada)

4. Monomórfico

Chapter 19

Las taquicardias ventriculares idiopáticas "benignas"

Las taquicardias ventriculares idiopáticas son aquellas taquicardias ventriculares que no se deben a ninguna enfermedad cardíaca estructural. Cuando se descubrió la primera taquicardia de este tipo, los investigadores y cardiólogos estaban confundidos sobre el origen. Por eso los llamaron "idiopáticos", que significa "de causa desconocida". A medida que se fueron descubriendo más y más taquiarritmias tan heterogéneas, se avanzó rápidamente en la determinación de sus orígenes. Hoy en día sabemos cómo se producen estas arritmias y, sin embargo, todavía llamamos a este grupo "idiopático".

Mientras que las taquicardias ventriculares se dividen en aquellas debidas a una cardiopatía estructural y aquellas sin ella (idiopáticas), la categoría idiopática se puede dividir en *benignas* y *potencialmente letales*. Algunos se deben a una actividad desencadenada, mientras que otros se deben a la reentrada. La actividad desencadenada produce taquicardias tanto benignas (TSVD, TSVI) como malignas (torsade de pointes), y la reentrada produce taquicardias tanto benignas (fasciculares) como malignas (rama del haz).

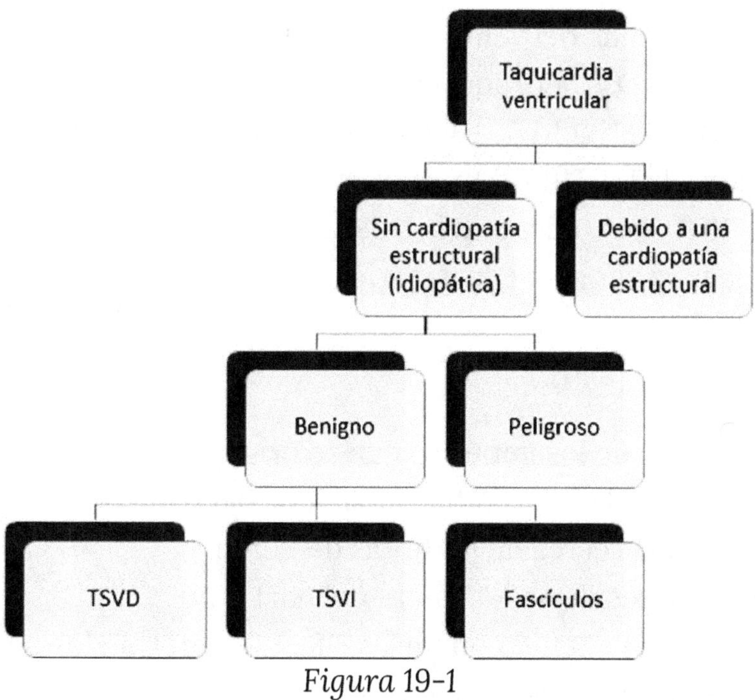

Figura 19-1

Las taquicardias ventriculares idiopáticas benignas se originan en tres lugares: *el tracto de salida del ventrículo derecho* (TSVD), *el tracto de salida del ventrículo izquierdo* (TSVI) y *los fascículos anterior y posterior* (pero principalmente el fascículo posterior).

Taquicardias del tracto de salida del ventrículo derecho (TSVD)

Comencemos demostrando qué incluye el tracto de salida derecho (Figura 19-2):

El tracto de salida del ventrículo derecho: ¿qué es y dónde está?

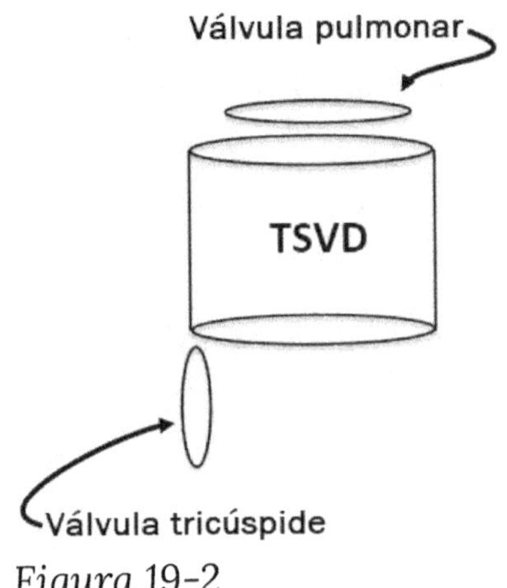

Figura 19-2

El tracto de salida ventricular DERECHO (TSVD) es el área limitada superiormente por la válvula pulmonar e inferiormente por la parte superior de la válvula tricúspide, que a su vez forma el tracto de entrada. La válvula pulmonar y la válvula tricúspide están orientadas en ángulo recto: la válvula pulmonar está orientada horizontalmente y la válvula tricúspide está orientada verticalmente. El propósito del diagrama esquemático de la izquierda (19-2) es mostrarle que el TSVD se extiende completamente alrededor del ventrículo superior derecho. A continuación se muestra una descripción más realista (19-3). Aunque el TSVD tiene forma de cono, lo consideramos dividido en lados derecho, anterior (en conjunto, denominados *pared libre*), izquierdo y posterior (en conjunto, denominados *septal*). Esto se puede simplificar aún más al área posteromedial ("septal") y al área anterolateral ("pared libre"), una designación muy común.

También hay un tracto de salida del ventrículo IZQUIERDO del que aprenderá más adelante, pero aquí hay algo que quizás no haya anticipado: parte del tracto de salida del ventrículo DERECHO está ubicado a la IZQUIERDA y el tracto de salida del ventrículo IZQUIERDO está ubicado a la DERECHA. (¡Utilice esta pequeña trivia para ver si puede ganarle una taza de café a sus colegas!)

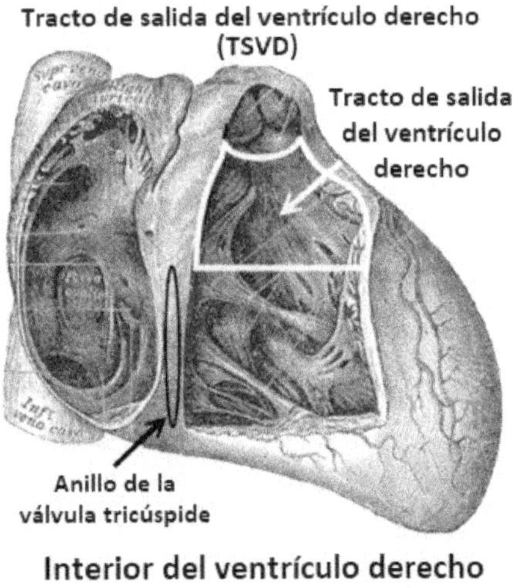

Interior del ventrículo derecho
Figura 19-3

CONSEJO | La mayoría de los impulsos que se originan en el TSVD estarán en el lado derecho del tabique o muy cerca de él. Estarán más cerca de las fibras de Purkinje de conducción rápida (es decir, las ramas del haz) y, en consecuencia, tenderán a tener complejos QRS mejor formados que tenderán a ser más estrechos que los relacionados con cicatrices. Sin embargo, no serán tan estrechos ni tan bien formados como los complejos QRS de las taquicardias que se originan en el sistema de Purkinje.

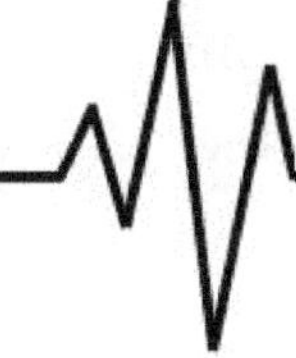

Firma electrocardiográfica

Morfología de BRI en derivación V1

Eje inferior (ondas R altas en las derivaciones II, III y aVF) en el plano frontal

QRS en derivación I < 120 mseg*

Transiciones precordiales que pueden ser un poco antes (en o antes de la derivación V3) de lo esperado para un impulso ventricular derecho

*La duración del QRS en la derivación I inferior a 120 mseg no es un diagnóstico de taquicardia del TSVD (algunas pueden tener duraciones más largas), pero sirve para diferenciarla de su "pareja" más cercana, la taquicardia reentrante de la miocardiopatía arritmogénica.

El TSVD tiene una relación única con el TSVI, lo que a veces genera cierta confusión. Si bien el tabique interventricular separa el TSVD del TSVI, a menudo olvidamos que el tabique no siempre es una pared muscular gruesa como la pared libre del ventrículo izquierdo; también hay una sección membranosa delgada de la primera parte del tabique en el comienzo de la separación en los dos ventrículos:

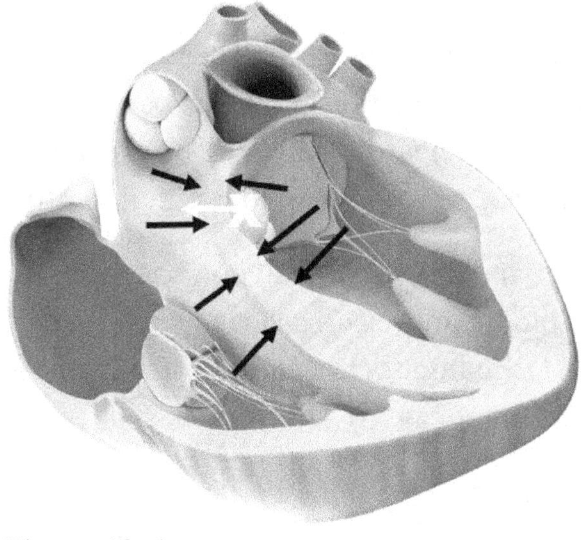

Este diagrama (Figura 19-4) muestra el TSVD (D) y el TSVI (I) con un tabique que se adelgaza gradualmente indicado por las flechas. El tabique interventricular se ve dividiendo el TSVD (D) del TSVI (I). La parte inferior del TSVI (que todavía se encuentra en la parte superior del ventrículo derecho) está separada del TSVI por la pared muscular gruesa del tabique. Sin embargo, la parte superior del TSVI está separada del TSVI por una membrana relativamente delgada. ¡La "X" indica un foco ectópico en el tracto de salida del ventrículo izquierdo (TSVI) que en realidad sale hacia el tracto de salida del ventrículo derecho (TSVD)! ¡Esto crea la paradoja

Figura 19-4

única en la que un latido ectópico que se origina en el VENTRÍCULO IZQUIERDO se presenta con un patrón BRI! Entonces, aquí tienes otra manera de ganar una taza de café de tus colegas:

¡pregúntales si un impulso que se origina en el VENTRÍCULO IZQUIERDO puede tener un patrón BRI! (Simplemente no lo pruebes con ninguno de tus amigos electrofisiólogos: ¡les invitarás una taza de café!)

Hay varias cosas que debe saber sobre las taquiarritmias del TSVD (para su información, la "T" en TSVD se refiere a "Tracto", no a "Taquicardia", por lo que es correcto decir "taquicardia del TSVD "):

Presentación común

Los pacientes suelen ser más jóvenes al inicio (de 20 a 40 años de edad), pero la taquicardia puede continuar recurriendo hasta bien entrada la edad avanzada (60 y 70 años). La queja más común son palpitaciones y ocasionalmente mareos si los episodios se vuelven prolongados, rara vez síncope. Sin embargo, los episodios suelen ser muy cortos: sólo unos pocos latidos y luego una terminación espontánea. Estos pueden ocurrir muchas veces al día o sólo ocasionalmente. El mayor peligro para el paciente es el desarrollo de una miocardiopatía debido a episodios persistentes llamados miocardiopatía inducida por taquicardia o MIC (más sobre esto en un momento).

¿Qué causa la taquicardia TSVD?

La taquicardia es causada por posdespolarizaciones retardadas que conducen a una actividad desencadenada. *No hay intervalo QT prolongado* y la arritmia no está relacionada con torsade de pointes. Si bien estas taquicardias no se deben a una enfermedad cardíaca estructural, es posible que haya una enfermedad cardíaca estructural.

Se consideran benignos (¡no, eso no es un error tipográfico!). La mayor parte del tratamiento tiene como objetivo reducir la molestia de las palpitaciones frecuentes. Aquellos pacientes con una carga ectópica baja (episodios poco frecuentes de taquicardia o EV) que no presentan síntomas o no consideran sus síntomas como un problema, a veces no reciben tratamiento.

Si se mantienen (algo que ocurre muy poco frecuentemente), ¡responderán con bastante eficacia a la adenosina! Pero también responden a los bloqueadores de los canales de calcio, los betabloqueantes, la amiodarona e incluso (a veces) las maniobras vagales. La ablación es exitosa en más del 90% de los casos y las recurrencias son pocas.

Si bien algunas taquicardias ventriculares idiopáticas son benignas (taquicardias del tracto de salida, taquicardias fasciculares) y algunas son muy peligrosas (torsades de pointes, TV polimórficas catecolaminérgicas), todas las taquicardias ventriculares debidas a enfermedades cardíacas estructurales son peligrosas y potencialmente letales.

Hay una taquicardia ventricular debida a una cardiopatía estructural que rara vez puede presentarse en el tracto de salida del ventrículo derecho y parece muy similar a las taquicardias benignas del TSVD, y es la cardiomiopatía arritmogénica (consulte el Capítulo 18, sección sobre "Cardiomiopatía arritmogénica..."). Esta enfermedad es poco frecuente y suele tener su origen en la región apical del ventrículo derecho, aunque en raras ocasiones puede desarrollarse en el TSVD. En el capítulo 23 ("WCT similares y cómo distinguirlas...") se analiza la distinción entre estas dos taquicardias con tratamientos y pronósticos muy diferentes.

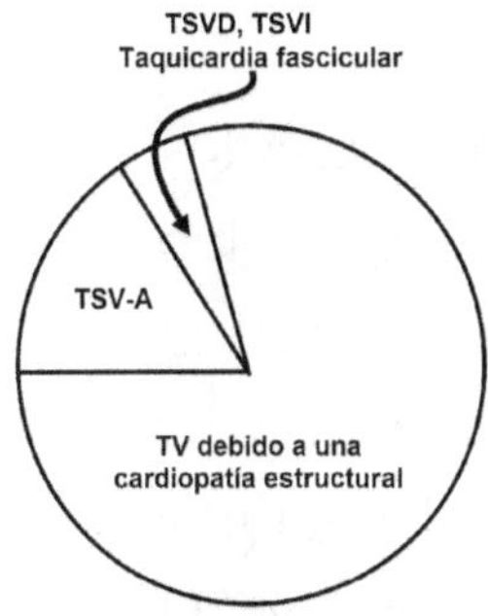

Figura 19-5

Ahora bien, no perdamos la perspectiva: las taquicardias idiopáticas del TSVD son muy infrecuentes y representan sólo el 10% de todas las taquicardias ventriculares. Los TSVD representan del 80 al 90 % de todas las TV idiopáticas (lo que representa del 8 al 9 % de todas las taquicardias ventriculares (Figura 19-5). Eso deja aproximadamente el 1 % para las taquicardias ventriculares del lado izquierdo. Es fácil encontrar ejemplos de TSVD y taquicardias fasciculares posteriores en Internet, pero eso se debe a que cuando alguien encuentra una, generalmente se publica para que todos la vean. No deje que eso distorsione su concepto de la verdadera frecuencia de estas taquiarritmias. Si ve a muchos pacientes cardíacos con arritmias, es probable que te encuentres con una de ellas de vez en cuando, pero la gran mayoría de las taquicardias ventriculares que manejarás se deben a enfermedades estructurales del corazón y ¡serán arritmias muy peligrosas!

Echemos un vistazo a un ECG de taquicardia TSVD...

Taquicardia n.º 1 del tracto de salida del ventrículo derecho (TSVD)

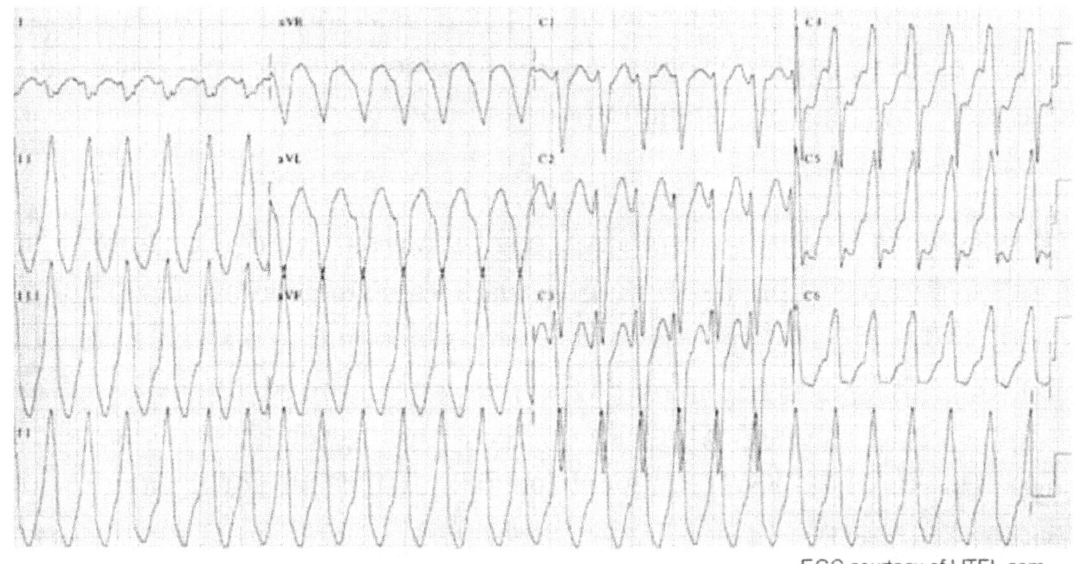

Figura 19-6

Hay varias cosas a tener en cuenta acerca de las taquicardias del TSVD en el ECG (Figura 19-6):

Aunque son esencialmente benignos, ¡todavía pueden parecer muy aterradores!

Los complejos QRS en las derivaciones inferiores (II, III, aVF) están formados por ondas R altas. Esto indica que el origen del impulso está en el tracto de salida. Piense en las ondas R como si apuntaran hacia el origen del impulso.

PERLA | Nunca he entendido por qué tantos autores de libros de texto y artículos de revistas insisten en incluir un "eje inferior" como requisito para el diagnóstico de taquicardia en el tracto de salida del ventrículo derecho. El término indica la dirección en la que viaja el impulso. A partir de ahí, se supone que debes decidir dónde se originó el impulso. ¿Por qué no simplemente mirar los complejos QRS en las derivaciones inferiores – especialmente la derivación aVF – y decir que "la taquicardia se originó en el tracto de salida"? Necesitamos saber el origen del impulso. No nos importa hacia dónde va el impulso: ¡es el origen el que nos dice lo que queremos saber!

La transición precordial se encuentra en la derivación V4 (C4 en este ECG, figura 19-6). Los impulsos (vectores) que se originan en el ventrículo derecho normalmente mostrarán una transición precordial desde la derivación V4 en adelante hasta la derivación V6 y, a veces, más allá. Ocasionalmente, en el caso de taquicardias TSVD o CVP, pasarán por la derivación V3. Una transición precordial en la derivación V3 o V4 indica una ubicación en o muy cerca del lado derecho del tabique interventricular superior, una ubicación más hacia la izquierda pero aún en el ventrículo derecho. Una transición precordial en la derivación V6, por ejemplo, podría sugerir una ubicación del foco ectópico más hacia la derecha dentro del ventrículo derecho, muy probablemente en la pared libre.

PERLA | ¿Recuerdas cómo se ve el TSVD en el TSVD superior? (Consulte la Figura 17-4). En ese punto, el tabique interventricular es solo una membrana delgada que separa el TSVD del TSVI. Uno esperaría que un foco que se origina en el tabique superior IZQUIERDO tuviera una transición precordial alrededor de la derivación V3, entonces, ¿por qué no un foco en el TSVD superior en la parte que se curva hacia la IZQUIERDA del TSVI? Por lo tanto, no es demasiado sorprendente que un impulso que surge en la porción superior del TSVD pueda tener una transición precordial más temprana de lo esperado para una estructura ventricular derecha.

Dado que la taquicardia del TSVD es esencialmente benigna, ¿por qué tratarla? La palabra clave aquí es "esencialmente". En primer lugar, las palpitaciones pueden resultar muy molestas para el paciente. Además, aunque esta tasa será tolerada por alguien con buena salud, imagínese si el paciente tuviera una estenosis aórtica, una enfermedad de las arterias coronarias o una EPOC grave. ¡No les parecerá tan benigno! Y siempre existe la amenaza de miocardiopatía inducida por taquicardia (MIC) debido a episodios frecuentes de taquicardia. Una miocardiopatía inducida por taquicardia puede ocurrir en cualquier persona con episodios frecuentes de taquicardia o incluso latidos ectópicos ventriculares (EV) muy frecuentes (lo que se conoce como carga alta de EV). Si no se trata, la condición del paciente se deteriorará lentamente y probablemente eventualmente resulte fatal si no se trata. ¡Sin embargo, hay buenas noticias! Si se trata la taquicardia o el exceso de PVC (generalmente mediante ablación), el paciente puede recuperar su función ventricular por completo y volverá a su fracción de eyección del VI anterior a la miocardiopatía en aproximadamente 4 a 6 meses. Las TIC también pueden ocurrir en otras taquiarritmias: la taquicardia recíproca de la unión permanente (TRUP, por sus siglas en inglés) es conocida por causar MIC en niños, a veces fatal.

PERLA | Las taquicardias idiopáticas benignas del tracto de salida ventricular se denominan "benignas" porque es extremadamente improbable que provoquen un colapso cardiovascular o una muerte cardíaca súbita. Sin embargo, hay dos problemas: 1) si la TV del tracto de salida ocurre con demasiada frecuencia, podría provocar una miocardiopatía inducida por taquicardia (MIC), y 2) si bien la TV del tracto de salida en sí es benigna, si el impulso encuentra una cicatriz, puede convertirse en una taquicardia relacionada con una cicatriz con todos los peligros asociados. No se confunda: el hecho de que la taquicardia ventricular sea de tipo benigno e idiopático debido a una actividad desencadenada no excluye la presencia de una enfermedad cardíaca.

Taquicardia n.º 2 del tracto de salida del ventrículo derecho (TSVD)

Aquí hay un resumen de lo que aprendió antes.

¿Qué derivaciones inspecciona primero en un ECG de 12 derivaciones con taquicardia de complejo ancho?

1. Derivación V1 – para determinar en qué ventrículo se origina la taquiarritmia

2. Derivaciones II, III y aVF: para determinar el eje vertical del impulso ectópico (¿viene del tracto de salida, generalmente benigno, o del ápice, nunca es bueno?)

3. La derivación aVR – para determinar la presencia de una onda R inicial y un diagnóstico inmediato de taquicardia ventricular

En las figuras 19-6 y 19-7, el impulso surge en el VENTRÍCULO DERECHO porque hay un QRS similar al BRI en la derivación V1. Volviendo nuestra atención a la Figura 19-7:

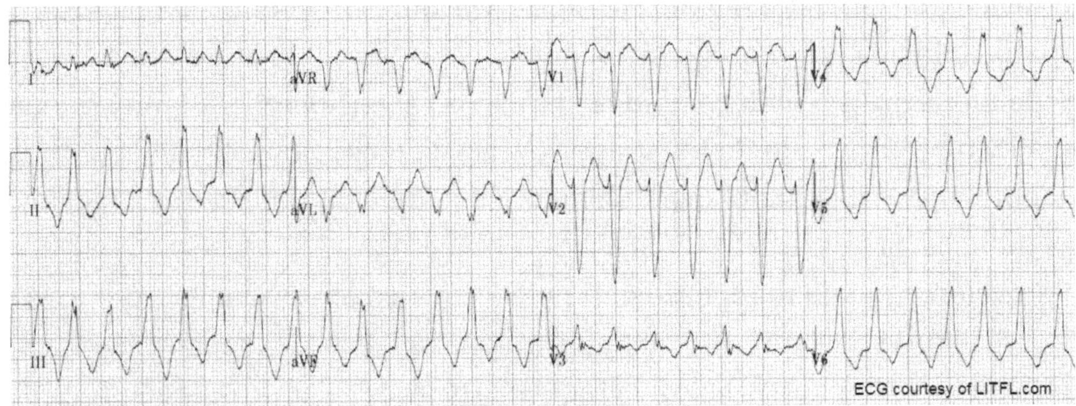

Figura 19-7

Hay ondas R altas en las derivaciones inferiores que apuntan hacia ARRIBA, hacia el origen del impulso; por lo tanto, el impulso se origina en el tracto de salida (ventrículo superior derecho).

Hay una onda QS monofásica en la derivación aVR – para determinar la presencia de una onda R inicial y un diagnóstico inmediato de taquicardia ventricular aVR (los complejos QS en sí son monomórficos, todos exactamente iguales en la derivación aVR). Desafortunadamente, esto no contribuye a un diagnóstico. Una onda R monofásica o un qR en el que "q" tenga una duración de al menos 40 ms favorecería fuertemente la taquicardia ventricular, pero no vemos eso aquí.

Bien... ahora ¿en qué parte de la parte superior del ventrículo derecho surge el impulso? Podemos ver que la transición precordial se produce entre las derivaciones V2 y V3, una transición muy temprana para un impulso que se origina en el ventrículo derecho. A menos que... provenga del área septal superior donde el tabique es más una membrana delgada que una estructura muscular gruesa y el TSVD envuelve la aorta hacia la izquierda. Recuerde: cuanto más tardía sea la transición precordial, más hacia la derecha será el origen del impulso. Sospecharía que este ritmo ectópico proviene del área del tracto de salida superior derecho.

Vea qué tan rápido puede llegar a un diagnóstico de TSVD con este ECG (Figura 19-8). Siga estos cinco pasos:

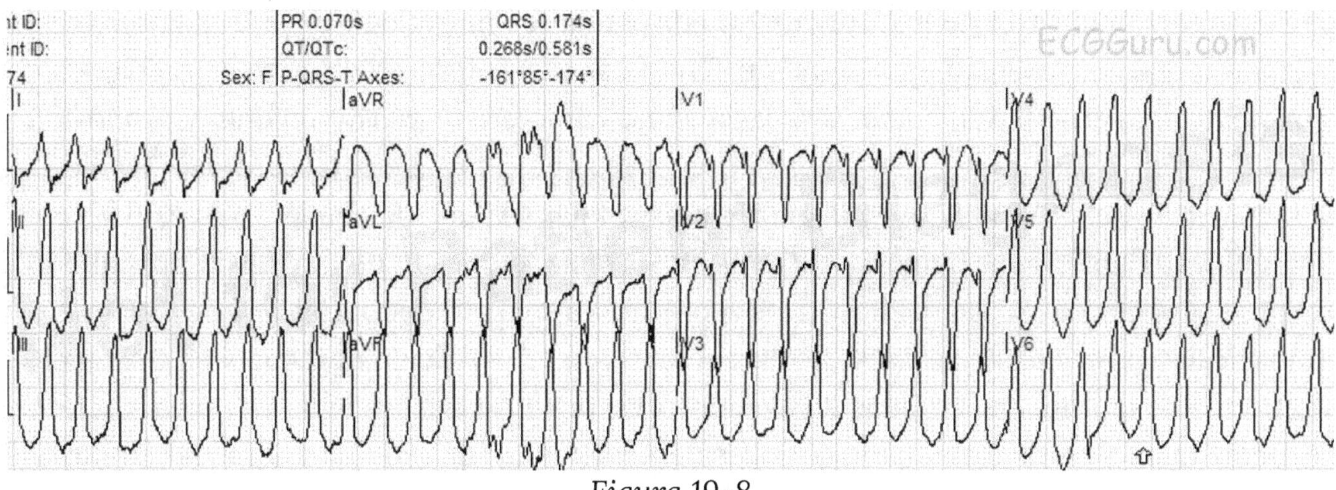

Figura 19-8

1. Ubicación en el corazón: ¿qué ventrículo?

2. Ubicación en el ventrículo: ¿tracto de salida o ápice?

3. Diagnóstico rápido: ¿Hay una onda R monofásica en la derivación aVR?

4. Diagnóstico Final: ¿Cuál es su diagnóstico?

5. Confirmación: ¿Dónde está la transición precordial y es consistente con su diagnóstico?

Dada la transición precordial, ¿en qué parte del TSVD sospecha que se encuentra el foco?

La transición precordial se ubica entre las derivaciones V2 y V3, ya que la derivación V3 ya es una onda R monofásica. Esto es temprano para un impulso que se origina en el ventrículo derecho. Sin embargo, puede ocurrir fácilmente si el foco está ubicado en el tabique interventricular superior derecho en la porción superior izquierda del TSVI, donde el tabique es muy delgado y hay poca separación entre el TSVI y el TSVI.

CONSEJO | Si cree que el paciente tiene una de las TV idiopáticas benignas, asegúrese de que los complejos QRS sean de 140 ms o menos. Un QRS más ancho puede ser idiopático, pero debería alertarle sobre la probabilidad de una TV relacionada con una cicatriz y una taquicardia mucho más peligrosa.

Taquicardias del tracto de salida del ventrículo izquierdo (TSVI)

Esta sección es breve porque casi todo lo dicho sobre las taquicardias del TSVI se aplica a las taquicardias del TSVI. La única copia que tengo de un ECG de 12 derivaciones de un paciente con taquicardia del TSVI documentada es una con morfología del BRI en la derivación V1, ¡por lo que luce exactamente como un TSVD! Las taquicardias del tracto de salida del ventrículo izquierdo (TSVI) comparten las mismas características, tratamiento y pronóstico que las taquicardias del TSVI. Su única diferencia es que la firma electrocardiográfica de la taquicardia del TSVI suele ser una morfología similar a la del BRD en la derivación V1. Por supuesto, ambos exhiben ondas R altas en las derivaciones II, III y aVF. Mientras que las taquicardias ventriculares idiopáticas representan sólo alrededor del 10% de todas las taquicardias ventriculares, el 90% de ellas ocurren en el ventrículo derecho y el 10% en el ventrículo izquierdo. En el ventrículo izquierdo, las taquicardias fasciculares (tema siguiente) son, con mucho, las taquicardias idiopáticas del ventrículo izquierdo más comunes, por lo que no planee diagnosticar una taquicardia del TSVI muy pronto.

Curiosidades interesantes | Debido a que un foco ectópico en lo alto del tracto de salida del ventrículo izquierdo puede salir hacia el ventrículo derecho, un impulso que surge en el ventrículo izquierdo puede presentarse con una morfología del BRI en la derivación V1. Esto nunca será una preocupación suya, pero es algo que el electrofisiólogo deberá considerar antes de un procedimiento de ablación.

CONSEJO | A veces verá el término taquicardia idiopática del ventrículo izquierdo (ILVT) como diagnóstico. Aunque el término incluye taquicardias del TSVI, con mayor frecuencia se refiere más específicamente a las taquicardias fasciculares, que son las más comunes de las taquicardias idiopáticas en el ventrículo izquierdo.

No se deben confundir las taquicardias del TSVI con las taquicardias fasciculares posteriores (con diferencia, el tipo más común de taquicardia fascicular). En las taquicardias del TSVI, los complejos QRS en las derivaciones inferiores serán todos ondas R altas. Las taquicardias fasciculares posteriores tendrán el aspecto opuesto: tendrán ondas S profundas en las derivaciones inferiores. Además, las taquicardias fasciculares tendrán un inicio más agudo y suave de los complejos QRS, ya que surgen en el tejido conductor.

Taquicardias fasciculares

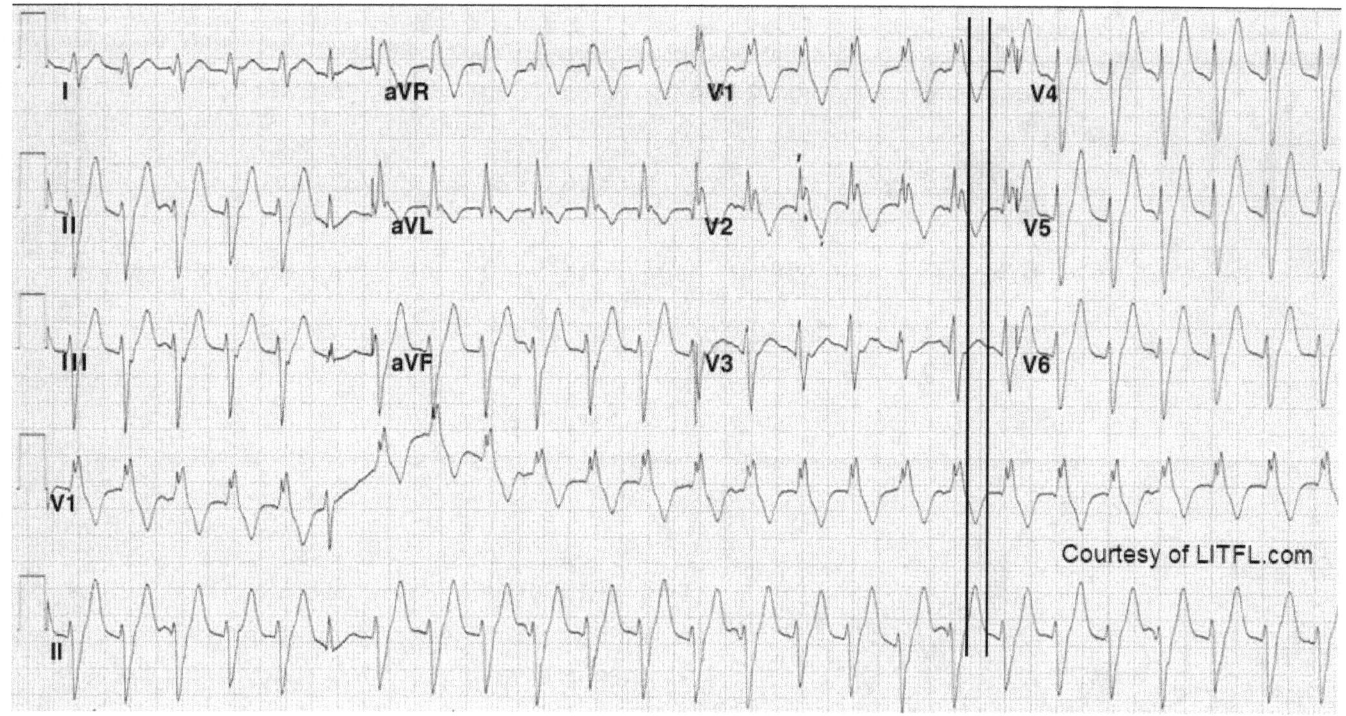

Figura 19-9

Las taquicardias fasciculares son muy interesantes porque…

1. Se encuentran entre las taquicardias idiopáticas "benignas".

2. A veces son tan estrechos que se confunden con TSV con aberrancia.

3. Responden al verapamilo (lo que contribuye a confundirlos con TSV-A)

¿Qué mecanismo impulsa una taquicardia fascicular? ¿Y por qué responde al verapamilo cuando las taquicardias ventriculares relacionadas con cicatrices desarrollarán un colapso cardiovascular profundo si se les administra verapamilo?

PERLA | Sólo para mantener las cosas en perspectiva: ¡las taquicardias fasciculares posteriores son MUY RARAS, pero las taquicardias fasciculares anteriores son EXTREMADAMENTE RARAS!

Firma electrocardiográfica

Patrón BRD en la derivación V1

Desviación del eje izquierdo con complejos rS en las derivaciones II, III y aVF, o

Desviación del eje derecho con complejos qR en las derivaciones II, III y aVF (muy poco frecuente)

Complejos QRS relativamente estrechos ($\leq$ 140 mseg y generalmente $\leq$ 130)

Tiempo de pico R (antes "deflexión intrinsicoide") en la derivación V1 < 80 mseg

Transición precordial temprana (antes de la derivación V1)

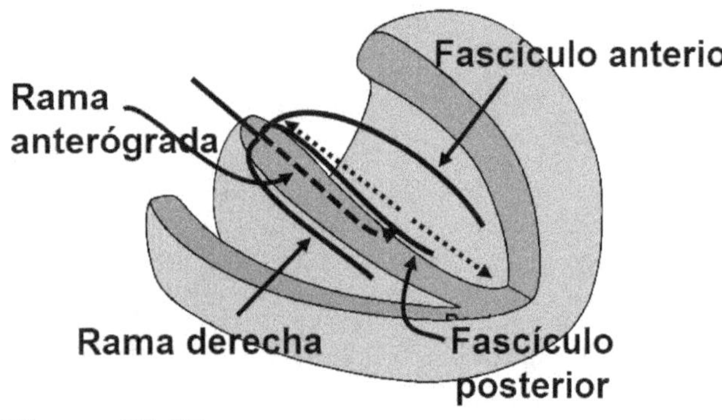

Figura 19-10

Las taquicardias fasciculares se basan en el fascículo posterior (más común) o en el fascículo anterior (muy raro). Ha habido informes de taquicardia fascicular septal, pero eso es bastante raro y no necesita preocuparse por eso. Con diferencia, la taquicardia fascicular más común es la taquicardia fascicular posterior. En estas taquicardias, el fascículo posterior actúa como rama retrógrada y otra vía, aún no claramente definida, actúa como rama anterógrada. El giro proximal es la unión de las ramas derecha e izquierda del haz de His al final del haz de His. Es probable que el giro distal se produzca en algún lugar del tabique, entre el tabique medio y apical. Ahí es donde el miembro anterógrado se une al fascículo posterior y lo activa. Nuevamente, tenga en cuenta que la palabra "ventricular" no forma parte de la nomenclatura aquí. Se supone "ventricular" porque los fascículos anterior y posterior no están ubicados en las aurículas.

Mire el diagrama de las vías conductoras (Figura 19-10) y localice la rama anterógrada: es la flecha con los guiones más grandes que bajan por la mitad del tabique. Como puede ver, se conecta con el fascículo posterior antes de terminar en el músculo papilar posterior. En ese punto, verás dos flechas más pequeñas con guiones mucho más pequeños. Una flecha apunta proximalmente y la otra, distalmente. Esto significa que en el punto de conexión, un impulso viaja proximalmente hacia el fascículo posterior para continuar el circuito de reentrada mientras, al mismo tiempo, otro impulso viaja distalmente para activar el ventrículo izquierdo. Debería ser evidente que la porción del fascículo posterior que conduce distalmente no participa en el circuito de reentrada; sólo la porción del fascículo posterior desde la conexión con la extremidad anterógrada proximalmente hasta la parte superior del circuito es parte del circuito de reentrada.

> **PERLA |** Debido a que el fascículo posterior se activa antes que el fascículo anterior, el ECG tendrá la apariencia de un bloqueo fascicular anterior (BRD o morfología similar a BRD en la derivación V1 y complejos QRS negativos en las derivaciones inferiores). ¡Pero no hay ningún bloqueo fascicular anterior presente! Se trata de una taquicardia ectópica y las morfologías del QRS representan el origen de la arritmia o el orden de activación, ¡no un bloqueo!

Aunque hay un circuito de reentrada, la conducción permanece principalmente dentro del sistema His-Purkinje y el complejo QRS a menudo no es mucho más ancho que si hubiera un bloqueo fascicular anterior. Mire atentamente el diagrama para que pueda comprender el mecanismo de la taquicardia. Recuerde: se cree que la extremidad anterógrada está dentro del tabique. La rama derecha no es la rama anterógrada.

Ahora bien, ¿POR QUÉ esta taquicardia ventricular responde al verapamilo mientras que el verapamilo puede ser tan mortal si se administra a una taquicardia ventricular relacionada con una cicatriz? La razón es que la vía anterógrada pasa a través del miocardio que utiliza los lentos canales de calcio tipo L para iniciar el potencial de acción. El funcionamiento de estos canales de calcio no se basa en la activación de la vía del AMP cíclico (AMPc), por lo que la adenosina no tendrá ningún efecto. Por supuesto, el verapamilo, al ser un bloqueador de los canales de calcio, provocará la interrupción del circuito de reentrada.

> **PERLA |** Los complejos QRS más estrechos durante la taquicardia ventricular son aquellas taquicardias muy raras que se originan en el tabique basal y penetran en ambas ramas del haz de forma inmediata y simultánea. Las segundas más estrechas son las taquicardias fasciculares y en tercer lugar las taquicardias del tracto de salida.

Aquí hay un ejemplo (Figura 19-11, página siguiente) de una taquicardia fascicular anterior (¡muy, muy rara!)...

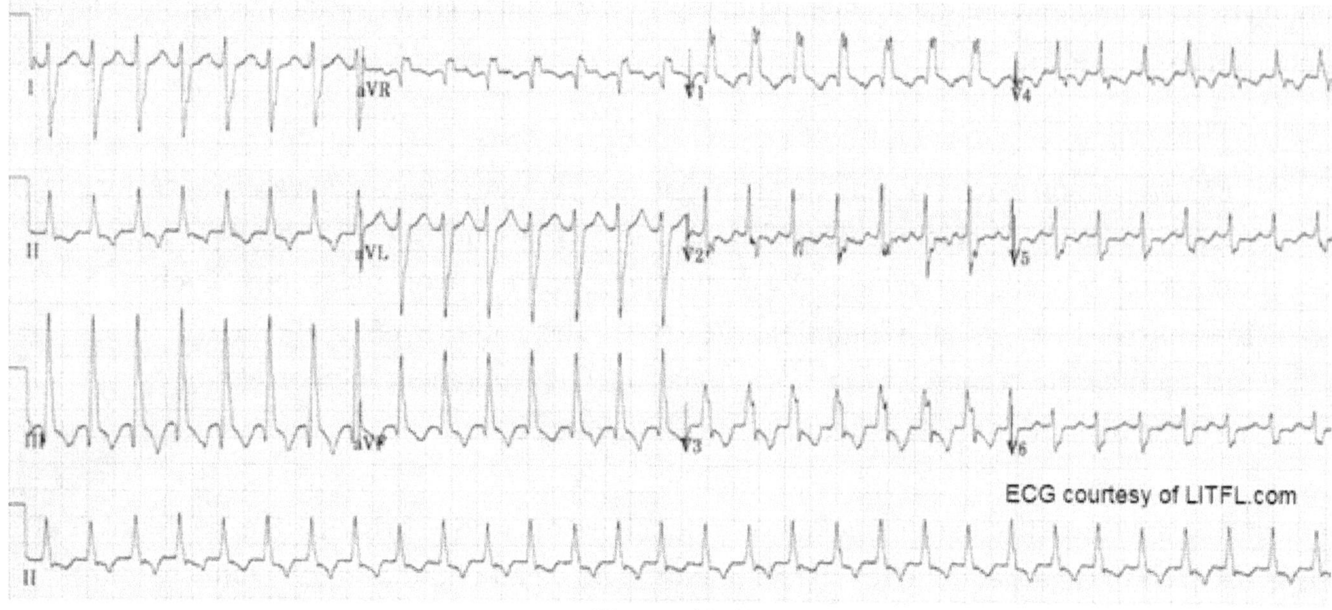

Figura 19-11

Tenga en cuenta que todavía hay una morfología similar a BRD en la derivación V1, pero ahora una desviación del eje hacia la derecha. Las derivaciones inferiores manifiestan un eje inferior con complejos QRS que apuntan hacia arriba.

"Pero hay un problema", exclamas. "¡Esa es la misma descripción que una taquicardia del TSVI! ¿Cómo se puede diferenciar una taquicardia del TSVI de una taquicardia fascicular anterior?" ¡La respuesta está en el Capítulo 23!

¿Dónde está la transición precordial y qué te indica? La transición precordial ocurrió antes de la derivación V1. Esto indica que el impulso se origina en el ventrículo izquierdo, probable-mente más lateralmente que el área del tabique interventricular. Esto está de acuerdo con la distribución del fascículo anterior (anterolateralmente).

CONSEJO | Busque una duración de QRS inferior a 140 mseg (y normalmente inferior a 130 mseg) y un tiempo pico R inferior a 80 mseg. *¡Es muy poco probable que una morfología similar a BRD y una desviación del eje hacia la izquierda con un QRS ancho sean una taquicardia fascicular!*

¡EXTRA! | Hay signos de disociación VA en este fragmento (Figura 19-12). ¿Puede encontrarlos?

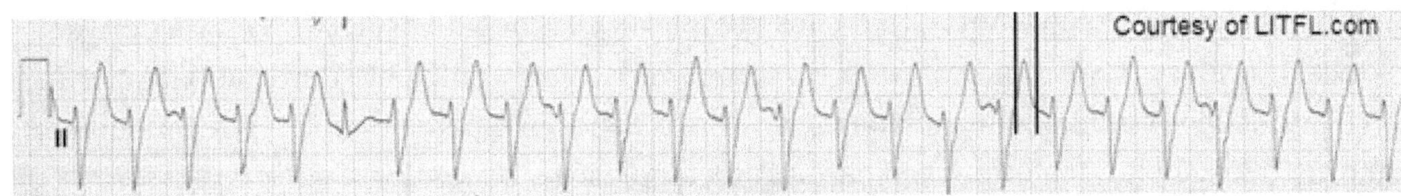

Figura 19-12

Hay un latido de captura y ondas P periódicas que aparecen con bastante regularidad.

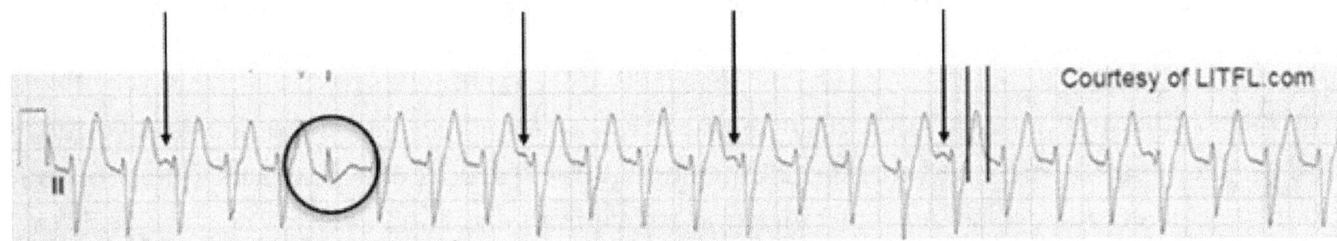

Figura 19-13

Las ondas P son verticales y aparecen en la derivación II, por lo que no son retrógradas y deben originarse en la aurícula derecha, muy probablemente en el nódulo sinusal. Sin embargo, aparecen con regularidad y en el mismo lugar cada vez. Lo más probable es que esto represente una relación isorrítmica fija y coincidente entre el nódulo sinusal y el circuito de taquicardia fascicular.

Ahora por favor presten atención: aquí está una de mis recomendaciones más serias...

¡IMPORTANTE! | No le dé verapamilo ni ningún otro bloqueador de los canales de calcio a un paciente con taquicardia de complejo ancho si no está absolutamente seguro de su diagnóstico de taquicardia fascicular ni tiene experiencia en el manejo de un paciente con colapso cardiovascular profundo. Si bien no creo que TODOS los pacientes con taquicardia de complejo ancho deban ser cardiovertidos automáticamente. Permítame ser el primero en decirlo si no tiene confianza en el manejo de taquicardias de complejo amplio, ¡pero se encuentra en una situación en la que DEBE hacerlo! – una cardioversión D/C correctamente implementada es, con diferencia, ¡DE LEJOS! – la opción más segura y eficaz para poner fin a la taquiarritmia.

Una cosa más...

A lo largo de este libro encontrará a menudo mi dicho "¡Nada bueno sale de la cúspide!" Y eso es cierto... para las taquicardias ectópicas que ocurren en presencia de una enfermedad cardíaca estructural. Cuando las taquicardias comienzan en las propias fibras conductoras, la cuestión es diferente.

Como habrás empezado a notar, todos los complejos QRS negativos (rS, QS) en las derivaciones inferiores pueden indicar un origen en el vértice del ventrículo derecho o izquierdo, pero... todos los complejos negativos en las derivaciones inferiores también pueden indicar un origen fascicular posterior taquicardia: una taquicardia benigna.

Cuando la taquicardia se ajusta a la descripción (Firma Electrónica) de una taquicardia fascicular, el hallazgo de todos los complejos QRS negativos en las derivaciones inferiores no indica un origen en el vértice; *indica que el fascículo posterior se ha activado antes que el fascículo anterior.*

Entonces, cuando digo que "Nada bueno sale del ápice", me refiero a las taquicardias ventriculares monomorfas regulares debidas a enfermedades cardíacas estructurales, que son, con diferencia, las taquicardias más comunes que se originan en el ápice.

Vale, de verdad... sólo una última cosa que destacar...

Las TV idiopáticas benignas pueden existir sin ninguna evidencia de enfermedad cardíaca estructural; por eso se las llama "idiopáticas". Por otro lado, también pueden existir en presencia de una cardiopatía estructural, aunque no CAUSADAS por ella. Como se explicó anteriormente, lo que pudo haber comenzado como una taquicardia benigna puede "transformarse" en una taquiarritmia muy peligrosa y letal si los impulsos encuentran un área de cicatriz.

Hmm... ¿te oí decir que querías solo una PERLA más?

> **PERLA |** Un paciente con taquicardia de complejo ancho que está estable y sin problemas no es prueba de una TSV con aberrancia. Un paciente con taquicardia ventricular conocida que está estable y sin problemas no es prueba de una taquicardia idiopática benigna. Un paciente con taquicardia ventricular relacionada con una cicatriz puede parecer estable y, a veces, sin ningún malestar. La diferencia es... ¡el paciente con taquicardia asociada a una cicatriz podría sufrir un colapso cardiovascular en cualquier momento!

Lectura recomendada:

Callans DJ, MD, et al. Repetitive Monomorphic Tachycardia From the Left Ventricular Outflow Tract: Electrocardiographic Patterns Consistent With a Left Ventricular Site of Origin. JACC. Vol. 29, No. 5 April 1997:1023±7.

Conti GS, MD et al. Right Ventricular Outflow Tract Arrhythmias: Benign Or Early Stage Arrhythmogenic Right Ventricular Cardiomyopathy/Dysplasia? *Journal of Atrial Fibrillation.* Volume 7: Issue 4; Dec 2014-Jan 2015.

Francis J, MD, Venugopal K, MD, Sudhayakumar N, Khadar SA, MD, Anoop K. Gupta AK MD FACC. Idiopathic Fascicular Ventricular Tachycardia. *Indian Pacing and Electrophysiology Journal.* 4(3): 98-103 (2004).

Kapa S, MD; Gaba P, BS; DeSimone CV, MD PhD, Asirvatham SJ, MD. Fascicular Ventricular Arrhythmias – Pathophysiologic Mechanisms, Anatomical Constructs, and Advances in Approaches to Management. *Circ Arrhythm Electrophysiol.* 2017; 1-14.

Kumagai K, MD. Idiopathic ventricular arrhythmias arising from the left ventricular outflow tract: Tips and tricks. *Journal of Arrhythmia.* 30 (2014) 211–221.

Schiefermueller J. Ventricular Tachycardias in Structurally Normal Hearts - A Case Report and Review of the Literature. *Int J Crit Care Emerg Med.* 4(1); 2018.

Chapter 20

Taquicardia ventricular polimórfica I

Torsade de pointes

Comencemos por ver cuánto puede (o no) saber ya sobre las taquicardias ventriculares polimórficas en general...

¿Está familiarizado con este patrón de taquicardia ventricular (Figura 20-1)?

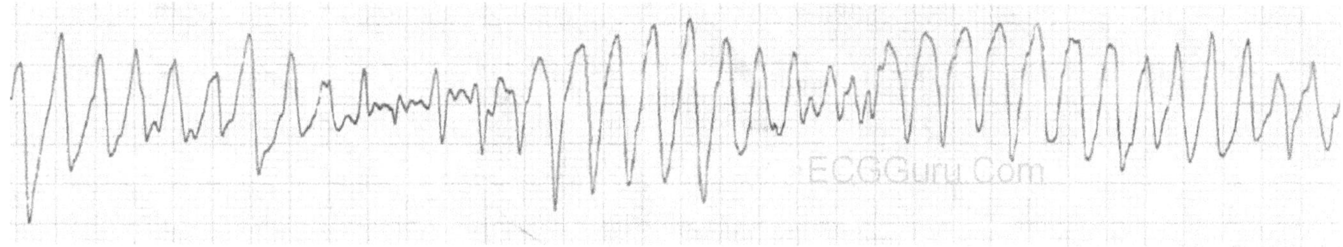

Figura 20-1

¿Puedes identificarlo?

Si dijiste torsade de pointes (TdP), ¡entonces no estás familiarizado con este tipo de taquiarritmia! Todo lo que se puede decir es que se trata de una taquicardia ventricular polimórfica, un término mucho más general. ¿Qué te hace pensar que esto es torsade de pointes? ¿Los episodios en forma de huso en los que la polaridad cambia de negativa a positiva y parece "girarse" alrededor de la línea de base? Los otros VT polimórficos que no tienen conexión con la torsade de pointes pueden tener el mismo aspecto. ¿Es porque la TdP siempre ocurre con un intervalo QT prolongado? Tienes razón, pero... ¿puedes mostrarme un intervalo QT prolongado en esta tira de ritmo? No puedes, ¿verdad?

La verdad es que no se sabe con certeza qué representa esta taquicardia sin más información – y por más información me refiero a un conocimiento personal significativo de este paciente y/o un ECG previo registrado durante el ritmo sinusal, preferiblemente al inicio de la taquicardia ventricular polimórfica. En la mayoría de las TV monomórficas, estudiamos los complejos QRS durante la taquicardia para aprender más sobre ellos. En las taquicardias ventriculares polimórficas, necesitamos ver el ECG en ritmo sinusal para diagnosticarlas adecuadamente. No es necesario mostrarle un "episodio documentado" de torsades de pointes porque se vería exactamente como lo que ve en la Figura 20-1.

¿Qué es la taquicardia ventricular polimórfica?

Las taquicardias ventriculares también se pueden dividir en monomórficas y polimórficas según la morfología de los complejos QRS durante la taquicardia. Monomórfico ("una forma") significa que todos los complejos QRS dentro de una derivación determinada tendrán el mismo aspecto, es decir, todos los complejos QRS en la derivación II tendrán el mismo aspecto, pero es posible que no se parezcan a los complejos QRS de las derivaciones aVR o V1, por ejemplo. Polimórfico ("múltiples formas") significa que existen diferentes morfologías de QRS dentro de la misma derivación.

La propia TV polimórfica se puede expresar de diferentes formas: como...

1. Variaciones simples en los complejos QRS:

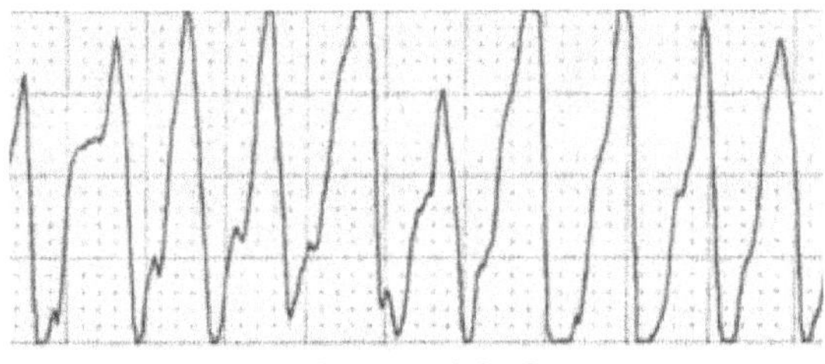

Figura 20-2

2. el icónico VT polimórfico en forma de huso:

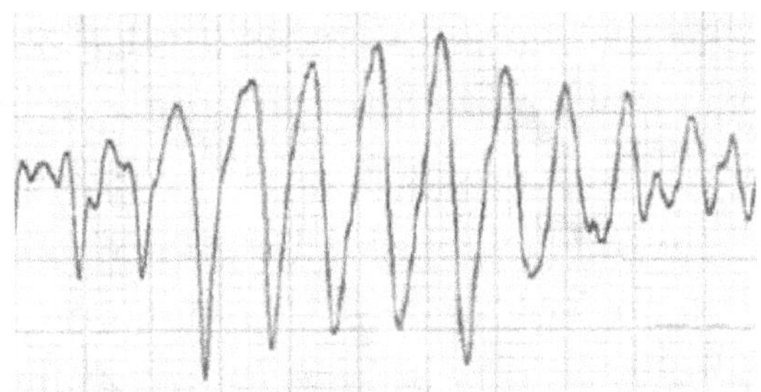

Figura 20-3

3. y VT bidireccional:

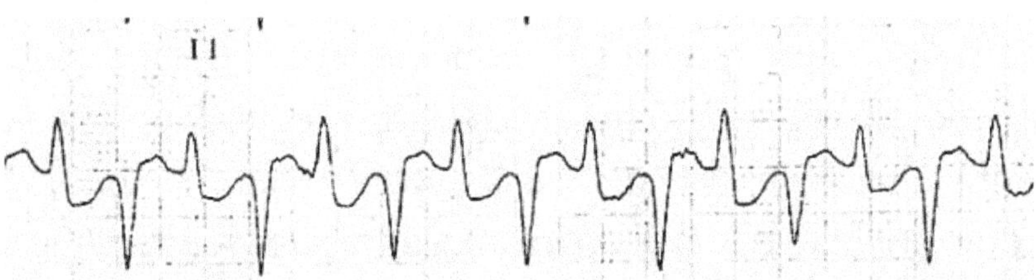

Figura 20-4

La torsade de pointes

La torsade de pointes es la única taquicardia ventricular polimórfica asociada con el síndrome de QT largo. En consecuencia, como se demostró en el ejemplo que abrió este capítulo, si no se puede demostrar que la taquicardia en forma de huso se produce en presencia de una prolongación basal del QTc, no se puede llamar torsade de pointes. Debe seguir siendo una TV polimórfica hasta que se demuestre la asociación con el intervalo QT largo.

¿Qué es la firma electrocardiográphica para Torsade de Points?

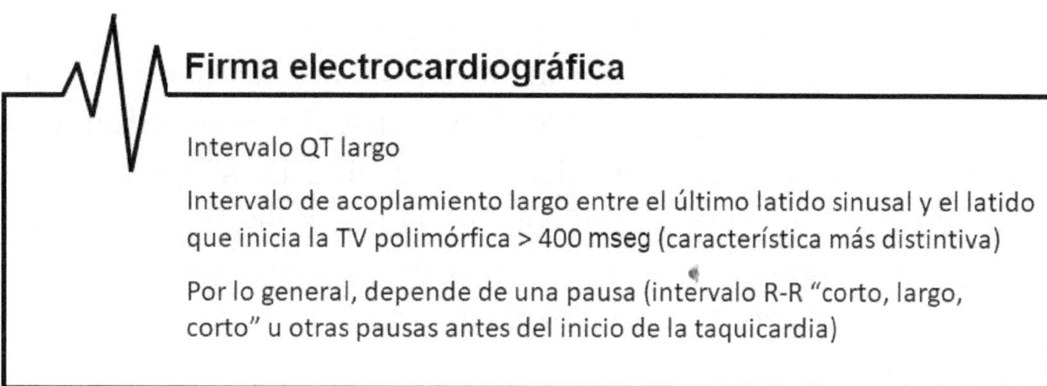

Los orígenes de la Torsade de Pointes

Un intervalo QT largo promueve y potencia la torsade de pointes mediante dos métodos:

1. la repolarización prolongada permite que entre más Ca^{++} a la célula durante la bradicardia y las pausas y

2. un aumento de la frecuencia cardíaca que promueve la entrada de Ca^{++} adicional en la célula.

Abordemos cada uno de estos métodos...

Prolongar la repolarización

Al prolongar la repolarización, ingresa más Ca^{++} a la célula durante la Fase 2 y el miocito se sobrecarga con Ca^{++}. Para eliminar el Ca^{++} adicional, se activa el intercambiador de sodio-calcio (NCX). Esto intercambiará UN ion Ca^{++} intracelular por TRES iones Na^+ extracelulares. Este transporte de Ca^{++} fuera de la célula da como resultado una corriente positiva de Na^+ hacia el interior. Dado que todas las corrientes positivas entrantes son *corrientes despolarizantes*, esta corriente de Na^+ contrarresta las corrientes salientes de K^+ que intentan repolarizar la célula. Si es lo suficientemente fuerte, la corriente entrante de Na^+ superará a la corriente saliente y se producirá una posdespolarización temprana. Si esa postdespolarización temprana alcanza el potencial umbral, producirá una CVP, normalmente durante la fase 3, la onda T. Por tanto, se produce un fenómeno "R-sobre-T". Debido a que la prolongación del QT se ve potenciada por la bradicardia y las pausas, estos SQTL se denominan dependientes de pausas.

Aumento de la frecuencia cardíaca que introduce más Ca⁺⁺ en la célula

En algunos síndromes de QT largo, una frecuencia cardíaca más rápida permite una mayor entrada de Ca^{++} a la célula con cada latido del corazón. Estos síndromes de QT largo son potenciados por catecolaminas que promueven la entrada de Ca^{++}. El Ca^{++} adicional que ingresa desde el exterior puede causar una liberación de reservas de Ca^{++} aún mayores dentro de la célula y el intercambiador Na^+/Ca^{++} resultante entra en acción. Tu sabes el resto. Estos SQTL se denominan dependientes de taquicardia. Aunque la torsade de pointes no se considera realmente dependiente de la taquicardia, puede ocurrir durante episodios de SQTL adquirido que son dependientes de la taquicardia debido a la secuencia de intervalos "corto-largo-corto". La pausa larga interrumpe la taquicardia basal y luego puede desarrollarse torsade de pointes.

> **CONSEJO |** La mayoría de la gente piensa que el Ca^{++} que entra en la célula es lo que precipita el acoplamiento excitación-contracción, pero no es así. El Ca^{++} que ingresa a la célula durante la Fase 2 es sólo el "desencadenante" para la liberación de reservas de Ca^{++} verdaderamente masivas desde el interior del retículo sarcoplásmico.

Diferenciación de Torsade de Pointes de VT polimórfica sin torsade

Es importante saber si se trata de una TV polimórfica torsade de pointes o no torsade porque tienen causas muy diferentes, tratamientos muy diferentes y pronósticos algo diferentes.

Para distinguir entre TV torsade de pointes y TV no torsade utilizamos el hecho de que hay una prolongación del QTc durante la TV torsade de pointes pero no hay una prolongación significativa del QTc en la TV polimórfica no torsade.

Primero, comprendamos una información muy importante:

Ambas formas de taquicardia ventricular polimórfica pueden tener el mismo aspecto durante la taquicardia. ¡Es posible que no puedas distinguir uno del otro!

Por supuesto, esto se refiere a los tipos 1 y 2, como se muestra al principio del capítulo. La torsade de pointes nunca se presenta con TV bidireccional.

Para distinguir adecuadamente la TV polimórfica torsade de pointes de la TV polimórfica no torsada, necesitará ver algo del ritmo sinusal y el punto en el que se inició la TV polimórfica.

¿Por qué ritmo sinusal? ¿Es para ver si hay un QTc prolongado?

Si el QTc prolongado fuera significativo (más de 500 ms), entonces "¡Sí!" – eso sería suficiente para hacer una distinción. Sin embargo, los pacientes con TV polimórfica no torsada también pueden tener ocasionalmente intervalos QT ligeramente prolongados. Esto puede provocar una superposición de los intervalos QT entre las dos formas de TV polimórfica. Hay una mejor manera de distinguirlos...

Usamos el intervalo de acoplamiento del último latido conducido por el nódulo sinusal y el latido que inicia la TV polimórfica, ya sea torsada o no torsada.

> **¡Definición importante!** | Un intervalo de acoplamiento es la distancia desde el inicio de un QRS conducido por el nódulo sinusal hasta el inicio de un QRS ectópico que lo sigue inmediatamente. Sugiere – pero no necesariamente establece – una relación entre los dos latidos.

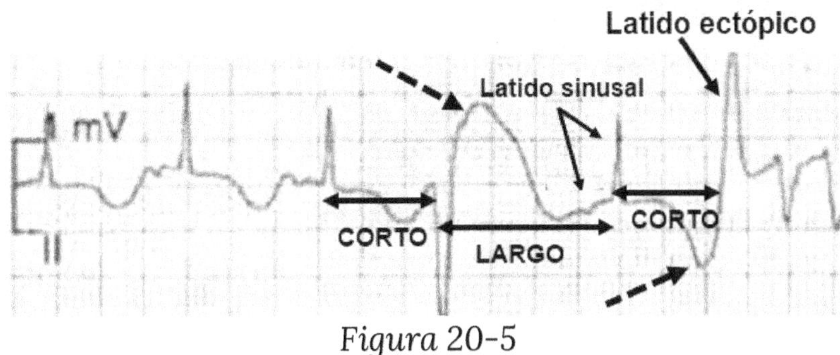

Figura 20-5

El intervalo de acoplamiento que nos interesa es el que comienza con el P-QRS denominado "Latido sinusal" (Figura 20-5). El latido sinusal es seguido por un latido ectópico en el final de la onda T invertida, o cerca de él, que inicia la taquicardia. Tenga en cuenta que el intervalo de acoplamiento es mayor que dos cuadrados grandes (400 mseg). Observe las ondas T anormalmente agrandadas indicadas por las flechas punteadas. Esto es típico de la aparición de torsade de pointes.

Debido al prolongado intervalo QT, los intervalos de acoplamiento para las torsades de pointes serán largos: al menos 400 mseg y, a menudo, mucho más largos.

La TV polimórfica no torsada no se asocia con un intervalo QT prolongado, por lo que el intervalo de acoplamiento al inicio de la taquicardia será más corto: 400 mseg o menos.

> **PERLA |** Las torsades de pointes tendrán un intervalo de acoplamiento más largo debido a la prolongación del QTc. Dado que la TV polimórfica no torsada no se asocia con un QTc significativamente prolongado, su intervalo de acoplamiento será más corto.

Entonces, en pocas palabras...

Intervalo de acoplamiento > 400 mseg: Torsade de Pointes

Intervalo de acoplamiento ≤ 400 mseg: VT polimórfica sin torsión

Existe un fenómeno llamado secuencia de intervalos R-R "corto-largo-corto" que se utiliza con frecuencia para diferenciar las torsades de pointes de la TV polimórfica no torsade. Si vuelve a consultar la Figura 20-5, verá las palabras "Corto – Largo – Corto". Hay un primer intervalo corto provocado por la aparición temprana de una CVP; luego un intervalo largo causado por la pausa compensatoria post-extrasistólica de la CVP que es seguida por un latido conducido por el nodo sinusal; luego, un segundo intervalo corto que ocurre cuando aparece temprano un segundo latido ectópico, que finaliza el segundo intervalo corto y precipita la TV polimórfica.

La secuencia "corto-largo-corto" es sólo una configuración para que se produzca el último intervalo de acoplamiento después de una pausa. Debido a que es mayor de 400 mseg, la taquicardia que inicia es una verdadera torsade de pointes. Si desea leer más sobre torsade de pointes, escuchará mucho más sobre la secuencia "corta-larga-corta".

> **CONSEJO |** El intervalo de acoplamiento se utiliza para distinguir la TV polimórfica torsade de pointes de la TV polimórfica sin torsade no diferencia entre SQTL congénito y adquirido.

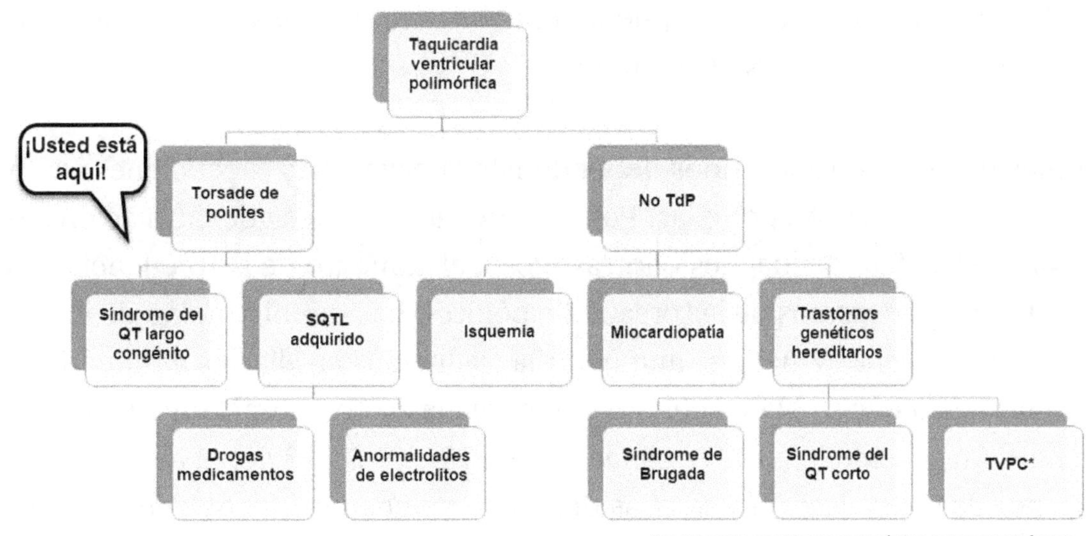

Figura 20-6

SQTL congénito y adquirido

Debido a que la torsade de pointes solo aparece en pacientes con alguna forma de SQTL, aprendamos un poco más sobre las formas congénita y adquirida.

Hay muchas formas de SQTL (16, para ser precisos) y eso es justo al momento de escribir este artículo. No te preocupes. A menos que quieras ser un experto en el campo, no es necesario que aprendas ninguno de ellos.

El SQTL congénito es raro. Es muy poco probable que tenga que lidiar con esto, pero si es necesario, se trata con sulfato de magnesio por vía intravenosa junto con cardioversión/desfibrilación si se mantiene. Simplemente no dé ni haga nada que acelere la frecuencia cardíaca sinusal. Muchos de los SQTL congénitos son potenciados por catecolaminas (ejercicio, estrés emocional) que pueden provocar torsade de pointes.

> **¡PRECAUCIÓN! |** La falta de un QTc prolongado en un ECG previo NO descarta la torsade de pointes, ¡sólo descarta la torsade de pointes debida a SQTL congénito! Y aun así, hay raras excepciones.

Es posible que un paciente haya estado tomando un medicamento durante mucho tiempo que se sabe que prolonga el intervalo QT sin problemas; pero un caso de gastroenteritis, con fiebre, vómitos y diarrea, puede disminuir el nivel sérico de K^+ hasta el punto de desarrollar torsade de pointes. Por lo tanto, **la medicación que prolonga el intervalo QT** MÁS **fiebre** MÁS **hipopotasemia** (y posiblemente **hipomagnesemia**) IGUAL A **torsade de pointes**.

PERLA | Con un SQTL adquirido, puede ser necesario algo más que la prolongación del QT para iniciar una torsade de pointes.

Los síndromes de QT largo adquiridos dependen de la pausa. Las excepciones son bastante raras, así que no te preocupes por ellas. Por lo tanto, además de la desfibrilación (cuando sea necesaria) y el sulfato de magnesio intravenoso, el aumento de la frecuencia cardíaca suele controlar los paroxismos de la torsade de pointes. La administración de isoproterenol intravenoso es una buena manera de aumentar la frecuencia cardíaca a alrededor de 90 a 110 latidos/minuto hasta que se pueda colocar un marcapasos temporal. Sin embargo, no le dé isoproterenol a un paciente con SQTL *congénito*. LQTS 2 y LQTS 3 dependen de la pausa, pero *LQTS 1 depende de la taquicardia* y se considera *más común que los otros dos juntos*.

¡PRECAUCIÓN! | No le dé ni haga nada a un paciente para acelerar su frecuencia cardíaca si existe alguna posibilidad de que tenga una forma congénita de SQTL.

PERLA IMPORTANTE | El sulfato de magnesio no pondrá fin a un episodio de torsade de pointes; su eficacia radica en prevenir la aparición de otro episodio paroxístico una vez que cesa.

Más información sobre cómo distinguir torsade de pointes de la TV polimórfica sin torsade

Es importante distinguir la TV polimórfica torsade de pointes de la TV polimórfica no torsade. Las causas, tratamientos y pronósticos difieren. ¡No se pueden tratar TODAS las TV polimórficas de la misma manera!

Anteriormente en este capítulo le presenté el concepto de intervalo de acoplamiento como factor distintivo entre torsade de pointes y VT polimórfica *sin torsade*. Ahora, ¡aprendamos un poco más y pongamos ese conocimiento en práctica!

CONSEJO | No quiero darle la impresión de que la torsade de pointes sea peligrosa, mientras que la VT polimórfica sin torsade no lo es. Son igualmente peligrosos y potencialmente letales. ¡No hay nada benigno en cualquier taquicardia ventricular polimórfica! ¡TODOS son extremadamente peligrosos debido a su tendencia a degenerar rápidamente en fibrilación ventricular!

Aquí hay (Figura 20-7) una tira de ritmo que demuestra una taquicardia ventricular polimórfica. Decida si representa una TV polimórfica torsade de pointes o no torsade. El intervalo de acoplamiento está designado por la línea con un asterisco debajo.

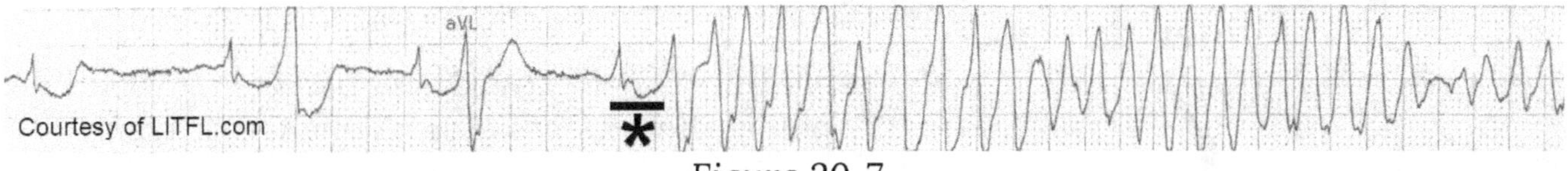

Figura 20-7

Echemos un vistazo más de cerca a ese intervalo de acoplamiento. (¿Ves cómo puede ayudar una lupa?)

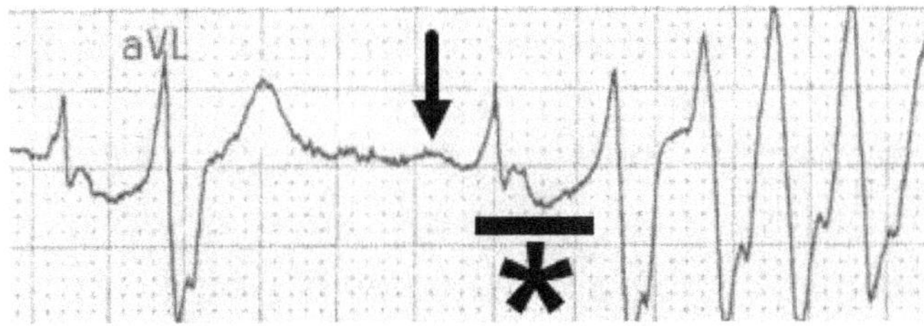

Figura 20-8 Fragmento cortesía de LITFL.com

La flecha indica la onda P del complejo conducido sinusal (Figura 20-8). El intervalo de acoplamiento es de aproximadamente 280 mseg. ¡Eso es muy corto! Nuevamente, tenga en cuenta que el intervalo de acoplamiento se mide desde *el inicio* del QRS hasta *el inicio* del QRS; ¡no se mide desde el pico de la onda R hasta el pico de la onda R! Simplemente mirando la tira de ritmo completa (Figura 20-7) se puede ver que no hay una prolongación significativa del intervalo QT (si es que hay alguna).

PERLA | Ya habrás oído hablar del infame fenómeno "R-sobre-T". Es posible que haya pensado que fue causado por un PVC "aleatorio" que apareció casualmente en la pendiente descendente de la onda T. No, no fue "al azar". Sería una posdespolarización temprana. Además, el período vulnerable puede existir en la pendiente ascendente de una onda T invertida.

CONSEJO | Si bien las torsades de pointes pueden ocurrir en el SQTL 1 debido al ejercicio extenuante, la TV no torsade también puede ocurrir debido a una actividad extenuante: TV polimórfica catecolaminérgica. La TV polimórfica dependiente de taquicardia no se limita al SQTL y la torsade de pointes.

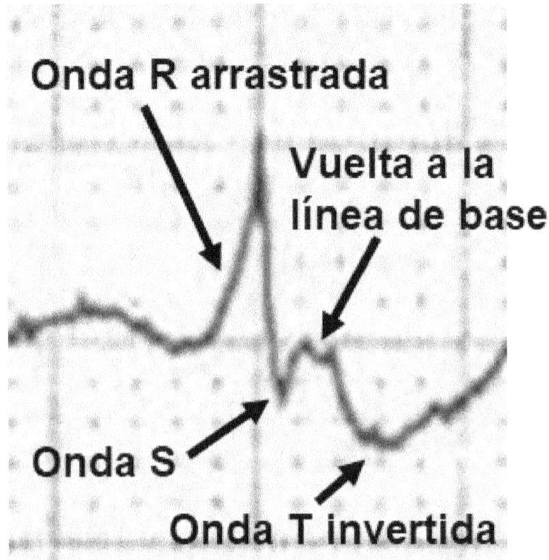

Figura 20-9

¿Le parece un poco confuso ese QRS conducido por el nodo sinusal? Aquí hay una explicación (Figura 20-9)...

Se trata de una taquicardia ventricular polimórfica no TdP. Si bien el segundo PVC ha proporcionado una pausa, no fue necesario que se produjera la taquicardia. La TV polimórfica no torsada no depende de pausas; generalmente es causada por isquemia miocárdica aguda u ocasionalmente por miocardiopatía o una de las canalopatías transmitidas genéticamente (síndrome de Brugada, síndrome de QT corto o TV polimórfica catecolaminérgica). Más sobre esto en el próximo capítulo...

El intervalo de acoplamiento es un excelente factor de discriminación entre VT polimórfica torsade de pointes y no torsade. El intervalo de acoplamiento para la TV polimórfica no torsade es más corto porque no hay prolongación del QT (o solo una prolongación mínima del QT).

PERLA | Para poner las cosas en perspectiva: aunque el intervalo de acoplamiento sólo necesita ser superior a 400 mseg para un diagnóstico de torsade de pointes, rara vez es inferior a 500 mseg, y las duraciones entre 600 y 700 mseg son bastante comunes.

Intervalo de acoplamiento ≤ 400 mseg: taquicardia ventricular polimórfica no TdP

Intervalo de acoplamiento > 400 mseg: torsade de pointes

Ejercicios practicos

A continuación se muestran algunos ejemplos de intervalos de acoplamiento que conducen a una taquicardia ventricular polimórfica para ayudarle a mejorar sus habilidades de diagnóstico. Tu capacidad para...

1. localizar el intervalo de acoplamiento correcto y

2. determinar si es largo o corto (mayor o menor que 400 mseg, respectivamente)

...¡son habilidades esenciales! Nuevamente, estamos diferenciando la TV polimórfica torsade de pointes de la TV polimórfica no torsade.

PERLA | ¡Las tormentas eléctricas no son inusuales con estas taquiarritmias!

Si puede determinar si la TV polimórfica es torsade de pointes o TV polimórfica no torsade, entonces podrá tratar al paciente de manera más efectiva, más eficiente y más específica. Ahora, intente determinar si el ritmo es una verdadera torsade de pointes o una TV polimórfica sin torsade. He añadido marcas negras en la parte superior de las tiras de ritmo cada 200 ms (un cuadrado grande).

Te ayudaré con el primero (Figura 20-10). El primer intervalo R-R es representativo de la frecuencia y el ritmo base.

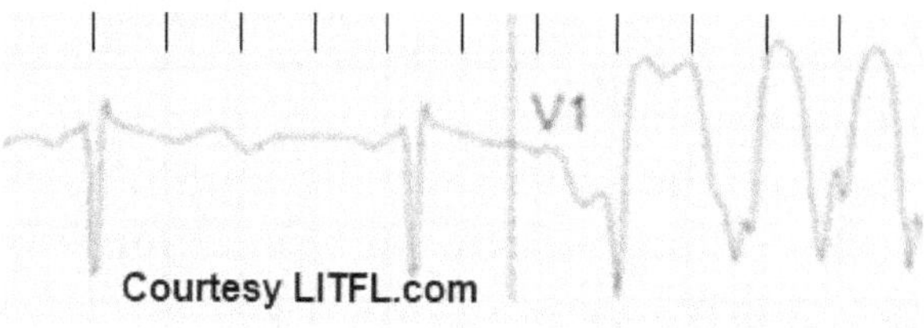

Figura 20-10

CONSEJO | El intervalo R-R se mide desde el comienzo de un complejo QRS hasta el comienzo del siguiente complejo QRS. La morfología real del QRS es irrelevante. No es necesario que haya una onda R presente.

El tercer complejo QRS (invertido) es temprano, por lo que no importa cuán "normal" parezca, no puede ser un latido sinusal. ¡Debe ser por un foco ectópico! Recuerde: el intervalo de acoplamiento es desde el inicio del último QRS conducido sinusal hasta el inicio del QRS del latido ectópico que inicia la taquicardia. Ese latido ectópico puede estar ligeramente separado o no del primer latido de la TV polimórfica; De todos modos, no habrá otro latido sinusal entre este y la taquicardia.

¿Observó la longitud del intervalo de acoplamiento de la Figura 20-10? ¿Es mayor o menor que 400 mseg? ¿Cuál es su diagnóstico? El intervalo de acoplamiento fue superior a 400 mseg, por lo que debería haber diagnosticado torsade de pointes.

PERLA | No es necesario que la medición del intervalo de acoplamiento sea exacta. Sólo recuerda que dos cuadrados grandes equivalen a 400 mseg. Dos cuadrados y medio grandes equivalen a 500 mseg.

CONSEJO | Quinientos es un número significativo para la torsade de pointes: rara vez aparece hasta que el QTc es superior a 500 mseg y sus intervalos de acoplamiento suelen ser superiores a 500 mseg.

¡Ahora quiero que evalúes más intervalos de acoplamiento por tu cuenta! Probablemente necesitará sus calibradores de ECG (usted TÍ tiene algunos buenos calibradores, ¿no?).

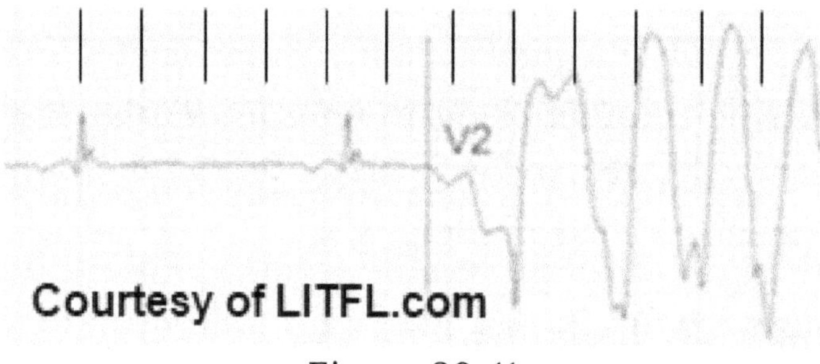

Figura 20-11

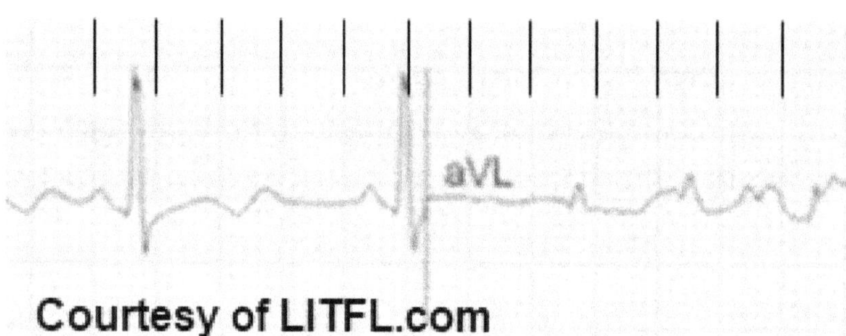

Figura 20-12

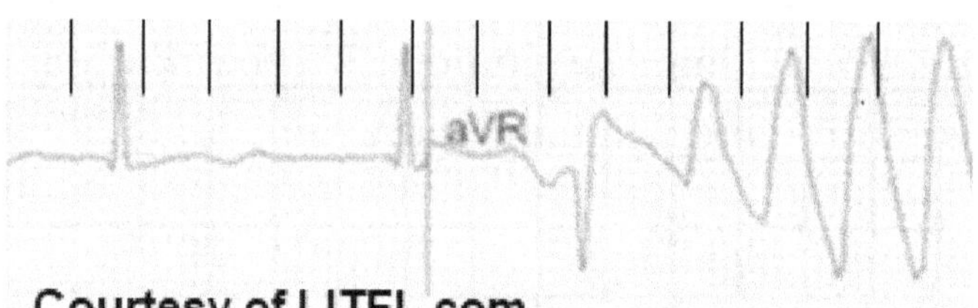

Figura 20-13

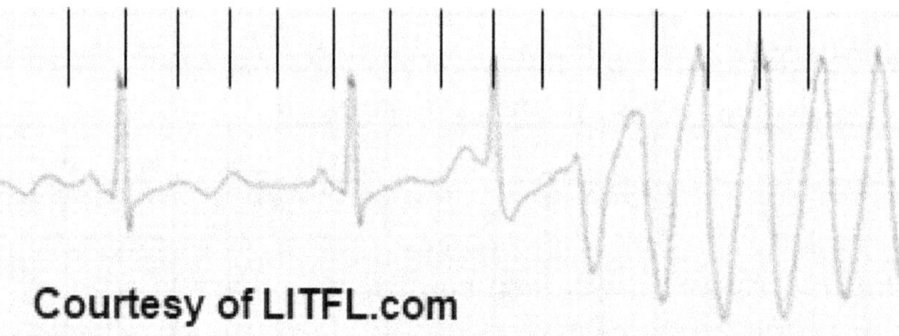

Figura 20-14

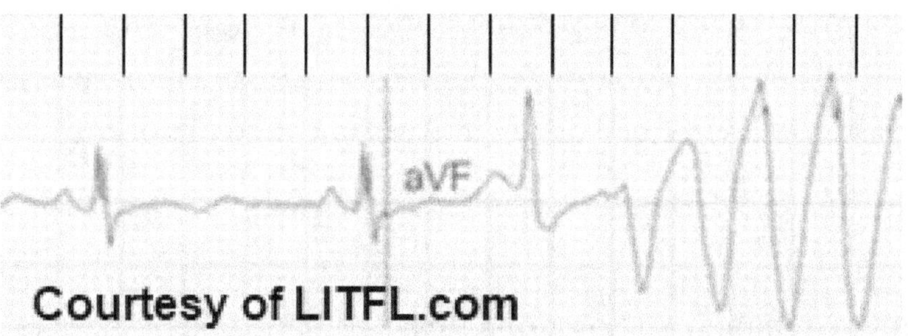

Figura 20-15

Echemos un vistazo más de cerca a la Figura 20-15. Agregué algunas notaciones, por lo que ahora es la Figura 20-16.

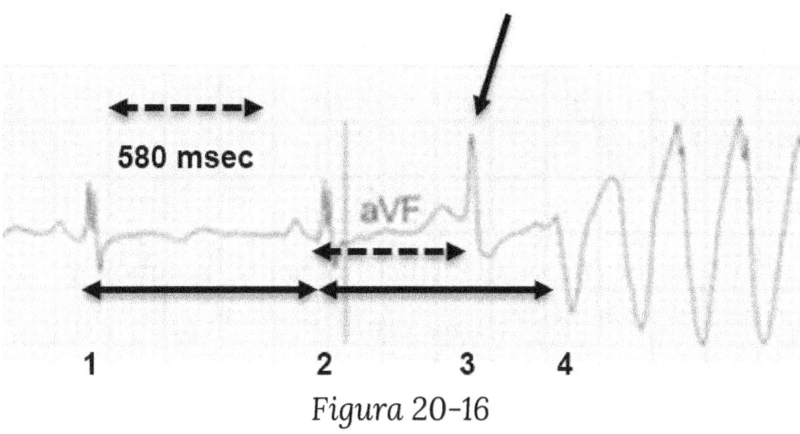

Figura 20-16

¡Lea cuidadosamente! Quiero asegurarme de que entiendes esto...

El tercer QRS (figura 20-16) es un latido ectópico porque es temprano. El segundo QRS es el último latido sinusal conducido antes de la taquicardia. El intervalo de acoplamiento que deberás medir será desde el inicio del segundo QRS (último latido conducido sinusal) hasta el inicio del tercer QRS (latido ectópico prematuro) indicado por la flecha discontinua de dos puntas. El intervalo de acoplamiento va desde el último QRS conducido por los senos hasta el QRS que inicia la taquicardia polimórfica. Ese cuarto complejo rS amplio no está iniciando la TV polimórfica: ¡ES la TV polimórfica! ¡No estaría allí si no fuera por ese tercer latido (ectópico)!

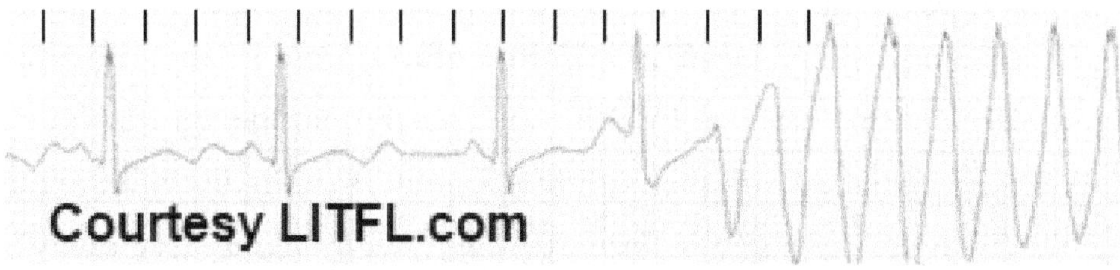

Figura 20-17 (Figura 20-14 repetida)

La figura 20-17 es un ejemplo de una verdadera torsade de pointes. Nuevamente, tenemos el beneficio de ver algo de ritmo sinusal junto con la aparición de la taquicardia. El largo intervalo de acoplamiento es muy característico de las verdaderas torsades de pointes y, en base a ello, podemos hacer un diagnóstico.

¿Te diste cuenta de dónde apareció el primer ritmo? En la pendiente descendente de la onda T del latido anterior: ¡el período vulnerable! ¡Esta es una posdespolarización temprana (que ocurre durante la Fase 3 del potencial de acción) que alcanzó el potencial umbral y resultó en una actividad desencadenada!

PERLA | ¿Notaste también que ninguna de las torsades de pointes comenzó como una taquicardia "en forma de huso"?

Recuerde: si tiene una tira de taquicardia únicamente, no podrá distinguir entre las dos taquiarritmias (*torsade de pointes* y *TV polimórfica no torsade*). Afortunadamente, ambas formas de TV polimórfica tienden a ser cortas y paroxísticas, por lo que las posibilidades de captar algo de ritmo sinusal en una tira de ritmo cuando la taquicardia comienza y se detiene son en realidad bastante buenas.

PERLA | ¡TODAS las formas de taquicardia ventricular polimórfica son peligrosas y potencialmente letales! ¡Eso es porque pueden degenerar en fibrilación ventricular en cualquier momento!

Respuestas sobre las Figuras 20-11 a 20-16 | ¡TODOS son verdaderas torsade de pointes!

Algunos consejos sobre el manejo de la taquicardia ventricular polimórfica

Consejo #1 | Si el paciente experimenta una taquicardia ventricular polimórfica sostenida, no estará estable. ¡Desfibrile inmediatamente e inicie sulfato de magnesio 2 g por vía intravenosa! Las TV polimórficas son similares a la fibrilación ventricular en el sentido de que no se puede confiar en que el desfibrilador se fije en las ondas R para sincronizarse. Si la TV polimórfica es torsade de pointes, el magnesio ayudará; si se trata de TV polimórfica no torsada, no ayudará, pero tampoco hará daño. Por lo tanto, siempre es mejor comenzar con sulfato de magnesio incluso si no está seguro del tipo específico de TV polimórfica.

Consejo #2 | Los episodios sostenidos de torsade de pointes son poco frecuentes. Estas taquiarritmias tienden a ser muy paroxísticas y a menudo no duran lo suficiente como para preparar la desfibrilación.

Consejo #3 | A menudo leo artículos de revistas en los que un médico tiene un paciente con taquicardia ventricular polimórfica sostenida y la termina con una sola descarga. Nunca he tenido tanta suerte. Mi punto aquí es que terminar una TV polimórfica sostenida puede no ser tan simple como algunos artículos e informes de revistas pueden hacerle creer. ¡Solo prepárate para eso! Si el paciente no realiza la cardioversión inmediatamente, ¡no crea que ha hecho algo mal!

Consejo #4 | Debido a su naturaleza paroxística, descubrirá muy rápidamente que su objetivo no es sólo poner fin a una taquiarritmia en curso, sino principalmente evitar que vuelva a ocurrir una vez que ha cesado.

Consejo #5 | ¡Todos los pacientes con síndrome de QT largo deben tomar betabloqueantes! Los síndromes de QT largo (SQTL) dependientes de taquicardia son impulsados por aportes adrenérgicos que hacen que la frecuencia aumente, por lo que conviene enfriarla tanto como sea posible. Los SQTL dependientes de pausas dependen de las pausas para permitir que entren más iones de calcio a la célula. Dado que los betaagonistas promueven la entrada de calcio, lo que conduce a posdespolarizaciones y actividad desencadenada, los betabloqueantes pueden ayudar a evitar que esto suceda.

Consejo #6 | Choque si es necesario, ¡pero haga todo lo posible para mantener las descargas CC al mínimo absoluto! La cardioversión/desfibrilación aumenta en gran medida las catecolaminas circulantes (incluso en el paciente inconsciente), lo que, a su vez, puede potenciar el desarrollo de torsade de pointes. Administrar epinefrina por vía intravenosa hará lo mismo. Las catecolaminas aumentan la frecuencia cardíaca, potenciando la torsión torsade dependiente de taquicardia. Las catecolaminas también facilitan la entrada de Ca^{++} en las células, potenciando así la taquicardia dependiente de pausa.

Consejo #7 | Administrar magnesio por vía intravenosa también ayuda a prevenir la entrada de Ca^{++} y Na^+ a la célula. Hasta que se considere un diagnóstico más específico, TODAS las TV polimórficas deben recibir magnesio por vía intravenosa. No ayudará a los VT polimórficos no torsades, ¡pero al menos tampoco hará daño!

Consejo #8 | No le dé sulfato de magnesio por vía intravenosa y luego retroceda esperando que suceda algo. ¡Nada va a suceder! El $MgSO_4$ ayuda a prevenir la aparición de torsade de pointes, pero no afecta a una taquicardia sostenida en curso. Debes detener la taquicardia antes de que el magnesio pueda manifestar algún efecto.

Consejo #9 | Debe ver el inicio de la taquicardia ventricular polimórfica o un ECG previo de 12 derivaciones en ritmo sinusal para diagnosticar el tipo de taquicardia ventricular polimórfica (torsada o no torsada).

Consejo #10 | El intervalo de acoplamiento que ocurre al inicio de una taquicardia ventricular polimórfica es el mejor determinante de la TV polimórfica torsade de pointes o no torsade. Los intervalos QT pueden superponerse, pero hay mucha menos superposición con los intervalos de acoplamiento. Los intervalos de acoplamiento son visibles sólo durante la aparición de episodios intermitentes de TV polimórfica.

Chapter 21

Taquicardia ventricular polimórfica II

Taquicardias no torsadas

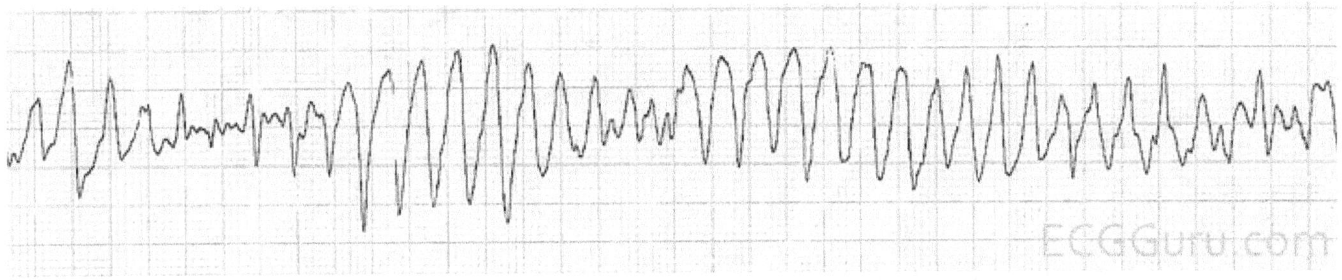

Figura 21-1

Polimórfico significa "múltiples formas" y todas estas taquicardias ventriculares ciertamente lo exhiben. Tanto la taquicardia ventricular polimórfica torsade de pointes como la forma no torsada exhiben episodios icónicos en forma de huso (Figura 21-1) y la taquicardia ventricular polimórfica catecolaminérgica ocasionalmente exhibe episodios en forma de huso, además de un par de otras formas que discutiremos más adelante.

PERLA | Como regla general, las taquicardias ventriculares monomórficas son regulares y las taquicardias ventriculares polimórficas son irregulares. La mayoría de las taquicardias ventriculares monomórficas son ritmos muy peligrosos... pero algunas son benignas. ¡TODAS las taquicardias ventriculares polimórficas son muy peligrosas y potencialmente letales!

La taquicardia ventricular polimórfica no torsada a veces se denomina "pseudotorsade de pointes". Sin embargo, prefiero la TV polimórfica no torsade, y ese es el término que usaré en este libro.

Es fácil perderse cuando estás aprendiendo sobre varias arritmias nuevas: pueden parecer muy parecidas... al menos superficialmente. Aquí hay tres cosas para recordar:

- ¡Todos los VT polimórficos son PELIGROSOS y potencialmente letales! ¡Todos ellos!

- Los pacientes no podrán tolerarlos durante más de unos pocos segundos si se mantienen antes de perder el conocimiento. Tendrás que estar preparado para actuar rápidamente.

- Aunque a veces todos pueden parecer iguales, son muy diferentes.

Nuevamente: ¡lo único que tienen en común es que *todos son extremadamente peligrosos y letales!*

Taquicardia ventricular polimórfica no torsada

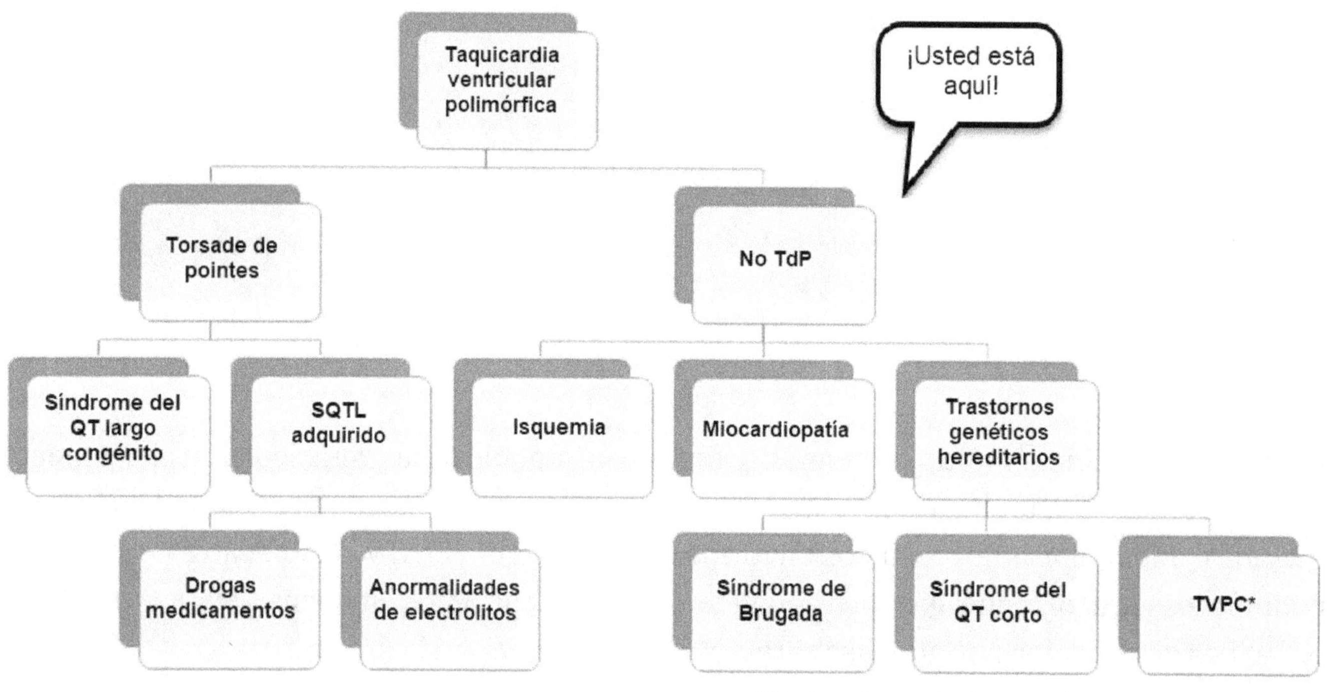

Figura 21-2

Hay tres grupos básicos de TV polimórficas no torsadas:

1. Isquémico

2. Cardiomiopático

3. Los debidos a trastornos genéticos hereditarios

La isquemia miocárdica (típicamente aguda, pero también crónica) es la causa más común de taquicardia ventricular polimórfica no TdP.

Las miocardiopatías también pueden producir TV polimórfica no torsada e incluyen miocardiopatía hipertrófica y miocardiopatía de Takotsubo. La miocardiopatía hipertrófica es la fuente más común.

Los trastornos genéticos hereditarios también son una causa de taquicardia ventricular polimórfica. Estos incluyen el síndrome de Brugada, el síndrome de QT corto (SQTC) y la taquicardia ventricular polimórfica catecolaminérgica (TVPC). La TVPC puede presentarse no solo como una TV polimórfica no torsada, incluso manifestando episodios "en forma de huso", sino que es más probable que observe un aumento de la ectopia ventricular multiforme (es decir, sin forma de huso) y/o taquicardia ventricular bidireccional. Hablaré detalladamente de la TVPC más adelante en este capítulo.

PERLA | ¡TODOS los VT polimórficos son extremadamente peligrosos y potencialmente letales, ya sean torsade de pointes o no torsade!

Primero, la firma electrocardiográfica para TV polimórfica *no torsada*:

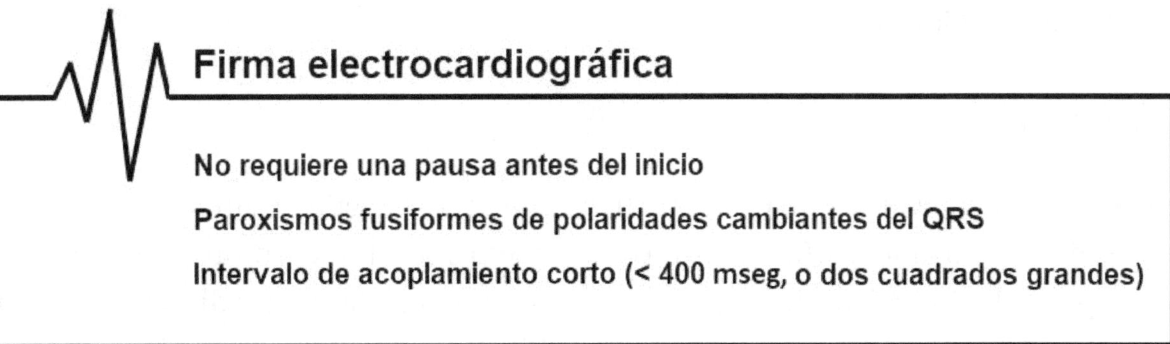

Los pacientes con TV polimórfica no permanecerán conscientes durante más de unos pocos segundos después del inicio de la arritmia. El paciente nunca tolera bien las TV polimórficas, a diferencia de las TV idiopáticas e incluso de algunas TV monomórficas relacionadas con cicatrices.

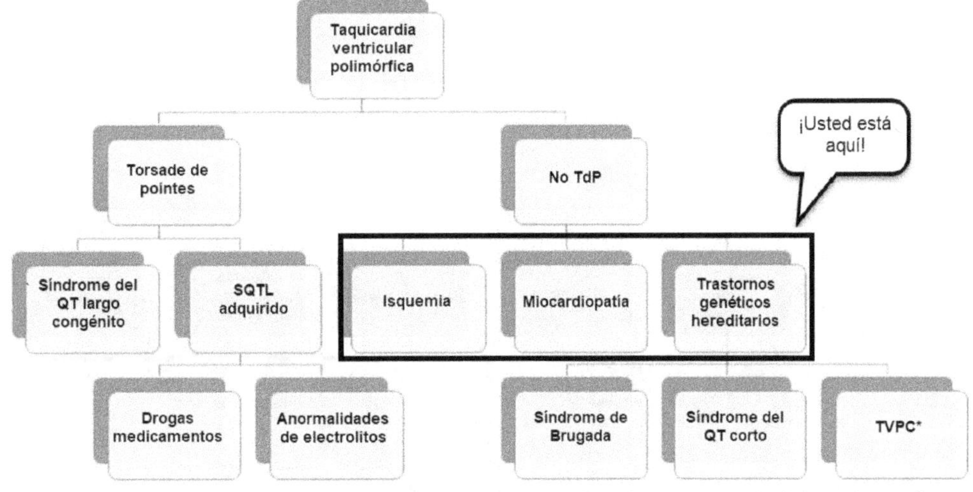

Figura 21-3

ISQUEMIA

Lo importante que hay que recordar acerca de las taquicardias ventriculares polimórficas no TdP es que la causa número uno es la isquemia; generalmente la isquemia aguda, pero la isquemia crónica también puede causar esto.

Mientras que las TV polimórficas, en general, auguran un mal pronóstico a largo plazo, sorprendentemente la TV polimórfica debida a isquemia aguda que ocurre durante las primeras 12 a 24 horas de elevación del ST no lo hace (sino sólo a largo plazo: la mortalidad a 30 días sigue aumentando).). Se trata de la taquicardia ventricular que aparece poco después de que el paciente ingresa en el hospital por un infarto de miocardio agudo (o, con demasiada frecuencia, antes de que tenga la oportunidad de buscar ayuda). Las taquicardias ventriculares monomorfas relacionadas con cicatrices que provocan un aumento de la mortalidad a largo plazo ocurren más tarde (semanas a años), otro beneficio de la revascularización temprana.

CARDIOMIOPATÍAS

Si bien la taquicardia ventricular polimórfica no torsada puede complicar varios tipos diferentes de miocardiopatía (miocardiopatía hipertrófica, miocardiopatía de Takotsubo y miocardiopatía dilatada), aparece con mayor frecuencia en la miocardiopatía hipertrófica y, a menudo, es la causa de muerte cardíaca súbita en estos pacientes. Una taquicardia ventricular que se produce en presencia de una miocardiopatía dilatada tiene más probabilidades de ser una taquicardia de rama: ¡monomórfica pero igualmente letal!

TRASTORNOS GENÉTICOS HEREDITARIOS

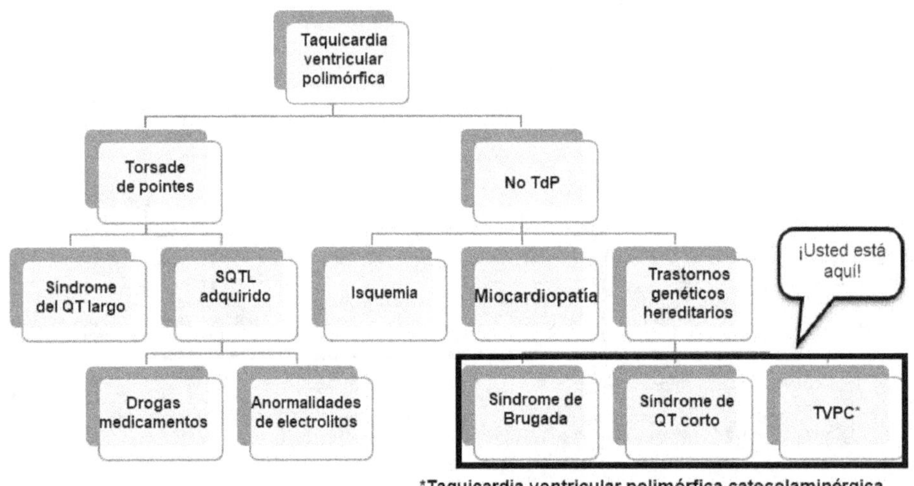

Figura 21-4

Hay tres trastornos hereditarios, todos los cuales implican la gestión del calcio dentro del miocito:

1. El síndrome de Brugada

2. El síndrome de QT corto

3. Taquicardia ventricular polimórfica catecolaminérgica

Síndrome de Brugada

El síndrome de Brugada tiene predilección por los hombres jóvenes y suele aparecer cuando tienen poco más de veinte años. Suele ocurrir por la noche mientras se está en reposo. Aunque la mayoría de los síntomas de presentación son episodios de mareos o síncope, la muerte súbita cardíaca también puede ser la primera manifestación del trastorno. La taquicardia ventricular polimórfica no torsada (fig. 21-5) es la taquiarritmia primaria; La TV monomórfica ocurre muy raramente.

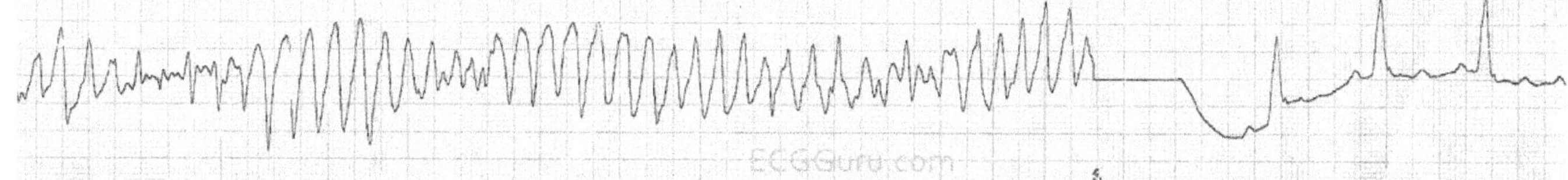

Figura 21-5

La figura 21-5 es un ejemplo de cómo se ve una TV polimórfica asociada con el síndrome de Brugada. El ECG inicial del síndrome de Brugada tiene una apariencia característica en las derivaciones V1 y V2 (figura 21-6). Inicialmente se pensó que la morfología del QRS era un BRD, pero ahora sabemos que en realidad se trata de una onda J.

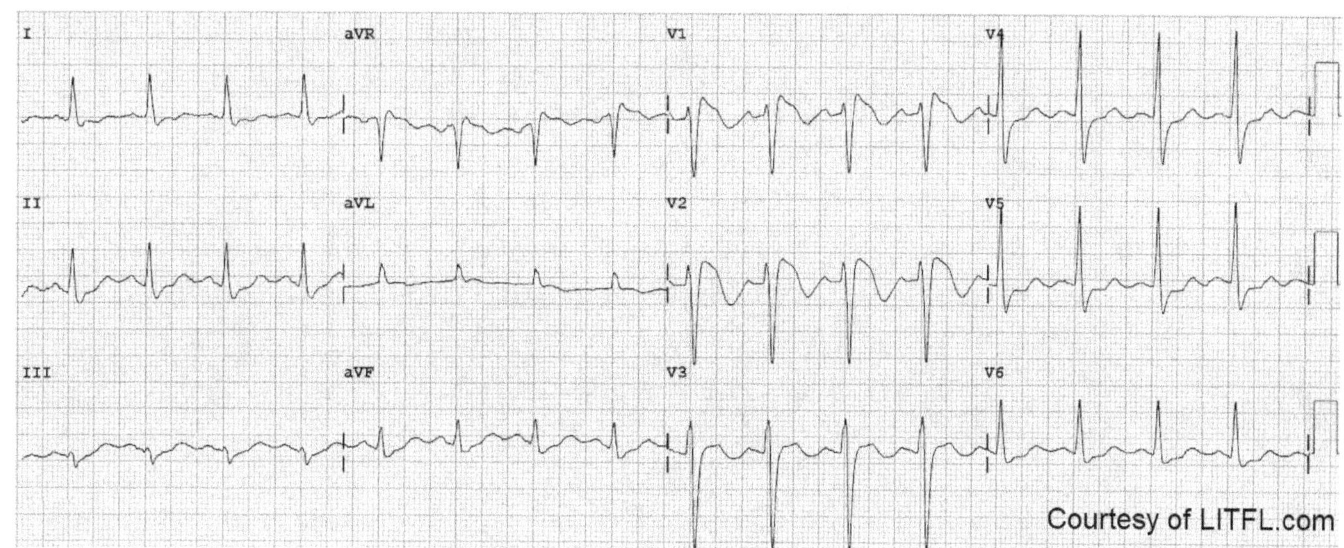

Figura 21-6

Para obtener más información sobre el síndrome de Brugada y otros trastornos genéticos hereditarios, consulte las referencias al final de este capítulo y en la bibliografía al final del libro de trabajo.

Síndrome de QT corto (SQTC)

El síndrome de QT corto es exactamente lo que parece: una afección que resulta en un intervalo QT corto que predispone a una taquicardia ventricular polimórfica no torsada. Se debe a mutaciones de ganancia de función en los canales de K$^+$ y mutaciones de pérdida de función en los canales de Ca^{++}.

Se define, en términos absolutos, como un QTc < 330 mseg... o como un QTc < 360 mseg Y antecedentes de paro cardíaco, síncope, antecedentes familiares de muerte cardíaca súbita (40 años o menos) o antecedentes familiares de SQTC.

> **PERLA |** Los **canales de K$^+$** son responsables de **acortar** la duración de la repolarización (Fases 2 y 3 del potencial de acción) y los **canales de Ca^{++}** son responsables de **prolongar** la Fase 2 del potencial de acción (el segmento ST).

Al igual que el síndrome de Brugada, el síndrome de QT corto tiene una apariencia ECG muy característica (Figura 21-7):

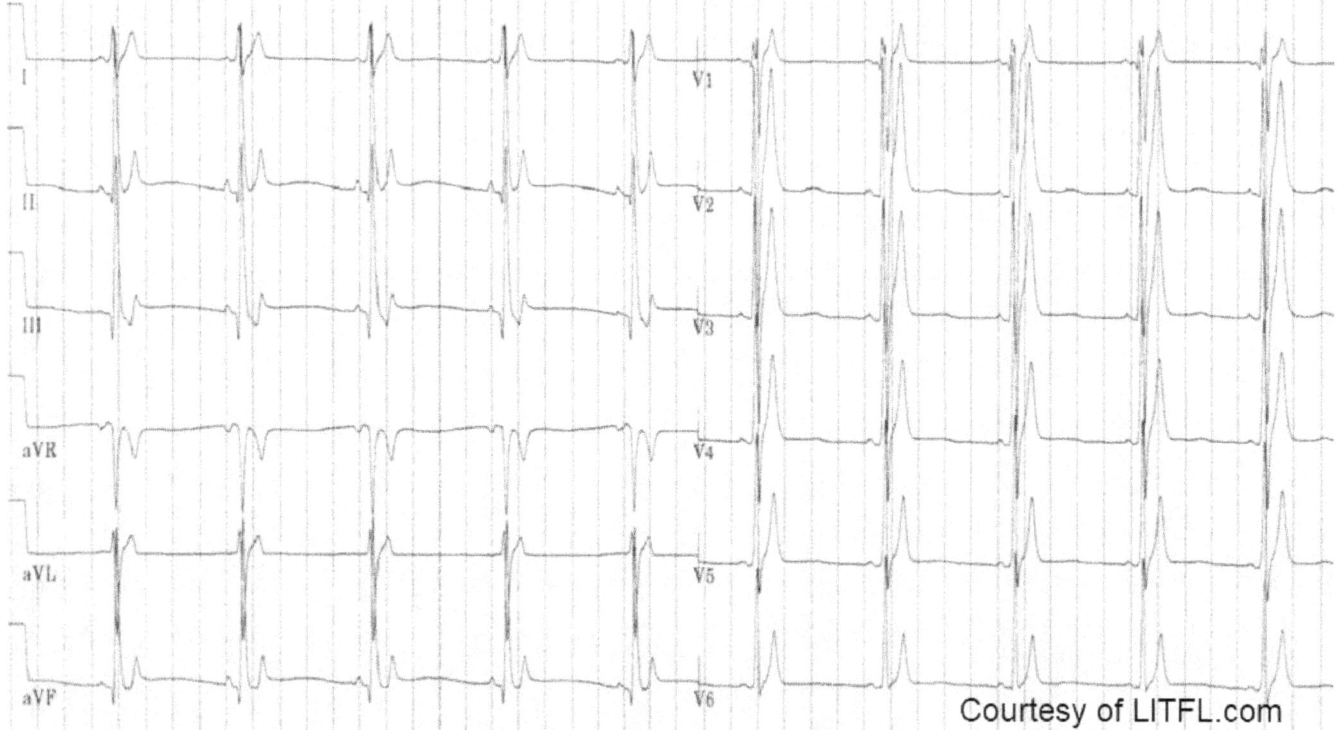

Figura 21-7 El síndrome de QT corto

Es difícil no quedar muy impresionado con este ECG (Figura 21-7). Observe cuán ancho es el segmento T-P. Básicamente no hay segmento ST presente y la morfología de la onda T es muy distintiva: alta, puntiaguda y simétrica. Las ondas T son muy similares a las ondas T hiperpotasémicas, pero nunca había visto segmentos ST tan cortos en casos de hiperpotasemia. Aunque la hiperpotasemia puede provocar un acortamiento del segmento ST, no será de tal magnitud. Por otro lado, la hipercalcemia ciertamente puede acortar el segmento ST de esta manera, pero, dado que los canales de Ca^{++} normalmente no están operativos durante la Fase 3, la onda T será normal.

El síndrome de QT corto es muy letal y afecta a todas las edades, desde bebés hasta ancianos (¡si es que todavía hay algún anciano entre nosotros que tenga el síndrome de QT corto!).

Taquicardia ventricular polimórfica catecolaminérgica (TVPC)

La TVPC no tiene características patognomónicas durante el ECG basal normal. Muchos de los afectados pueden tener bradicardia en reposo, pero ese es un hallazgo no diagnóstico. Se trata principalmente de una taquiarritmia de la infancia, desde niños pequeños hasta adolescentes, pero ocasionalmente en personas de entre 20 y 30 años. Si no se trata, hasta el 50% morirá a los 30 años.

Es una taquicardia muy letal y se inicia con el ejercicio y la emoción intensa. El diagnóstico se confirma mediante una prueba de esfuerzo con ejercicio provocativo. No podrá hacer un diagnóstico definitivo durante el tratamiento agudo a menos que el paciente presente una progresión muy característica de arritmias, pero ciertamente puede sospecharlo basándose en las actividades del paciente en torno al evento.

La TV polimórfica catecolaminérgica ocurre de manera algo predecible. Primero, hay una aceleración del ritmo sinusal seguida de un bigeminismo ventricular. Luego sigue una TSV de complejo estrecho, como la fibrilación auricular. Luego viene una TV polimórfica y/o una taquicardia bidireccional. Si no se produce fibrilación ventricular, la taquiarritmia simplemente se revierte y se resuelve en orden inverso.

También tiene predilección por ocurrir durante la natación. Sospeche siempre si un buen nadador experimenta un episodio de casi ahogamiento. Se ha informado que hasta el 25% de los pacientes también pueden experimentar TVPC en reposo o durante las actividades diarias de rutina.

CONSEJO | Esta es una enfermedad que afecta a personas muy jóvenes, desde niños pequeños hasta adolescentes. Puede presentarse como una convulsión, así que esté muy alerta a la actividad "convulsiva" después de un esfuerzo físico o emocional (juegos muy activos, rabietas).

TVPC tiene tres formas de Firma Electrocardiográfica:

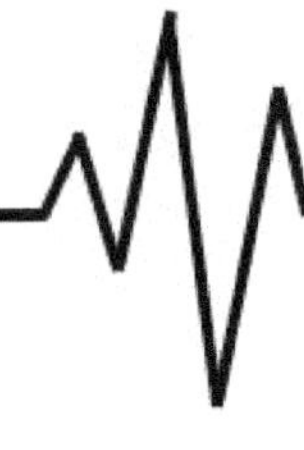

Firma electrocardiográfica

La taquicardia puede presentarse simplemente como una variación de los complejos QRS, pero sin la apariencia de "torsada" en forma de huso.

Puede manifestar la misma apariencia fusiforme que la torsade de pointes.

Puede producir lo que se llama taquicardia bidireccional en la que cada segundo latido se alternan dos polaridades o ejes del plano frontal diferentes. Esto NO es patognomónico de TVPC ya que también se puede observar en toxicidades por digoxina o aconitina.

(Consulte nuevamente el Capítulo 20, Figuras 20-2 a 20-4.)

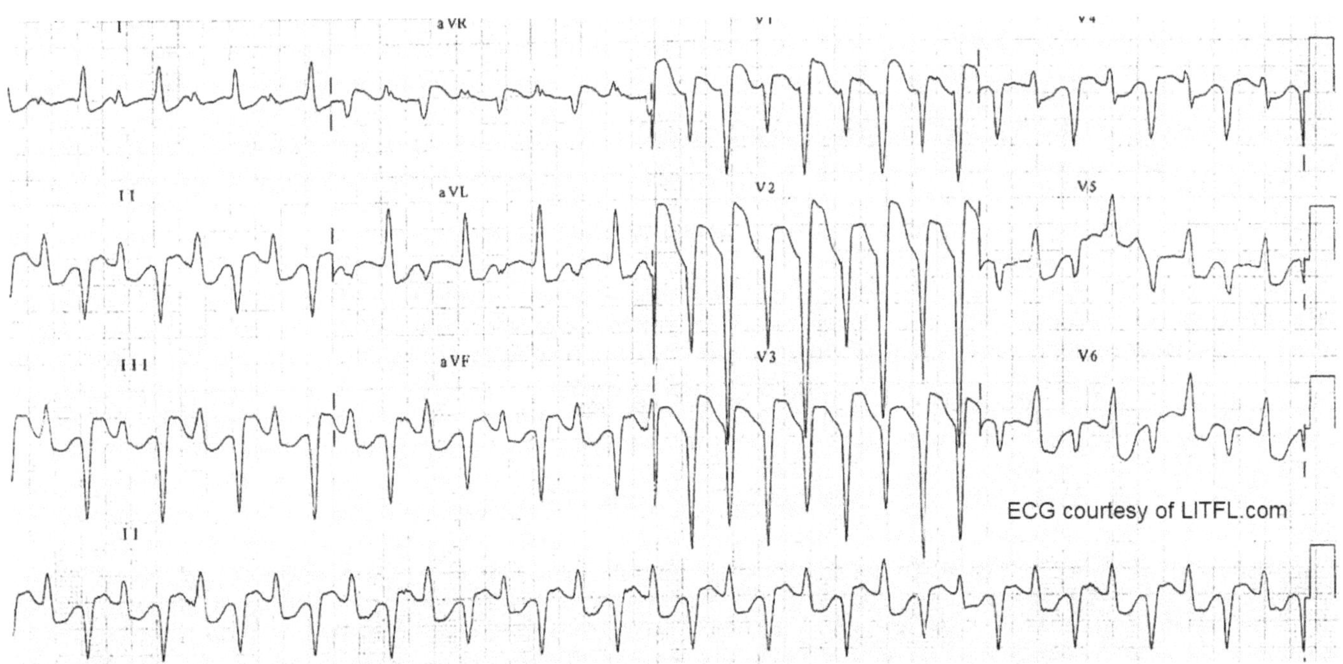

Figura 21-8 Taquicardia ventricular bidireccional

Si observa las derivaciones V1 – V3 de la Figura 21-8, verá que no todas las derivaciones manifiestan latidos con polaridades alternas. Es el eje el que está cambiando. En algunas derivaciones, será suficiente dar como resultado complejos QRS de polaridades opuestas, mientras que en otras derivaciones simplemente dará como resultado complejos QRS de diferentes amplitudes (altura o profundidad).

Con el ejercicio progresivo o el aumento del estrés emocional, el ritmo progresa desde taquicardia sinusal hasta aumento de ectopia, arritmias auriculares y de la unión y, finalmente, TV polimórfica o bidireccional. Esta alteración del ritmo puede provocar un síncope o degenerar en fibrilación ventricular y muerte súbita. Sin embargo, con frecuencia desaparece por sí sola y sigue la misma secuencia de arritmia pero a la inversa.

La TV bidireccional es muy característica de la TVPC, pero no patognomónica, ya que también ocurre en la toxicidad por digitálicos y en la intoxicación por aconitina. Sin embargo, dado el rango de edad de las víctimas de TVPC, es poco probable que experimenten toxicidad digitálica o intoxicación por aconitina.

La TVPC ocurre principalmente durante el esfuerzo físico o un malestar emocional marcado. Si bien durante mucho tiempo se pensó que no ocurría en reposo, estudios recientes han demostrado que hasta el 25% de los casos pueden ocurrir durante el reposo. Otras taquicardias que pueden ocurrir durante el esfuerzo físico o el ejercicio son la torsade de pointes debida al SQTL 1 y algunas taquicardias del tracto de salida, ninguna de las cuales produce una taquicardia bidireccional.

Al igual que otras taquicardias ventriculares polimórficas, el tratamiento del paciente es más un proceso de prevención que de intervención. La TVPC sostenida es letal y se deben hacer todos los esfuerzos posibles para intervenir mediante cardioversión. Los betabloqueantes son una primera línea de prevención y pueden iniciarse tras el cese y el control de la taquiarritmia. La terminación de la taquicardia puede ser problemática y pueden ser necesarios múltiples intentos.

Lectura recomendada:

Childers R, MD. Torsades: adjacent and triggering electrocardiographic events. *Journal of Electrocardiology*. 43 (2010) 515 – 523.

El-Sherif N, MD, Turitto G, MD, Boutjdir M, PhD. Congenital Long QT syndrome and torsade de pointes. *Ann Noninvasive Electrocardiol*. 2017;22:e12481.

Fitzpatrick JK, MD; Goldschlager N, MD. ECG of the Month. *Ann Emerg Med*. 2018;71:473-476.

Leenhardt A, MD, Denjoy I, MD, Guicheney G, PhD. Catecholaminergic Polymorphic Ventricular Tachycardia. *Circ Arrhythm Electrophysiol*. 2012;5:1044-1052.

Pérez-Riera AR, Barbosa-Barros R, deRezende Barbosa MPC, Daminello-Raimundo R, de Lucca AA Jr, de Abreu LC. Catecholaminergic polymorphic ventricular tachycardia, an update. *Ann Noninvasive Electrocardiol*. 2018;23:e12512. https://doi.org/10.1111/anec.12512.

Roston TM, MD et al. Catecholaminergic Polymorphic Ventricular Tachycardia in Children – Analysis of Therapeutic Strategies and Outcomes From an International Multicenter Registry. *Circ Arrhythm Electrophysiol*. 2015;8:633-642.

Rudic B, Schimpf R, Borggrefe M. Short QT Syndrome - Review of Diagnosis and Treatment. Arrhythm Electrophysiol Rev. 2014 Aug;3(2):76-9. doi: 10.15420/aer.2014.3.2.76. Epub 2014 Aug 30. PMID: 26835070; PMCID: PMC4711567.

Svernhage E, MD, et al. Early Electrocardiographic Signs of Drug-Induced Torsades de Pointes. A.N.E. July 1998;3(3):252-260.

Tiver KD, Dharmaprani D, Quah JX, Lahiri A, Waddell-Smith KE, Ganesan AN. Vomiting, electrolyte disturbance, and medications; the perfect storm for acquired long QT syndrome and cardiac arrest: case report. *Journal of Medical Case Reports*. 16:9; 2022.

Yap YG, Camm AJ. Drug-Induced QT Prolongation and Torsades de Pointes. *Heart*. 2003; 89:1363–1372.

Chapter 22

La TSV con conducción ventricular aberrante en los que debería pensar...

¿Qué es una TSV?

Taquicardia supraventricular (TSV) es un término general para cualquier taquiarritmia que se origine por encima de los ventrículos. Esto incluye:

- taquicardia sinusal

- taquicardia sinusal por reentrada

- taquicardia auricular

- taquicardia auricular multifocal

- fibrilación auricular

- aleteo auricular

- TRNAV (lento-rápido, rápido-lento, lento-lento)

- TRAV (ortodrómica, antidrómica)

- taquicardia focal de la unión

- taquicardia reciprocante de la unión permanente (TRUP)

Como puede ver, decirles a los pacientes que tienen una "TSV" es como decirles que tienen "fiebre" o "una infección". "TSV" no es un diagnóstico en absoluto. Entonces, ¿es realmente importante que intentemos ser más específicos sobre qué TSV tiene el paciente?

¿Qué pasa si el paciente tiene un TRAV? Claro... se puede terminar con maniobras vagales o adenosina con bastante facilidad, pero ¿qué pasa si este paciente desarrolla posteriormente fibrilación auricular? La entrada repentina de impulsos a los ventrículos a una frecuencia de entre 300 y 600 latidos/minuto podría provocar una fibrilación ventricular antes de que el paciente tenga la oportunidad de pedir ayuda.

> **PERLA |** En todos los algoritmos y métodos analizados en este libro de trabajo, el único diagnóstico que se realiza es el de *taquicardia ventricular*. ¡Elegir entre TV y TSV es lo mismo que elegir entre TV y no TV!

Por supuesto, es posible que usted pueda o no determinar qué TSV tiene el paciente durante el tratamiento de un episodio agudo, pero esto debe hacerse eventualmente. *Siempre se debe derivar al paciente a un cardiólogo.*

> **PERLA |** Descartar taquicardia ventricular aún deja sin diagnóstico.

Aquí hay algunas cosas que el corazón puede hacer para confundirte un poco. Todas estas son situaciones que involucran taquiarritmias que se originan por encima de los ventrículos.

1. TRNAV con aberración y bloqueo de la vía común superior

Usted está familiarizado con TRNAV: una taquicardia regular, monomórfica de complejo ESTRECHO que se desarrolla en o alrededor del nódulo AV. En ocasiones manifiesta ondas pseudo-s en las derivaciones inferiores y una pseudo-r′ en la derivación V1. Con frecuencia responde a maniobras vagales o, en su defecto, a una inyección rápida de adenosina. También suele convertirse con bastante facilidad con bloqueadores de los canales de calcio por vía intravenosa.

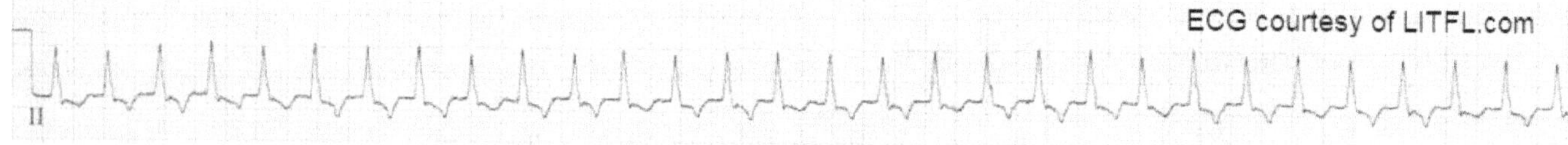

Figura 22-1

Pero ahora agreguemos a esta taquicardia la conducción aberrante, el tipo de aberración BRD. Ahora tenemos la misma taquiarritmia que en la figura 22-1, excepto que tiene un complejo QRS ancho con una morfología clásica de bloqueo de rama derecha (no se muestra). Todavía responde al mismo tratamiento de la misma manera: muy bien.

> **PERLA |** Si un paciente tiene una vía accesoria y desarrolla una taquicardia sinusal o una taquicardia auricular o un aleteo auricular... esas taquiarritmias sólo pueden utilizar la vía accesoria como una puerta abierta: una vía espectadora. No pueden

participar en un ritmo reentrante (o recíproco). ¿Por qué? Porque una vez que comienza el ritmo reentrante, la taquicardia sinusal, la taquicardia auricular y el aleteo auricular ya no están en el cuadro. Una vez que comienza un ritmo reentrante, se convierte en el marcapasos dominante de facto para el corazón hasta que se termina.

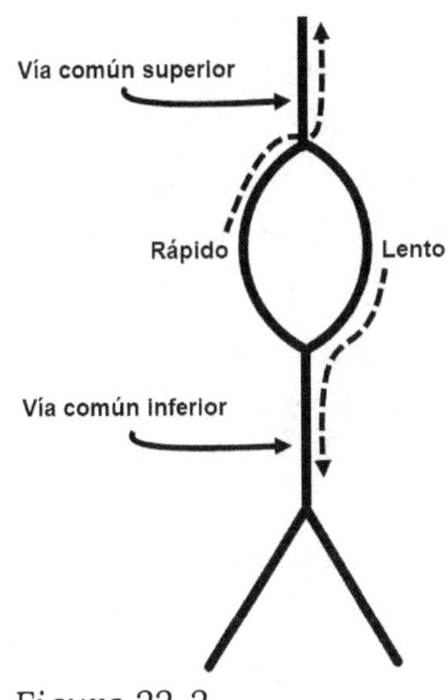

Figura 22-2

(Figura 22-2) En la "parte superior" del circuito (la vía común superior), la vía rápida envía un impulso a las aurículas (flecha discontinua) que a veces puede ser visible al final del complejo QRS, pero generalmente es escondido dentro del QRS. Esas ondas P son en realidad ondas P′ (pronunciadas "P prima"), ya que no son generadas por el nodo sinusal (solo las despolarizaciones del nodo sinusal pueden llamarse ondas P; todas las demás son ondas P′).

Pero ¿qué pasa si hay un bloqueo de la salida auricular de esa vía común superior de modo que ningún impulso del circuito de reentrada del nódulo AV pueda entrar en las aurículas? La rápida frecuencia de las ondas P′ ha mantenido el nódulo sinusal suprimido (a esto lo llamamos supresión por sobreestimulación), pero ahora, con un bloqueo retrógrado en las aurículas, no hay ondas P′ rápidas para suprimir el nódulo sinusal; así, el nódulo sinusal se reactivará y comenzará a producir ondas P a su frecuencia intrínseca (60-100 latidos/minuto). Entonces, ¿cómo será el ECG ahora?

Habrá una taquicardia monomórfica rápida, regular y de complejo amplio con disociación AV (una frecuencia auricular que es más lenta que la frecuencia ventricular). Eso cumple con todos los criterios de taquicardia ventricular... excepto por una cosa: ¡los impulsos ventriculares se originan por encima del haz de His! Eso no es taquicardia ventricular.

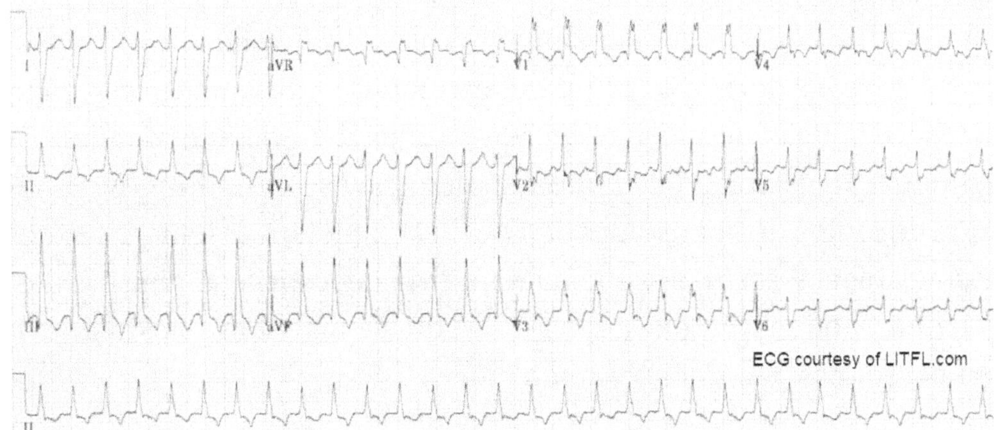

Figura 22-3

¿Podría el ECG anterior (figura 22-3) representar una TRNAV con conducción aberrante y un bloqueo de la vía común superior? ¡Sí, podría! ¿Es probable que ese sea el diagnóstico? ¡NO! Es mucho más probable que se trate de una taquicardia fascicular anterior o una taquicardia del tracto de salida del ventrículo izquierdo (TSVI).

2. TRAV ortodrómica con aberración y TRNAV antidrómica

Estas dos taquiarritmias deberían ser menos problemáticas para diferenciarlas entre sí, aunque diferenciar una TRAV antidrómica de una taquicardia ventricular real a veces puede resultar muy problemática. La TRAV ortodrómica con aberración seguirá las reglas de aberración ya que el impulso ingresa a los ventrículos a través del sistema His-Purkinje: las derivaciones V1 y V6 se parecerán más a un bloqueo de rama clásico. Es posible que pueda ver ondas P′ retrógradas después del QRS, generalmente al menos a 70 mseg del punto J. Las ondas P' retrógradas que siguen al complejo QRS en un TRAV se encuentran típicamente en el segmento ST o en la pendiente inicial de la onda T.

Tanto la TRAV ortodrómica con aberración como la AVRT antidrómica pueden producir ondas P retrógradas (P′): ortodrómicas al viajar por la vía accesoria de manera retrógrada, antidrómicas al viajar por el haz de His y continuar a través del nódulo AV. Pero la taquicardia ventricular puede hacer lo mismo, generalmente viajando hacia arriba por el haz de His y luego hasta el nódulo AV. Por lo tanto, la producción de ondas P′ retrógradas no prueba ni TSV-A ni TV. A menos que... (continuará en el Capítulo 24, "Más práctica con la disociación AV").

3. Fibrilación auricular con conducción anterógrada sobre una vía accesoria

Una vía accesoria no siempre tiene que participar en un circuito de macroreentrada; a veces puede actuar como una puerta abierta entre las aurículas y los ventrículos. ¡Eso es lo que hace que las vías accesorias sean tan peligrosas! La fibrilación auricular que ingresa a los ventrículos a través del nodo AV está controlada por la función de "guardián" del nódulo AV. Manifiesta una conducción decremental: a medida que aumenta la frecuencia auricular, disminuye la velocidad de conducción a través del nódulo AV. Esa función protege a los ventrículos de ser abrumados por frecuencias auriculares excesivamente rápidas e inmanejables. Pero la presencia de una vía accesoria cambia todo eso. Las vías accesorias pueden conducir en un rango que va desde algo lento hasta muy rápido, y tienden a agruparse más hacia "muy rápido".

PERLA | Cuando se observa una frecuencia ventricular tan lenta (Figura 22-4) durante la fibrilación auricular, siempre se debe sospechar que el paciente está tomando un medicamento para controlar la frecuencia. La frecuencia ventricular natural de la fibrilación auricular no tratada es de alrededor de 120 a 130 latidos/minuto.

Aquí (Figura 22-4) se muestra la fibrilación auricular conducida a través del nódulo AV – sistema His-Purkinje:

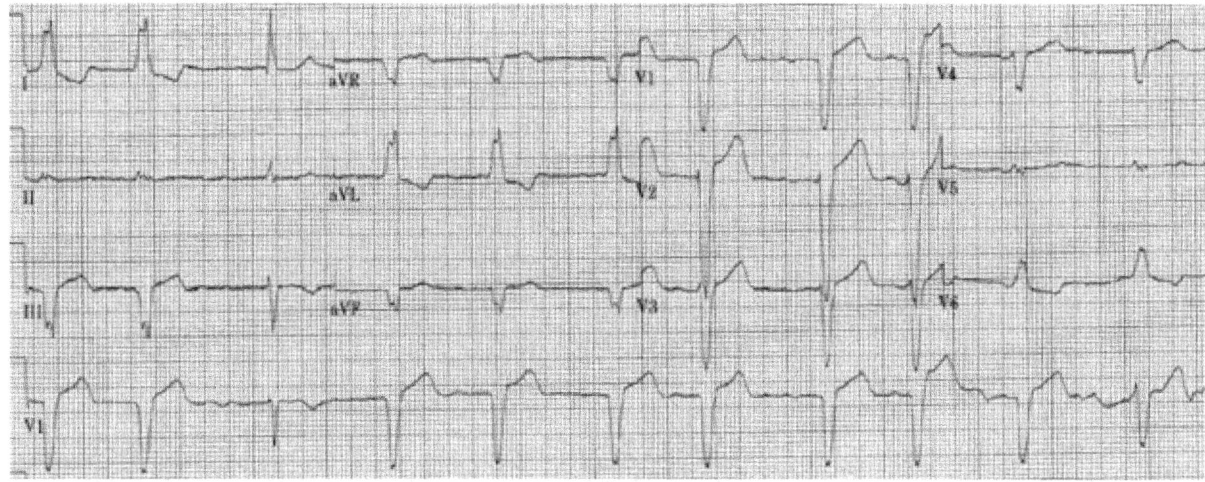

Figura 22-4

Ahora, aquí (Figura 22-5) se muestra la fibrilación auricular ingresando a los ventrículos a través de una vía accesoria:

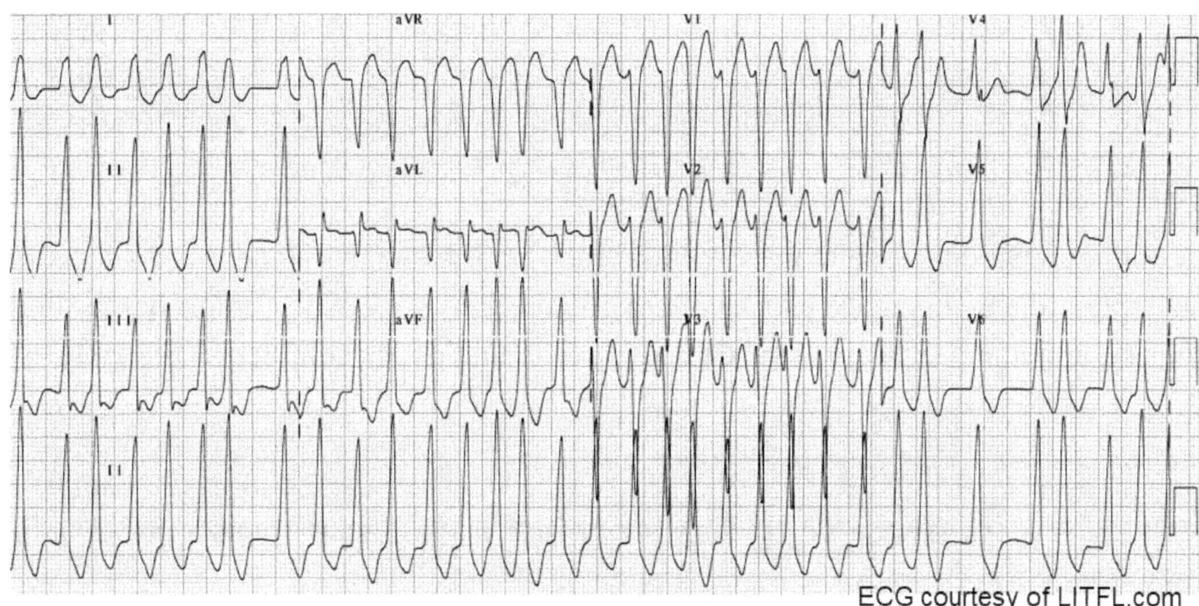

Figura 22-5

Este es un ritmo que los ventrículos no tolerarán por mucho tiempo. Al final, y seguramente más pronto que tarde, fibrilarán. ¿Ves esas pausas repartidas por el calco? Esas son probablemente áreas donde el impulso que viaja a través del nodo AV pudo capturar momentáneamente los ventrículos. Esas pausas pueden estar desempeñando un papel importante para mantener con vida a este paciente. Es por eso que nunca se deben administrar bloqueadores del nódulo AV a un paciente con taquicardia de complejo ancho irregular, en su mayoría monomórfica*. ¡Este es un problema auricular y no un problema ventricular inherente!

*Debido a que los impulsos fibrilatorios auriculares encuentran el sistema de conducción ventricular en diversos estados de refractariedad, los complejos QRS pueden exhibir algunas morfologías variables.

Aquí (Figura 22-6) se muestra un aleteo auricular con una conducción típica 2:1 (no un bloqueo 2:1):

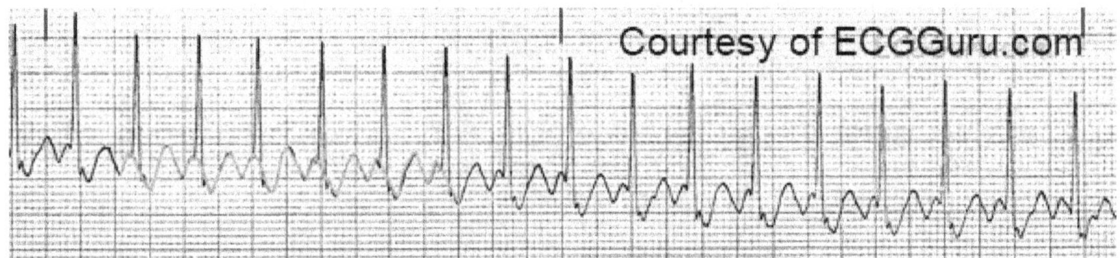

Figura 22-6

Ahora observemos el aleteo auricular (Figura 22-7) que se conduce a través de una vía accesoria:

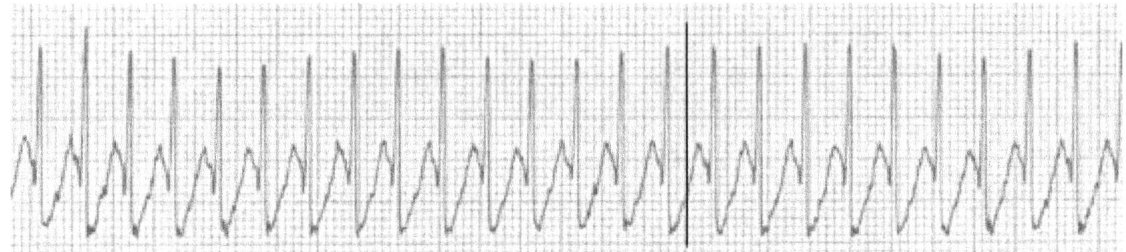

Figura 22-7

Estos complejos QRS parecen muy estrechos y uno podría engañarse pensando que se trata de una taquicardia de complejo estrecho muy rápida, ¡pero no olvide comprobar las ondas S! He dibujado una línea vertical al final de la onda S de uno de los complejos QRS en la figura 22-7.

> **PERLA |** A veces, la onda R estrecha y puntiaguda puede hacerte pensar que el QRS es estrecho. ¡Pero no te olvides de la onda S!

Esto podría ser una conducción aberrante, pero me pregunto cuántas personas con aleteo auricular (generalmente una población de mayor edad) podrían transmitir impulsos a través del nódulo AV a esta velocidad. ¿Podría el paciente tener más de una vía accesoria? ¿O podría ser una vía que conecta directamente con el sistema de Purkinje (fibra atriofascicular o nodofascicular de Mahaim)? ¿Qué opinas? ¡Creo que es un caso para el electrofisiólogo (después de que el paciente haya sido cardiovertido)!

Lectura recomendada:

Fisch C, Zipes DP, McHenry PL. Rate Dependent Aberrancy. *Circulation*. 1973;48:714-724.

Puede encontrar la versión en línea de este artículo en: http://circ.ahajournals.org/conten t/48/4/714. Este es uno de los clásicos de la literatura electrocardiográfica. El Dr. Fisch fue un verdadero pionero en arritmias. Escribió varios libros (ahora agotados) que todavía están disponibles en librerías en línea.

Chapter 23

WCT similares y cómo distinguirlos...

Hay varias similitudes entre las taquicardias de complejo amplio que pueden crear confusión para los profesionales de la salud que interpretan los ECG. Incluyen:

1. Taquicardia TSVD versus cardiomiopatía arritmogénica (CA, DAVD)

2. Taquicardia ventricular versus taquicardia supraventricular antidrómica preexcitada

3. Taquicardia fascicular posterior versus BRD con bloqueo fascicular anterior

4. Torsade de pointes versus taquicardia ventricular polimórfica sin torsade

Taquicardia TSVD versus cardiomiopatía arritmogénica

Dado que esta cardiomiopatía tiene diferentes nombres en español - displasia arritmogénica del ventrículo derecho (DAVD) y displasia ventricular derecha arritmógena (DVDA) - me referiré a ella como miocardiopatía arritmogénica (MA).

Es de vital importancia que uno pueda distinguir estas dos taquiarritmias: una es benigna y la otra es letal. Cualquiera de los dos puede presentarse como un paciente estable, alerta y con palpitaciones. Los TSVD suelen ser breves y autolimitados. En el improbable caso de que uno se sostenga, ¡el paciente NO desarrollará un colapso cardiovascular! Si el paciente está inestable, se trata de una cardiomiopatía arritmogénica.

Existen DOS algoritmos para ayudarle a diferenciar entre taquicardias ventriculares idiopáticas y taquicardias ventriculares relacionadas con cicatrices: el algoritmo de Hoffmayer y el algoritmo de Wijnmaalen. Sin embargo, existe una diferencia entre los dos algoritmos en que el algoritmo de Hoffmayer se puede utilizar durante la taquicardia y el algoritmo de Wijnmaalen se utiliza durante el ritmo sinusal.

El algoritmo de Hoffmayer

Se ha desarrollado un sistema de puntuación para ayudar a distinguir entre taquicardias ventriculares idiopáticas y relacionadas con cicatrices. Este sistema se basa en el examen de la taquicardia tanto durante la taquicardia como durante el ritmo sinusal.

- Si tiene acceso a un ECG anterior, o si el ECG actual manifiesta una arritmia no sostenida con taquicardia intercalada con latidos sinusales, las inversiones de la onda T anterior en las derivaciones V1 – V3 obtienen 3 puntos. Si puede reconocer las inversiones de la onda T en las derivaciones V1 – V3 durante la taquicardia ventricular, obtenga 3 puntos. La presencia de inversiones de la onda T tanto en ritmo sinusal como en taquicardia ventricular cuenta sólo como 3 puntos, ¡NO 6!

- Si la duración del QRS en la derivación I ≥ 120 mseg, obtenga 2 puntos.

- Si hay muescas del QRS en una o más derivaciones, obtenga 2 puntos.

- Si la transición precordial es en la derivación V5 o posterior, obtenga 1 punto.

Un resultado de 5 puntos o más diagnostica correctamente CA, distinguiéndola de la TV idiopática el 93% de las veces.

SN 84%, SP 100%, VPP 100%, VPN 91%

Utilizando los criterios anteriores, ¿qué tipo de TV cree que manifiesta este ECG (Figura 23-1)?

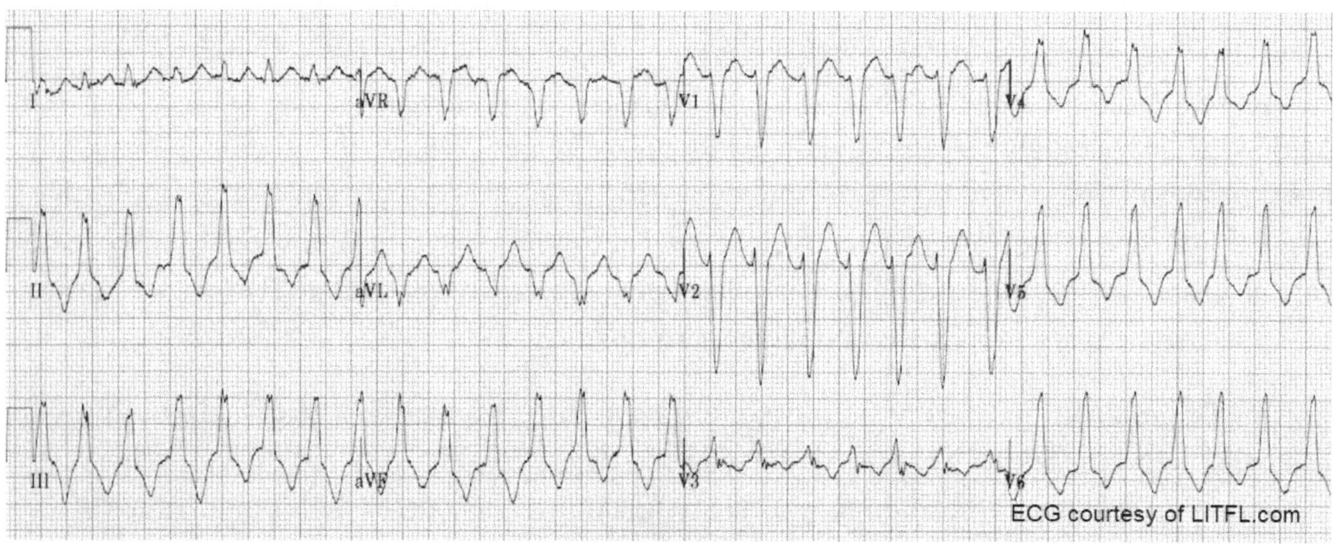

Figura 23-1

Respuesta: taquicardia TSVD

PERLA | Si el paciente tiene una enfermedad cardíaca conocida, asuma que cualquier arritmia ventricular se debe a la enfermedad cardíaca subyacente hasta que se demuestre lo contrario.

Ahora bien, ¿qué tipo de TV cree que se manifiesta en el próximo ECG (Figura 23-2)?

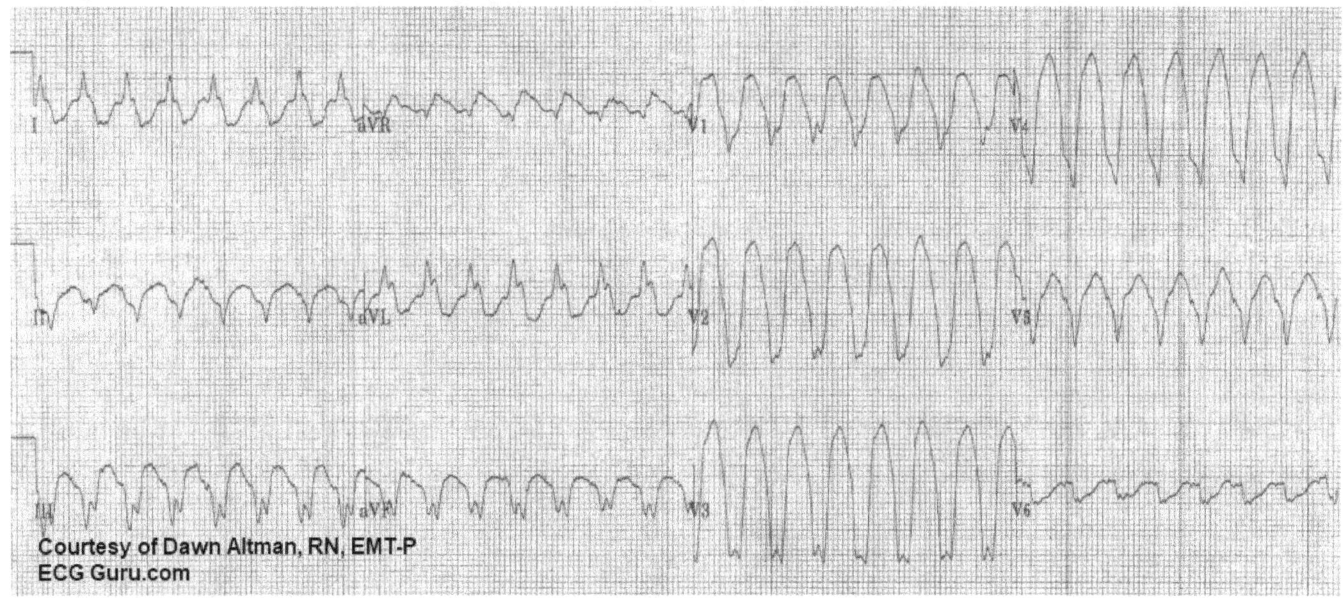

Figura 23-2

Respuesta: taquicardia debida a CA

El algoritmo de Wijnmaalen

En el algoritmo de Wijnmaalen buscamos diagnosticar taquicardia relacionada con cicatrices. Se determinan tres criterios basándose en un ECG de superficie (a diferencia de un electrograma interno) durante el ritmo sinusal:

- Transición precordial más allá de la derivación V4

- Muescas en el pendiente descendente de la onda S en la derivación V1 o V2 (también conocido como signo de Josephson)

- QRS al nadir S en la derivación V1 > 90 mseg

Esta no es una lista numerada porque ningún hallazgo se ubica por encima de los demás. Se considera que una taquicardia está relacionada con una cicatriz si al menos uno de los criterios está presente; si ninguno de los criterios está presente, entonces el diagnóstico es taquicardia ventricular idiopática.

CONSEJO | 1) El diagnóstico se realiza mediante un ECG durante el ritmo sinusal, no durante la taquicardia real; 2) la taquicardia ventricular idiopática sigue siendo un diagnóstico de exclusión.

Referencias:

Hoffmayer KS, et al. An electrocardiographic scoring system for distinguishing right ventricular outflow tract arrhythmias in patients with arrhythmogenic right ventricular cardiomyopathy from idiopathic ventricular tachycardia. Heart Rhythm. 2013 Apr;10(4):477-82.

Wijnmaalen AP. ECG Identification of Scar-Related Ventricular Tachycardia With a Left Bundle-Branch Block Configuration. *Circ Arrhythm Electrophysiol.* 2011;4:486-493.

Taquicardia ventricular relacionada con cicatrices versus taquicardia supraventricular antidrómica preexcitada

Los diversos algoritmos, métodos y criterios suelen omitir la consideración de taquicardias supraventriculares preexcitadas y antidrómicas. Por lo tanto, estos enfoques contienen imprecisiones "intrínsecas". Esto permite que una "respuesta incorrecta" se trate como una "respuesta correcta". Y, como puede que haya notado o no, el resultado del uso de estos algoritmos, métodos y criterios es "TV" o "no TV"; si no es taquicardia ventricular, todavía se queda sin una respuesta clara diagnóstico. (Y si cree que todas las taquicardias supraventriculares son iguales, ¡inscríbase en **The Masterclass in Advanced Electrocardiography** o **The Masterclass in Advanced Dysrhythmias**!)

En 1994, Steurer et al. desarrollaron un enfoque gradual para distinguir específicamente entre taquicardia ventricular (principalmente TV relacionada con cicatrices) y taquicardia supraventricular antidrómica preexcitada. El Dr. Pedro Brugada también fue uno de los autores, por lo que este método también se conoce como "método Brugada" (¡con disculpas al Dr. Steurer, cuyo nombre aparece en primer lugar!). En el grupo con taquicardia ventricular documentada, el 89% estaba relacionado con un infarto de miocardio previo, una forma de enfermedad cardíaca estructural o relacionada con cicatrices. Tenga en cuenta que las antiguas cicatrices de miocardio no son la única forma de enfermedad cardíaca relacionada con las cicatrices. Ninguno de los pacientes con taquicardia supraventricular antidrómica preexcitada tenía evidencia de enfermedad cardíaca estructural. Se excluyeron los pacientes con fibrilación auricular porque en esos casos se suponía que el diagnóstico era obvio.

Este no es un sistema de puntuación sino un enfoque observacional. Ninguno de los hallazgos ocupa un lugar más alto que cualquier otro hallazgo. Los hallazgos que sugieren fuertemente un diagnóstico de taquicardia ventricular relacionada con cicatrices son:

- La presencia de complejos QRS predominantemente negativos en las derivaciones precordiales V4 – V6

- La presencia de un complejo QR en una o más de las derivaciones precordiales V2 – V6

- Disociación AV o VA

Los complejos QRS negativos en las derivaciones V4 – V6 no necesitan ser monofásicos, pero deben tener relaciones R/S < 1,0 (preferiblemente, mucho menos de 1,0).

En 2023, Vereckei et al. añadió un cuarto criterio a este método: el criterio aVR. Este criterio es el siguiente:

• "...en la derivación aVR el inicio del complejo QRS es positivo y el área por encima de la línea de base (área de la onda R) del complejo QRS es mayor que el área por debajo de la línea de base (área de la onda S)".

No sé si los Dres. Steurer y Brugada aceptaron esta incorporación a su algoritmo.

¿Qué indican los criterios para este ECG (Figura 23-3)?

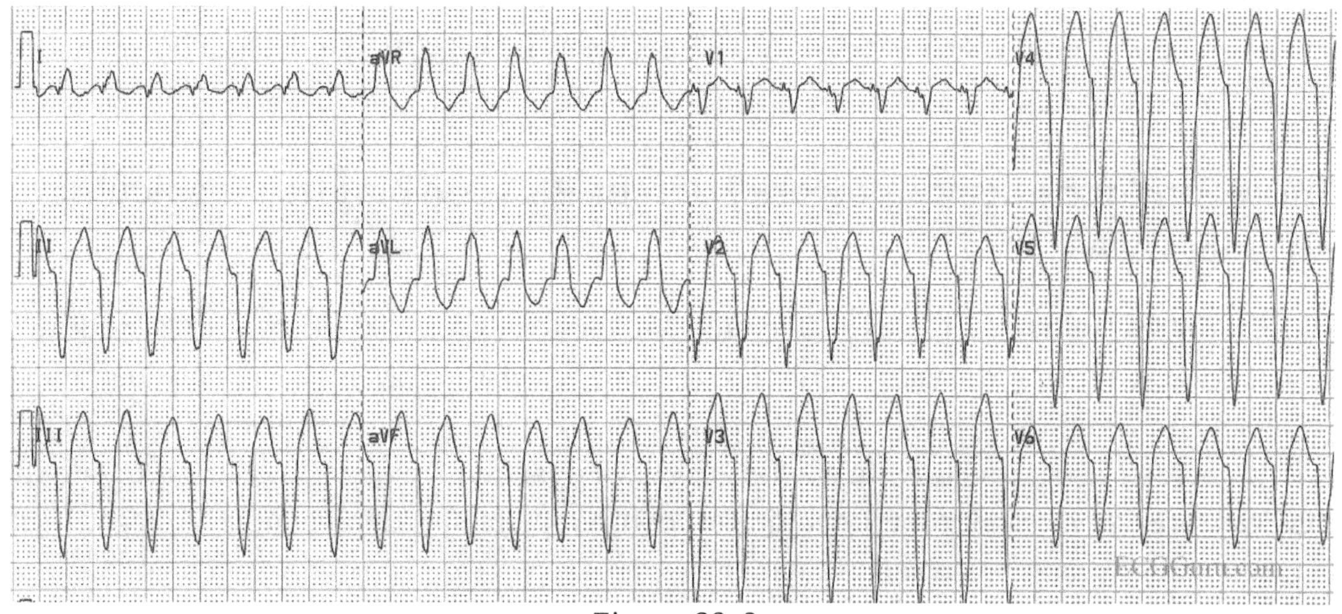

Figura 23-3

¿Y qué pasa con este ECG (Figura 23-4)?

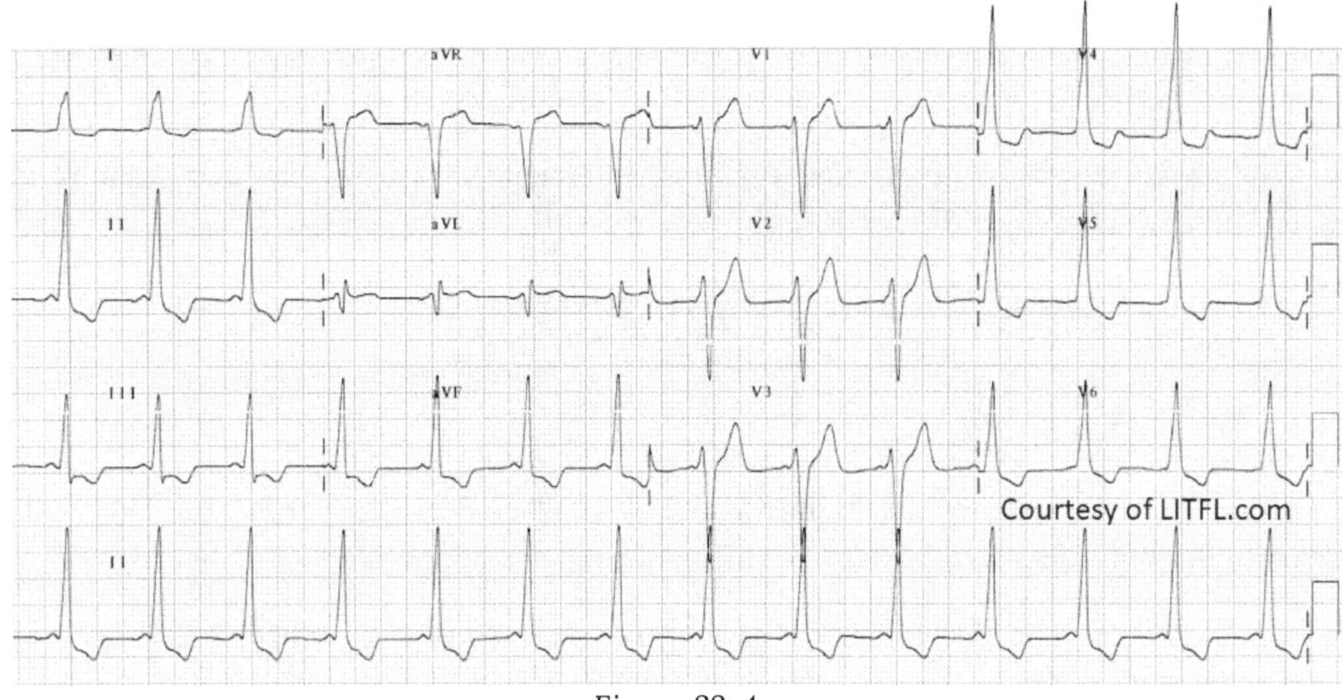

Figura 23-4

Referencias:

Steurer G, Gürsoy S, Frey B, Simonis F, Andries E, Kuck K, Brugada, P. The differential diagnosis on the electrocardiogram between ventricular tachycardia and pre-excited tachycardia. Clin Cardiol. 1994;17:306–8.

Vereckei, A. et al. The Application of a New, Modified Algorithm for the Differentiation of Regular Ventricular and Pre-Excited Tachycardia. Heart, Lung and Circulation (2023) 32: 719-725.

Taquicardia fascicular posterior versus BRD con bloqueo fascicular anterior (BFA)

Los algoritmos, métodos y modelos de predicción desarrollados para diferenciar la taquicardia ventricular con anomalías estructurales de la taquicardia supraventricular con aberrancia no incluyen la taquicardia fascicular posterior. Debido a que a menudo tiene un complejo QRS relativamente estrecho, ocurre en personas jóvenes y sanas, manifiesta lo que parece ser un BRD con bloqueo fascicular anterior y finaliza con verapamilo, con frecuencia se diagnostica erróneamente como TSV con aberrancia.

En 2017, Michowitz et al. desarrollaron un modelo de predicción de cuatro criterios para ayudar a diferenciar la taquicardia fascicular posterior de la taquicardia supraventricular con BRD/aberración del bloqueo fascicular anterior.

Ésta es una taquicardia fascicular posterior documentada (Figura 23-5):

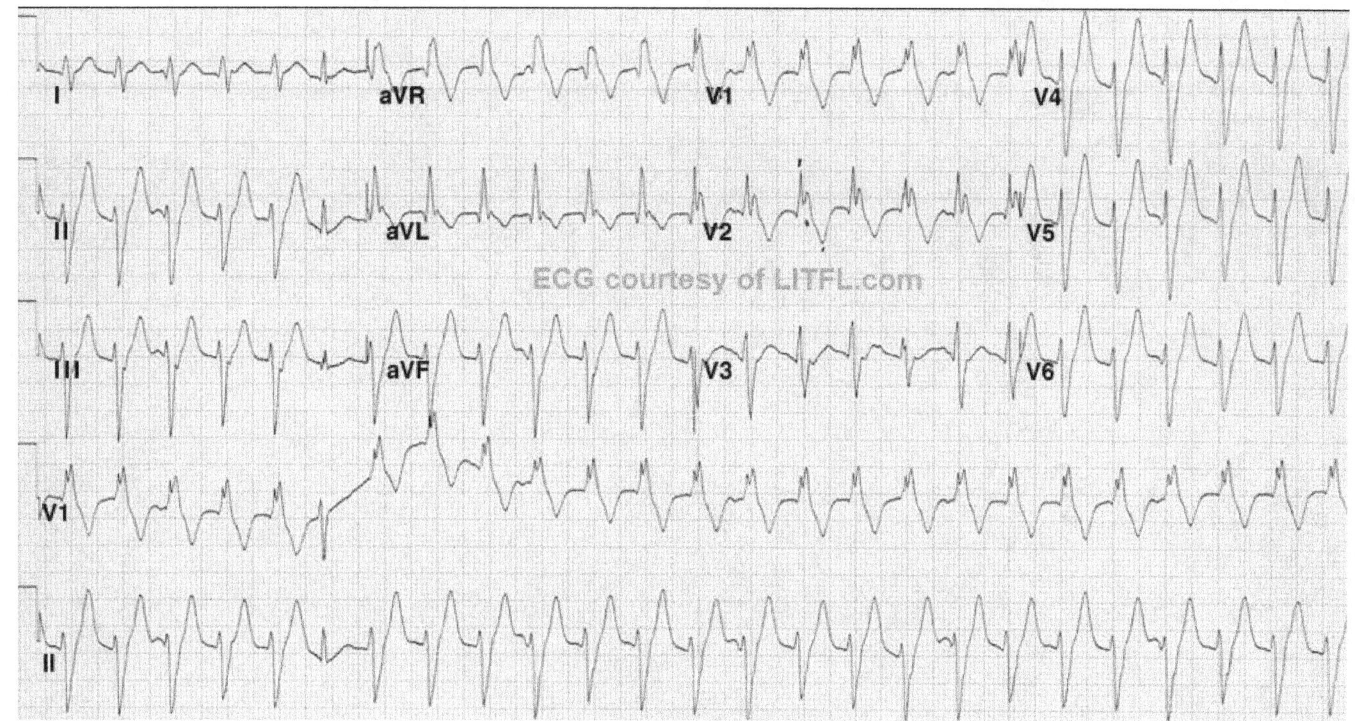

Figura 23-5

Morfología del QRS en la derivación V1

- Morfología típica de rSR′ → BRD con bloqueo fascicular anterior (BFA)

- Morfología atípica de la derivación V1 → Taquicardia fascicular posterior

Ancho QRS

- >140 mseg → BRD con BFA

- ≤140 mseg → Taquicardia fascicular posterior (normalmente ≤130 mseg)

Relación V6 R/S principal

- > 1,0 → BRD con BFA

- ≤ 1,0 → Taquicardia fascicular posterior

Polaridad en derivación aVR

- aVR negativo → BRD con bloqueo fascicular anterior (BFA)

- aVR positivo → Taquicardia fascicular posterior

Los pacientes con 3 de 4 variables positivas tuvieron una alta probabilidad de tener taquicardia fascicular posterior, mientras que aquellos pacientes con ≤1 variable positiva siempre tuvieron BRD más BFA.

¿Qué pasa con este ECG (Figura 23-6)?

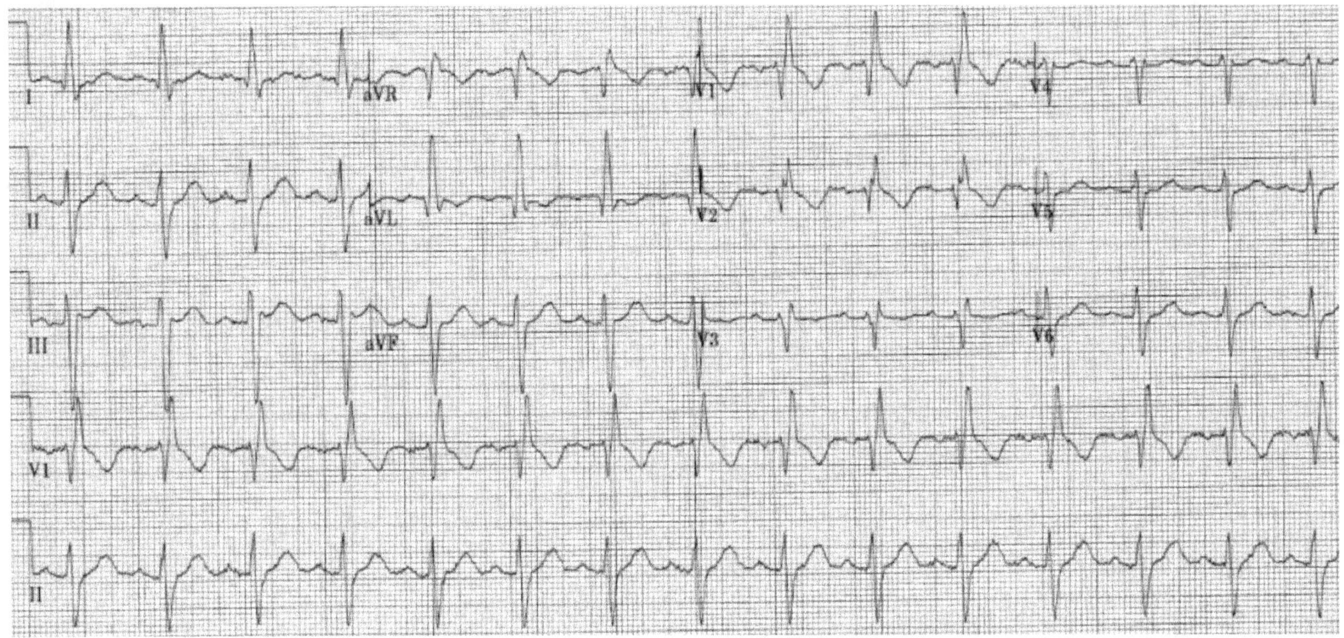

Figura 23-6

Referencias:

Michowitz Y, Tovia-Brodie O, Heusler I, Sabbag A, Rahkovich M, Shmueli H, Glick A, Belhassen B. Differentiating the QRS morphology of posterior fascicular ventricular tachycardia from right bundle branch block and left anterior hemiblock aberrancy. Circ Arrhythm Electrophysiol. 2017

Taquicardias BRD: TV relacionada con cicatrices versus TV idiopática

Hay DOS taquicardias ventriculares idiopáticas en el ventrículo izquierdo que usted debe conocer y poder distinguir de la TV debida a una enfermedad cardíaca estructural, que es, con diferencia, el tipo más común de taquicardia ventricular. Ahora comprenda que existen varios otros tipos de TV que se originan en el ventrículo izquierdo, pero son extremadamente raros. ¡No te preocupes por ellos!

Taquicardia del tracto de salida del ventrículo izquierdo (TSVI)

La primera TV idiopática es la taquicardia del tracto de salida del ventrículo izquierdo (TSVI). Se caracteriza por:

- Un BRD y un eje inferior (ondas R altas en las derivaciones II, III y aVF) con complejos QRS sólo moderadamente anchos. No hay un ancho específico a tener en cuenta, pero tenga en cuenta que si el QRS es muy ancho (>160 mseg, por ejemplo), es mucho más probable que se trate de una taquicardia relacionada con una cicatriz y no de una taquicardia idiopática.

- Transición precordial antes de la derivación V3 (recuerde: tanto la despolarización derecha como la izquierda pueden tener una transición precordial en la derivación V3, por lo que una transición en V3 no es de gran ayuda).

- Responde a la adenosina. Sin embargo, también puede responder a los bloqueadores beta, el verapamilo y otros medicamentos antiarrítmicos.

Ésta es una taquicardia del tracto de salida del ventrículo izquierdo (TSVI) (Figura 23-7):

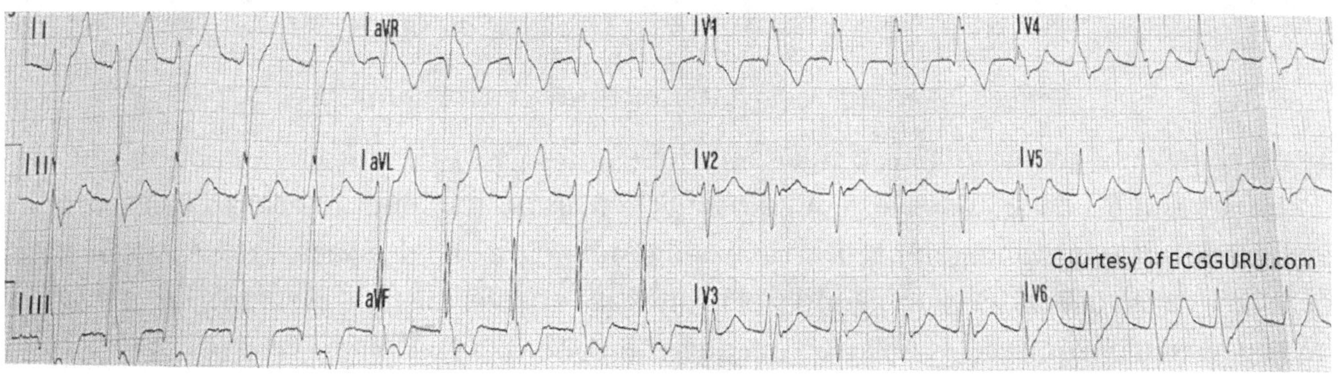

Figura 23-7

Taquicardia fascicular posterior

La taquicardia fascicular posterior es la otra TV idiopática y la TV idiopática más común del ventrículo izquierdo. Se caracteriza por:

- BRD con eje superior (complejos rS en las derivaciones inferiores)

- Complejos QRS relativamente estrechos, prácticamente siempre menores de 140 mseg y generalmente menores de 130 mseg

- R-a-S nadir <80 mseg, lo que indica un origen dentro del sistema conductor

Ésta es una taquicardia fascicular posterior (Figura 23-8):

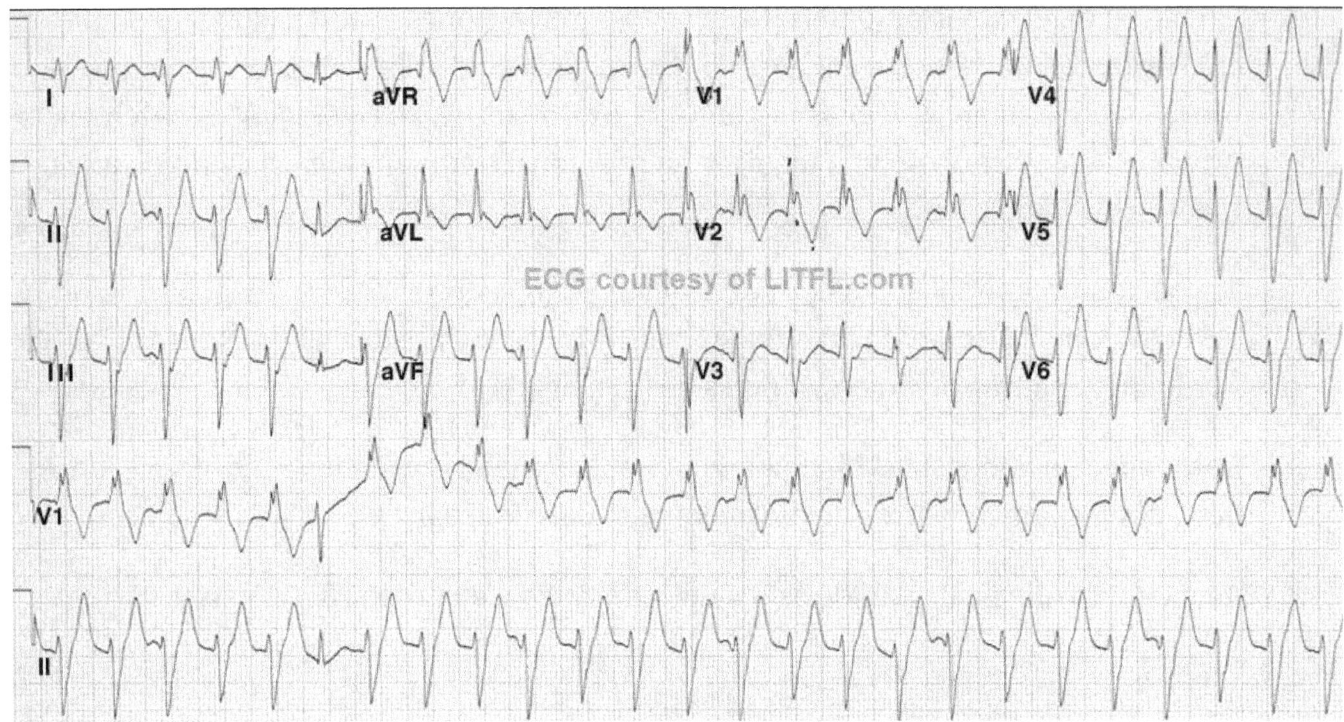

Figura 23-8 (apareció anteriormente como Figura 23-5)

También hay una taquicardia fascicular anterior (Figura 23-9). La única diferencia es que hay un eje inferior (es decir, todos los complejos QRS en las derivaciones inferiores consisten en ondas R altas que apuntan hacia arriba) con tendencia a una desviación del eje hacia la derecha. Por lo demás, el tratamiento y el pronóstico son los mismos. Debido a su ubicación en el ventrículo izquierdo, la ablación puede ser un poco más problemática.

PERLA | La taquicardia fascicular posterior parece un BRD con bloqueo fascicular anterior, ¡pero no lo es! La taquicardia fascicular anterior parece un BRD con un bloqueo fascicular posterior, pero no lo es. Sólo recuerde lo raros que son los bloqueos fasciculares posteriores en comparación con los bloqueos fasciculares anteriores.

La figura 23-9 es un ejemplo de taquicardia fascicular anterior. Recuerde: ¡estos son raros! ¡Este puede ser el único que verás!

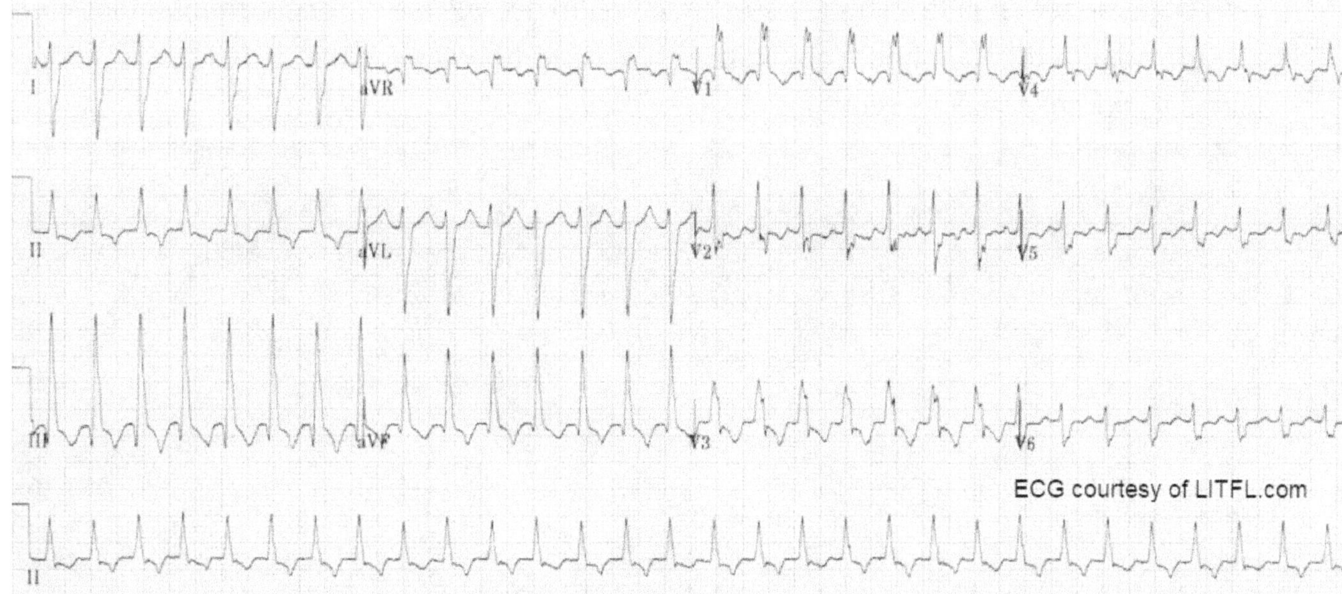

Figura 23-9 Taquicardia fascicular anterior: ¡muy rara!

El eje del plano frontal debería diferenciar estas dos TV idiopáticas (TSVI y fascicular posterior) entre sí. **El TSVI tendrá ondas R altas en las derivaciones inferiores, mientras que una taquicardia fascicular posterior tendrá ondas S profundas en las derivaciones inferiores.**

Dado que ambas taquicardias fasciculares se originan en fibras conductoras, el inicio de los complejos QRS suele ser más "limpio": más suave, con mayor pendiente y algo mejor formado que las taquicardias en el tracto de salida que se originan en el miocardio en funcionamiento.

Taquicardia ventricular debida a cardiopatía estructural

La taquicardia del tercer ventrículo a diferenciar es la TV debida a cardiopatía estructural. Esta es, con diferencia, la TV más común de todas, incluidos los ventrículos derecho e izquierdo:

- QRS ensanchado debido al retraso de la conducción inherente a un miocardio estructuralmente dañado y al redireccionamiento de la onda de despolarización a través y alrededor de las áreas de fibrosis

- Muescas dentro de los complejos QRS. Quizás recuerde que las "muescas" son una característica de la cardiomiopatía arritmogénica, y eso se debe a que también representa un miocardio estructuralmente dañado.

- Aunque estas TV pueden desarrollarse prácticamente en cualquier parte del ventrículo, parece que muchas provienen del área apical. Si bien habrá un BRD con un eje superior, al igual que una taquicardia fascicular posterior, los complejos QRS serán más anchos y extraños. Debido a que las taquicardias fasciculares posteriores comienzan esencialmente en el fascículo posterior, el inicio del QRS se parecerá mucho más a un latido conducido de manera aberrante en el sentido de que el inicio de la desviación inicial será más suave y recto.

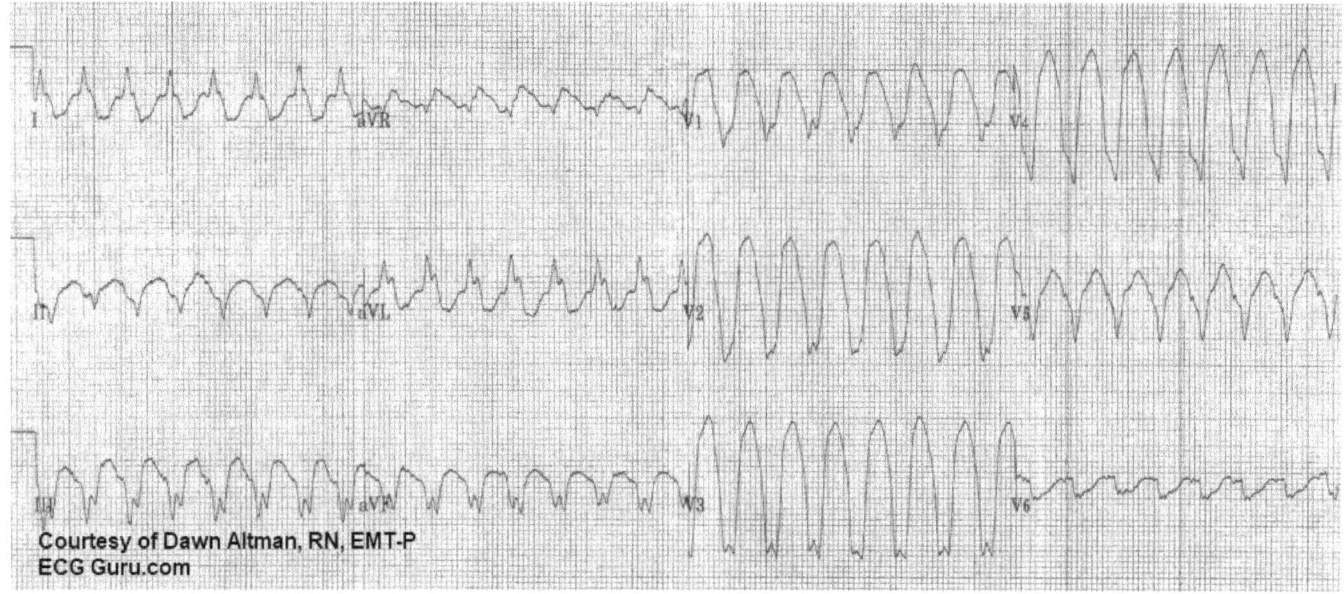

Figura 23-10 (apareció anteriormente como Figura 23-2)

Torsade de pointes versus taquicardia ventricular polimórfica sin torsade

Las torsades de pointes deben tener un intervalo QT prolongado, mientras que la taquicardia ventricular polimórfica no torsade no debería tenerlo. Sin embargo, la prolongación del intervalo QT no es el mejor método para diferenciar estas dos arritmias tan peligrosas, y he aquí por qué...

Es posible que algunos pacientes con uno de los síndromes de QT largo no manifiesten consistentemente un intervalo QT prolongado en el ECG en todo momento. Algunos tienen una penetrancia incompleta del defecto genético y la prolongación del intervalo QT puede ser mínima o no aparente sin algún tipo de desafío. Algunos pacientes con taquicardia ventricular polimórfica no torsada debida a isquemia pueden tener un intervalo QT ligeramente prolongado debido al retraso de la conducción causado por la isquemia. No se consideran un síndrome de QT largo adquirido.

El factor diferenciador más consistente y confiable es el intervalo de acoplamiento creado por el último latido conducido por el nodo sinusal y el QRS ectópico que inicia la taquicardia.

Si *el intervalo de acoplamiento es* > 400 *mseg* (dos cuadrados grandes), el ritmo es *torsade de pointes*.

Si el intervalo de acoplamiento es < 400 mseg, el ritmo es una taquicardia ventricular polimórfica no torsada.

¿Se trata de TV polimórfica torsade de pointes o no torsade (figura 23-11)?

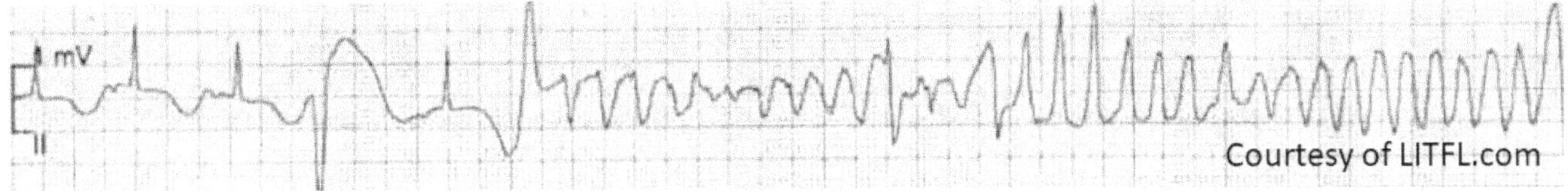

Figura 23-11

¿Qué tal esta tira rítmica: torsade de pointes o TV polimórfica sin torsade (Figura 23-12)?

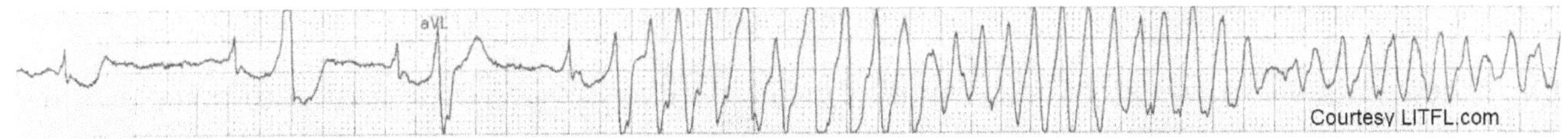

Figura 23-12

¡PRECAUCIÓN! | Como recordatorio, se debe observar algún ritmo supraventricular y preferiblemente la aparición de la taquicardia ventricular polimorfa para realizar el diagnóstico y diferenciar los dos ritmos. Si se mantienen (lo cual es poco frecuente), las dos taquiarritmias tendrán el mismo aspecto. No se puede ver un intervalo QT largo durante la taquicardia.

CONSEJO | Obsérvese las ondas T amplias y extrañas del CVP y el latido sinusal justo antes del inicio de la taquicardia (fig. 23-11). Esto ocurre frecuentemente en torsade de pointes. ¡Estos cambios parecen indicar que la aparición de torsade de pointes es inminente! Observe que no ocurrió con la taquicardia no torsada (Figura 23-12).

OTRO CONSEJO | No confunda el SQTL adquirido con la TV no torsada. La TV no torsada no está asociada con un QTc prolongado como causa contribuyente de la TV y, incluso cuando manifiesta una forma de huso, ¡NO es torsade de pointes!

Una pregunta frecuente...

Existe una jerarquía de duraciones (anchos) de QRS que a veces ayudan en el proceso de toma de decisiones. Algunos complejos QRS serán más anchos que otros y algunos estarán mejor formados que otros (al menos inicialmente).

1. **Más amplio**: taquicardias ventriculares relacionadas con cicatrices, TRAV antidrómica

2. **Medio**: taquicardias del tracto de salida

3. **Más estrechas**: taquicardias fasciculares, taquicardias de rama del haz, taquicardias interfasciculares

Las taquicardias ventriculares relacionadas con cicatrices y los TRAV antidrómicos generalmente tendrán una duración superior a 140 mseg y, muy a menudo, superior a 160 mseg, ya que ambos inician la activación ventricular en el miocardio en funcionamiento.

Las taquicardias de salida (TSVD, TSVI) tendrán duraciones medias del QRS. Comienzan en el miocardio activo, pero ambos están cerca de fibras conductoras. Suelen tener una duración inferior a 140 mseg.

La tercera categoría involucra taquicardias que comienzan en las fibras de conducción de los ventrículos. Usando la taquicardia fascicular como ejemplo, las duraciones del QRS de estas taquicardias serán inferiores a 140 mseg y la mayoría serán inferiores a 130 mseg. Lo que es aún más importante aquí es el inicio del nadir R-a-S en la derivación V1. Por lo general, será de 80 mseg o menos en las taquicardias que se originan en fibras conductoras.

Aquí hay dos preguntas que me hacen mucho...

1. ¿Cómo puedo diferenciar entre taquicardia TSVI y taquicardia fascicular?

   a. En primer lugar, si estás hablando de taquicardia fascicular posterior, no debería haber ningún problema, ¡ni siquiera una cuestión del ancho del QRS! Durante una taquicardia del TSVI, los complejos QRS de las derivaciones inferiores apuntarán hacia ARRIBA y, durante la taquicardia fascicular posterior, apuntarán hacia ABAJO.

   b. Ahora, si la taquicardia fascicular resulta ser una taquicardia fascicular anterior (¡un fenómeno muy raro!), tendrá que evaluar la anchura de los complejos QRS y el nadir R-a-S en la derivación V1. La taquicardia fascicular probablemente será inferior a 130 mseg y el nadir R-a-S será de 80 mseg o menos.

2. Dado que las taquicardias ventriculares relacionadas con cicatrices ocurren con mayor

frecuencia en el ventrículo izquierdo, ¿cómo puedo diferenciar una TV relacionada con cicatrices de una taquicardia del TSVI?

a. La VT relacionada con la cicatriz será más ancha (generalmente 160 mseg o más) y menos bien formada que los complejos QRS de la taquicardia del TSVI. Los complejos QRS de la taquicardia del TSVI también deben ser de 140 mseg o menos.

Tenga en cuenta que estos valores NO son oficiales, pero se utilizan con frecuencia al evaluar taquicardias de complejo ancho.

Lectura recomendada:

Hoffmayer KS, et al. An electrocardiographic scoring system for distinguishing right ventricular outflow tract arrhythmias in patients with arrhythmogenic right ventricular cardiomyopathy from idiopathic ventricular tachycardia. *Heart Rhythm.* 2013 Apr;10(4):477-82.

Michowitz et al. Differentiating the QRS Morphology of Posterior Fascicular Ventricular Tachycardia From Right Bundle Branch Block and Left Anterior Hemiblock Aberrancy. *Circ Arrhythm Electrophysiol.* 2017; 1-11.

Moss, JD MD, Scheinman MM MD. Differentiating the QRS Morphology of Posterior Fascicular Ventricular Tachycardia From Right Bundle Branch Block and Left Anterior Hemiblock Aberrancy – Why the Difference (Editorial). *Circ Arrhythm Electrophysiol.* 2017; 1-3.

Steurer G, Gürsoy S, Frey B, Simonis F, Andries E, Kuck K, et al. The differential diagnosis on the electrocardiogram between ventricular tachycardia and pre-excited tachycardia. *Clin Cardiol.* 1994;17:306–8.

Wijnmaalen AP. ECG Identification of Scar-Related Ventricular Tachycardia With a Left Bundle-Branch Block Configuration. *Circ Arrhythm Electrophysiol.* 2011;4:486-493.

Chapter 24

Más práctica con la disociación AV

Mi filosofía es que nunca se puede llegar a ser demasiado bueno reconociendo la disociación AV. Aunque no existe una seguridad del 100% de que su presencia sea patognomónica de taquicardia ventricular, las otras taquicardias de complejo ancho que pueden producirla son tan raras que no es necesario preocuparse por ellas.

Bien… ¡comencemos!

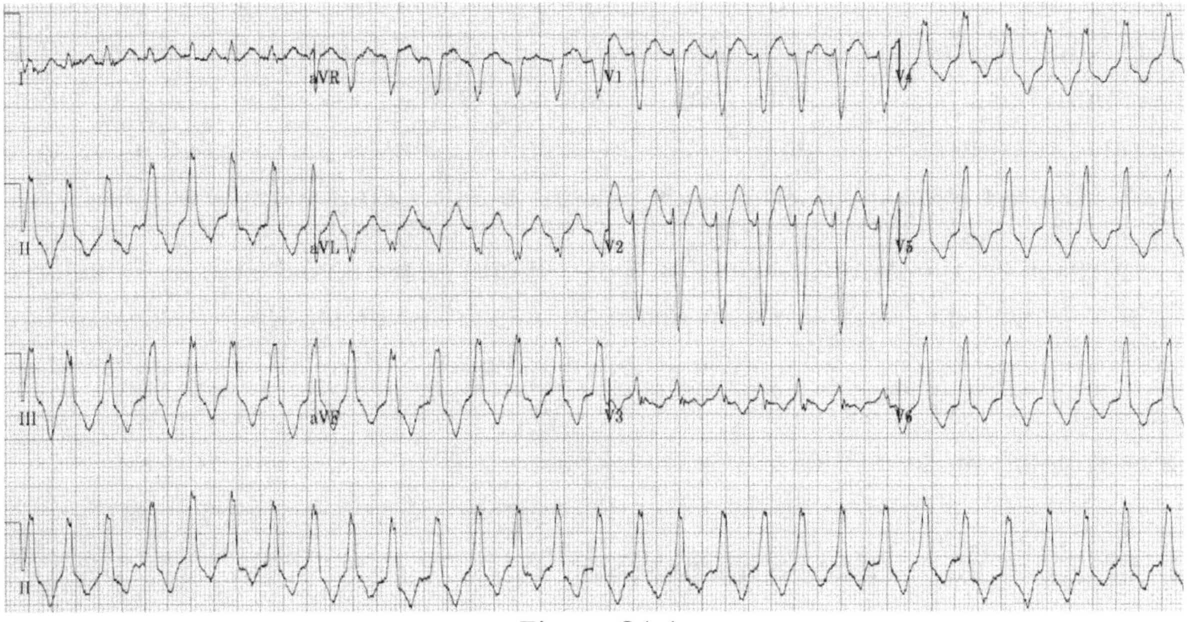

Figura 24-1

(Figura 24-1) Hay dos maneras de realizar la búsqueda de disociación AV:

1. Siéntese, escanee el ECG y vea si algo le llama la atención. A esto lo llamo el *enfoque Gestalt*; o,

2. Busque específicamente cambios que sugieran disociación AV comparando partes de la línea de base desde el punto J hasta el inicio del siguiente complejo QRS. A esto lo llamo el *enfoque científico*.

No es sorprendente que haya descubierto que muchas personas (si no la mayoría) utilizan el enfoque Gestalt y luego se quejan de que la disociación AV es demasiado difícil de reconocer.

Presentamos "El Banco"

Permítame ayudarle a comenzar a desarrollar su competencia utilizando el enfoque científico.

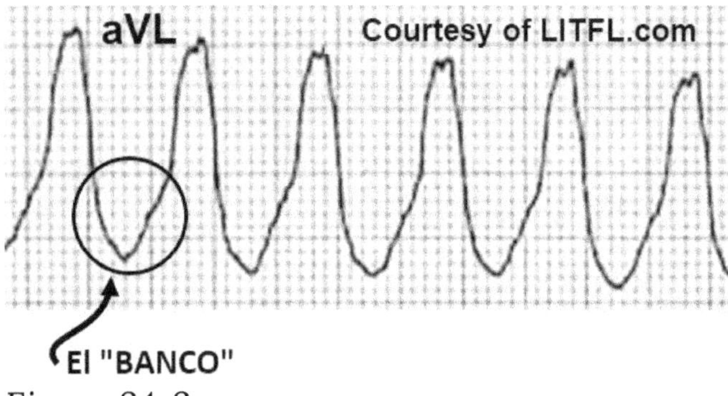

Figura 24-2

Primero, debes concentrarte en las áreas de la derivación donde es más probable que veas ondas P. Esto, como dije, será desde el punto J de un complejo QRS hasta el inicio del siguiente complejo QRS (Figura 24-2).

A esta área la llamo "el Banco" por dos razones. Hay una historia de un infame ladrón de bancos aquí en los Estados Unidos hace muchos años llamado Willie Sutton. Cuando se le preguntó por qué robaba bancos, Willie supuestamente respondió: "¡Porque ahí es donde está todo el dinero!". Bueno, ese tramo de referencia desde el punto J hasta el inicio del siguiente complejo QRS es "donde está todo el dinero". ¡Ahí es donde encontrarás las ondas P, si es que están presentes! ¡La otra razón por la que me gusta ese término es que la palabra "banco" ahorra mucho tiempo de escritura!

El siguiente paso es comparar todos los "bancos" del cliente potencial elegido. Esta derivación (Figura 24-2) consta de ondas R monofásicas con ondas T invertidas (pero eso ya lo sabías, ¿no?). ¿Ves algo que difiera significativamente de un banco a otro? ¡Yo tampoco! Se trata de la derivación aVL, por lo que las pequeñas muescas en el pico de las ondas R son características de una morfología similar al BRI.

¿La onda P o P′ es vertical o invertida?

Veamos otro fragmento (Figura 24-3); Agregué algunas líneas que indican un banco (un "banco" comienza en el punto J, que puede ser el final de una onda S, como en este fragmento)...

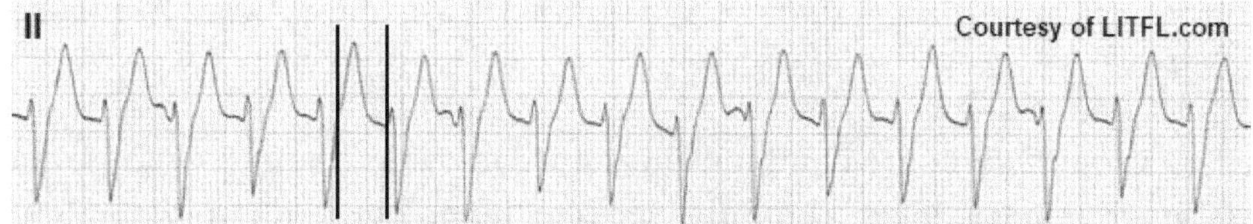

Figura 24-3

Debe utilizar el banco que parezca más "normal" como punto de referencia. El banco entre el primer y segundo complejo QRS parece bastante normal y no presenta hallazgos sospechosos.

Pasemos al segundo banco. ¡Hemos encontrado algo! Hay una joroba definida (o "vibración") en la línea de base entre el final de la onda T y la onda r pequeña del complejo rS. Y está en posición vertical en la derivación II. Eso significa que no es una onda P′ retrógrada. También parece haber una pequeña onda q siguiéndola; Echemos un vistazo más de cerca (Figura 24-4)...

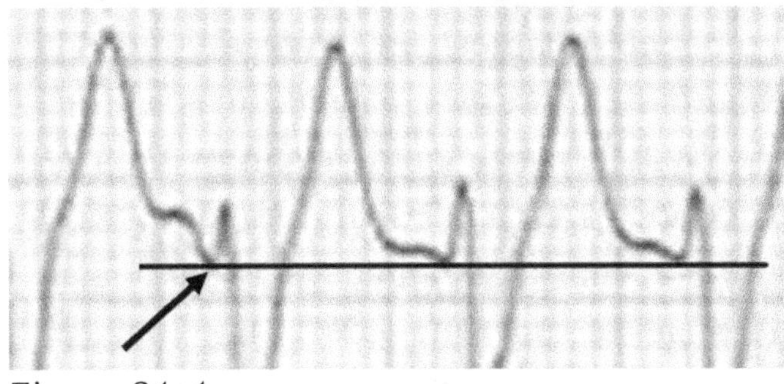

Figura 24-4

El nadir de la onda "q" sospechosa se alinea bastante bien con la línea de base (y el inicio de todas las demás ondas r). Como no hay voltaje negativo (ningún área por debajo de la línea base), no puede ser una onda q. Tiene que ser una onda P vertical y muy probablemente una onda P sinusal. La única otra desviación vertical que podría existir sería una onda U, y las ondas U considerables NO aparecen de forma intermitente en la derivación II durante frecuencias cardíacas rápidas. Esta es una onda P. Ahora bien, ¿hay otros?

Sí... hay tres ondas P más. Ahora ya sabes cómo y dónde buscar ondas P sinusales y ondas P′ retrógradas.

Disociación AV y VA: ¿Cuál es mejor prueba de taquicardia ventricular?

Ya ha visto esta tira de ritmo (Figura 24-5) como parte de un ECG de 12 derivaciones. Utilizando sus conocimientos sobre la comparación de bancos, vea si puede descubrir el hallazgo que sea incluso más indicativo de taquicardia ventricular que de disociación AV. He delineado el primer banco.

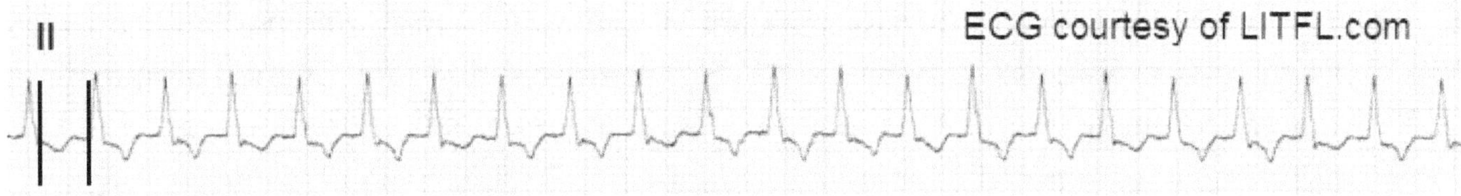

Figura 24-5

Deberías haber notado que algunos bancos tienen ondas T profundamente invertidas, mientras que otros tienen ondas T invertidas bastante superficiales. Aquí hay un patrón; observemos muy de cerca. Comience con el primer complejo QRS y el primer "banco". La onda T es poco profunda. Ahora observemos el segundo banco: la onda T está profundamente invertida. Ahora observemos el tercer banco: la onda T está profundamente invertida. Ahora mire el cuarto banco: hay simplemente otra inversión superficial de la onda T.

De tres bancos, dos tienen ondas T profundamente invertidas. ¿Cuál es la única desviación que puede distorsionar intermitentemente una onda T? Una onda P, o más precisamente, una onda P′. "¿Qué tal las ondas U durante la hipopotasemia?" usted pregunta. Las ondas U no aparecen, luego desaparecen, luego reaparecen, etc. Sólo las ondas P o P′ pueden hacer eso. ¡Lo que tenemos aquí es un bloqueo ventriculoauricular (VA) 3:2! El segundo y tercer banco manifiestan ondas P' retrógradas invertidas que se producen alrededor del nadir de las ondas T. Pero el primer y cuarto banco no muestran signos de ondas P′ invertidas. Esas son las ondas P′ a las que se les impidió ingresar a las aurículas. Lo más probable es que se trate de un bloque Mobitz I VA 3:2. La medición de los intervalos R-P′ con aumento revela un alargamiento sutil del segundo intervalo R-P′. Ahora bien, ¿por qué un bloqueo de la conducción VA es una prueba absoluta de taquicardia ventricular, mientras que la disociación AV (aunque es una excelente sugerencia de TV) no lo es?

En el caso de ritmos supraventriculares con complejos QRS anchos y ondas P' retrógradas, ¿qué TSV constituiría el único problema para diferenciar la taquicardia ventricular de la conducción retrógrada a las aurículas? Tendría que ser una TSV que ingrese a los ventrículos y luego salga de los ventrículos: TRAV antidrómica.

¿Cómo distingue un bloqueo VA (Mobitz I o Mobitz II) entre taquicardia ventricular y un TRAV antidrómico? Mire nuevamente la tira de ritmo de esta taquicardia ventricular (Figura 24-5): ¿qué ve? Se observan despolarizaciones ventriculares monomórficas regulares que continúan sin detenerse ni siquiera hacer pausas. Es una taquicardia ventricular.

Ahora bien, ¿qué verías si esto fuera un TRAV antidrómico? Vería un máximo de dos despolarizaciones ventriculares y luego la taquicardia terminaría sola. La TRAV continuaría hasta que ocurriera el bloqueo AV o VA. Bloqueo VA = bloqueo AV retrógrado.

Ya sea que entres o salgas de la habitación, seguirás atravesando la misma puerta.

El mismo concepto se aplica tanto a los bloques AV como a los VA. ¿Cómo ponemos fin a los TRAV, ya sean ortodrómicos o antidrómicos? ¡Bloqueando el nodo AV! Cuando bloqueamos un TRAV ortodrómico estamos bloqueando la conducción AV. Cuando bloqueamos un TRAV antidrómico, estamos bloqueando la conducción VA. ¡Pero sigue siendo el mismo nodo AV! Estudie detenidamente esta tira rítmica. Puede que esta no sea la última vez que vea algo como esto. Veamos otro...

Bien... te enfrentas a una taquicardia de complejo amplio (la duración del QRS aquí es de 120 mseg). Les digo que esto es taquicardia ventricular porque no tengo el ECG de 12 derivaciones completo. Específicamente, se trata de una taquicardia fascicular posterior bastante lenta, lo que explica los complejos QRS relativamente estrechos. No sé por qué es tan lento, pero aparentemente alguna parte del circuito de taquicardia está provocando un retraso. No tengo ninguna información sobre el paciente. Podría ser un efecto de medicación.

Recuerde | Siempre debe diagnosticar una arritmia a partir de un ECG de 12 derivaciones, ¡nunca solo una tira de ritmo!

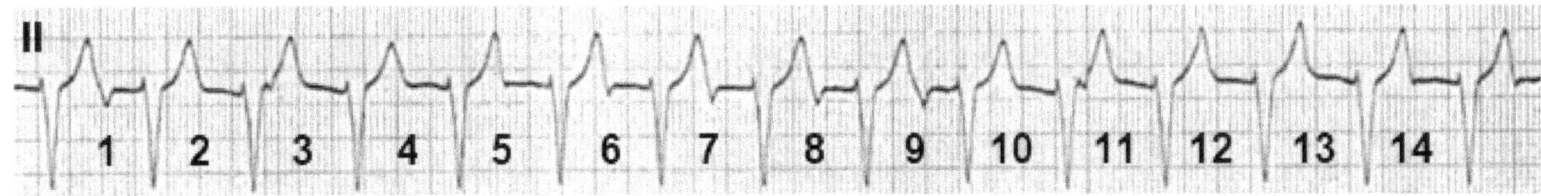

Figura 24-6

(Figura 24-6) Para abordar adecuadamente esta arritmia, primero debe saber exactamente lo que está buscando: está buscando ondas P' retrógradas para establecer un diagnóstico de disociación AV o disociación VA. Es importante señalar que este es la derivación II; si hay ondas P' retrógradas, se invertirán. Las ondas P' retrógradas siempre están invertidas en las derivaciones II, III y aVF (las derivaciones inferiores). Estarán erguidos (normalmente) en las derivaciones superiores: derivaciones aVR y aVL. Debido a que el vector de las ondas P' retrógradas viaja hacia arriba y algo perpendicular a la derivación I, normalmente son muy difíciles de ver en esa derivación o simplemente no están presentes en absoluto. Las ondas P' retrógradas siempre están verticales en la derivación V1.

CONSEJO | No basta con encontrar ondas P o P' durante una taquicardia de complejo amplio. Debes saber qué tipo de ondas P estás buscando, dónde esperas encontrarlas y cómo interpretarlas en función de su relación con los complejos QRS.

Ahora busquemos un QRS y su banco (Figura 24-6) que podamos usar como punto de referencia "normal". Hay varios: los números 2, 4 y 10 son buenos ejemplos. Usaremos el banco n.° 2. Estúdialo de cerca. A continuación, debe comparar cuidadosamente todos *los bancos: el área desde el punto J de un complejo QRS hasta el inicio del siguiente complejo QRS.* Vemos una clara diferencia entre el primer y el segundo banco. Hay una desviación invertida inmediatamente después de la primera onda T. ¿Podría ser una onda P' retrógrada? ¡Sí, podría!

Un ejercicio ocular

A continuación, ¿ve algo en los bancos 2 a 5? Si no, ¡mira más de cerca! Compare el banco n.° 2 con el banco n.° 3. ¿Ves alguna diferencia? Parece haber una muesca muy pequeña en el segmento ST del banco 3 en la base de la rama ascendente de la onda T. No asuma que es un artefacto. Parece una desviación negativa muy pequeña. Y eso es exactamente lo que buscamos: pequeñas desviaciones negativas. Pero no está presente en el banco 2 y desaparece de los bancos 4 y 5. Luego aparece nuevamente en el banco 6, ¡pero ahora está ubicado en la base de la rama descendente de la onda T! ¿Que esta pasando aqui? Sígueme ahora con mucha atención: ¡estoy a punto de aumentar enormemente tu habilidad para reconocer la disociación AV y VA!

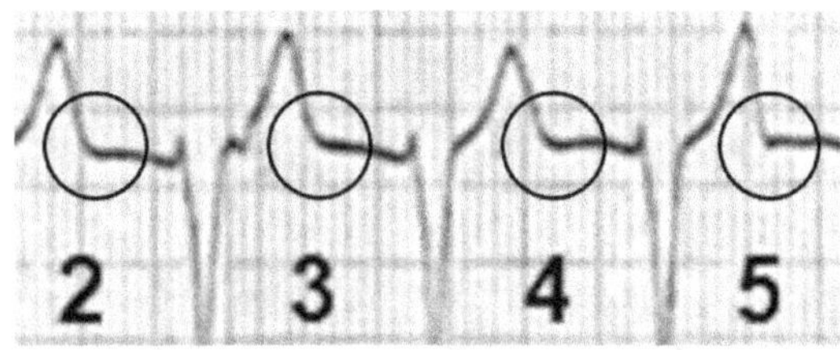

Figura 24-7

Vamos a comparar los bancos 2 – 4 con el banco n.° 5. Pero vamos a ser aún más específicos porque nos centramos en un área muy localizada. Para ello, ampliaré esos bancos (Figura 24-7):

Nos centraremos en el final de la onda T, donde se une a la línea de base. Si observa los bancos 2 a 4, verá una curva suave y gradual desde la onda T hasta la línea de base. Pero cuando observe el banco n.° 5, verá un ángulo agudo y abrupto entre el final de la onda T y la línea de base. Continúe estudiando esos bancos hasta que pueda ver fácilmente la diferencia. Es una diferencia muy, muy sutil, pero por eso lo llamo "ejercicio ocular".

¿Por qué la terminación de la onda T en el banco 5 es diferente a las demás? Esto se debe a que la terminación suave y gradual de la onda T se ha fusionado con una desviación invertida más abrupta, creando un ángulo más agudo. ¿Y cuál crees que podría ser esa desviación invertida? Es una onda P′ retrógrada, por supuesto. ¿Pero dónde estaba durante el banco 4? Responderé haciéndote otra pregunta: ¿dónde estaba en el banco 3 y ahora dónde está en el banco 5? En el banco 3 estaba *delante* de la onda T y en el banco 5 está inmediatamente *después* de la onda T. La respuesta más plausible es que la onda P′ retrógrada estaba oculta dentro de la onda T del banco 4 mientras viajaba a través de él.

¿Qué efecto tiene una onda P′ negativa (un área de voltaje negativo) sobre una onda T vertical (un área de voltaje positivo)? El voltaje negativo de la onda P retrógrada restará voltaje de la onda T positiva, lo que debería dar como resultado un área ligeramente más pequeña contenida dentro de la onda T; en otras palabras, una onda T ligeramente más pequeña. Mire la altura de la onda T en el banco 4 y compárela con las ondas T en ambos lados. En el banco n.° 5, a medida que la onda P′ retrógrada sale de la onda T, la onda T recupera su altura (o amplitud). Esta "resta" del voltaje negativo del voltaje positivo ocurre dentro de la máquina de ECG durante sus cálculos. No es algo que ocurra dentro del corazón mismo. Ahora miremos la tira una vez más (Figura 24-8):

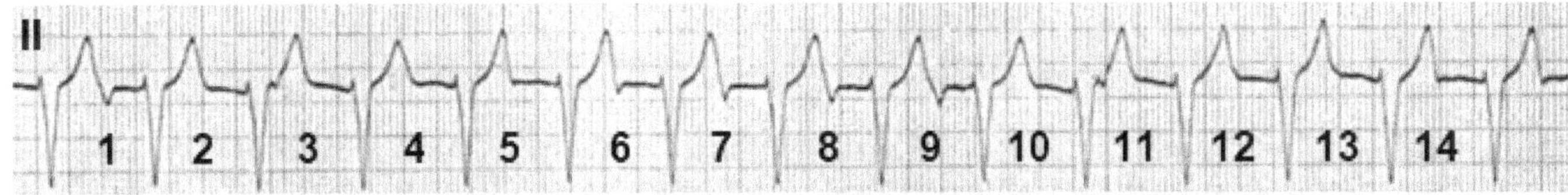

Figura 24-8

Lo que estás viendo es un bloque Mobitz I VA. Comience con el banco n.° 2. No hay evidencia de una onda P′ retrógrada en ningún lugar de este banco, por lo que es probable que este sea el latido en el que se bloqueó el impulso VA. Estamos seguros de que ese es el caso porque hay una onda P' retrógrada profunda después de la onda T en el latido anterior. En el banco #3, vemos una onda P′ retrógrada justo antes del inicio de la onda T, no vemos nada en el banco #4 porque la onda P′ retrógrada se está moviendo a través de la onda T en este punto, en el banco #5 la onda retrógrada P′ apenas comienza a aparecer después de la onda T. En los bancos #6-#9, la onda P′ retrógrada se vuelve más grande y más pronunciada a medida que se aleja del final de la onda T. Luego, el impulso ventricular se bloquea y no aparece en el banco #10. Tras el bloqueo, el proceso vuelve a empezar, etc.

PERLA | Un bloqueo AV típico de Mobitz I se presenta con intervalos PR que se hacen cada vez más anchos hasta que una onda P deja de conducir. Un bloqueo VA típico de Mobitz I se presenta con intervalos RP′ que se hacen cada vez más anchos hasta que deja de aparecer un P′.

Si estos hallazgos te parecieron difíciles es sólo porque no sabías exactamente lo que estabas buscando. E incluso si lo hiciera, probablemente no se daría cuenta de cuán minuciosamente y con qué cuidado debía evaluar incluso los cambios más mínimos. Si todavía tienes dificultades para ver la diferencia entre los bancos 4 y 5, sigue estudiándolos. Mejorará su habilidad para reconocer la disociación AV y VA. Incluso aquellos ECG que no manifiestan ninguna disociación le ayudarán a agudizar su vista y su habilidad porque le obligarán a mirar lo más de cerca y con el mayor cuidado posible mientras intenta localizar las ondas P o las ondas P' retrógradas. Como punto de referencia, me llevó unos tres segundos detectar la diferencia entre el cuarto y el quinto banco. Cuando sabes exactamente QUÉ estás buscando y DÓNDE deberías buscar, ¡el proceso se vuelve mucho más fácil y rápido! Eso requiere práctica y experiencia.

CONSEJO | Aunque sólo alrededor del 20% de las taquicardias de complejo ancho manifestarán disociación AV o VA, simplemente suponga que una de ellas (o ambas) están presentes y haga todo lo posible para encontrarlas. Incluso cuando no lo hagas, agudizarás enormemente tus ojos y tus habilidades.

PERLA | Hay dos puntos finales de todo esto que debes esforzarte por lograr. La primera, por supuesto, es la capacidad de reconocer los signos sutiles de disociación AV o VA. El segundo criterio de valoración es que cuando no encuentre ninguna evidencia de disociación AV o VA, estará satisfecho y seguro de que simplemente no existe.

Aquí hay otra señal de disociación AV: ¡un RITMO DE FUSIÓN!

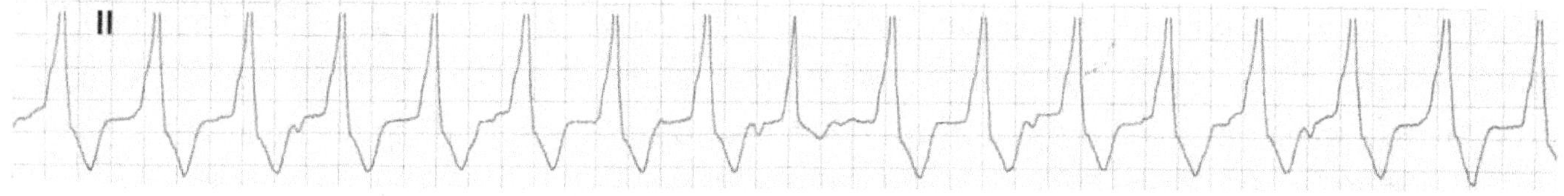

Figura 24-9

(Figura 24-9) El noveno latido es un *latido de fusión*. Desafortunadamente, no tenemos una franja de ritmo sinusal para tener una perspectiva, pero sabemos que se trata de un latido de fusión porque aparece justo en el momento y el QRS parece más normal (es decir, más estrecho).

PERLA | ¿Te parecen diferentes los intervalos R-R antes y después del tiempo de fusión? ¿El intervalo que sigue al latido de fusión parece ligeramente más amplio que el intervalo R-R que precede al latido de fusión? Si es así, entonces estás viendo los intervalos R-R incorrectamente. ¡Mida siempre los intervalos entre desviaciones (cualquier desviación) desde el *inicio* hasta el *inicio* en la línea de base! Lo que estás viendo aquí es la razón por la que hacemos eso. El intervalo R-R que precede al latido de fusión y el intervalo R-R que sigue al latido de fusión son iguales. La disminución del ancho del QRS de fusión hace que el intervalo R-R con el siguiente latido parezca más amplio.

Un latido de captura aparecería temprano, antes del siguiente latido ectópico esperado. Está precedido por una desviación que es una onda P sinusal vertical o una onda P' retrógrada invertida. Este es la derivación II, por lo que podría ser cualquiera de los dos.

PERLA | Cuando buscamos disociación AV en las derivaciones inferiores (II, III y aVF), buscamos ondas P sinusales verticales. Cuando buscamos disociación VA en las derivaciones inferiores, buscamos ondas P' retrógradas invertidas. No confundir el hecho de que las ondas P' retrógradas siempre estén invertidas en las derivaciones inferiores con la búsqueda de ondas P disociadas. La presencia de ondas P verticales disociadas o de ondas P′ retrógradas invertidas disociadas es indicativa de un ritmo ventricular ectópico. Pero recuerde: las ondas P' retrógradas invertidas que siguen cada complejo QRS de manera consistente en el mismo intervalo RP′ no representan disociación AV o VA ni deben sugerir taquicardia ventricular. Sé que parece que debería, pero créanme, ¡no es así!

Pensemos en esto por un momento. ¿Cuáles son nuestras opciones aquí con respecto a la tira de ritmo de la Figura 24-9?

1. Un latido de fusión causado por una onda P sinusal que logró atravesar el nodo AV y activar al menos parte del miocardio ventricular, o

2. Una onda P′ retrógrada que resultó en un latido recíproco (eco) que regresó a los ventrículos a través del sistema His-Purkinje y excitó parte del miocardio ventricular, fusionándose con una despolarización ectópica ventricular (sí, ¡eso realmente sucede!).

Todo depende de si la onda P en cuestión es vertical o invertida. Veamos cómo podemos averiguarlo mirando más de cerca...

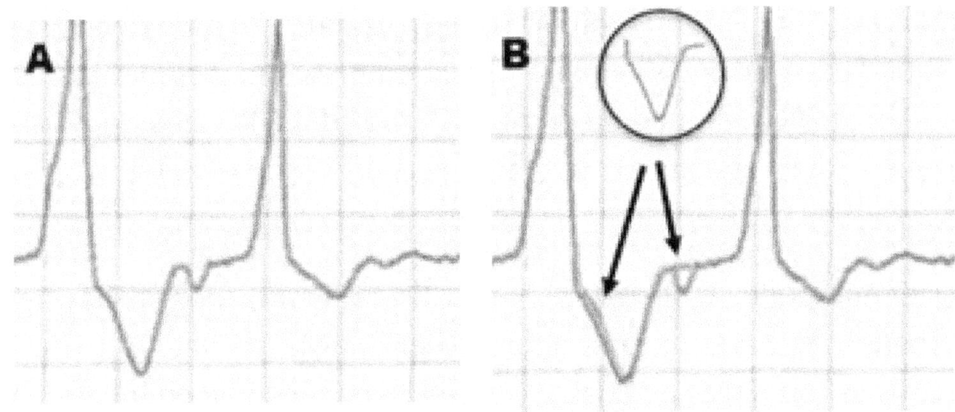

Figura 24-10

(Figura 24-10) Copié un banco (onda T y algo de línea de base) de una anomalía de repolarización anterior (círculo) y luego lo superpuse en el banco con la onda P o P′ en cuestión. Al hacerlo, podemos ver claramente que esta desviación es una onda P′ retrógrada e invertida.

No todas las ondas P′ retrógradas desaparecen simplemente después de llegar a las aurículas. (Figura 24-11) Después de viajar por la vía rápida (Figura 24-11A), el impulso ectópico continuó por la vía lenta donde descendió hasta el haz de His (la vía final común) y volvió a entrar en el sistema de conducción ventricular. Debido a que este impulso de retorno utiliza el sistema His-Purkinje para la conducción, el QRS tiene una apariencia mucho más normal. Que el latido

recíproco (eco) aparezca inmediatamente después del complejo QRS o más lejos depende
de qué vía del nódulo AV se utilizó como vía ascendente.

En este caso, es evidente que dado que la
distancia desde el inicio del QRS anterior
hasta la onda P′ es mayor que la distancia
desde la onda P′ hasta el latido de fusión,
la vía lenta transmitió el impulso hacia arriba hasta las aurículas y las Se utilizó la vía
rápida para regresar hacia los ventrículos y
fusionarse con el siguiente latido ectópico
ventricular (Figura 24-11B). Por lo tanto, un
QRS recíproco (eco) es sólo el primer latido
de un TRNAV que termina automáticamente
de inmediato.

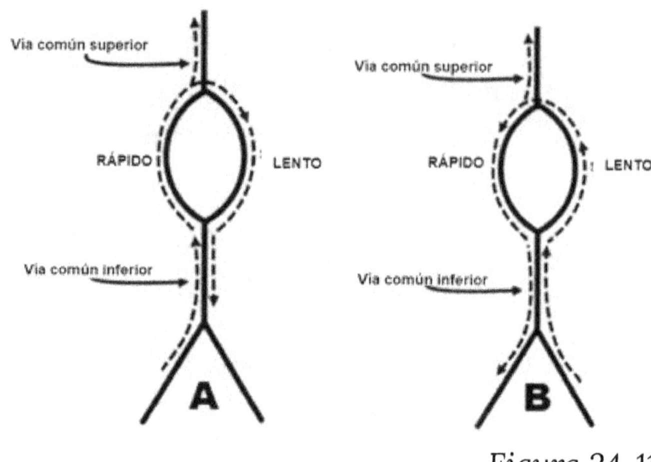

Figura 24-11

Hay mucha información allí, pero no perdamos la perspectiva: hay un latido de fusión
presente y eso por sí solo sugiere fuertemente que la taquicardia de complejo ancho es
de origen ventricular.

Le hablé de revisar los "bancos" en busca de evidencia de disociación AV o VA. Ahora
quiero presentarte el concepto de hombros QRS, otra área dentro de los bancos para
centrar tu búsqueda de ondas P y ondas P′. Los hombros son fragmentos de la línea de
base que preceden al QRS o inmediatamente después del QRS. Los hombros dan pistas
muy importantes de que está sucediendo algo más que la despolarización ventricular.

PERLA | Cuando utilice calibradores de ECG para comprobar si hay ligeras
irregularidades en un ritmo rápido (como verificar la fibrilación auricular),
configure los calibradores en cuatro o cinco intervalos R-R en lugar de intentar
medir un intervalo R-R a la vez. Cualquier irregularidad será muy evidente.

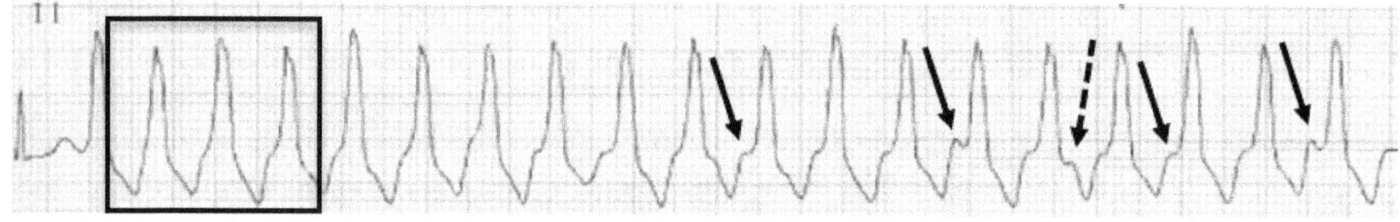

Figura 24-12

En este fragmento (Figura 24-12), el cuadrado negro contiene tres complejos QRS sin hombros.
Las flechas sólidas indican hombros antes del inicio del QRS y la flecha discontinua indica un

hombro después del QRS. Estos son lugares excelentes para buscar ondas P o P′, ¡como ya puedes ver!

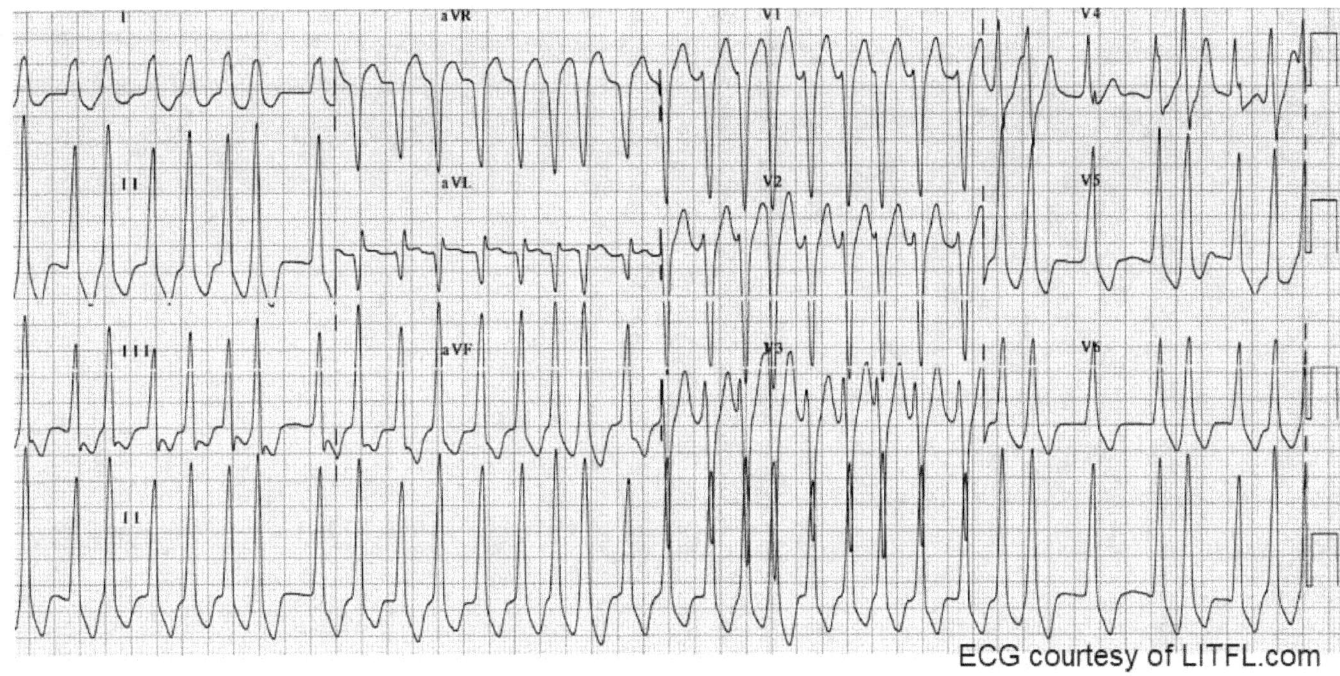

Figura 24-13

Obsérvese los hombros de distintos anchos en este ECG (figura 24-13), que manifiestan fibrilación auricular que ingresa a los ventrículos a través de una vía accesoria (WPW).

Chapter 25

¡Pongamos a prueba tus nuevas habilidades!

Para cada uno de los siguientes ejemplos de taquicardias de complejo amplio, quiero que vea con qué rapidez y precisión puede evaluar cada taquiarritmia. Suponga que el paciente está hemodinámicamente estable y alerta. ¡Debería poder completar su evaluación de estos seis puntos de información en 30 segundos o menos! Quiero que hagas o respondas lo siguiente:

1. Observe el ventrículo en el que se originó la taquicardia: *derecho* o *izquierdo.*

2. Observe el área del ventrículo en la que se encuentra el foco ectópico: *tracto de salida* o *ápice.*

3. ¿El foco ectópico está ubicado en o cerca del tabique o se originó en la pared libre lateral del ventrículo?

4. ¿Es probable que la taquicardia sea una taquicardia del tracto de salida del ventrículo derecho o izquierdo?

5. ¿Es probable que la taquicardia sea una taquicardia fascicular?

6. ¿Se encuentra el paciente en algún peligro inminente?

Estas preguntas se colocan encima de cada ECG como ayuda para la memoria. Mis evaluaciones para cada ECG se encuentran en la página opuesta (izquierda).

Si no puedes lograr esto en 30 segundos o menos, ¡sigue practicando estos mismos ECG una y otra vez hasta que puedas! Luego conéctese a Internet y practique con diferentes ECG.

Parafraseando a Thomas A. Edison: "La mayoría de la gente no reconocería el éxito si estuviera justo frente a ellos. ¡Eso es porque normalmente está vestido con un mono y disfrazado de trabajo!"

ECG 1

1. El QRS en la derivación V1 es principalmente negativo: ¡VENTRÍCULO DERECHO!

2. Eje superior en derivaciones inferiores; Las ondas S apuntan al APEX como origen del impulso.

3. Los complejos QRS son relativamente anchos y la transición precordial es DESPUÉS de la derivación V6, por lo que probablemente sea la PARED LATERAL DERECHA.

4. ¡NO! Este foco ectópico está en el ÁPICE DERECHO.

5. ¡NO! Es ancho y está ubicado en el ventrículo derecho.

6. ¡SÍ! Esta no es una taquicardia del tracto de salida, por lo que el paciente está en PELIGRO. Un paciente con tracto de salida o taquicardia fascicular que está alerta y tiene una presión arterial normal probablemente estará bien siempre que le dé comida y agua. Un paciente con taquicardia ventricular que no es un tracto de salida o taquicardia fascicular puede estar bien por un tiempo, ¡pero podría sufrir un colapso cardiovascular en cualquier momento!

Un pensamiento avanzado

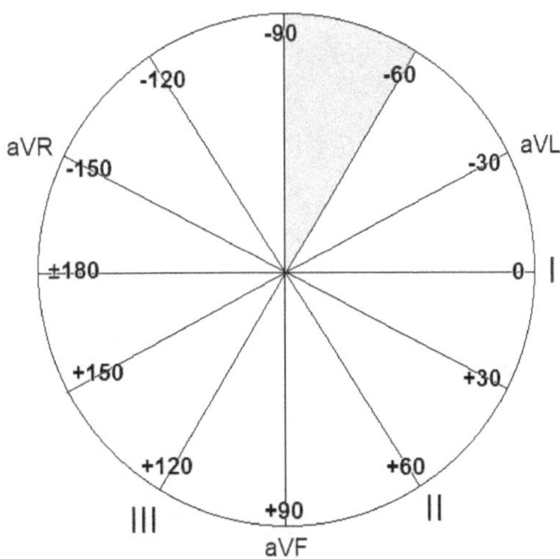

Cuadrícula de referencia hexaxial

Todas las derivaciones inferiores tienen complejos QS, lo que sugiere fuertemente *un sitio de origen epicárdico.* Las derivaciones I, aVR y aVL están todas en posición vertical, lo que significa que el impulso ectópico viaja hacia TODAS ellas. ¿Como puede ser? La derivación aVR está en el lado opuesto del corazón de las derivaciones I y aVL. Mire la cuadrícula de referencia hexaxial:

Existe una "ventana" estrecha en la que un impulso con un eje superior (es decir, que se origina en la región apical) puede dar lugar a complejos QRS positivos en las derivaciones I, aVR y aVL al mismo tiempo (entre -60° y -90°). Si es inferior a -60°, la derivación aVR será negativa; si es mayor que -90°, la derivación I será negativo.

1. Observe el ventrículo en el que se originó la taquicardia: derecho o izquierdo.

2. Observe el área del ventrículo en la que se encuentra el foco ectópico: tracto de salida o ápice.

3. ¿El foco ectópico está ubicado *en o cerca del tabique* o se originó *en la pared libre lateral* del ventrículo?

4. ¿Es probable que la taquicardia sea una taquicardia del tracto de salida del ventrículo derecho o izquierdo?

5. ¿Es probable que la taquicardia sea una taquicardia fascicular?

6. ¿Se encuentra el paciente en algún peligro inminente?

ECG 1

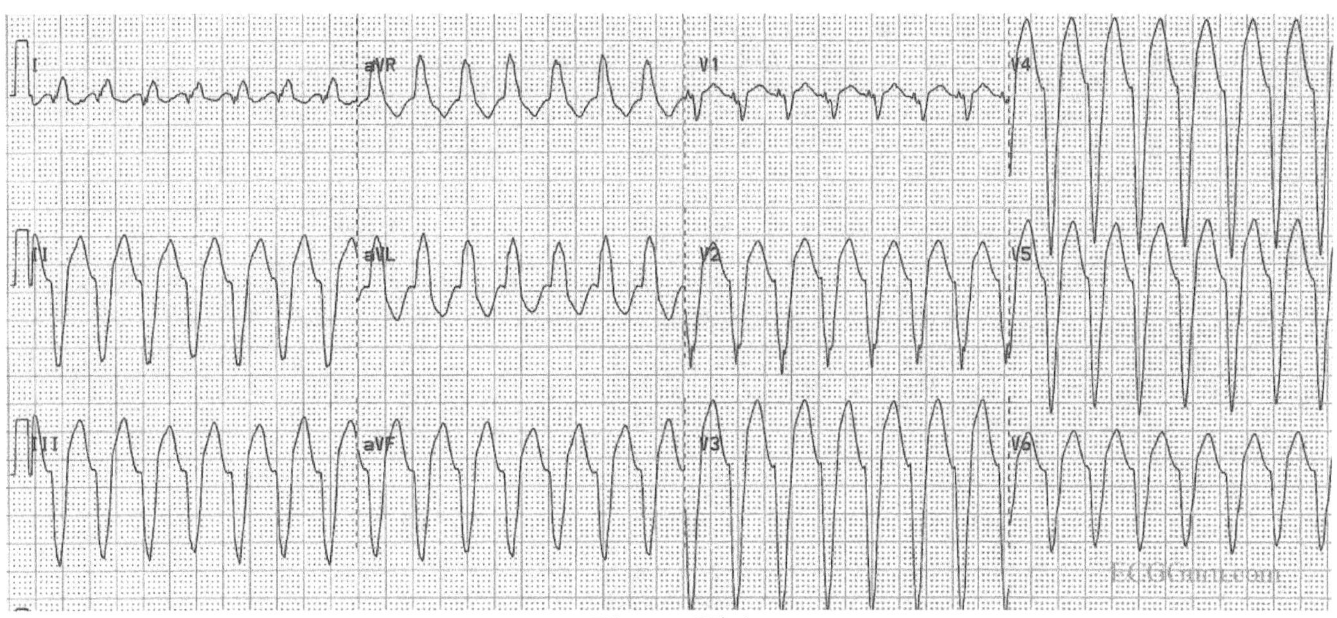

Figura 25-1

ECG 2

1. Ventrículo DERECHO.

2. ÁPICE

3. Los complejos QRS son muy anchos, lo que sugiere un origen en una pared lateral o libre, tal vez incluso en el epicardio (que produce algunos de los complejos QRS más anchos). La transición precordial es DESPUÉS de la derivación V6 (la derivación V2 parece fuera de lugar), lo cual es compatible con un origen del impulso en el extremo derecho, por lo que el foco ectópico probablemente esté en la pared APICAL LATERAL DERECHA.

4. ¡NO!

5. ¡NO!

6. ¡SÍ!

1. Observe el ventrículo en el que se originó la taquicardia: derecho o izquierdo.

2. Observe el área del ventrículo en la que se encuentra el foco ectópico: tracto de salida o ápice.

3. ¿El foco ectópico está ubicado *en o cerca del tabique* o se originó *en la pared libre lateral* del ventrículo?

4. ¿Es probable que la taquicardia sea una taquicardia del tracto de salida del ventrículo derecho o izquierdo?

5. ¿Es probable que la taquicardia sea una taquicardia fascicular?

6. ¿Se encuentra el paciente en algún peligro inminente?

ECG 2

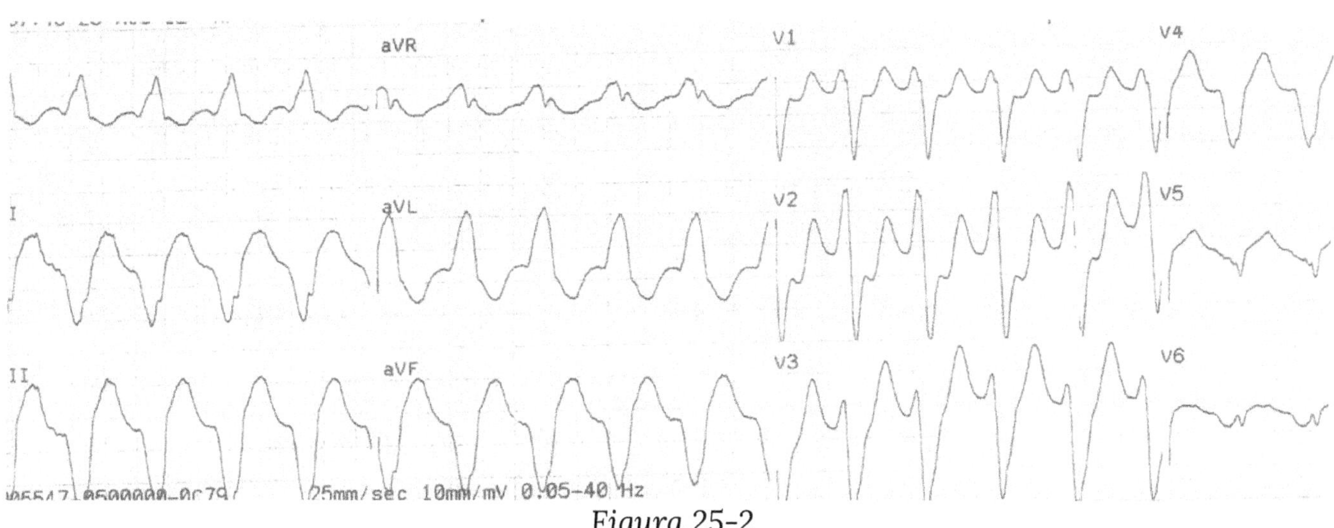

Figura 25-2

ECG 3

1. Ventrículo IZQUIERDO.

2. ÁPICE

3. Los complejos QRS están bien formados y son relativamente estrechos, por lo que es probable que el foco ectópico esté en el tabique o en una fibra de Purkinje o cerca de ella.

4. ¡NO! Un origen en el tracto de salida del ventrículo izquierdo (TSVI) presentaría todas las ondas R altas en las derivaciones inferiores.

5. ¡SÍ! Se ajusta a la firma electrocardiográfica de una taquicardia fascicular posterior y el QRS es relativamente estrecho y está bien formado (el tiempo máximo de la onda R es de sólo 40 mseg), lo que indica un origen en el sistema de conducción del ventrículo izquierdo o muy cerca de él.

6. ¡NO!

1. Observe el ventrículo en el que se originó la taquicardia: derecho o izquierdo.

2. Observe el área del ventrículo en la que se encuentra el foco ectópico: tracto de salida o ápice.

3. ¿El foco ectópico está ubicado *en o cerca del tabique* o se originó *en la pared libre lateral* del ventrículo?

4. ¿Es probable que la taquicardia sea una taquicardia del tracto de salida del ventrículo derecho o izquierdo?

5. ¿Es probable que la taquicardia sea una taquicardia fascicular?

6. ¿Se encuentra el paciente en algún peligro inminente?

ECG 3

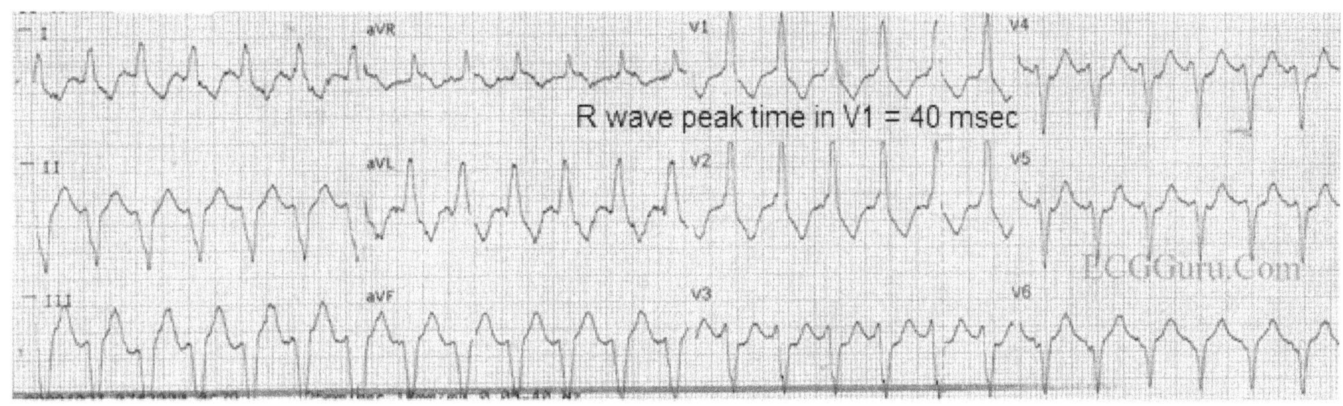

Figura 25-3

ECG 4

1. Ventrículo DERECHO

2. ÁPICE

3. El QRS es relativamente ancho y tiene muescas, por lo que probablemente no esté en el tabique sino en la pared libre (anterolateral).

4. ¡NO! Los complejos QRS en las derivaciones inferiores apuntan hacia el vértice.

5. ¡NO! Los complejos QRS son anchos y con muescas en algunas derivaciones, lo que es muy diferente a la taquicardia fascicular.

6. ¡SÍ! Esta no es una taquicardia ventricular benigna. El paciente está estable ahora, pero eso podría cambiar en cualquier momento. Siga el protocolo ACLS.

1. Observe el ventrículo en el que se originó la taquicardia: derecho o izquierdo.

2. Observe el área del ventrículo en la que se encuentra el foco ectópico: tracto de salida o ápice.

3. ¿El foco ectópico está ubicado *en o cerca del tabique* o se originó *en la pared libre lateral* del ventrículo?

4. ¿Es probable que la taquicardia sea una taquicardia del tracto de salida del ventrículo derecho o izquierdo?

5. ¿Es probable que la taquicardia sea una taquicardia fascicular?

6. ¿Se encuentra el paciente en algún peligro inminente?

ECG 4

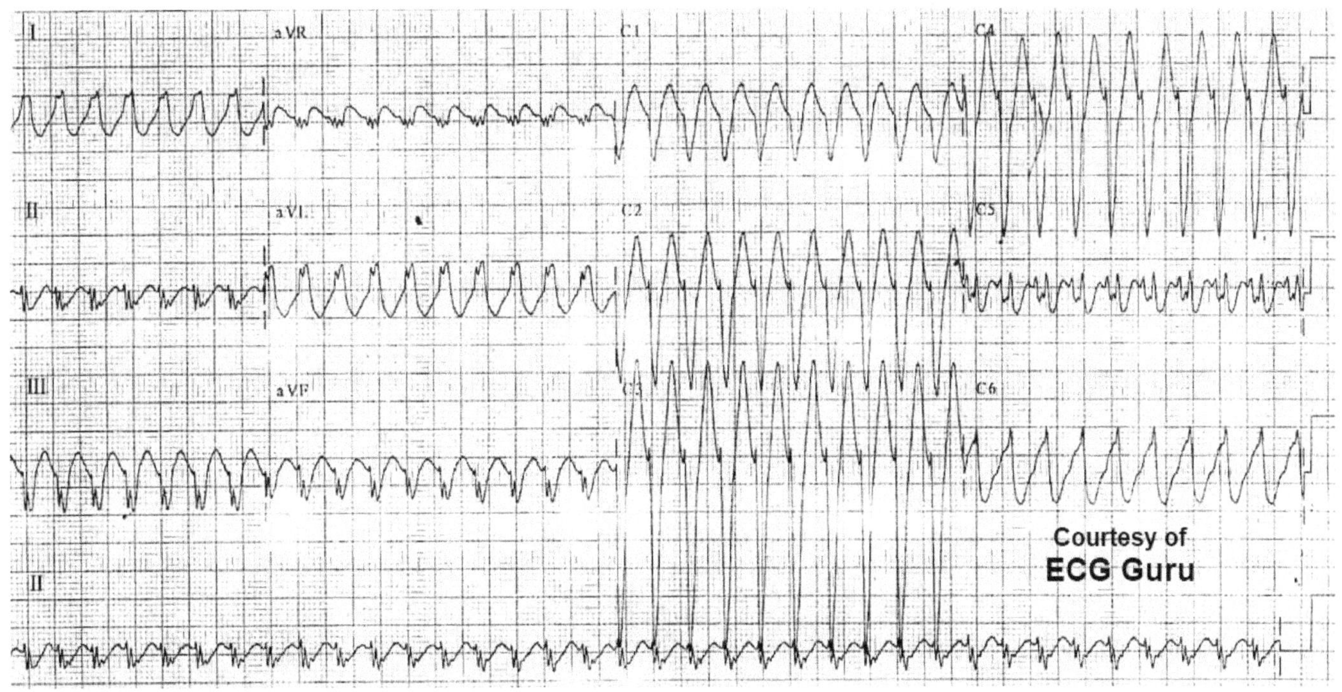

Figura 25-4

ECG 5

1. Ventrículo IZQUIERDO

2. ÁPICE

3. Puede ver una dificultad inicial en la mayoría de los complejos QRS verticales. Esto no es WPW; Es probable que sea una señal de que el foco ectópico está en la pared lateral izquierda, probablemente en el epicardio o muy cerca de él. La transición precordial es ANTES de la derivación V1, por lo que este foco está muy hacia el lado izquierdo (lo que ya debería entender significa posteriormente). Tenga en cuenta que el QRS cambia de R monofásico a QS monofásico entre las derivaciones V3 y V4. Esa NO es la transición precordial. Durante la transición precordial, el QRS cambia de predominantemente NEGATIVO a predominantemente POSITIVO – ¡no al revés! Los complejos QRS en las derivaciones I, aVR y aVL son todos positivos, por lo que se trata de un eje superior muy vertical que debe ubicarse entre -60° y -90°.

4. Proviene del ápice (probablemente del área apicolateral), por lo que no es una taquicardia del tracto de salida.

5. ¡NO!

6. ¡SÍ!

1. Observe el ventrículo en el que se originó la taquicardia: derecho o izquierdo.

2. Observe el área del ventrículo en la que se encuentra el foco ectópico: tracto de salida o ápice.

3. ¿El foco ectópico está ubicado *en o cerca del tabique* o se originó *en la pared libre lateral* del ventrículo?

4. ¿Es probable que la taquicardia sea una taquicardia del tracto de salida del ventrículo derecho o izquierdo?

5. ¿Es probable que la taquicardia sea una taquicardia fascicular?

6. ¿Se encuentra el paciente en algún peligro inminente?

ECG 5

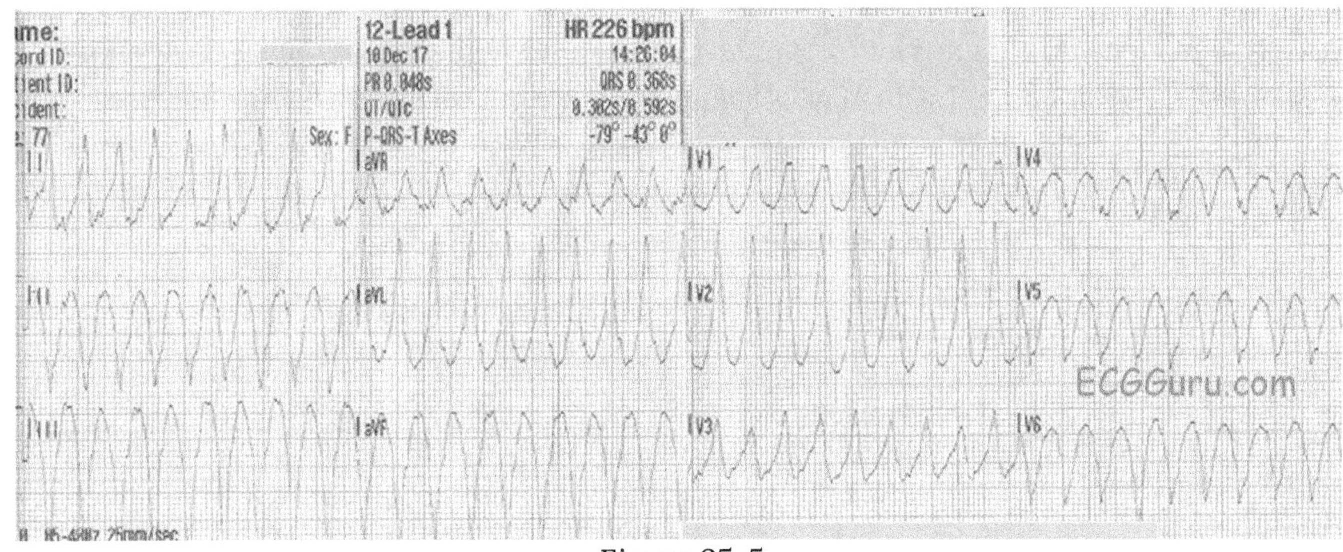

Figura 25-5

ECG 6

1. Ventrículo IZQUIERDO

2. ¿ÁPICE? ¡No precisamente! En este caso – como verás – estamos viendo una taquicardia fascicular. Se trata de una taquicardia reentrante que pasa la mayor parte de su tiempo en el sistema de conducción de His-Purkinje. Si bien es cierto que la morfología del QRS de las taquiarritmias ectópicas que comienzan en el miocardio de trabajo reflejan el sitio de origen y no un verdadero bloqueo, las taquicardias que comienzan en el tejido de conducción tampoco reflejan un bloqueo sino el orden de activación de las diferentes áreas ventriculares. Por eso hay una excepción a mi dicho tantas veces mencionado: "Nada bueno sale del ápice". Esta taquicardia no sale "del ápice". Simplemente da esa impresión debido al orden de activación de los fascículos del lado izquierdo.

3. Los complejos QRS son relativamente estrechos y están bien formados. El tiempo máximo de R en la derivación V1 es inferior a 80 ms. Este foco ectópico se localiza en o muy cerca de una fibra de Purkinje (probablemente el fascículo posterior).

4. ¡NO! Tiene un eje superior (recuerde: cuando los complejos QRS en las derivaciones inferiores apuntan HACIA ABAJO, el impulso tiene que viajar HACIA ARRIBA, por lo que es un eje SUPERIOR.

5. ¡SÍ!

6. ¡NO!

1. Observe el ventrículo en el que se originó la taquicardia: derecho o izquierdo.

2. Observe el área del ventrículo en la que se encuentra el foco ectópico: tracto de salida o ápice.

3. ¿El foco ectópico está ubicado *en o cerca del tabique* o se originó *en la pared libre lateral* del ventrículo?

4. ¿Es probable que la taquicardia sea una taquicardia del tracto de salida del ventrículo derecho o izquierdo?

5. ¿Es probable que la taquicardia sea una taquicardia fascicular?

6. ¿Se encuentra el paciente en algún peligro inminente?

ECG 6

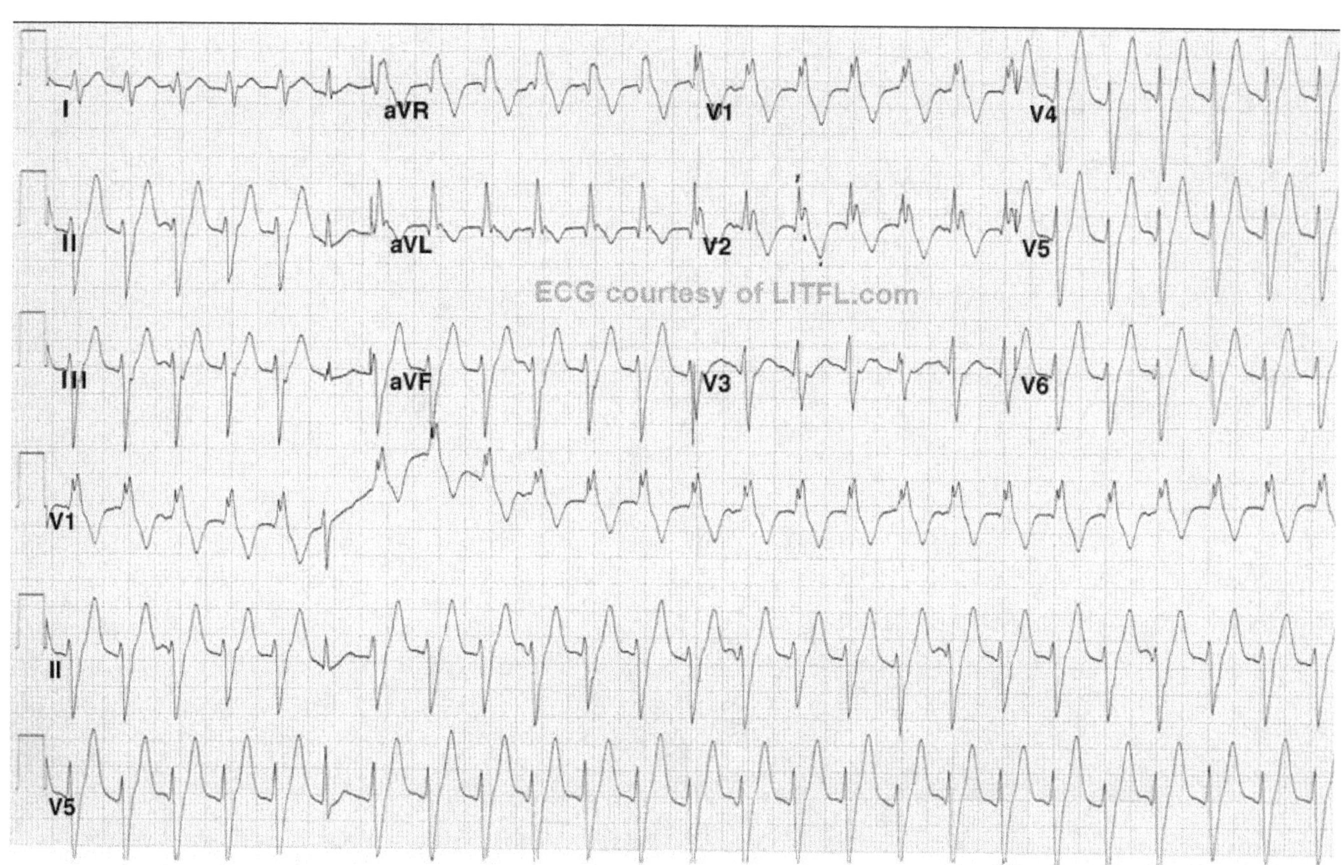

Figura 25-6

ECG 7

1. Ventrículo IZQUIERDO

2. Aunque la derivación II parece tener un QRS algo equipásico, la derivación III es positiva y la derivación aVL es negativa, por lo que parece que este ECG tiene un eje inferior (un eje inferior siempre implica un eje hacia la derecha). Eso significa que el origen del foco ectópico probablemente esté en el tracto de salida del ventrículo izquierdo.

3. Los complejos QRS son muy estrechos, por lo que este foco ectópico se encuentra en el fascículo anterior o muy cerca de él (una situación muy rara).

4. Es posible pero no probable. Los complejos QRS delgados son más típicos de una taquicardia fascicular (en este caso, una taquicardia fascicular anterior).

5. ¡SÍ!

6. ¡NO!

1. Observe el ventrículo en el que se originó la taquicardia: derecho o izquierdo.

2. Observe el área del ventrículo en la que se encuentra el foco ectópico: tracto de salida o ápice.

3. ¿El foco ectópico está ubicado *en o cerca del tabique* o se originó *en la pared libre lateral* del ventrículo?

4. ¿Es probable que la taquicardia sea una taquicardia del tracto de salida del ventrículo derecho o izquierdo?

5. ¿Es probable que la taquicardia sea una taquicardia fascicular?

6. ¿Se encuentra el paciente en algún peligro inminente?

ECG 7

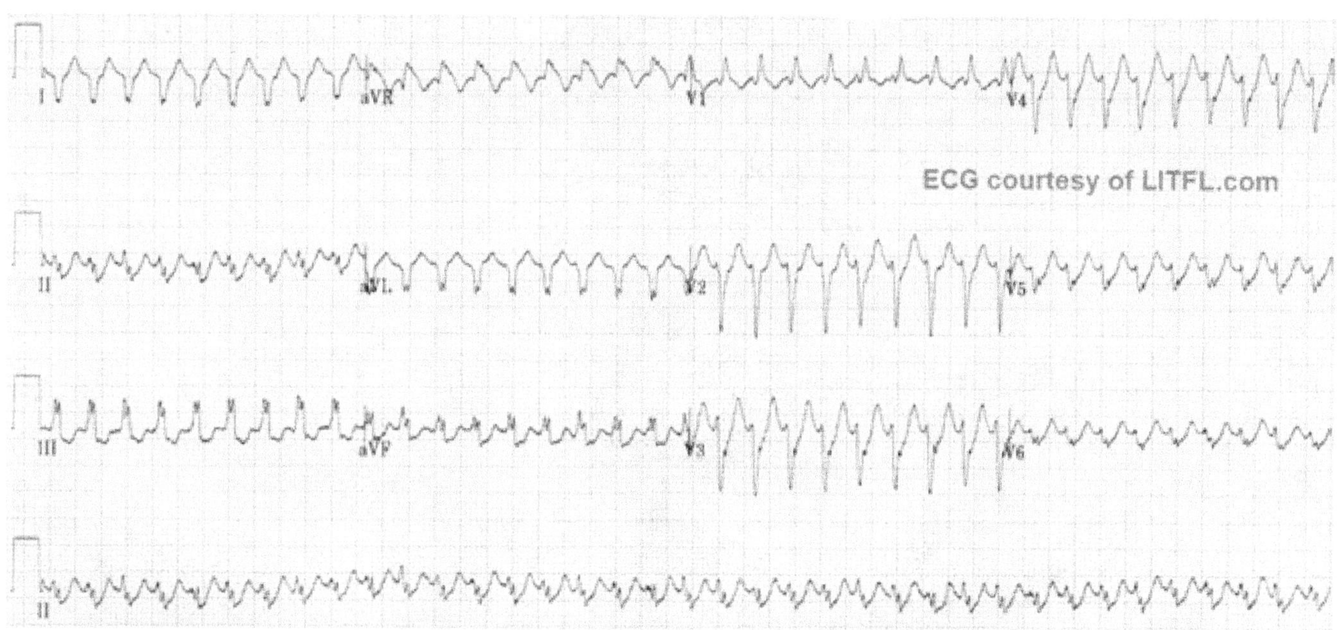

Figura 25-7

ECG 8

1. Ventrículo IZQUIERDO

2. ÁPICE

3. Los complejos QRS son anchos con una transición precordial ANTES de la derivación V1, lo que indica un origen en el extremo izquierdo del ventrículo izquierdo. Observar las derivaciones V3 – V6 puede darle la impresión de complejos QRS estrechos, pero no se olvide de las ondas S que dan a esas desviaciones una mayor anchura (en realidad, duración, ya que estamos midiendo en el eje horizontal).

4. ¡NO!

5. ¡NO!

6. ¡SÍ!

1. Observe el ventrículo en el que se originó la taquicardia: derecho o izquierdo.

2. Observe el área del ventrículo en la que se encuentra el foco ectópico: tracto de salida o ápice.

3. ¿El foco ectópico está ubicado *en o cerca del tabique* o se originó *en la pared libre lateral* del ventrículo?

4. ¿Es probable que la taquicardia sea una taquicardia del tracto de salida del ventrículo derecho o izquierdo?

5. ¿Es probable que la taquicardia sea una taquicardia fascicular?

6. ¿Se encuentra el paciente en algún peligro inminente?

ECG 8

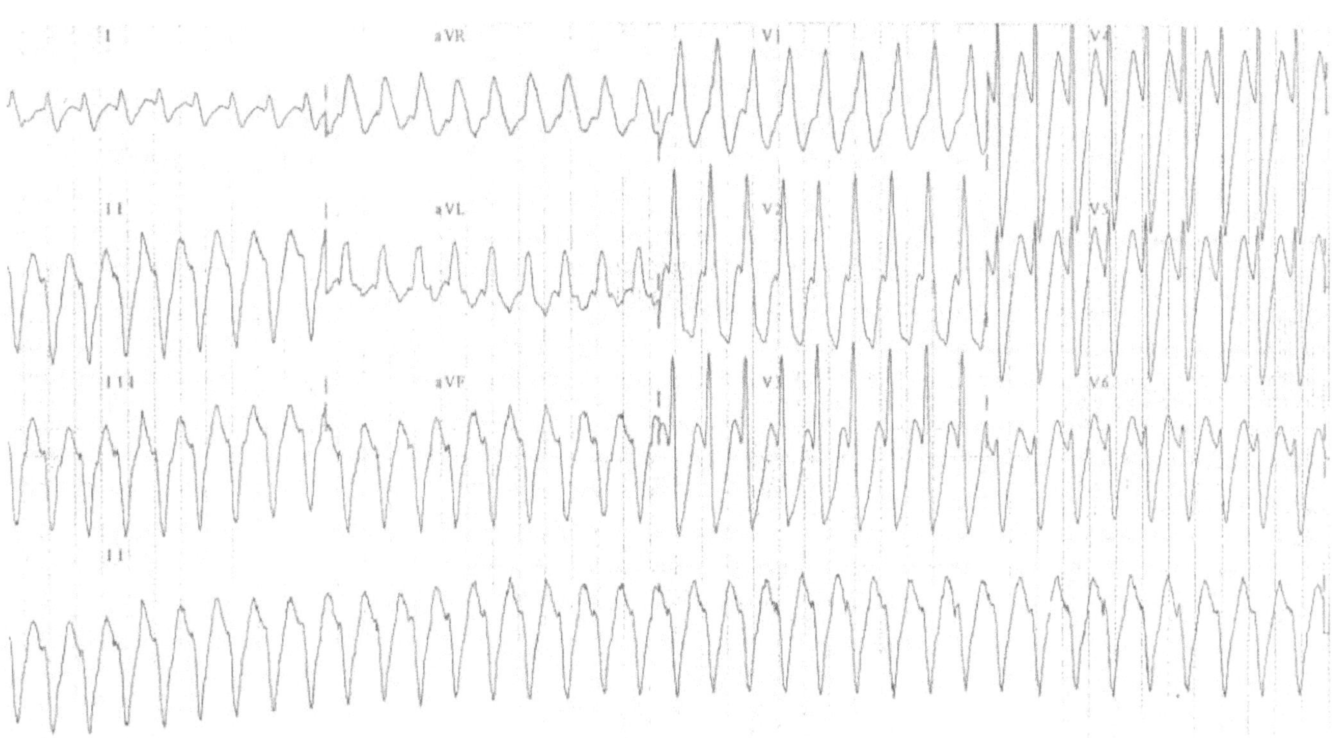

Figura 25-8

ECG 9

1. Ventrículo DERECHO

2. TRACTO DE SALIDA

3. Los complejos QRS son un poco anchos, probablemente provenientes de la super-ficie endocárdica del tabique ventricular derecho, ya que la transición se realiza en la derivación V4, que parece equipásica (R=S). (Revise la sección sobre "Transición precordial" en el Capítulo 1.)

4. ¡SÍ!

5. ¡NO!

6. ¡NO!

1. Observe el ventrículo en el que se originó la taquicardia: derecho o izquierdo.

2. Observe el área del ventrículo en la que se encuentra el foco ectópico: tracto de salida o ápice.

3. ¿El foco ectópico está ubicado *en o cerca del tabique* o se originó *en la pared libre lateral* del ventrículo?

4. ¿Es probable que la taquicardia sea una taquicardia del tracto de salida del ventrículo derecho o izquierdo?

5. ¿Es probable que la taquicardia sea una taquicardia fascicular?

6. ¿Se encuentra el paciente en algún peligro inminente?

ECG 9

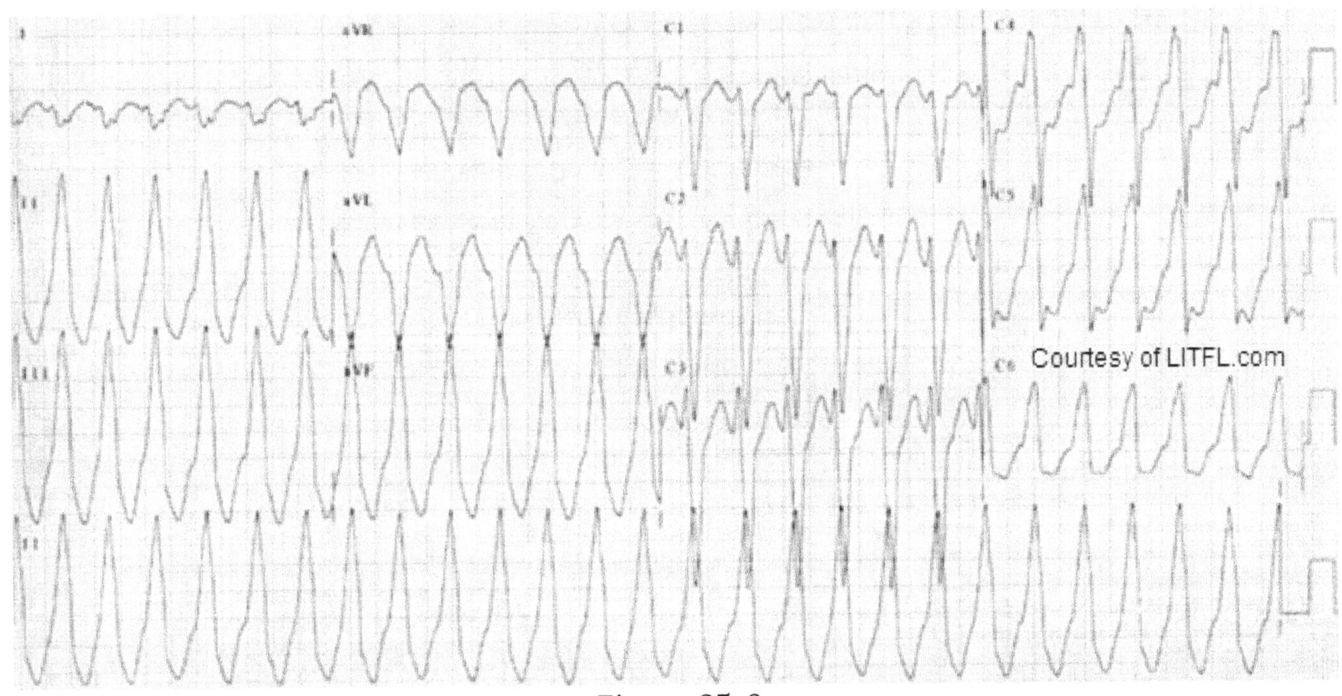

Figura 25-9

ECG 10

1. Ventrículo IZQUIERDO

2. ÁPICE

3. Las fuerzas positivas en las derivaciones V1 – V4 indican que el impulso ectópico viaja de posterior a anterior. El origen de esta taquicardia probablemente esté en la pared apicolateral del ventrículo izquierdo. La transición precordial ya ocurrió por la derivación V1, por lo que el origen del impulso está muy hacia la izquierda. El eje QRS medio también se encuentra en el cuadrante superior derecho del CRH ("Tierra de nadie"). ¡Esto no es una taquicardia benigna!

4. ¡NO!

5. ¡NO!

6. ¡SÍ!

1. Observe el ventrículo en el que se originó la taquicardia: derecho o izquierdo.

2. Observe el área del ventrículo en la que se encuentra el foco ectópico: tracto de salida o ápice.

3. ¿El foco ectópico está ubicado *en o cerca del tabique* o se originó *en la pared libre lateral* del ventrículo?

4. ¿Es probable que la taquicardia sea una taquicardia del tracto de salida del ventrículo derecho o izquierdo?

5. ¿Es probable que la taquicardia sea una taquicardia fascicular?

6. ¿Se encuentra el paciente en algún peligro inminente?

ECG 10

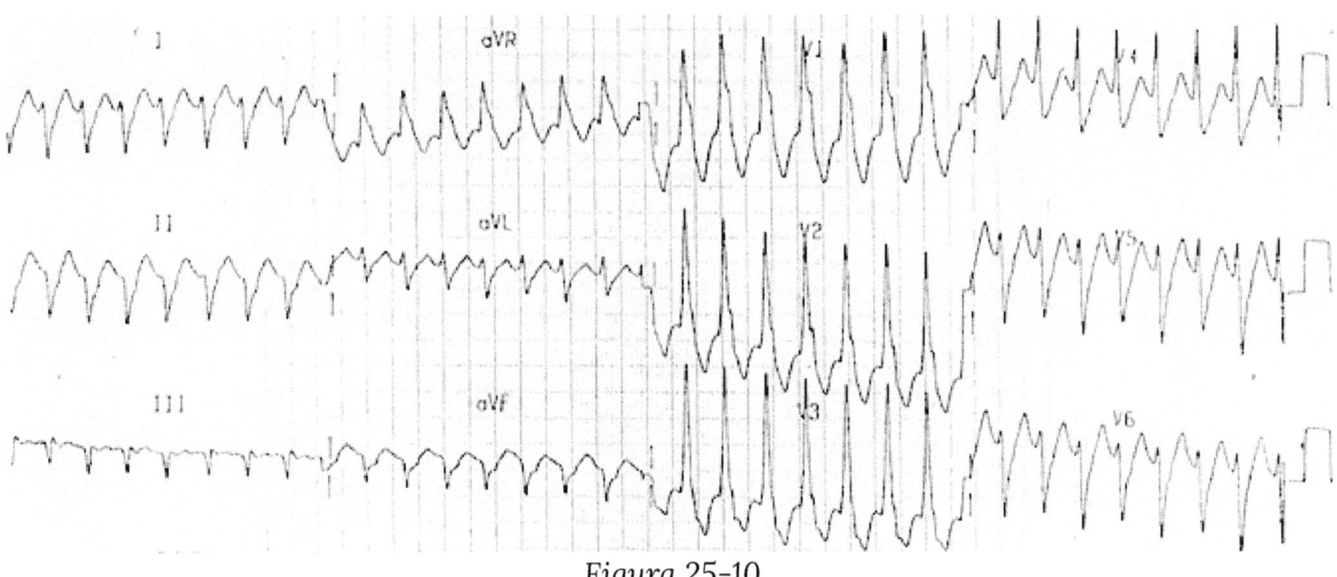

Figura 25-10

Lectura recomendada

1. Abedin Z, MD. Differential diagnosis of wide QRS tachycardia: A review. *Journal of Arrhythmia*. 2021;37:1162–1172.

2. Akhtar M, Shenasa M, Jazayeri M, Caceres J, Tchou PJ. Wide QRS complex tachycardia. Reappraisal of a common clinical problem. *Ann Intern Med*. 1988;109:905–912.

3. Almuzghi F, Kashbour M, Almalti A (November 17, 2022) A Case Report of Fascicular Ventricular Tachycardia in a COVID-19 Patient. *Cureus*. 14(11): e31618. DOI 10.7759/cureus.31618

4. Alzand BS, Crijns HJ. Diagnostic criteria of broad QRS complex tachycardia: decades of evolution. *Europace*. 2011;13:465–472.

5. Anderson RD, MBBS, et al. Differentiating Right- and Left-Sided Outflow Tract Ventricular Arrhythmias – Classical ECG Signatures and Prediction Algorithms. Circ Arrhythm Electrophysiol. June 2019.

6. Antunes E, Brugada J, Steurer G, Andries E, Brugada P. The Differential Diagnosis of a Regular Tachycardia with a Wide QRS Complex on the 12-Lead ECG: Ventricular Tachycardia, Supraventricular Tachycardia with Aberrant Intraventricular Conduction, and Supraventricular Tachycardia with Anterograde Conduction Over an Accessory Pathway. PACE. Vol. 17 September 1994; 1515-1523.

7. Antzelevitch C, PhD, Burashnikov A, PhD. Overview of Basic Mechanisms of Cardiac Arrhythmia. *Card Electrophysiol Clin*. 2011 March 1; 3(1): 23–45.

8. Asirvatham MD, SJ, and Stevenson MD, WG. *Circulation: Arrhythmia and Electrophysiology*. Volume 6, Issue 61, December 2013.

9. Baher AA, MD, et al. Bidirectional Ventricular Tachycardia: Ping Pong in the His-Purkinje System. *Heart Rhythm*. 2011 April; 8(4): 599–605.

10. Baltazar RF, MD, Javillo JS, MD. Ventriculo-Atrial Wenckebach during Wide Complex Tachycardia. *Clin. Cardiol*. 29, 513 (2006).

11. Benito B, and Josephson ME. Ventricular Tachycardia in Coronary Artery Disease. *Rev Esp Cardiol.* 2012;65(10):939–955.

12. Berruezo A, MD, et al. Electrocardiographic Recognition of the Epicardial Origin of Ventricular Tachycardias. *Circulation.* 2004;109:1842-1847.

13. Bhar-Amato J, Davies W, Agarwal S. Ventricular Arrhythmia after Acute Myocardial Infarction: 'The Perfect Storm'. *Arrhythmia & Electrophysiology Review.* 2017;6(3):134–9.

14. Blanck Z, MD, Dhala A, MD, Deshpande S, MD. Sra J, MD, Jazayeri M, MD, Akhtar M. MD. Bundle Branch Reentrant Ventricular Tachycardia: Cumulative Experience in 48 Patients. *Journal of Cardiovascular Electrophysiology.* June, Vol. 4, No. 3; 253-262.

15. Bogaard K, van der Steen MS, Tan HL, Tukkie R. Short-coupled variant of torsade de pointes. *Neth Heart J.* 2008;16:246-9.

16. Brachmann J, MD, Scherlag BJ, PhD, Rosenshtraukh LV, PhD, Lazzara R, M.D. Brady-cardia-dependent triggered activity: relevance to drug-induced multiform ventricular tachycardia. *Circulation.* 68, No. 4, 846-856, 1983; pp. 846-856.

17. Brown DFM, MD, Nadel ES, MD. Wide Complex Tachycardia. *The Journal of Emergency Medicine.* Vol. 21, No. 3, pp. 271–274, 2001.

18. Brugada P, Brugada J, Mont L, Smeets J, Andries EW. A new approach to the differential diagnosis of a regular tachycardia with a wide QRS complex. *Circulation.* 1991;83:1649–1659.

19. Brugada P, MD. Ockham's Razor and Bayes Theorem at Work. JACC : Clinical Electrophysiology. Vol . 8 , No . 7 , 2022 ; 840-842.

20. Bush KNV, MD, Gerasimon GG, MD. Slow, But Dangerous. *Texas Heart Institute Journal.* April 2018, Vol. 45, No. 2.

21. Buxton AE, MD, et al. Prognostic Factors in Nonsustained Ventricular Tachycardia. *Am J Cardiol.* 1984;53:1275-1279.

22. Buxton AE, et al. Right ventricular tachycardia: clinical and electrophysiologic characteristics. *Circulation.* 1983;68:917-927.

23. Callans DJ, MD, et al. Repetitive Monomorphic Tachycardia From the Left Ventricular Outflow Tract: Electrocardiographic Patterns Consistent With a Left Ventricular Site of Origin. JACC. Vol. 29, No. 5 April 1997:1023±7.

24. Chen Q, Xu J, Gianni C, et al. Simple electrocardiographic criteria for rapid identification of wide QRS complex tachycardia: the new limb lead algorithm. *Heart Rhythm.* 2020;17:431–438.

25. Childers R, MD. Torsades: adjacent and triggering electrocardiographic events. *Journal of Electrocardiology.* 43 (2010) 515 – 523.

26. Chiladakis JA, et al. Short-Coupled Variant of Torsade de Pointes as a Cause of Electrical Storm and Aborted Sudden Cardiac Death: Insights into Mechanism and Treatment. *Hellenic J Cardiol.* 2008; 49: 360-364.

27. Cohen SI, MD, Lau SH, MD, Stein E, MD, Young MW, MD, Damato AN, MD. Variations of Aberrant Ventricular Conduction in Man: Evidence of Isolated and Combined Block Within the Specialized Conduction System. *Circulation.* Volume 38, November, 1968; pp. 899-916.

28. Conti GS, MD et al. Right Ventricular Outflow Tract Arrhythmias: Benign Or Early Stage Arrhythmogenic Right Ventricular Cardiomyopathy/Dysplasia? *Journal of Atrial Fibrillation.* Volume 7: Issue 4; Dec 2014-Jan 2015.

29. Corrado D, MD, Link MS, MD, Calkins H, MD. Arrhythmogenic Right Ventricular Cardiomyopathy. *N Engl J Med.* 2017;376:61-72.

30. Corrado D, Basso C, Thiene G. Arrhythmogenic right ventricular cardiomyopathy: diagnosis, prognosis, and treatment. *Heart.* 2000;83:588±595.

31. Corrado D, MD, et al. Right Bundle Branch Block, Right Precordial ST-Segment Elevation, and Sudden Death in Young People. *Circulation.* 2001;103:710-717.

32. Corrado D, MD et al. Spectrum of Clinicopathologic Manifestations of Arrhythmogenic Right Ventricular Cardiomyopathy/Dysplasia: A Multicenter Study. JACC. Vol. 30, No. 6 November 15, 1997:1512±20.

33. De Ferrari GM, MD et al. Clinical Management of Catecholaminergic Polymorphic Ventricular Tachycardia – The Role of Left Cardiac Sympathetic Denervation. *Circulation.* 2015;131:2185-2193.

34. Dendi R, Josephson ME. A new algorithm in the differential diagnosis of wide complex tachycardia – Editorial. *European Heart Journal.* (2007) 28, 525–526.

35. El-Sherif N, MD, Turitto G, MD, Boutjdir M, PhD. Congenital Long QT syndrome and torsade de pointes. *Ann Noninvasive Electrocardiol.* 2017;22:e12481.

36. Elswick BD, MD, Niemann JT, MD. Fascicular Ventricular Tachycardia: An Uncommon but Distinctive Form of Ventricular Tachycardia. *Annals Of Emergency Medicine*. 31(3); March 1998.

37. Ermakov S, Scheinman M. Arrhythmogenic Right Ventricular Cardiomyopathy – Antiarrhythmic Therapy. *Arrhythmia & Electrophysiology Review*. 2015;4(2):86–9.

38. Evans GL, Charles MA, Thornsvard CT. Ventricular tachycardia with retrograde conduction – Simplified diagnostic approach. *British Heart Journal*. 1974, 36, 512-515.

39. Farré J, MD, Wellens HJJ, MD. Unique ECG During Sinus Rhythm in a Patient With a Postmyocardial Infarction–Sustained Ventricular Tachycardia. *Circulation*. 2018;137:527–530.

40. Fitzpatrick JK, MD; Goldschlager N, MD. ECG of the Month. *Ann Emerg Med*. 2018;71:473-476.

41. Francis J, MD, Venugopal K, MD, Sudhayakumar N, Khadar SA, MD, Anoop K. Gupta AK MD FACC. Idiopathic Fascicular Ventricular Tachycardia. *Indian Pacing and Electrophysiology Journal*. 4(3): 98-103 (2004).

42. Gard JJ, MD, Asirvatham SJ, MD. Outflow Tract Ventricular Tachycardia. *Texas Heart Institute Journal*. Volume 39, Number 4, 2012; 526-528.

43. Garmel GM, MD. Wide complex tachycardias: Understanding this complex condition Part 1 – epidemiology and electrophysiology. *WestJEM*. 2008;9:28-39.

44. Garmel GM, MD. Wide complex tachycardias: Understanding this complex condition Part 2 - Management, Miscellaneous Causes, and Pitfalls. *WestJEM*. 2008;9:97-103.

45. Garner JB, Miller JM. Wide complex tachycardia—ventricular tachycardia or not ventricular tachycardia, that remains the question. *Arrhythm Electrophysiol Rev*. 2013;2:23–29.

46. Garratt CJ, et al. Value of physical signs in the diagnosis of ventricular tachycardia. *Circulation*. 1994;90:3103-3107

47. Griffith MJ, Garratt CJ, Mounsey P, Camm AJ. Ventricular tachycardia as default diagnosis in broad complex tachycardia. *Lancet*. Feb 12, 1994;343(8894):386-8.

48. Guo H, Hecker S, Levy S, Olshansky B. Ventricular tachycardia with QRS configuration similar to that in sinus rhythm and a myocardial origin: differential diagnosis with bundle branch reentry. *Europace*. (2001) 3, 115–123.

49. Gupta A, et al. Hyperkalemia Presenting as Wide-Complex Tachycardia in a Dialysis Patient. *Saudi J Kidney Dis Transpl.* 2010;21(2):339-341.

50. Gupta AK, MD, Thakur RK, MD. Wide Qrs Complex Tachycardias. *Medical Clinics of North America.* Volume 85, Number 2 March 2001; 245-266.

51. Haqqani HM, MBBS, Marchlinski FE, MD. The Surface Electrocardiograph in Ventricular Arrhythmias: Lessons in Localisation. *Heart, Lung and Circulation.* (2019) 28, 39–48.

52. Hoffmayer KS, et al. An electrocardiographic scoring system for distinguishing right ventricular outflow tract arrhythmias in patients with arrhythmogenic right ventricular cardiomyopathy from idiopathic ventricular tachycardia. *Heart Rhythm.* 2013 Apr;10(4):477-82.

53. Hoffmayer KS, et al. Electrocardiographic Comparison of Ventricular Arrhythmias in Patients With Arrhythmogenic Right Ventricular Cardiomyopathy and Right Ventricular Outflow Tract Tachycardia. JACC. Vol. 58, No. 8, 2011:831– 8.

54. de Holanda-Miranda WR, MD, Furtado FM, MD, Luciano PM, MD, Pazin-Filho A, MD. Lewis Lead Enhances Atrial Activity Detection In Wide QRS Tachycardia. *The Journal of Emergency Medicine.* Article in Press, 2009. doi:10.1016/j.jemermed.2009.08.057.

55. Ilkhanipour K, MD, Berrol R, MD, Yealy DM, MD. Therapeutic and Diagnostic Efficacy of Adenosine in Wide-Complex Tachycardia. *Annals Of Emergency Medicine.* 22:8 August 1993; 152-156.

56. Jastrzebski M, Kukla P, Czarnecka D, and Kawecka-Jaszcz K. Comparison of five electrocardiographic methods for differentiation of wide QRS-complex tachycardias. *Europace.* (2012) 14, 1165–1171 doi:10.1093/europace/eus015.

57. Jastrzębski M,Moskal P, Kukla P, Fijorek K, Kisiel R, Czarnecka D. Specificity of wide QRS complex tachycardia criteria and algorithms in patients with ventricular preexcitation. *Ann Noninvasive Electrocardiol.* 2018;23:e12493.

58. Kallergis E, Goudis C, Simantirakis E, Kochiadakis G, Vardas P. Mechanisms, Risk Factors, and Management of Acquired Long QT Syndrome: A Comprehensive Review. *The Scientific World Journal.* Volume 2012; 1-8.

59. Kannankeril PJ, MD, et al. Efficacy of Flecainide in the Treatment of Catecholaminergic Polymorphic Ventricular Tachycardia – A Randomized Clinical Trial. JAMA *Cardiology.* July 2017; Volume 2, Number 7; 759-766.

60. Kapa S, MD; Gaba P, BS; DeSimone CV, MD PhD, Asirvatham SJ, MD. Fascicular Ventricular Arrhythmias – Pathophysiologic Mechanisms, Anatomical Constructs, and Advances in Approaches to Management. *Circ Arrhythm Electrophysiol.* 2017; 1-14.

61. Kashou AH, Evenson CM, Noseworthy PA et al., Differentiating wide complex tachycardias: A historical perspective. *Indian Heart Journal.* https://doi.org/10.1016/j.ihj.2020.09.006.

62. Kashou AH, MD, et al. Wide Complex Tachycardia Differentiation: A Reappraisal of the State-of-the-Art. *J Am Heart Assoc.* 2020;9:e016598. DOI: 10.1161/JAHA.120.016598.

63. Kindwall KE, MD, Brown J, RN, Josephson ME, MD. Electrocardiographic Criteria for Ventricular Tachycardia in Wide Complex Left Bundle Branch Block Morphology Tachycardias. *Am J Cardiol.* 1988;61:1279-1283.

64. Katritsis DG, and Brugada J. Differential Diagnosis of Wide QRS Tachycardias. *Arrhythmia & Electrophysiology Review.* 2020;9(3):155–60.

65. Kirchhof P, MD, Franz MR, MD, Bardai A, MD, Wilde AM, MD. Giant T–U Waves Precede Torsades de Pointes in Long QT Syndrome – A Systematic Electrocardiographic Analysis in Patients With Acquired and Congenital QT Prolongation. JACC. Vol. 54, No. 2, 2009; 143-149.

66. Kumagai K, MD. Idiopathic ventricular arrhythmias arising from the left ventricular outflow tract: Tips and tricks. *Journal of Arrhythmia.* 30 (2014) 211–221.

67. Kusa S, MD et al. Bundle Branch Reentrant Ventricular Tachycardia With Wide and Narrow QRS Morphology. *Circ Arrhythm Electrophysiol.* 2013;6:e87-e91.

68. Lam P, MD, Saba S, MD. Approach to the Evaluation and Management of Wide Complex Tachycardias. *Indian Pacing and Electrophysiology Journal.* 2(4): 120-126 (2002).

69. Langendorf R, Pick A, Winternitz M. Mechanisms of Intermittent Ventricular Bigeminy : I. Appearance of Ectopic Beats Dependent Upon Length of the Ventricular Cycle, the "Rule of Bigeminy". *Circulation.* 1955;11:422-430.

70. Latif S, MD, Dixit S, MD, Callans DJ, MD. Ventricular Arrhythmias in Normal Hearts. *Cardiol Clin.* 26 (2008) 367–380.

71. Leandro HIC, Lebedev DS, Mikhaylov EN. Discrimination of ventricular tachycardia and localization of its exit site using surface electrocardiography. *J Geriatr Cardiol.* 16: 362-377; 2019.

72. Leenhardt A, MD, Denjoy I, MD, Guicheney G, PhD. Catecholaminergic Polymorphic Ventricular Tachycardia. *Circ Arrhythm Electrophysiol.* 2012;5:1044-1052.

73. Lerman BB, MD. Ventricular Tachycardia – Mechanistic Insights Derived From Adenosine. *Circ Arrhythm Electrophysiol.* 2015;8:483-491.

74. Lo R, MD, Hsia HH, MD. Ventricular Arrhythmias in Heart Failure Patients. *Cardiol Clin.* 26 (2008) 381–403.

75. Long B, MD and Koyfman A, MD. Best Clinical Practice: Emergency Medicine Management of Stable Monomorphic Ventricular Tachycardia. *The Journal of Emergency Medicine.* Vol. 52, No. 4, pp. 484–492, 2017.

76. Marcus FI, MD. Arrhythmogenic Cardiomyopathy Diagnostic Criteria: An Update. *Card Electrophysiol Clin.* 3 (2011) 217–226.

77. Marcus FI, MD. Right Ventricular Dysplasia: A Report of 24 Adult Cases. *Circulation 65,* No. 2, 1982.

78. Marriott HJL, MD. Differential Diagnosis of Supraventricular and Ventricular Tachycardia. *Cardiology.* 1990;77:209-220.

79. Marriott HJL, MD, Rogers HM, MD. Mimics of Ventricular Tachycardia Associated with the W-P-W Syndrome. *J Electrocardiology.* 2 (1), 77-84, 1969.

80. Marriott HJL, Schwartz NL, Bix HH. Ventricular Fusion Beats. *Circulation.* 1962;26:880-884.

81. Mazur, A, MD, Kusniec J, MD, Strasberg B, MD. Bundle Branch Reentrant Tachycardia. *Indian Pacing and Electrophysiology Journal.* 5(2); 86-95; (2005).

82. McCauley M, MD, Vallabhajosyula S, MD, Darbar D, MD. Proarrhythmic and Torsadogenic Effects of Potassium Channel Blockers in Patients. *Card Electrophysiol Clin.* Author manuscript; June 1, 2017.

83. Michowitz et al. Differentiating the QRS Morphology of Posterior Fascicular Ventricular Tachycardia From Right Bundle Branch Block and Left Anterior Hemiblock Aberrancy. *Circ Arrhythm Electrophysiol.* 2017; 1-11.

84. Moccetti F, Yadava M, Latifi Y, et al. Simplified integrated clinical and electrocardiographic algorithm for differentiation of wide QRS-complex tachycardia: the Basel algorithm. *J Am Coll Cardiol EP.* 2022;8(7):831–839.

85. Morita N, MD, Karagueuzian HS, PhD. Cardiac fibrosis as a determinant of ventricular tachyarrhythmias. *Journal of Arrhythmia.* 30 (2014) 389–394.

86. Moss, JD MD, Scheinman MM MD. Differentiating the QRS Morphology of Posterior Fascicular Ventricular Tachycardia From Right Bundle Branch Block and Left Anterior Hemiblock Aberrancy – Why the Difference (Editorial). *Circ Arrhythm Electrophysiol.* 2017; 1-3.

87. Murphy MA, MD, Ferguson JD, CHB MB. The Athlete With Catecholaminergic Polymorphic Ventricular Tachycardia. https://www.acc.org/latest-in-cardiology/articles/2 017/07/27/07

88. Nam G-B, MD, Burashnikov A, PhD, Antzelevitch C, PhD. Cellular Mechanisms Underlying the Development of Catecholaminergic Ventricular Tachycardia. *Circulation.* 2005;111:2727-2733.

89. Napolitano C, Priori SG, Bloise R. Catecholaminergic Polymorphic Ventricular Tachycardia. *GeneReviews®* 2004 Oct 14 [Updated 2016 Oct 13]. In: Adam MP, Ardinger HH, Pagon RA, et al., editors.

90. Neiger JS, Trohman RG. Differential diagnosis of tachycardia with a typical left bundle branch block morphology. *World J Cardiol.* 2011 May 26; 3(5): 127-13.

91. Nishizaki M, MD. Wide QRS complex tachycardia responsive to both ATP and verapamil. *Journal of Arrhythmia.* 28 (2012) 75–77.

92. Novak J, et al. Electrocardiographic differentiation of idiopathic right ventricular outflow tract ectopy from early arrhythmogenic right ventricular cardiomyopathy. *Europace.* (2017) 19, 622–628.

93. Obeyesekere MN, MBBS, Antzelevitch C, PhD, Krahn AD, MD. Management of Ventricular Arrhythmias in Suspected Channelopathies. *Circ Arrhythm Electrophysiol.* 2015;8:221-231.

94. Ohe T, MD, et al. Idiopathic sustained left ventricular tachycardia: clinical and electrophysiologic characteristics. *Circulation.* Vol. 77, No. 3, 560-568, 1988.

95. Ohkubo K, et al. ECG Criteria for Distinguishing Left from Right Ventricular Outflow Tract Tachycardia. *J. Nihon Univ. Med. Ass.* 2015; 74 (3): 95–102.

96. Oksuz F, et al. The classical " R-on-T" phenomenon. *Indian Heart Journal.* 67 (2015) 392e394.

97. Ouyang F, MD, et al. Electroanatomic Substrate of Idiopathic Left Ventricular Tachycardia – Unidirectional Block and Macroreentry Within the Purkinje Network. *Circulation.* 2002;105:462469.

98. Padala SK, et al. Non-sustained wide complex tachycardia: an underappreciated sign to aid in diagnosis. *Europace.* (2016) 18, 1069–1076.

99. Park K-M, MD, Kim Y-H MD, Marchlinski FE, MD. Using the Surface Electrocardiogram to Localize the Origin of Idiopathic Ventricular Tachycardia. *Pace.* Vol.35; December 2012; 1516-1527.

100. Patel RV, et al. Early Repolarization Associated With Ventricular Arrhythmias in Patients With Chronic Coronary Artery Disease. *Circ Arrhythm Electrophysiol.* 2010;3:489-495.

101. Patel VV, MD, PhD, Rho RW, MD, Gerstenfeld EP, MD, Hsia HH, MD, Callans DJ, MD, Marchlinski FE, MD. Right Bundle-Branch Block Ventricular Tachycardias – Septal Versus Lateral Ventricular Origin Based on Activation Time to the Right Ventricular Apex. *Circulation.* 2004;110:2582-2587.

102. Pava LF, Perafan P, Badiel M, et al. R-Wave peak time at DII: a new criterion for differentiating between wide complex QRS tachycardias. *Heart Rhythm.* 2010;7:922–926.

103. Pérez-Riera AR, Barbosa-Barros R, de Rezende Barbosa MPC, Daminello-Raimundo R, de Lucca AA Jr, de Abreu LC. Catecholaminergic polymorphic ventricular tachycardia, an update. *Ann Noninvasive Electrocardiol.* 2018;23:e12512. https://doi.org/10.1111/anec.12512.

104. Perez-Riera AR, MD, et al. Review: R-Peak Time: An Electrocardiographic Parameter with Multiple Clinical Applications. *Ann Noninvasive Electrocardiol.* 2016;21(1):10–19.

105. Pluijmen MJHM, MD, Hersbach FMRJ, MD. Sine-Wave Pattern Arrhythmia and Sudden Paralysis That Result From Severe Hyperkalemia. *Circulation.* 2007;116:e2-e4.

106. Pollack ML, MD, Chan TC, MD, Brady WJ, MD. Electrocardiographic Manifestations: Aberrant Ventricular Conduction. *The Journal of Emergency Medicine.* Vol. 19, No. 4, pp. 363–367, 2000.

107. Prystowsky EN, MD, Padanilam BJ, MD, Joshi S, MD, Fogel RI, MD. Ventricular Arrhythmias in the Absence of Structural Heart Disease. JACC. Vol. 59, No. 20, 2012; 1733-1744.

108. Ramprakash B, Jaishankar S, Hygriv B. Rao, Narasimhan C, Catheter Ablation of Fascic-

ular Ventricular Tachycardia. *Indian Pacing and Electrophysiology Journal.* 8(3): 193-201 (2008).

109. Reviriego SM, Luis Merino JL. Ventricular tachycardia in patients without apparent structural heart disease: Focus on ventricular outflow tract tachycardia. *e-journal of the ESC Council for Cardiology Practice.* Vol. 8, N° 11 - 18 Nov 2009.

110. Riera ARP, et al. Idiopathic intrafascicular reentrant left ventricular tachycardia in an elite cyclist athlete. *Cardiology Journal.* 2009, Vol. 16, No. 4:1-4.

111. Riley MP, MD, Marchlinski FE, MD. ECG Clues for Diagnosing Ventricular Tachycardia Mechanism. *J Cardiovasc Electrophysiol.* Vol. 19, pp. 224-229, February 2008.

112. de Riva M, MD, Watanabe M, MD, Zeppenfeld K, MD. Twelve-Lead ECG of Ventricular Tachycardia in Structural Heart Disease. *Circ Arrhythm Electrophysiol.* 2015;8:951-962.

113. Roberts JD, MD et al. Bundle Branch Re-Entrant Ventricular Tachycardia – Novel Genetic Mechanisms in a Life-Threatening Arrhythmia. JACC: *Clinical Electrophysiology.* Vol. 3, No. 3, 2017; 276-288.

114. Roberts-Thomson KC, Lau DH, Sanders P. The diagnosis and management of ventricular arrhythmias. *Nat. Rev. Cardiol.* advance online publication 22 February 2011; doi:10.1038/nrcardio.2011.15.

115. Rosso, R. et al. Polymorphic ventricular tachycardia, ischaemic ventricular fibrillation, and torsade de pointes: importance of the QT and the coupling interval in the differential diagnosis. *European Heart Journal.* (2021) 42; pp. 3965-3975.

116. Roston TM, MD et al. Catecholaminergic Polymorphic Ventricular Tachycardia in Children – Analysis of Therapeutic Strategies and Outcomes From an International Multicenter Registry. *Circ Arrhythm Electrophysiol.* 2015;8:633-642.

117. Sala MF, MD, et al. Sustained Ventricular Tachycardia as a Marker of Inadequate Myocardial Perfusion during the Acute Phase of Myocardial Infarction. *Clin. Cardiol.* 25, 328–334 (2002).

118. Sandesara CM, MD. Wide Complex Tachycardias: Demystifying the Differential Diagnosis. *EP Lab Digest.* Volume 11 - Issue 1 - February 2011; https://www.printfriendly.com/p/g/cwBXDU.

119. Sandler IA, MD, Marriot HJL, MD. The Differential Morphology of Anomalous Ventricular Complexes of RBBB-Type in Lead V1. *Circulation.* Volume XXXI, April 1965; 551-556.

120. Schiefermueller J. Ventricular Tachycardias in Structurally Normal Hearts - A Case Report and Review of the Literature. *Int J Crit Care Emerg Med.* 4(1); 2018.

121. Shimizu W, MD. Arrhythmias originating from the right ventricular outflow tract: How to distinguish "malignant" from "benign"? *Heart Rhythm.* Vol 6, No 10, pp. 1507-1511; October 2009.

122. Sousa PA, Pereira S, Candeias R, de Jesus I. The value of electrocardiography for differential diagnosis in wide QRS complex tachycardia. *Rev Port Cardiol.* 2014;33(3):165-173.

123. Srivathsan K, MD, et al. Ventricular Tachycardia in the Absence of Structural Heart Disease. *Indian Pacing and Electrophysiology Journal.* 5(2): 106-121 (2005).

124. Steurer G, Gürsoy S, Frey B, Simonis F, Andries E, Kuck K, et al. The differential diagnosis on the electrocardiogram between ventricular tachycardia and pre-excited tachycardia. *Clin Cardiol.* 1994;17:306–8.

125. Subramanian NR, MD, et al. Wide Complex Tachycardia: Diagnosis And Management In The Emergency Department. *Emergency Medicine Practice.* Volume 10, Number 6; June 2008.

126. Sung RK, Boyden PA, Higuchi S, Scheinman M. Diagnosis and Management of Complex Reentrant Arrhythmias Involving the His-Purkinje System. *Arrhythmia & Electrophysiology Review.* 2021;10(3):190–7.

127. Svernhage E, MD, et al. Early Electrocardiographic Signs of Drug-Induced Torsades de Pointes. *A.N.E.* July 1998;3(3):252-260.

128. Szelényi ZDG, Katona G, Fritúz G, et al. Comparison of the "real-life" diagnostic value of two recently published electrocardiogram methods for the differential diagnosis of wide QRS complex tachycardias. *Acad Emerg Med.* 20(11); November 2013; pp. 1121-1130.

129. Thiene G, MD, Bauce B, MD, Corrado D, MD, Basso C, MD. Arrhythmogenic Cardiomyopathy: A [sic] Historical Overview. *Card Electrophysiol Clin.* 3 (2011) 179–191.

130. Tiver KD, Dharmaprani D, Quah JX, Lahiri A, Waddell-Smith KE, Ganesan AN. Vomiting, electrolyte disturbance, and medications; the perfect storm for acquired long QT syndrome and cardiac arrest: case report. *Journal of Medical Case Reports.* 16:9; 2022.

131. Vereckei A, Duray G, Szenasi G, Altemose GT, Miller JM. Application of a new algorithm in the differential diagnosis of wide QRS complex tachycardia. *Eur Heart J.* 2007;28:589–600.

132. Vereckei A. Current algorithms for the diagnosis of wide QRS complex tachycardias. *Curr Cardiol Rev.* 2014 Aug;10(3):262-76.

133. Vereckei A, Duray G, Szenasi G, Altemose GT, Miller JM. New algorithm using only lead aVR for differential diagnosis of wide QRS complex tachycardia. *Heart Rhythm.* 2008;5:89–98.

134. Vereckei A, MD, et al. The Application of a New, Modified Algorithm for the Differentiation of Regular Ventricular and Pre-Excited Tachycardias. *Heart, Lung and Circulation.* (2023) 32, 719–725.

135. Weiss JN, MD et al. Early Afterdepolarizations and Cardiac Arrhythmias. *Heart Rhythm.* 2010 December; 7(12): 1891–1899.

136. Wellens, HJJ, Bär, FW, Lie, KI. The value of the electrocardiogram in the differential diagnosis of a tachycardia with a widened QRS complex. *Am J Med.* 1978;64(1):27–33.

137. Wellens HJJ. Ventricular tachycardia: diagnosis of broad QRS complex tachycardia. *Heart.* 2001;86:579±585.

138. Wichter T, MD, Borggrefe M, MD, Haverkamp W, MD, Chen X, MD, Breithardt G, MD. Efficacy of Antiarrhythmic Drugs in Patients With Arrhythmogenic Right Ventricular Disease Results in Patients With Inducible and Noninducible Ventricular Tachycardia. *Circulation.* Vol 86, No 1 July 1992; pp. 29-37.

139. Wijnmaalen AP. ECG Identification of Scar-Related Ventricular Tachycardia With a Left Bundle-Branch Block Configuration. *Circ Arrhythm Electrophysiol.* 2011;4:486-493.

140. Wilde AAM, Amin AS, Postema PG. Diagnosis, management and therapeutic strategies for congenital long QT syndrome. *Heart.* 2022;108:332–338.

141. Yamada T, MD. Review: Idiopathic ventricular arrhythmias – Relevance to the anatomy, diagnosis and treatment. *Journal of Cardiology.* 68 (2016) 463–471.

142. Yang Z, MD, et al. Azithromycin Causes a Novel Proarrhythmic Syndrome. *Circ Arrhythm Electrophysiol.* 2017;10:e003560.

143. Yap YG, Camm AJ. Drug Induced QT Prolongation and Torsades de Pointes. *Heart.* 2003; 89:1363–1372.

144. Yazdan-Ashoori P, Digby G, Baranchuk A. Failure to Treat Torsades de Pointes. *Cardiol Res.* 2012;3(1):34-36.

145. Ylänen K, Poutanen T, Hiippala A, Swan H, Korppi M. Catecholaminergic polymorphic ventricular tachycardia. *Eur J Pediatr* (2010) 169:535–542.